Manualmedizinische Differenzialdiagnostik und Therapie bei Säuglingen und Kindern

Thomas Schnellbacher
Irmgard Seifert
Johannes Buchmann

Manual-medizinische Differenzial-diagnostik und Therapie bei Säug-lingen und Kindern

Mit einem Geleitwort von Dr. med. Robby Sacher

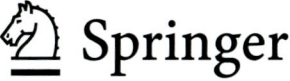

Springer

Thomas Schnellbacher
Praxis Dres. Schnellbacher, Thyen
Potsdam, Deutschland

Irmgard Seifert
Praxis für Orthopädie
Chemnitz, Deutschland

Johannes Buchmann
Praxis am Zentrum für Nervenheilkunde
Universitätsmedizin Rostock
Rostock, Deutschland

ISBN 978-3-662-60780-0   ISBN 978-3-662-60781-7   (eBook)
https://doi.org/10.1007/978-3-662-60781-7

Die Deutsche Nationalbibliothek verzeichnet diese Publikation in der Deutschen Nationalbibliografie; detaillierte bibliografische Daten sind im Internet über ▶ http://dnb.d-nb.de abrufbar.

Umschlaggestaltung: deblik, Berlin Fotonachweis Umschlag: Dr. med. Thomas Schnellbacher

Planung/Lektorat: Antje Lenzen
Springer ist ein Imprint der eingetragenen Gesellschaft Springer-Verlag GmbH, DE und ist ein Teil von Springer Nature.
Die Anschrift der Gesellschaft ist: Heidelberger Platz 3, 14197 Berlin, Germany

Geleitwort

Die manualmedizinische Behandlung von Kindern hat in Deutschland eine lange Tradition. Basierend auf den Erfolgen bei Erwachsenen hat Gutmann schon in den 50er Jahren des vergangenen Jahrhunderts erste Fallbeschreibungen veröffentlicht. Knapp 20 Jahre später war es wiederum Gutmann, der seine Beobachtungen zu den Möglichkeiten des Konzepts systematisch zusammenfasste. Sein 1968 erschienener Beitrag zum „cervical-diencephal-statischen Syndrom des Kleinkindes" machte dabei auf Zusammenhänge von Haltungs- und Bewegungsauffälligkeiten, vegetativen Begleitproblemen und reversiblen Dysfunktionen der Zervikalregion aufmerksam. In den darauffolgenden Jahrzehnten waren es unter anderen Seifert und Buchmann sowie Biedermann und Coenen, die die Grundlagen für die Diagnostik und Therapie von propriozeptiven muskuloskelettalen Koordinationsstörungen bei Kindern analysierten. Sie entwickelten säuglingsadaptierte Techniken zur Untersuchung und Behandlung weiter und veröffentlichten ihre Ergebnisse. In der pädiatrischen Praxis kamen die diagnostischen und therapeutischen Empfehlungen – allesamt gedacht als Erweiterung des kinderärztlichen Spektrums – nur sehr zögerlich an. Insbesondere die Chancen für die differenzialdiagnostische Bewertung von Auffälligkeiten der frühen und späteren Kindesentwicklung sowie ihre fachübergreifende Behandlung blieben lange Zeit unerkannt. Im letzten Jahrzehnt rückten die manuelle Diagnostik und Therapie bei Kindern in den Focus des pädiatrischen Alltags. Die Ausbildungskurrikula der Deutschen Gesellschaft für Manuelle Medizin und speziell der ÄMM wurden dem Bedarf entsprechend modifiziert. Insbesondere Kinderärzte, Allgemeinärzte, Orthopäden, Kinderchirurgen und Physiotherapeuten absolvierten und absolvieren Ausbildungen in Manueller Medizin für Kinder. Erste evidenzbasierte Studien belegen den Erfolg von manualmedizinisch-osteopathischen Behandlungskonzepten. Im kommenden Jahr werden weitere Studien hinzukommen.

Dennoch wird der Erfolg der manuellen Behandlung von Kindern nicht nur von der Beherrschung der therapeutischen Techniken und den individuellen Fertigkeiten abhängen. Besondere Bedeutung hat die kritische differenzialdiagnostische Bewertung von funktionellen Auffälligkeiten des Bewegungssystems im Kontext der entwicklungspädiatrischen, kinderorthopädischen und neurologischen Untersuchung von Abweichungen der Kindesentwicklung.

Allein die Analyse der verschiedenen sensomotorischen Entwicklungsverläufe im Säuglings- und Kindesalter mit ihren adaptiven und kompensatorischen Varianten ist oftmals eine Herausforderung. Allerdings erleichtert die Beachtung von manuell erhobenen Befunden ihre Einordnung. Sie kann eine ungestörte Entwicklung bestätigen, differenzialdiagnostische Untersuchungen nach sich ziehen oder das Behandlungsspektrum erweitern. Die vertrauensvolle Zusammenarbeit zwischen den unterschiedlichen Fachdisziplinen ist eine Voraussetzung für den Therapieerfolg. Risiken erwachsen, wie in allen Bereichen der Medizin, aus der Anwendung fehlerhafter Techniken oder aus unsachgemäßen Indikationen. Fehlinterpretationen können zur verzögerten Diagnosestellung führen oder die prognostische Einschätzung des Krankheitsbildes erschweren.

Die Wertung der Untersuchungsergebnisse im Rahmen der Aktualitätsdiagnostik mit dem daraus abgeleiteten therapeutischen Vorgehen, auch zur Prophylaxe, setzt Erfahrung und umfangreiche Kenntnisse des komplexen Krankheitsgeschehens voraus. Manuelle Medizin ist immer zweckgebunden. Zahlreiche Erkrankungen gehen mit Dysfunktionen im Bewegungssystem einher. Ihre Einordnung als ursächliche oder begleitende, eventuell durchaus therapierbare Entitäten ist nicht immer einfach. Bei anderen Erkrankungen ergeben sich Kontraindikationen für eine manuelle Behandlung. Manualmedizinische und osteopathische Untersuchungstechniken sind in erster Linie Bestandteil der Diagnosefindung und somit der Behandlungsplanung. Die Darstellung der Grenzen des funktionellen Therapiekonzepts, seiner Chancen und Risiken ist folgerichtig eine fortlaufende Aufgabe der Lehrtätigkeit. Insofern dient die umfangreiche Übersicht zum differenzierten Vorgehen der Frühdiagnostik im pädiatrischen Alltag. Die Beschreibung von manuellen Behandlungstechniken ergänzt und vertieft die in der Ausbildung erworbenen Kenntnisse für eine Vielzahl praxisrelevanter Krankheitsbilder im Kindesalter.

Vielen Dank den erfahrenen Autoren und viel Erfolg ihren Lesern.

Dr. med. Robby Sacher
Dortmund, Dezember 2019

Inhaltsverzeichnis

Einleitung

© Springer-Verlag GmbH Deutschland, ein Teil von Springer Nature 2020
T. Schnellbacher, I. Seifert und J. Buchmann, *Manualmedizinische Differenzialdiagnostik und Therapie bei Säuglingen und Kindern,* https://doi.org/10.1007/978-3-662-60781-7_1

1

■ **Manualmedizinische Differenzialdiagnostik und Therapie im Säuglings- und Kindesalter**

Dieses Buch ist die Fortsetzung unserer Arbeit „Praxis der Manuellen Medizin bei Säuglingen und Kindern", 2017 erschienen im Springer-Verlag, in der wir Untersuchungs- und Behandlungstechniken beschrieben. Wir widmen uns in der vorliegenden Arbeit der Differenzialdiagnostik und Therapie der manualmedizinischen Störungen bei Säuglingen und Kindern.

Anlass war ein Symposium der Deutschen Gesellschaft für Manuelle Medizin im April 2013, in dessen Ergebnis es zu einem Konsens zur manuellen Kinderbehandlung kam (DGMM 2013). Man war sich darüber einig, dass für viele Entitäten – wie auch beim Erwachsenen – eine Indikation für eine manuelle Behandlung besteht, und dies sowohl bei primären als auch sekundären Funktionsstörungen. Unter *primären Störungen* wurden genannt:

- Sensomotorische Störungen und darauf bezogene Verhaltensreaktionen aufgrund (vor Abschluss der Markreife entstandener) peripherer, reversibler Dysfunktionen der Wirbelsäule, des Schädels und der peripheren Gelenke ohne Kombination mit abgrenzbaren Krankheiten verschiedener Organsysteme sowie
- Muskuloskelettale Schmerzen aufgrund (nach Abschluss der Markreife entstandener) nozireaktiver reversibler Störungen der Motorik und der Koordination

Unter *sekundäre Störungen* fielen:
- Sensomotorische Störungen als Folge von zerebralen Läsionen oder Läsionen des zentralen Nervensystems, Erkrankungen der Bewegungsorgane
- Sensomotorische Störungen aufgrund von Stoffwechselstörungen
- Posttraumatische Zustände mit funktionell bedingten neurologischen Symptomen (DGMM 2013)

Hinzuzufügen wären internistische Erkrankungen mit Dysfunktionen infolge einer propriozeptiven Störung.

Die Aussage bezog sich auf Kinder im Säuglings-, Kleinkind-, Schul- und Adoleszentenalter.

Uns ist klar, dass diese Einteilung in primäre und sekundäre Entitäten wenig praxisrelevant ist. Überschneidungen sind die Regel, der Manualmediziner beobachtet keine Primärläsion, sondern untersucht und behandelt meist eine Vielzahl von Einzelbefunden in Sklerotom, Myotom, Dermatom und Viszerotom als Folge von Verkettungen (Buchmann et al. 2008; Buchmann 2010). Und dennoch ist eine exakte Differenzialdiagnostik ganz zu Beginn einer Untersuchung unabdinglich, um sicherzustellen, ob eine „strukturelle" Ursache vorliegt. Nur so ist die Vorbedingung für eine sinnvolle Behandlungsstrategie, z. B. mit Überweisung zu Fachkollegen, und dem speziellen Einsatz bestimmter Behandlungstechniken geschaffen – ein wichtiges Anliegen dieses Buches. Diese Differenzialdiagnostik gilt nicht nur für ärztliche Kollegen, sondern ebenso für Manualtherapeuten aus dem Kreis der Physiotherapeuten. Letztere sind nicht zur Diagnosestellung verpflichtet (Stand 2019), sie müssen aber Alarmsignale kennen, die auf eine strukturelle Erkrankung hinweisen. Eine „Drauflosbehandlung" mit Manualtherapie oder osteopathischen Verfahren wäre unverzeihlich und brächte die Methode in Verruf.

Um den Lernerfolg zu vertiefen, haben wir Fallbeschreibungen und Exkurse über einige seltene Krankheitsbilder eingefügt, von denen wir meinen, dass sie zu kennen für den Manualmediziner von Bedeutung ist.

In den vorliegenden Kapiteln widmen wir uns nach Ausschluss struktureller Ursachen auch der Fragestellung, ob

» „reversible propriozeptive Dysfunktionen Auslöser/Ursache verschiedener klinischer Symptomatiken sind. Wir meinen, sie sind durch eine manualmedizinische Diagnostik zu erkennen und zu differenzieren. Durch den Einsatz kindgerechter manueller Techniken sind sie kausal zu behandeln" (Beyer und Sacher Beyer 2017; Buchmann et al. 2008).

Bei der Auswahl der Krankheitsbilder erheben wir nicht den Anspruch auf Vollständigkeit, es ging uns vielmehr um die manualmedizinische Sichtweise. Diese hat sich in den letzten 10 Jahren in der Erwachsenenmedizin entscheidend geändert, entsprechend – und differenzierter – bei der Kinderbehandlung. Wir denken heute ganzheitlich und erkennen und behandeln sehr viel mehr Funktionsstörungen, wobei es dem Kollegen/der Kollegin überlassen ist, sich unterschiedlicher Behandlungsmethoden zu bedienen, seien sie manualmedizinischer oder osteopathischer Art. Wir denken in Funktionsketten und versuchen herauszufinden, wann und auf welche Weise Verkettungen stattfinden und legen danach die Behandlungsstrategie fest. Wir entwickeln eine neue Denkweise und erkennen nicht nur die *Funktionsstörungen*, sondern die Zusammenhänge mit dem Entstehen einer *Funktionskrankheit*. Bei der Kinderbehandlung gilt noch als Besonderheit, die ablaufenden Wachstums- und Entwicklungsprozesse immer zu berücksichtigen. In diesem Sinne ist die Kinderbehandlung so gänzlich anders als die der Erwachsenen.

Vereinfachend sei uns gestattet, im Folgenden von *dem* Untersucher bzw. *dem* Behandler zu sprechen.

Literatur

Beyer L, Sacher R (2017) Hypothese einer propriozeptiven Dysfunktion. Basis einer manuellen Medizin im Kindesalter. Manuelle Medizin 55(4):225–226

Buchmann J, Smolenski U, Arens U, Harke G, Kayser R (2008) Kopf- und Gesichtsschmerzsyndrome. Manualmedizinische Differenzialdiagnose unter Einbeziehung osteopathischer Anschauungen – Teil I. Manuelle Medizin 46(2):145–154

Buchmann J, Harke G, Kayser R, Smolenski U (2010) Differenzialdiagnostik manualmedizinischer Syndrome der oberen Extremität unter Einbeziehung osteopathischer Verfahren. Manuelle Medizin 20(3):97–116

DGMM (2013) Deutsche Gesellschaft für Manuelle Medizin. Stellungnahme: Manuelle Medizin im Kindesalter – DGMM-Konsens zu Symptomkomplexen. Diagnostik und Therapie. Manuelle Medizin 51:414–425

Grundlagen der Differenzialdiagnostik. Strukturell oder funktionell? Funktionsstörung oder Funktionskrankheit?

© Springer-Verlag GmbH Deutschland, ein Teil von Springer Nature 2020
T. Schnellbacher, I. Seifert und J. Buchmann, *Manualmedizinische Differenzialdiagnostik und Therapie bei Säuglingen und Kindern,* https://doi.org/10.1007/978-3-662-60781-7_2

2

2.1 Anamnese

Die Frage der Differenzialdiagnostik stellt sich bereits zu Beginn einer Konsultation. Wir verweisen auf unsere vorausgehende Schrift „Praxis der Manuellen Medizin bei Säuglingen und Kindern, Technik der manualmedizinisch-osteopathischen Untersuchung und Behandlung, ▶ Abschn. 3.1, Seite 10: Manualmedizinisches Vorgehen bei der Erhebung der Anamnese" (Seifert et al. 2017). Beim ersten Gespräch mit den Eltern beziehungsweise einem Elternteil und anschließend mit dem – wenn kommunikativen – Kind wird der Behandler differenzieren, ob Hinweise bestehen,

- dass es sich um eine Strukturkrankheit handelt,
- oder eine Funktionsstörung die Ursache des Beschwerdebildes beziehungsweise der von den Eltern bemerkten Auffälligkeit darstellt,
- oder beides nebeneinander besteht, unter Umständen auch gegenseitig bedingt.

Diese Differenzierung ist wichtig, um gegebenenfalls weitere Untersuchungen oder eine Facharztkonsultation zu initiieren.

In diesem Zusammenhang denkt der Untersucher an eine strukturelle Erkrankung:

- Die Schmerzen sind ständig vorhanden, gänzlich unabhängig von Körperhaltung und Bewegung des Kindes. Die Schmerzen bestehen auch nachts. Das Kind schläft deshalb schlecht, jammert unter Umständen. Tagsüber spielt es nicht und zieht sich zurück. Es ist nicht ablenkbar.
- Die Eltern berichten, dass das Kind eine Schonhaltung einnimmt.
- Die Eltern bemerken eine Schwellung oder erhöhte Hauttemperatur über dem Schmerzareal als Hinweise auf ein entzündliches Geschehen.

Anders ist das Ergebnis der Anamnese bei einer Funktionsstörung:

- Das Kind nimmt ebenfalls eine Schonhaltung ein, vermeidet dabei bestimmte schmerzhafte Bewegungen. Es gibt Phasen, in der das Kind fröhlich spielt, wenn es die schmerzhaften Bewegungen vermeidet. Das Kind ist ablenkbar und schläft nachts.
- Die Eltern bemerken keine Entzündungszeichen.

2.2 Untersuchung

Bei der folgenden Untersuchung ist auf Hinweise zu achten, die für eine Strukturkrankheit sprechen. Das sind die sogenannten reflektorisch-algetischen Krankheitszeichen, wie sie auch beim Erwachsenen festzustellen sind (Schildt-Rudloff et al. 2008). Dazu gehören:

- Plurisegmentale reflektorische Spannungszeichen, betreffend Muskulatur und Kutis/Subkutis, besonders bei Erkrankung eines inneren Organs. Haut und Unterhautgewebe erscheinen verquollen, tastbar als „Kibler-Falte"
- Verstärkter Dermografismus bis hin zu petechialen Blutungen nach Berühren der Haut
- Piloarrektorenreflex

Weitere klinische Zeichen einer Strukturstörung oder -zerstörung sind Lähmung, Störung der Eigenreflexe, Par- und Hypästhesie wie z. B. bei der radikulären Schmerzsymptomatik (◘ Tab. 2.1).

Die Frage der Notwendigkeit von bildgebenden Verfahren wird oft noch kontrovers diskutiert (Kayser 2017). Die vor Jahren postulierte Forderung, vor geplanten manipulativen Eingriffen an der Halswirbelsäule prinzipiell eine Röntgenaufnahme zu veranlassen, ist inzwischen verlassen worden (Klett 2014, 2010; Psczolla et al. 2013; Harke et al. 2017; Graf-Baumann und Ringelstein 2004; Spittank et al. 2015).

Letztendlich bleibt es die individuelle Entscheidung des untersuchenden Manualmediziners, ob er sich zu Röntgenaufnahme, computertomografischer Untersuchung oder MRT entschließt. Im Allgemeinen trifft das für die Fälle der „red flags" (Warnsignale) zu, bei denen eine strukturelle Störung dringend in Betracht gezogen werden muss (siehe Kasten Seite 7).

Strukturstörung	Funktionsstörung
Schmerzangabe in jeder Körperstellung Kind nicht ablenkbar	Schmerzangabe in Abhängigkeit von Bewegung Kind spielt, ablenkbar
Entzündungszeichen	Keine Entzündungszeichen
Reflektorisch-algetische Krankheitszeichen plurisegmental	Reflektorisch-algetische Krankheitszeichen gering ausgeprägt, nur segmental
Laborwerte, Röntgen, MRT, Sonografie zeigen pathologische Befunde	Laborwerte, Röntgen, MRT, Sonografie zeigen keine Abweichungen
Beobachtung im Krankheitsverlauf: Progredienz, therapieresistent oder Rezidive bei Manualtherapie	Beobachtung im Krankheitsverlauf: Besserung nach Beseitigung der Funktionsstörungen

▫ **Tab. 2.1** Zusammenfassung: Hinweise auf Strukturstörung/Funktionsstörung

MRT Magnetresonanztomografie

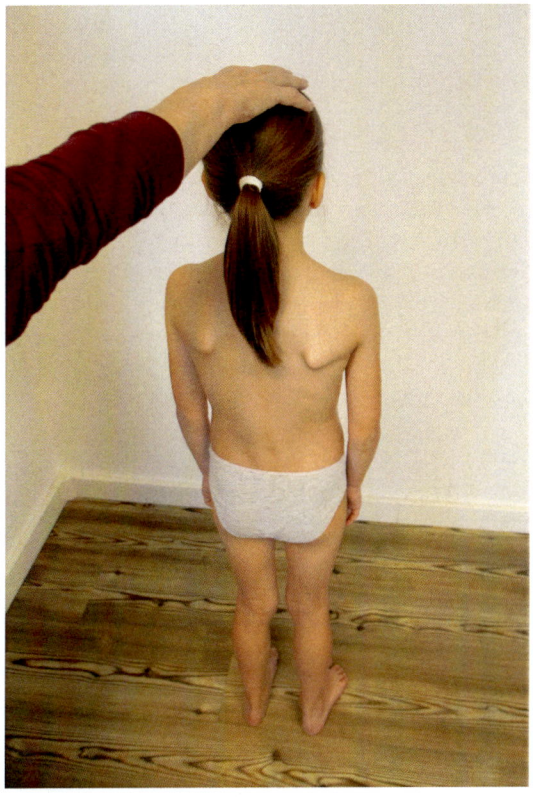

▫ **Abb. 2.1** Untersuchung per General Listening

Red Flags
- Trauma in der Anamnese, auch Bagatelltrauma
- Entzündliche Erkrankungen
- Tumoröse Prozesse
- Neurologische Defizite (Kayser 2017)
- Therapieresistenz, Verlaufsprogredienz

2.3 Wo liegt die Hauptstörung?

Bei jeder sorgfältigen Untersuchung findet der Manualmediziner vielfältige Funktionsstörungen. Es gilt nun zu klären, wie relevant diese für das Beschwerdebild sind, denn nicht jede Funktionsstörung ist pathogen und in einer Sitzung sofort zu behandeln. Das würde eine körperliche Überforderung des Kindes sowie seiner Geduld bedeuten. Um die „Hauptstörstelle" zu eruieren – man stellt die Aktualitätsdiagnose nach Gutmann –, stehen uns myofasziale Übersichtsuntersuchungen zur Verfügung:

- General Listening (Seifert et al. 2017), ▫ Abb. 2.1.
  Der Untersucher steht hinter dem Kind, das mit hüftbreit abduzierten Beinen entspannt vor ihm steht. Mit der untersuchenden Hand auf dem Vertex des Kindes fühlt er einen minimalen Zug in Richtung einer erhöhten Spannung im Körper (Liem 2013).
- Myofasziale Ganzkörperuntersuchung, sogenannte Ten Steps, siehe (Seifert et al. 2017), Seite 101, Abb. 5.18 bis 5.27.
  In 10 Arealen des auf dem Rücken liegenden Kindes wird nach einem Spannungsgefühl gesucht und so die Region der Hauptstörung ermittelt.
- Myofasziale Spannungsuntersuchung einer Region, z. B. bei der Übersichtsuntersuchung des Abdomens, siehe (Seifert et al. 2017), Seite 166, Abb. 5.120.
  Der Untersucher legt seine Hand breitflächig locker auf den Bauch des auf dem

2

Rücken liegenden Kindes und lässt sich vom Spannungszuggefühl in die Richtung der Störung im Bauchraum führen.

Diese myofaszialen Tests erfordern ein gewisse Erfahrung, führen den Untersucher aber weiter in die Richtung der hauptsächlich gestörten Körperregion, welche dann explizit weiter untersucht werden muss. Die Tests eignen sich auch vorzüglich zur Erfolgskontrolle der durchgeführten Behandlung. Sie müssen bei jeder erneuten Untersuchung des Kindes abermals wiederholt werden.

2.4   Suche nach Verkettungen

Eine Funktionsstörung hat immer eine Ausbreitung im ganzen Segment zur Folge. Hält dieser Zustand an und ist die propriozeptive Störung besonders stark, dann ist eine weitere Bahnung via Sklerotom, Myotom oder Viszerotom nahezu die Regel. Weitere, oft entlegene Körperregionen werden nun ebenfalls gestört. Man spricht bei den Krankheitserscheinungen, bei denen der Untersucher Funktionsstörungen unterschiedlicher Art und Lokalisation findet, diese aber im Zusammenhang zu sehen sind, von Verkettungssyndromen. Die Verkettung entsteht neuroreflektorisch über Regionen mit besonders starker propriozeptiver Afferenz, den Schlüsselregionen. Der Übertragungsmechanismus über myofasziale Faszienketten als Spannungsüberträger (Paoletti 2011) ist ein Denkmodell. Die Übertragungsmuster sind offensichtlich abhängig vom Bewegungsstereotyp, z. B. Gang, Haltung, Nahrungsaufnahme und andere. Aus diesem Grunde stellen sich die Verkettungssyndrome beim Säugling völlig anders dar als beim Kind und Erwachsenen, denn die genannten Stereotype werden sich erst noch entwickeln. Deshalb ist der Einfluss der einzelnen Schlüsselregionen zwischen Säugling und heranwachsendem Kind unterschiedlich (Seifert 2010).

Bei allen Krankheitserscheinungen mit oft multilokulären Störungen gilt es also, nach Verkettungen zu suchen, um erfolgreich behandeln zu können.

Im Folgenden werden wir immer wieder auf mögliche Verkettungen zurückkommen. Hierbei ist es ratsam, sich nicht auf schematische Regeln

zu verlassen, sondern in jedem Individualfall nach Zusammenhängen zu suchen (Buchmann 2010), (Buchmann et al. 2011, 2012). Der *Verkettungstest* gibt dem Untersucher dafür die Möglichkeit.

Ablauf des Verkettungstests:
- Untersuchung einer gestörten Region (Beispiel Funktionsstörung eines Kiefergelenkes)
- Untersuchung der Störung der zweiten Region (Beispiel Funktionsstörung eines Sakroiliakalgelenkes)
- Der propriozeptive Input der ersten Region wird verstärkt (z. B. lässt man das Kind die Zähne aufeinander beißen).
- In der Phase des Zubeißens wird erneut der zweite Ort der Störung untersucht (Beispiel Sakroiliakalgelenk). Ändert sich der Befund am Sakroiliakalgelenk deutlich, so kann der Untersucher auf einen Zusammenhang beider gestörten Areale, auf ein Verkettungssyndrom, schließen. Das ist kein sicherer Beweis, aber ein Hinweis, um im Sinne der Verkettungen zu behandeln.

Verkettungssyndrome liegen immer vor, wenn der propriozeptive Reiz besonders stark ist, z. B. bei verstärkter Nozizeption bei Erkrankung eines inneren Organs. Eine Pankreatitis macht extreme Schmerzen im Oberbauch, unter Umständen entsprechend der Head-Zone gürtelförmig ausstrahlend in den Rücken oder zum linken Schulterblatt. Manualmedizinische Befunde mit Blockierungen, Triggerpunkten oder myofaszialen Spannungszeichen begleiten das Geschehen. Eine manualmedizinische Behandlung wird eventuell eine vorübergehende Beschwerdeerleichterung bringen, aber nichts am Grundübel ausrichten, wie schnelle Rezidive beweisen.

Im Verkettungsdenken liegt die Bedeutung der differenzialdiagnostischen Erwägungen und das Geheimnis vieler Behandlungserfolge des Manualmediziners!

2.5   Funktionsstörung/ Funktionskrankheit

Die Hauptaufgabe des Manualmediziners ist es, Funktionsstörungen aufzuspüren und gegebenenfalls zu behandeln. Nur in seltenen Fällen reicht dies aus, denn eine

Funktionsstörung, besonders wenn sie einige Zeit besteht oder wenn es sich um die sogenannten Schlüsselregionen handelt, wird sich kompensatorisch auf weitere Systeme auswirken. Eine „Gelenkblockierung" hat eine veränderte Reagibilität der Muskulatur zur Folge, das Fasziensystem wird Veränderungen zeigen, der Energiestoffwechsel wird sich an der Störung beteiligen, die motorische Bewegungssteuerung ändert sich. Am Ende handelt es sich nicht um eine *Funktionsstörung,* sondern es liegt eine *Funktionskrankheit* vor. Diese ist gekennzeichnet durch die Beeinträchtigung von Bewegungsabläufen, eine schmerzhafte Bewegungseinschränkung und die Beeinträchtigung des Wohlbefindens (Beyer und Niemier 2018; Niemier et al. 2018).

Die Entwicklung einer Funktionskrankheit ist von vielen Faktoren abhängig. Vieles ist uns noch unbekannt; die sogenannte funktionelle Reagibilität ist eine wichtige Komponente.

Das Anliegen unserer folgenden Ausführungen ist es, nicht nur zwischen Strukturkrankheit und Funktionsstörung zu differenzieren, sondern die eigentlichen Funktionskrankheiten herauszufiltern, um eine sinnvolle Behandlungsstrategie zu erreichen. Über die Existenz dieser Funktionskrankheiten wird noch heftig gestritten.

Bei einem Treffen von Vertretern der Kinder-Manualmedizin in Jena 2017 wurde in diesem Zusammenhang gefolgert *(Beyer und Sacher* 2017):

» Reversible propriozeptive Dysfunktionen sind Auslöser/Ursache verschiedener klinischer Symptomatiken im Säuglings- und Kindesalter. Sie sind durch eine manualmedizinische Diagnostik zu erkennen und zu differenzieren. Durch den Einsatz von kindgerechten manuellen Techniken sind sie kausal zu behandeln.
Im Säuglingsalter sind dies:
- Formen von Haltungs- und Bewegungsasymmetrien, die sich in den ersten Lebensmonaten manifestieren
- Formen von Schluck- und Saugstörungen
- Formen von Störungen der Bewegungsaktivität- und -qualität
- Formen von kompensatorischen Entwicklungsverzögerungen
- Formen von vegetativen Auffälligkeiten

Im Kindes- und Jugendalter gehören dazu:

- Formen von umschriebenen Entwicklungsstörungen motorischer Funktionen
- Verschiedene Kopfschmerzformen
- Formen von Haltungsasymmetrien und Tonusregulationsstörungen
- Formen von Sprach- und Sprechstörungen
- Formen der Störung des Lage-Raum-Empfindens
- Formen der Störung im orofazialen System
- Formen der Dysfunktionen im Ventilations- und Verdauungssystem
- Formen von Schmerzen im Bewegungssystem

2.6 Behandlungsstrategie

Voraussetzungen für eine sinnvolle Behandlungsstrategie sind zusammenfassend:
- Eine ausreichende Anamnese mit differenzialdiagnostischen Überlegungen
- Erforderliche Untersuchungen zum Ausschluss einer Strukturkrankheit
- Eine gründliche, kindgerechte, manualmedizinische Untersuchung, ausgehend von der allgemeinen Übersichtsuntersuchung mit Untersuchung von Stand und Gang. Anschließend erfolgt die übersichtsmäßige manualmedizinische Untersuchung einzelner Körperregionen und danach die gezielte lokale Differenzierung der Funktionsstörungen
- Suche nach Verkettungen
- Stellen der vorläufigen Diagnose

Als Endresultat wird die Behandlungsstrategie bestimmt, bei jeder Wiederholungsuntersuchung erneut. Zuerst sollte die Region manuell behandelt werden, die bei der Übersichtsuntersuchung im Vordergrund stand, auch die vom Kind geklagte schmerzhafte Region in der Behandlungsreihenfolge Gelenk-, Muskel-, Faszienbehandlung. Bei ausgeprägten Krankheitsbildern ergeben sich mehrere Untersuchungs- und Behandlungstermine. Am Ende sind gegebenenfalls rehabilitative Maßnahmen zur Behandlung der Ursachen erforderlich.

10   **Kapitel 2** · Grundlagen der Differenzialdiagnostik. Strukturell oder …

2

Literatur

Beyer L, Niemier K (2018) Funktionsstörungen am Bewegungssystem Funktionelle Reagibilität als Grundlage eines optimalen Bewegungsresultates. Manuelle Medizin 56:293–299

Beyer L, Sacher R (2017) Hypothese einer propriozeptiven Dysfunktion, Basis einer manuellen Medizin im Kindesalter. Manuelle Medizin 55(4):225–226

Buchmann J (2010) Neurophysiologische Grundlagen von Tonuserhöhung und -abschwächung – ausgewählte Krankheitsbilder. Kursskripte Manuelle Medizin bei Kindern, Ärztegesellschaft Manuelle Medizin Berlin

Buchmann J, Arens U, Harke G, Kayser R, Smolensk U (2011) Differenzialdiagnostik manualmedizinischer Syndrome des Thorax und des Abdomens unter Einbeziehung osteopathischer Verfahren. Manuelle Medizin 49(4):244–260

Buchmann J, Arens U, Harke G, Smolenski U, Kayser R (2012) Manualmedizinische Syndrome bei unteren Rückenschmerzen: Teil II, Differenzialdiagnostik und Therapie unter Einbeziehung osteopathischer Verfahren. Manuelle Medizin 50:475–484

Graf-Baumann T, Ringelstein E (2004) Qualitätssicherung, Aufklärung und Dokumentation in der Manuellen Medizin an der Wirbelsäule. Man Med 42:141–170

Harke G, Kayser, R, Moll H et al. (2017) Segmentale Untersuchung – Gemeinsames Lehrerseminar der DGMM-SAMM, Fulda. Positionspapier der DGMM

Kayser R (2017a) Wann benötigt der Manualmediziner bildgebende Diagnostik? Manuelle Medizin 55:201, 117–121

Klett R (2010) Röntgen vor Wirbelsäulenmanipulationen. Überlegungen zu einer Nutzen-Risiko-Analyse. Man Med 48:339–342

Klett R (2014) Konventionelle Röntgendiagnostik in der manuellen Medizin. Man Med 52:51–62

Liem T (2003) Die Praxis der kraniosakralen Osteopathie. Hippokrates, Stuttgart

Niemier K, Seidel W, Liefring V, Psczolla M et al (2018) Von der Funktionsstörung zur Funktionskrankheit Manuelle Medizin – Was ist der therapeutische Ansatzpunkt? Manuelle Medizin 56:253–258

Paoletti S (2011) Faszien, Anatomie, Strukturen, Techniken. Spezielle Osteopathie. Urban & Fischer, München-Jena

Psczolla M, von Heymann W, Beyer L, Locher H (2013) Stellungnahme: Manuelle Medizin im Kindesalter – DGMM-Konsens zu Symptomenkomplexen, Diagnostik, Therapie. Man Med 51:414–425

Schildt-Rudloff K, Sachse J (2008) Wirbelsäule. Manuelle Untersuchung und Mobilisationsbehandlung für Ärzte und Physiotherapeuten. Urban und Fischer, München

Seifert I (2010) Schlüsselregionen beim Säugling. Manuelle Medizin 48(2):83–90

Seifert I, Schnellbacher T, Buchmann J (2017) Praxis der Manuellen Medizin bei Säuglingen und Kindern. Technik der manualmedizinisch-osteopathischen Untersuchung und Behandlung. Springer, Berlin

Spittank H, Sacher R, Wuttke M et al (2015) Radiologische Diagnostik gehört unabdingbar zum diagnostischen Repertoire des Manualmediziners. Man Med 53:464–466

Manualmedizinische Auffälligkeiten und Störungen im Säuglingsalter

© Springer-Verlag GmbH Deutschland, ein Teil von Springer Nature 2020
T. Schnellbacher, I. Seifert und J. Buchmann, *Manualmedizinische Differenzialdiagnostik und Therapie bei Säuglingen und Kindern,* https://doi.org/10.1007/978-3-662-60781-7_3

3.1 Abweichungen von der normalen motorischen Entwicklung

Mit dem 18. Lebensmonat erreicht ein gesundes Kind seine Vertikalisierung bis zum Stehen und Gehen ohne Unterstützung. Bis dahin durchläuft es eine individuelle Entwicklung, die abhängig ist von seiner genetischen Ausstattung, dem intrinsischen Drang, mit seinem sozialen Umfeld in Beziehung zu treten und dem daraus resultierenden Wechselspiel des Kindes mit seiner Umwelt. Es wird dabei lernen, sich zu drehen, zu robben, zu krabbeln und so weiter.

Traditionell wurden zur Beurteilung, ob die jeweilige motorische Entwicklung als *normal* anzusehen war, die Meilensteine herangezogen, die definierten, wann 50 % gesunder Säuglinge einen bestimmten Entwicklungsschritt erreicht hatten. Heutzutage werden hierfür eher die sogenannten Grenzsteine genutzt, die zeigen, wann 90–95 % der gesunden Kinder dies tun. Hierdurch wird der erheblichen inter- und intraindividuellen Variabilität Rechnung getragen. Interindividuell bedeutet in diesem Zusammenhang, dass Entwicklung auf verschiedenen Wegen (z. B. Drehen vor Robben oder Robben vor Drehen) oder mit unterschiedlicher Geschwindigkeit (freies Laufen mit 9 oder mit 18 Monaten) vonstattengehen kann und dennoch normal ist.

Intraindividuelle Variabilität bedeutet hier, dass Kinder vorübergehende Regressionen durchmachen können oder sich vielleicht motorisch viel schneller als sprachlich entwickeln, ohne dass dies pathologisch wäre (Berger 2016; Seifert 2017). Auch kulturelle und soziale Einflüsse spielen eine Rolle (Michaelis 2007). Schwierig bei der Einordnung vermeintlich auffälliger Befunde am Kind ist zudem, dass Kinder nicht selten sogenannte „transitorische neurologische Symptome" zeigen. Sie können z. B. vorübergehend hypo- oder hyperexzitabel sein oder Asymmetrien aufweisen, die im Verlauf ohne jede Therapie wieder verschwinden, d. h. Kinder mit vermeintlich pathologischen Befunden werden „von allein" wieder normal (Michaelis 2010a)!

Besorgte Eltern vergleichen ihr Kind mit anderen gleichaltrigen Kindern und bitten um Hilfe. Wird ein Kind wegen einer Abweichung von der normalen motorischen Entwicklung vorgestellt, ist es also nicht ganz einfach, zu beurteilen, ob die beklagte Abweichung nicht nur eine Normvariante, sondern einen pathologischen, womöglich behandlungsbedürftigen Befund darstellt.

Als *Entwicklungsauffälligkeiten* wollen wir in diesem Zusammenhang kleinere Abweichungen vom Normverhalten bezeichnen; sie verpflichten zur Kontrolle. Unter *Entwicklungsverzögerung* versteht man, dass ein Kind im Vergleich zur definierten Norm in seinen motorischen Fertigkeiten hinterherhinkt, wie das z. B. bei Frühgeborenen im ersten Lebensjahr physiologisch ist. Auch hier sind die genaue Untersuchung und gegebenenfalls weitere Verlaufskontrollen notwendig.

Wenn mehrere Entwicklungstests nicht altersgerecht sind, verbunden mit einer veränderten Waltezeit der frühkindlichen Reaktionen, pathologischen Reflexen und abnormalen „general movements", sprechen wir von einer *Entwicklungsstörung*. Der aufmerksame Untersucher wird bereits bei der ersten Beobachtung des Kindes gewarnt, wenn:

- Seitendifferenzen der Bewegung und Haltung bestehen,
- Rumpf- und Kopfkontrolle sichtbar mangelhaft sind, (bereits auf dem Arm der Mutter deutlich),
- die motorische Aktivität vermindert ist,
- eine ständige Unruhe bzw. Hyperexzitabilität besteht,
- stereotype pathologische Bewegungsmuster vorhanden sind,
- bei mangelhaftem oder fehlendem Blickkontakt bei Kindern ab dem 2. Lebensmonat,
- keine Reaktion auf Geräusche stattfindet,
- eine Mikrozephalie besteht, konnatal oder sich entwickelnd (Borusiak 2017).

Die Unterscheidung der unterschiedlichen Stufen der Abweichung vom normalen Entwicklungsstand sollte in dieser Form beibehalten werden, denn sie ermöglicht bereits eine Aussage über die Einschätzung der Schwere der Abweichung sowie die Notwendigkeit einer Behandlung (Heinicke 2014).

Die genauere Untersuchung des Kindes auf mögliche Asymmetrien, seine Halte- und Stellreaktionen, Fremd- und Eigenreflexe und Lagereaktionen sowie die Beurteilung seines

3

Muskeltonus und seines Aktivitätsniveaus führen nun den Untersucher zu einer genaueren Diagnose und betonen gegebenenfalls die Notwendigkeit, dem Kind über Krankengymnastik auf neurophysiologischer Grundlage eine Starthilfe zu bieten. Das weitere differenzialdiagnostische Vorgehen obliegt spätestens zu diesem Zeitpunkt im pathologischen Fall dem Kinderarzt oder dem Neuropädiater. In den glücklicheren Fällen ist die Funktionsstörung des Bewegungssystems die Ursache. Ihre erfolgreiche Behandlung behebt dann auch schnell die scheinbare Entwicklungsauffälligkeit oder -verzögerung. An Beispielen wird das erläutert werden. Eine detaillierte Darstellung der Technik der manualmedizinisch-osteopathischen Untersuchung des Säuglings findet sich in unserem Buch „Praxis der Manuellen Medizin bei Säuglingen und Kindern" (Seifert 2017) Mögliche Ursachen für Abweichungen in der motorischen Entwicklung zeigt ◘ Tab. 3.1).

3.1.1 Mangelnde Kopfkontrolle

Dem Untersucher fällt auf, dass das Kind den Kopf in Bauchlage nur kurzzeitig hebt, beim Seitkippversuch den Kopf nicht in die Senkrechte bringt oder im Traktionsversuch den Kopf nicht in Anteflexion halten kann, was normalerweise ab dem 3. Lebensmonat zu erwarten ist (◘ Abb. 3.1).

Rückschlüsse auf die Ursache dieses Befundes lassen sich ziehen, wenn man sich vergegenwärtigt, ob der Muskeltonus generell erniedrigt ist und wie er sich bei Aktivierung des Kindes verhält, wie es um Muskeleigenreflexe und Spontanmotorik des Kindes bestellt ist und was für Begleitsymptome, z. B. motorische oder globale Retardierung sowie mangelnde Kontaktaufnahme, vorliegen. Ist die Muskelkraft bei Eigenaktivität des Kindes vermindert, spricht dies für eine *peripher bedingte Muskelhypotonie*. Es sollte nach Atrophien gesucht werden! Auch abgeschwächte oder fehlende Muskeleigenreflexe deuten darauf hin. Bei *zentral bedingter Muskelhypotonie* ist die Kraft bei Aktivierung nicht wesentlich reduziert, die Muskeleigenreflexe sind prompt auslösbar. Das gleichzeitige Vorliegen einer allgemeinen Entwicklungsverzögerung spricht ebenfalls für das Vorliegen einer Erkrankung des Zentralnervensystems (ZNS).

Kinder mit einer mentalen Retardierung zeigen häufig eine Muskelhypotonie. Aber auch im Rahmen akuter pädiatrischer Erkrankungen kann eine passagere Hypotonie auftreten. Die Differenzialdiagnose der muskulären Hypotonie des Neugeborenen und Säuglings ist sehr umfangreich, s. ▶ Abschn. 3.9. Eine im Alltag

◘ **Tab. 3.1** Mögliche Ursachen für Abweichungen in der motorischen Entwicklung	
Strukturerkrankung (prä-,peri- oder postnatale Schädigung, genetische Erkrankung), betreffen z. B. – Zentralnervensystem – Bewegungssystem – Auditiven und okulären Bereich	Manualmedizin kann nur begleitend tätig sein. Zum Beispiel verbessern sich nach erfolgreicher manueller Behandlung der gestörten Schlüsselregionen die Bewegungsstereotype Kraniosakrale Behandlung ist ebenfalls eine günstige begleitende Therapie, z. B. die Foramen-magnum-Techniken
Funktionsstörungen am Bewegungssystem	Sie behindern die ungestörte symmetrische Aktivität des Kindes. Die Weiterentwicklung läuft dysharmonisch ab. Nach erfolgreicher Manualtherapie und/oder osteopathischer Behandlung holt das gesunde Kind das Defizit schnell auf. Es erreicht den normalen Entwicklungsstand; ein ideales Betätigungsfeld für den Manualmediziner!
Sozioemotionale Defizite	Sie verzögern ebenfalls die gesunde Entwicklung. Das zeigen Beispiele verwahrloster Kinder ohne Kommunikation und ohne zärtliche Berührung durch eine Bezugsperson
Ökonomische Defizite	Unterernährte Kinder zeigen eine Entwicklungsretardierung, wie erschreckende Berichte aus afrikanischen Ländern belegen
Individuelle Varianten, sogenannte „transitorische neurologische Symptome" (Michaelis 1993)	Vorübergehende Abweichungen, oft familiär bedingt. Hier sind Kontrollen erforderlich. Gegebenenfalls muss der Untersucher seine Diagnose revidieren

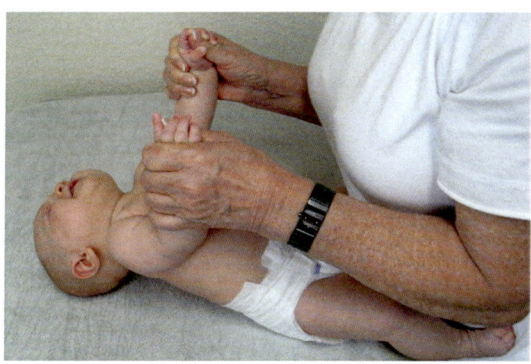

Abb. 3.1 Hochziehreaktion eines Kindes mit mangelnder Kopfkontrolle

sehr hilfreiche Darstellung des Themas findet sich bei Michaelis und Niemann (Michaelis R 2010a, b). Auch bei Cohn und Voit finden sich wertvolle Hinweise zu einer rationellen Diagnostik (Cohn 1999).

Sehr oft, sogar in der überwiegenden Zahl der Fälle, liegt eine **Funktionsstörung** kraniozervikal oder zervikothorakal vor, nach deren Beseitigen die Kopfkontrolle sich sofort bessert. Die häufigste Lokalisation ist im Segment O/C1 zu finden. Der Manualmediziner erhebt seinen Befund der mangelnden Kopfkontrolle im Rahmen seines rationellen Vorgehens bei der Säuglingsuntersuchung. Wir verweisen wiederum auf unser Buch „Praxis der Manualmedizin bei Säuglingen und Kindern".

- Erhebung der Anamnese
- Kontaktaufnahme
- Inspektion, Palpation in Rückenlage des Kindes
- Rationelle Entwicklungsdiagnostik (Michaelis 2007; Seifert 2017); hier widmet der Untersucher der Hochziehreaktion, dem Verhalten in Bauchlage und der Seitkippreaktion seine besondere Aufmerksamkeit.
- Nach dem weiteren Untersuchungsablauf mit Ausschluss struktureller Ursachen und nach regionaler manueller Übersichtsuntersuchung untersucht der Manualmediziner gezielt die Kopfgelenke.
- Nun werden die einzelnen Regionen Kopf – Halswirbelsäule, Thorax – Brustwirbelsäule, Becken-Lenden-Region und Extremitäten in der Übersicht untersucht und anschließend gezielt die Region, die auffällig erschien. Die Befunderhebung erstreckt sich auf Funktionsstörungen der Wirbel- und Extremitätengelenke, der Muskulatur und Faszien. Eine osteopathische Befunderhebung schließt sich an, mit kraniosakralen und viszeralen Techniken. Im Falle der mangelnden Kopfkontrolle lenkt der Manualmediziner sein Hauptaugenmerk auf die Kopfgelenke. Dennoch sind alle Regionen zu untersuchen, um die auch beim Säugling schon vorkommenden Verkettungen nicht zu übersehen!
- Erst am Ende dieser ganzheitlichen Befunderhebung wird die Therapiestrategie festgelegt und das Kind behandelt. Bei weiteren auffälligen Befunden anderer Lokalisation sind Verkettungen zu vermuten und diese zu behandeln.

Die Behandlung erstreckt sich zunächst auf die Region, die dem Untersucher als relevant erschien. Im Vordergrund stehen die Funktionsstörungen in der wichtigsten Schlüsselregion der Säuglinge, den Kopfgelenken. Oft reicht eine manuelle Behandlung, um die Kopfkontrolle sofort zu verbessern, z. B. sichtbar an der verbesserten Seitkippreaktion bei der Behandlungskontrolle.

3.1.2 Schonen oder Vernachlässigen einer Seite oder einer Extremität

Regelmäßig werden Säuglinge vorgestellt, weil sie eine Extremität oder Körperseite zeitweise oder dauerhaft weniger bewegen oder in auffälliger Haltung präsentieren.

Die Beobachtung der Spontanbewegung sollte lange genug erfolgen, um ein Zufallsverhalten des Kindes auszuschließen. Auch die Angaben der Mutter sind zu berücksichtigen; sie bemerkt Auffälligkeiten der Spontanbewegung besonders beim Baden des Kindes.

Differenzialdiagnostisch eingrenzen lässt sich schon über die Anamnese: Begann die Symptomatik plötzlich oder besteht sie schon länger, womöglich seit der Geburt? Ist eine

Extremität oder ein Teil davon, oder die ganze Körperseite betroffen? Lässt sich die Symptomatik dauerhaft, oder nur manchmal, vielleicht nur in bestimmten Positionen beobachten? Gibt es weitere Symptome?

Die Bewegungslosigkeit einer kompletten Körperseite wird kaum zu übersehen sein; sie ist Zeichen einer zentralen Läsion und gehört nicht in die Hände des Manualmediziners allein. Beim Ausfall der Spontanbewegung nur einer Extremität muss der Untersucher entscheiden, ob eine Parese besteht oder die Extremität schmerzbedingt geschont wird. Im ersten Fall wären beispielsweise Plexusparesen differenzialdiagnostisch zu bedenken (s. Exkurs). Eine schmerzbedingte Schonhaltung sollte an eine geburtstraumatische Klavikulafraktur denken lassen, des Weiteren an entzündliche Prozesse wie die bei Säuglingen nicht so selten vorkommende Osteomyelitis, aber auch an Weichteilinfektionen oder Arthritiden, Luxationen und Frakturen, die wiederum Folge einer Misshandlung, aber auch einer Osteogenesis imperfecta sein können. Die häufigste Ursache für das Schonen eines Beines ist die Hüftdysplasie/-luxation. In typischer Weise wird das Bein der betroffenen Seite in geringerer Abduktion als auf der Gegenseite gehalten, das Bein ist leicht innenrotiert (◼ Abb. 3.2), die Inguinal- und Gesäßfalten sind asymmetrisch. Die Untersuchung des Hüftgelenks zeigt die Einschränkung der Abduktion und Innenrotation auf der betroffenen Seite. Die Hüftsonografie stellt die Diagnose sehr schnell sicher.

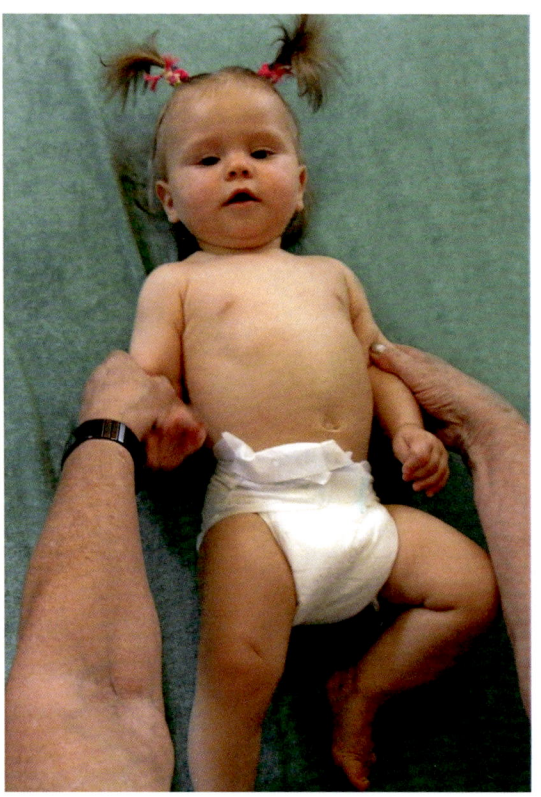

◼ **Abb. 3.2**   Säugling in Rückenlage: Das rechte Bein wird weniger bewegt; die auffällige Adduktion und Innenrotation weist auf eine Störung des rechten Hüftgelenkes hin

Erst nach dem Ausschluss möglichst aller strukturellen Ursachen ist nach der Funktionsstörung zu fahnden.

Eine Zusammenfassung der Differenzialdiagnostik ist in ◼ Tab. 3.2 dargestellt.

Ein typisches Fallbeispiel

Ein 4 Monate altes Mädchen wird von der Mutter zur Untersuchung vorgestellt: Das Kind bewege das linke Bein weniger als das rechte, es sei aber munter, gedeihe gut, schreie nicht sonderlich viel. Wir untersuchen das Kind, ganzheitlich wie oben beschrieben, nachdem wir Verletzungen des Beines sowie eine Hüftdysplasie oder -luxation ausgeschlossen haben. Wir finden links eine verstärkte Spannung in Höhe des Beckens, ein vermindertes Federn des linken Sakroiliakalgelenkes, eine Rotationsblockierung im thorakolumbalen Übergang, der kraniosakrale Rhythmus des Sakrum ist gestört. Wir behandeln diese Störungen. Bei der Kontrolluntersuchung nach 3 Wochen berichtet die Mutter, dass das Kind bereits am folgenden Tag das linke Bein mehr bewegt hätte und zum derzeitigen Zeitpunkt keine Seitendifferenz mehr erkennbar wäre. Wir erheben nun keinen krankhaften Befund und beenden die Behandlung.

Ein weiteres Fallbeispiel

Ein 4 Wochen alter Säugling wird mit einer Schonhaltung des rechten Beines vorgestellt. Es fällt ein leicht vergrößerter Umfang des Oberschenkels auf, Schmerzreaktionen bei Palpation finden sich nicht. Das Abdomen ist ausladend, das Trinkverhalten normal. Postnatal war das Mekonium nur gering abgeführt worden. Im Rahmen der weiteren Diagnostik (Entzündungswerte, Sonografie des Abdomens, MRT des Beines) ergibt sich: Das Kind leidet an einer Osteomyelitis im rechten Femur, entstanden durch ein toxisches Megakolon bei Morbus Hirschsprung, das Eintrittspforte für einen E. coli in die Blutbahn war. Das Kind bleibt in ständiger kinderärztlicher Behandlung. Für eine manualmedizinische Behandlung liegt keine Indikation vor.

◻ Tab. 3.2 Differenzialdiagnostik bei Schonung oder Vernachlässigung einer Seite oder einer Extremität

Befund	Erwägungen zur Ursache	Weitere Untersuchung
Eine Körperseite wird nicht bewegt. Halbseitenparese	Zentrale Ursache, strukturelle Erkrankung. Fehlende oder verminderte Spontanbewegung, hypotone Muskulatur, fehlende Eigenreflexe	Weitere neurologische Diagnostik, Bildgebung
Fehlende Spontanbewegung einer Extremität, obere Extremität komplett betroffen	Armplexusparese, z. B. durch Geburtsverletzung, Tumor, Entzündung s. unten: Exkurs Armplexusparese	Neurologische Untersuchung, ggf. NLG, EMG und MRT erforderlich
Fehlende Spontanbewegung einer Extremität, obere Extremität inkomplett betroffen	– Schonhaltung, z. B. Geburtsverletzung der Klavikula, Humerusfraktur oder -luxation – Auch inkomplette Plexusparese möglich. Der Greifreflex ist ungestört. – Traumatische Ursache. Nach diesen ist gezielt zu fragen. Nicht immer geben die Eltern bereitwillig Auskunft!	Neurologische Untersuchung, ggf. NLG, EMG, radiologische Untersuchung
Fehlende Spontanbewegung einer Extremität, untere Extremität komplett betroffen	– Parese – Nervenverletzungen, Tumor	Untersuchung des Beckens, radiologische Suche nach Verletzungen, MRT-Diagnostik
Fehlende Spontanbewegung einer Extremität, untere Extremität inkomplett betroffen	– Hüftluxation, s. oben – Coxitis, Tumor – Traumatische Ursache – Entzündung	Sonografie Röntgen, CT, Laboruntersuchung Wiederholung der Anamnese, Röntgen
Fehlende Spontanbewegung einer Extremität, Strukturstörung bereits ausgeschlossen: – Funktionsstörung eines Extremitätengelenkes – Funktionsstörung im Rumpfbereich	Eingehende manualmedizinische Untersuchung Beispiel: Auf dem Arm der Mutter strecken manche Säuglinge einen (selten beide) Arme nach hinten. Sehr häufig sind Funktionsstörungen der 1. Rippe und der Brustwirbelsäule die Ursache	Nach Therapie der gefundenen Blockierungen und der osteopathischen Störungen ist im Idealfall die Extremität frei beweglich

NLG Nervenleitgeschwindigkeitsmessung, EMG Elektromyografie, MRT Magnetresonanztomografie CT Computertomografie

3

Exkurs Armplexusparesen

Schädigungen des Plexus brachialis (C5–Th1) entstehen meist traumatisch, gelegentlich entzündlich, durch Raumforderungen oder nach Bestrahlung der Region. Im Säuglingsalter von Bedeutung ist die geburtstraumatische Plexusparese (s. ◘ Abb. 3.3), die mit einer Häufigkeit von 0,38–1,56 pro 1000 Geburten vorkommt (Waters 2005). Der häufigste Entstehungsgrund ist die Schulterdystokie: „Der Kopf war geboren, das Neugeborene atmete und die Schultern folgten trotz heftigem Ziehen und Kristellern nicht nach. Wenn das Kind dann entwickelt war, stellte sich eine Oberarmlähmung heraus" (Beller 1956). Risikofaktoren für diesen geburtshilflichen Notfall sind ein Geburtsgewicht über 4000 g, ein Missverhältnis zwischen mütterlichem Becken und Kindsgröße, vaginal-operative Entbindungen, Übergewicht und Diabetes der Mutter und die Geburt aus Beckenendlage (Bahm 2009). Immerhin 50 % der Schulterdystokien treten allerdings bei Kindern unter 4000 g auf (Chauhan 2005). Neben den Nervenläsionen drohen Asphyxie und Tod für das Kind, sowie Weichteilverletzungen bis zur Uterusruptur mit ihren Komplikationen bei der Mutter. Steckt die Schulter im Geburtskanal fest und es werden Kopf und Hals nach kontralateral gezogen, um die Schulter zu entwickeln, entstehen erhebliche Zugkräfte an den Nervenfasern des Plexus. Diese können zu Dehnungen, inkompletten oder kompletten Rupturen der Nerven im proximalen Verlauf, gelegentlich sogar zu Ausrissen aus dem Rückenmark führen. Allerdings finden sich immer wieder Plexusparesen, ohne dass es im Geburtsverlauf zu einer pathologischen Traktion kam. Der Entstehungsmechanismus ist unklar.

Plexusläsionen treten in 2–16 % der Schulterdystokien auf und in bis zu 30 % davon kommt es zu einer persistierenden Symptomatik (Lagerkvist 2010). Das Erscheinungsbild der Plexusparese ist abhängig von der Lokalisation der Verletzung (◘ Tab. 3.3).

Sind die betroffenen Nerven nur leicht gedehnt worden, wird sich die dann auch nicht sehr ausgeprägte Symptomatik meist rasch zurückbilden. Je mehr Nervenfasern betroffen sind und je stärker sie gedehnt wurden, desto deutlicher werden die Ausfälle sein und desto länger wird sich der Heilungsprozess gestalten. Ist es zur Zerreißung eines Nerven oder zum Wurzelausriss gekommen, verschlechtert sich die Prognose naturgemäß. Die regelmäßige klinische Untersuchung, neurophysiologische Tests – Elektromyografie (EMG), Nervenleitgeschwindigkeitsmessung (NLG) – und bildgebende Verfahren bis hin zur Myelografie unterstützen bei der Entscheidung über die einzusetzenden Therapieverfahren. Physiotherapie, gegebenenfalls auch Ergotherapie sollen die Gelenkbeweglichkeit erhalten und einer Muskelatrophie sowie Kontrakturen vorbeugen. Die begleitende Behandlung des Manualtherapeuten erstreckt sich auf die Behandlung der immer vorhandenen Funktionsstörungen im Kopfgelenkbereich und im zervikothorakalen Übergang. Bei etwa 90 % der Kinder bilden sich die Lähmungserscheinungen innerhalb von 6 Monaten zurück (Beller 2000). Bei ausbleibender Besserung wird um den 6.–9. Lebensmonat herum je nach Verlauf entschieden, ob chirurgische Maßnahmen notwendig werden. Nervennaht und -transplantation sind dann therapeutische Optionen. Als Residuen der geburtstraumatischen Plexusparese sind neben den Lähmungserscheinungen mit motorischen und sensiblen Ausfällen auch die teilweise Versteifung des Schultergelenks und eine Wachstumsstörung des betroffenen Arms zu nennen (Bahm 2009).

3.1.3 Mangelnde Aufrichtung und Stabilität in Bauchlage

Häufig berichten Eltern, dass sich ihre Säuglinge in Bauchlage nicht wohl fühlen, schnell unruhig werden oder weinen, meist allerdings erst auf Nachfrage, da die Kinder ja nur auf dem Rücken gelagert werden müssen, damit sie friedlich sind. Dem Untersucher fällt die mangelnde Aufrichtung bei der seitlichen Betrachtung des auf dem Bauch liegenden Säuglings auf. Viele Kinder „schwimmen" dabei auf dem Bauch und rudern mit Armen und Beinen, finden keine angenehme Haltung und quengeln sehr schnell (◘ Abb. 3.4). Die differenzialdiagnostischen Erwägungen sind:

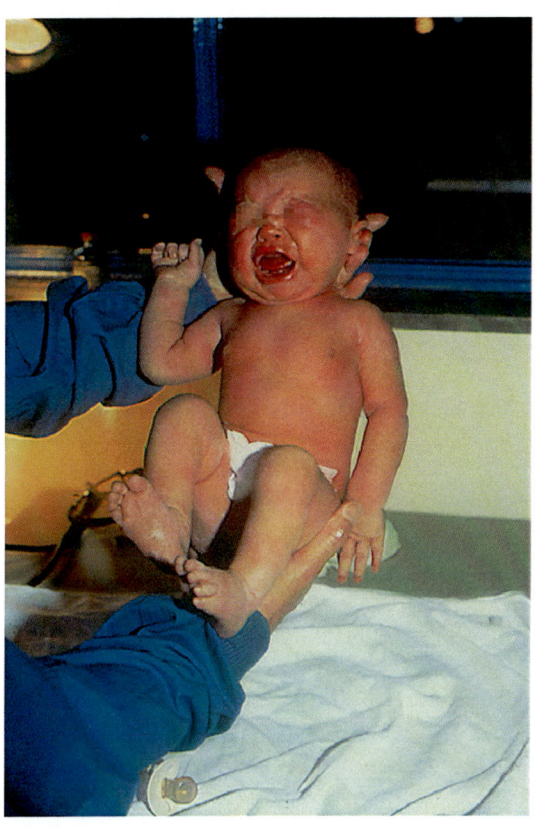

◘ Abb. 3.3 Neugeborenes mit Plexusparese links nach Schulterdystokie. (Aus Speer 2019)

- Es handelt sich um ein nicht altersgerechtes Verhalten der von kranial nach kaudal fortschreitenden Vertikalisierung. Ursache kann eine Entwicklungsverzögerung oder -störung sein, s. ▶ Abschn. 3.1.1, auch eine muskuläre Hypotonie, s. ▶ Abschn. 3.9.
- Im gleichen Zusammenhang liegt gegebenenfalls eine zentralnervöse Ursache vor. Die weitere neuropädiatrische Untersuchung ist erforderlich: Untersuchung der frühkindlichen Reaktionen und deren Waltezeit, Halte- und Stellreaktionen, Suche nach pathologischen Reflexen.
- Funktionsstörungen sind die häufigste Ursache der mangelnden Aufrichtung, ein Glücksfall für den Manualmediziner! Bei der Betrachtung von der Seite kann man die Höhe einer Funktionsstörung bei der Übersichtsuntersuchung einschätzen: Eine Unterbrechung der sonst harmonischen Aufrichtung von Brust- und Lendenwirbelsäule ist sichtbar. Die gezielte segmentale Untersuchung bestätigt den Verdacht. Gelegentlich findet sich auch eine Retroflexionsstörung im Segment O/C1. Nach der erfolgreichen Behandlung ist die Aufrichtung sofort verbessert (◘ Abb. 3.5).

◘ Tab. 3.3 Formen der Armplexusparese

Lokalisation der Verletzung	Krankheitsbild	Klinik
Obere Plexusparese: C5 und C6 *Erb-Lähmung* (N. axillaris, N. musculocutaneus, manchmal auch N. suprascapularis, N. radialis)	Schwächung oder vollständige Lähmung der Schultermuskulatur, des M. biceps und M. brachioradialis, Bizepssehnen- und Brachioradialisreflex abgeschwächt oder nicht auslösbar	Der Arm hängt schlaff in Innenrotation mit gestrecktem Unterarm. Der Arm kann nicht abduziert und außenrotiert, der Ellenbogen nicht gebeugt werden. Die Finger können bewegt werden
Untere Plexusparese: C7–Th1 *Klumpke-Lähmung* (N. medianus, N. ulnaris)	Extrem selten. Ausfall der tiefen und oberflächlichen Fingerbeuger, der Mm. lumbricales und interossei Pronator- und Trizepssehnenreflex können abgeschwächt oder nicht auslösbar sein. (Matzen 2007; Schwenzer 2016)	Kein Greifen. Nach kurzer Zeit auffällige Stellung der Finger: Sie sind in den Grundgelenken überstreckt, in den Mittel- und Endgelenken gebeugt (Krallenhand). Der Daumen ist adduziert, der 5. Finger abduziert
Komplette Plexusparese	Kombination beider klinischen Bilder.	Ein Horner-Syndrom (Miosis, Ptosis, Enolphthalmus) weist auf eine Th1-Beteiligung hin

3

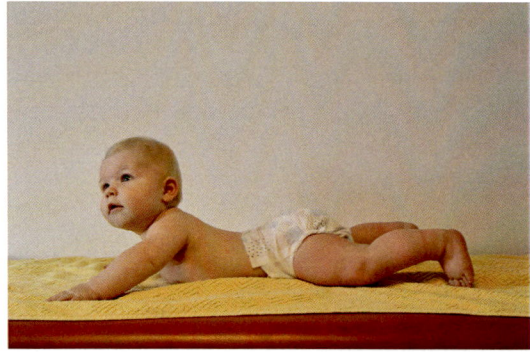

◘ **Abb. 3.4**   Baby in Bauchlage, mangelnde Aufrichtung bei Störung Th4/5/6

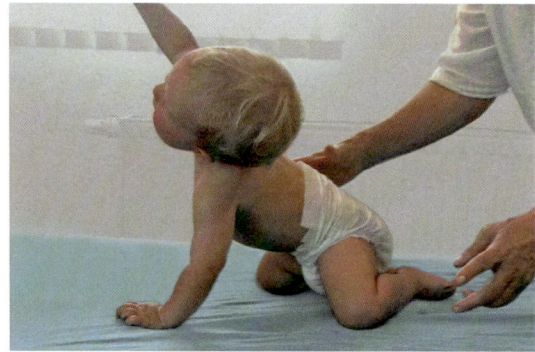

◘ **Abb. 3.6**   Ein 10 Monate altes Kind, diese Rotation und gleichzeitige Aufrichtung gelingt nur bei guter Funktion der Brust- und Lendenwirbelsäule

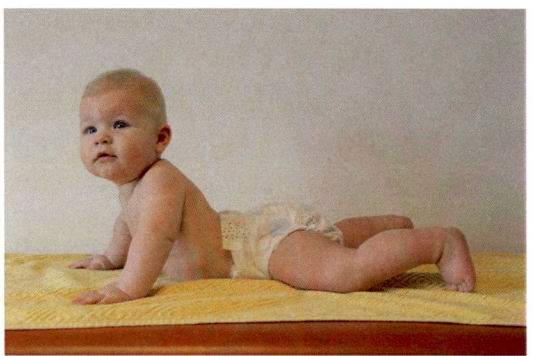

◘ **Abb. 3.5**   Verbessert nach Behandlung

sich der Erfolg: Das beidseitige Drehen stellt sich sofort ein, spätestens nach einem Tag (◘ Abb. 3.6).

3.1.5   Fehlender Hand-Fuß-Kontakt

Die Hand-Hand-Koordination sollte ab Beginn des 3. Trimenons erreicht sein, die Hand-Fuß-Koordination folgt. Zuerst erfasst das Kind die Oberschenkel, später die Füße. Differenzialdiagnostisch sind die in ◘ Tab. 3.4 dargestellten Ursachen des fehlenden Hand-Hand- und Hand-Fuß-Kontaktes zu bedenken (◘ Abb. 3.7).

3.1.4   Kein Drehen

90 % aller Säuglinge drehen sich mit 7,7 Monaten von der Bauch- auf die Rückenlage und umgekehrt, wobei die Variabilität von 2,8–9 Monaten erheblich ist (Michaelis 1994; Largo 2004). Welche Drehung und welche Drehrichtung das Kind zuerst erlernt, ist ihm selbst überlassen. Es kommt durchaus vor, dass der Säugling sich anfangs nur über eine Seite dreht; im Normalfall dauert es 1–2 Wochen, bis die andere Seite folgt und das Kind sich symmetrisch nach beiden Seiten dreht. Bleibt dieser Zustand bestehen und gibt es keine weiteren Zeichen einer neurophysiologischen Störung, so findet der Untersucher oft die Funktion der Rotation der Brust- und Lendenwirbelsäule gestört. Nach der Behandlung zeigt

3.1.6   Kein Robben

Das Robben ist oft eine Vorstufe der Krabbelbewegung. Das geschieht zu einer Zeit, in der das Kind an seiner Umwelt interessiert ist und Gegenstände ergreifen möchte und dafür eine Form der Fortbewegung sucht. Diese ist aus der Bauchlage heraus nicht möglich, wenn die Vertikalisierung den lumbosakralen Übergang noch nicht erreicht hat. 95 % der Kinder robben und/oder krabbeln mit 9 Monaten. Fehlende Bemühungen des Säuglings, sich aus der Bauchlage heraus vorwärts zu bewegen, lassen ab dem 9. Lebensmonat an ein pathologisches Verhalten denken. Das gilt auch für einseitiges Robben oder Auslassen einer Extremität (◘ Tab. 3.5).

□ Tab. 3.4	Mögliche Ursachen für fehlenden Hand-Hand- oder Hand-Fuß-Kontakt
Ursache des Defizites	**Beobachtung und weitere Untersuchungen**
Entwicklungsverzögerung Entwicklungsstörung	s. ► Abschn. 3.1
Visuelle Schwierigkeiten	Ein Gegenstand, der für das Kind nicht erkennbar ist, wird auch nicht spielerisch von einer Hand in die andere übergeben, das Kind lernt auch nicht, seine Füße zu erfassen und damit zu spielen. Die augenärztliche Untersuchung ist notwendig. Oftmals bleibt es vorerst bei der Verdachtsdiagnose und Beobachtung im Krankheitsverlauf. Bei Progredienz ist ein MRT unumgänglich (angeborene Sehstörung/Fehlbildung? Entzündung? Raumfordernder Prozess?)
Muskuläre Hypertonie	Sie verhindert die spontane Beugung der Knie- und Hüftgelenke. Besonders auffällig ist das Defizit bei Einseitigkeit. Bei der Übersichtsuntersuchung – myofasziale Ten Steps – ist eine Spannungsverstärkung besonders deutlich, s. □ Abb. 3.7
Hüfterkrankung – Hüftreifungsstörungen – Entzündung	Das betroffene Bein wird weniger bewegt und daher mit der Hand schlecht erreicht. Auf die Reifungsstörungen des Hüftgelenkes und deren klinische Zeichen und weitere Differenzialdiagnostik wird im ► Abschn. 3.8 eingegangen
Funktionsstörungen der Wirbelsäule	Für das Greifen einer Hand über die Mittellinie hinaus muss die Rotation der Brustwirbelsäule ungestört sein. Auch eine Anteflexion der Wirbelsäule ist erforderlich, das betrifft Brust-, Lendenwirbelsäule und Sakrum. Nach erfolgreicher manueller Behandlung, ggf. auch osteopathischer Behandlung, ist das Kind schnell frei beweglich

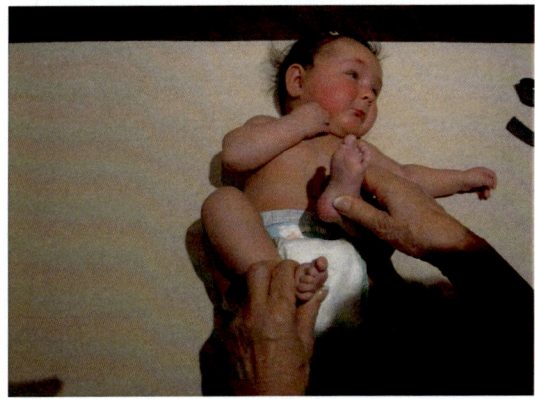

□ **Abb. 3.7** Tonuserhöhung rechts, daher fehlender Hand-Fuß-Kontakt

3.1.7 Kein Krabbeln, atypische Fortbewegungsmuster

Das alternierende Krabbeln ist bereits eine komplizierte sensomotorische Leistung. 90 % aller Kinder krabbeln mit 10,5 Monaten bei einer Bandbreite von 5,5–14 Monaten (Michaelis 2010a, b). Das gänzliche Auslassen der Krabbelphase wird von vielen Autoren für bedenklich gehalten (Vojta 2007, 2008, 2009); an eine vorliegende zentrale Koordinationsstörung muss im Zusammenhang mit weiteren Abweichungen gedacht werden. Nach Meinung anderer Autoren (Michaelis 2010a, b) und aus eigener Erfahrung kann aber berichtet werden, dass es sich beim Überspringen der Krabbelphase auch um eine Normvariante handeln kann, ohne dass pathologische Abweichungen bei der neurophysiologischen Untersuchung zu finden sind. Die Kinder entwickeln sich weiter ungestört und krabbeln alternierend erst nach Erreichen des aufrechten Ganges. Kinder, in deren Zuhause überall glatte Böden zu finden sind, die also beim Abstoßen kaum Widerstand finden, suchen sich nicht selten andere, dem Untergrund besser angepasste Fortbewegungsvarianten (s. ► Abschn. 3.1.8), entdecken das Krabbeln aber oft schnell, wenn sie auf Teppichen oder Auslegware platziert werden (□ Tab. 3.6).

Es gibt weitere Varianten der Fortbewegung, bevor der aufrechte Gang geübt wird:

- Manche Kinder bewegen sich durch eine Rotationsbewegung des Rumpfes um die eigene Längsachse fort, rollen also durch den Raum. Funktionsstörungen sind die Ursache, meist die Kraniozervikalregion betreffend.

3

◼ **Tab. 3.5**   Differenzialdiagnostik bei fehlendem und asymmetrischem Robben

Mögliche Ursache	Beobachtung und weitere Untersuchungen
Entwicklungsverzögerung Entwicklungsstörung	s. ▶ Abschn. 3.1
Gestörte visuelle Wahrnehmung	Fehlende Motivation, sich auf ein Ziel zuzu-bewegen. Diagnostik: Augenarzt, Neuropädiater
Muskelhypotonie zentraler oder peripherer Ursache, s. ▶ Abschn. 3.9	Unmöglichkeit, die Wirbelsäule aufzurichten, sich mit den Unterarmen oder Händen abzustützen. Weitere Diagnostik s. ▶ Abschn. 3.9
Funktionsstörungen – Brustwirbelsäule: mangelnde Lordosierung verhindert die beim Robben erforderliche Aufrichtung. – Sakroiliakalgelenk – Schultergürtel. Diese Kinder benutzen beim Robben nur einen Arm, die gestörte Seite erlaubt kein Abstützen (Funktionsstörung der 1.–3. Rippe, zervikothorakal)	Unmittelbar nach der Manualtherapie verbessert sich die Aufrichtung des Rumpfes und das Kind kann sich abstützen. Robben oder Krabbeln stellen sich bald ein, sofern die neurophysiologische Reife des Kindes dies zulässt

◼ **Tab. 3.6**   Auslassen der Krabbelphase

Mögliche Ursachen	Differenzialdiagnostik
Strukturelle Störungen führen zu Entwicklungsstörungen und behindern das Krabbeln: – ZNS-Läsionen – Myo- oder Neuropathien	Neuropädiatrische Entwicklungs-diagnostik, s. ▶ Abschn. 3.1
Strukturelle orthopädische Störungen: – Entzündungen, Verletzungen oder Fehlbildungen im Schulterbereich verhindern die Abstützmöglichkeit der Hände beim Krabbelversuch – Entzündungen oder Fehlbildungen im BWS-LWS-Bereich beeinträchtigen die Stabilität im Vierfüßerstand – Entzündungen oder Fehlbildungen im Beckenbereich sowie Hüftreifungsstörungen vermindern die Stabilisierung des Beckens beim Krabbeln	Serologische Diagnostik, bildgebende Verfahren
Funktionsstörungen sind die häufigste Ursache: – An der Spitze stehen Funktionsstörungen der Sakroiliakalgelenke, des Sakrums und Positionsstörungen des Beckens. – Funktionsstörungen der Retroflexion der Brust- und Lendenwirbel-säule mit ungenügender Vertikalisierung des Rumpfes. Diese Kinder liegen auch nicht gerne auf dem Bauch. Sie gehen frühzeitig in die Sit-up-Phase und ziehen sich zeitig zum Sitzen hoch (Wildgruber H 2012). – Funktionsstörungen der Rotation im Bereich der unteren Brustwirbelsäule und im thorakolumbalen Übergang verhindern die beim alternierenden Krabbeln erforderliche Rotation der Wirbelsäule. Dadurch sind diese Kinder nicht in der Lage, die Beine unter den Unterkörper zu bringen; sie robben weiter und erreichen damit häufig eine große Geschwindigkeit	Der Manualmediziner muss nach der Ursache suchen. Er untersucht das Kind global, in der Übersicht die einzelnen Regionen und fahndet weiter gezielt nach der Funktionsstörung. Nach der erfolgreichen Behandlung dauert es einige Tage bis das Kind in die Krabbelphase kommt
Idiopathisch: Bei einem Teil der Kinder findet man keine Störung, weder strukturell noch funktionell	Aus eigener Erfahrung kann berichtet werden, dass sich diese Kinder norm-gerecht entwickeln. Es handelt sich vermutlich um eine Normvariante

☐ Tab. 3.7 Kein regelrechtes Laufen	
Mögliche Ursache	**Beobachtung und weitere Untersuchungen**
Globale Entwicklungsverzögerung oder -störung	Andere Entwicklungsqualitäten sind mitbetroffen; s. auch ▶ Abschn. 3.1
Zentralnervöse Störung Infantile Zerebralparese	Besonderes Augenmerk ist auf die Zeichen einer drohenden Spastik zu legen: Muskeltonusveränderungen, Steigerung der Eigenreflexe, verlängerte Waltezeit der frühkindlichen Reaktionen, z. B. positiver suprapubischer Streckreflex und Babinski-Reflex über den 3. Monat hinaus. s. ▶ Abschn. 4.4.1 Weitere Diagnostik: Neuropädiater!
Muskelhypotonie	Entwicklungsneurologische Untersuchung. Insbesondere: Muskeltonus, Spontanmotorik, schlaffe Parese etc. Weitere Diagnostik s. ▶ Abschn. 3.9
Orthopädische/Chirurgische Ursache, z. B. Fußfehlstellung, Hüft- dysplasie, Fraktur	Klinisch, ggf. Bildgebung
Transitorischer oder idiopathischer Zehenspitzengang; s. auch ▶ Abschn. 4.4.5	In der Lauflernphase sind manche Kinder durch Zehenspitzenstand und -gang auffällig, oft nicht erklärbar und harmlos, wenn sich nach einigen Wochen ein plantigrades Auftreten einstellt. Bei Persistenz ist vor allem nach bisher nicht bemerkten Zeichen einer Spastik zu fahnden!
Funktionsstörungen. Sie finden sich vor allem in den Schlüsselregionen	Die häufigsten Funktionsstörungen befinden sich im Becken. Trotzdem kann sich der Manualmediziner nicht darauf verlassen. Er muss das Kind global und weiter regional untersuchen, die Aktualitätsdiagnose stellen und erst dann gezielt untersuchen und behandeln. Wenige Tage nach manualtherapeutischer Behandlung stellt sich das Laufen ein

- Krabbeln mit geballter Faust, ein- oder doppelseitig. Dies ist ein Hinweis auf eine verlängerte Waltezeit des Handgreifreflexes als Zeichen einer zentralen Störung.
- Das Shuffling, Vor- oder Rückwärtsrutschen in sitzender Haltung, ist ebenfalls eine Variante der Vorwärtsbewegung, besonders bei hypermobilen und hypotonen Kindern (Baumann 2013). Das sogenannte Porutschen wird von manchen Therapeuten als prognostisch bedenklich betrachtet und als Zeichen einer zentralen Störung angesehen. Die weitere psychomotorische Entwicklung ist aber meist normal (Bottos 1989)! Nach eigenen Erfahrungen ist die Familienanamnese häufig positiv. Wir fanden auch in diesem Zusammenhang Funktionsstörungen im Bereich der Kopfgelenke und des Beckens.
- Auslassen einer Extremität, meist eines Beines, bei sonst normalem alternierendem Krabbeln: Als häufigste Ursache fanden wir:
  - Störungen der Sakroiliakalgelenke
  - Inflare-Position des Iliums der Störseite
  - Sakrumfunktionsstörungen
  - Hüftstörungen (Differenzialdiagnose Hüftluxation!)
  - Kniegelenkbeugestörung (Differenzialdiagnose Knietrauma!).

Eigene Erfahrungen zeigen, dass diese Kinder nach Manualtherapie sofort alternierend krabbeln – bis auf einen Rest von einigen Kindern, die das pathologische Muster trotz erfolgreicher Behandlung beibehalten und nach Erreichen des aufrechten Ganges keine Auffälligkeiten mehr zeigen. Vermutlich hat sich bereits in diesem Alter ein abnormer motorischer Stereotyp der Krabbelbewegung entwickelt.

3.1.8 Kein regelrechtes Laufen

Zwei bis zweieinhalb Monate nach dem Hochziehen zum Stehen machen die meisten Kinder ihre ersten freien Schritte. Sie fangen zunächst

3

an, sich mit Seitwärtsschritten „wie an der Reling entlang" voranzutasten. 95 % laufen mit 15 Monaten, ab dem 18. Lebensmonat ist das Ausbleiben des Gehens als pathologisch zu betrachten und verpflichtet zur sorgfältigen entwicklungsneurologischen Untersuchung und diagnostischen Abklärung.

Mögliche Ursachen und das empfohlene Vorgehen zeigt die folgende ◘ Tab. 3.7.

3.2 Der „schiefe" Säugling – „KiSS" (kopfgelenkinduzierte Symmetriestörung)

Das ist seit Jahren die häufigste Ursache, die Eltern in die manualmedizinische Praxis führt. Sie bemerken bei ihrem Kind eine asymmetrische Haltung des Körpers, asymmetrische Bewegungen, Kopf- und Gesichtsasymmetrien oder einseitige Bewegungsmuster. Hinzu kommen bei manchen Kindern vielfältige Symptome wie Trinkschwierigkeiten, ein abnormes Schreiverhalten sowie Schlafstörungen und Unruhe.

Der Manualmediziner richtet zunächst sein Augenmerk auf die wichtigste Frage: Handelt es sich in diesem Fall um eine Strukturerkrankung, z. B. zerebral, oder ist eine Funktionsstörung Auslöser des Geschehens (s. auch Coenen (2004; ◘ Tab. 3.8)?

Nachdem die strukturellen Ursachen ausgeschlossen sind (nicht immer leicht, oft erst nach mehreren Untersuchungen möglich), wird die Ursache „Funktionsstörung" immer deutlicher, es handelt sich also um ein typisch *manualmedizinisches Krankheitsbild*. Je nach Symptomatik und je nach Deutung der möglichen Ursachen werden folgende Krankheitsbezeichnungen benutzt:

- Tonusasymmetrie-Syndrom, TAS (Coenen 2001),
- „KiSS"(kopfgelenkinduzierte Symmetriestörung) (Biedermann 1993; Sacher 2007)
- Idiopathische Säuglingsskoliose
- Schräglagedeformität
- Propriozeptive muskuloskelettale Koordinationsstörung
- Viszerosomatische Regulationsstörung
- Symmetriestörungen.

Die Fragen nach der Ursache, den Hauptbefunden, der bestmöglichen Art der Manualtherapie, der osteopathischen Therapie oder der Krankengymnastik werden noch nicht einheitlich beantwortet. Die Diskussionen sind in vollem Gange, vielversprechende Untersuchungsserien noch nicht abgeschlossen (Ammermann 2017). Nach den derzeitigen Erkenntnissen besteht folgender Sachverhalt:

Auslösende Faktoren sind Funktionsstörungen, häufig der Kopfgelenkregion, aber zu einem kleineren Teil auch anderer Schlüsselregionen, weshalb der Begriff „KiSS" im Prinzip irreführend ist. Betroffen sind Gelenke, Muskulatur und Faszien im jeweiligen Bereich. Es scheint müßig, das Primat einer Funktionsstörung entweder in der Gelenkstörung oder in der Tonusveränderung der Muskulatur oder in der veränderten Viskoelastizität des Bindegewebes zu sehen. Sie alle bedingen sich gegenseitig und senden propriozeptive Impulse in die zentralen Leitstellen des Gehirns mit der Folge der Muskeltonusveränderung im gesamten Körper mit konsekutiven Folgen für die Haltung, den Bewegungsablauf, oft begleitet von vegetativen Störungen. Das Erscheinungsbild der Schräglagedeformität ist daher bunt. Einige Kinder können verschiedene Bewegungen nicht durchführen, z. B. den Kopf nicht nach einer Seite drehen; sie nehmen eine ständig asymmetrische Lage ein oder halten den Kopf ständig zur ungestörten Seite hingedreht, sichtbar am asymmetrischen Haarabriebfleck des Kopfes. Der Kopf und das Gesicht deformieren sich dementsprechend sekundär (◘ Abb. 3.8a–e), s. auch ▶ Abschn. 3.3. Andere Kinder wiederum halten den Kopf ständig rekliniert (s. ▶ Abschn. 3.5).

Entsprechend der einseitigen Haltung und der Einschränkung des Gesichtsfeldes ist die visuelle und auditive Wahrnehmung eingeschränkt, die weitere sensomotorische Entwicklung läuft nicht ungestört ab. Die während der physiologischen Entwicklung neu entstehenden Bewegungsmuster können nicht ungestört erlernt werden. Manche Autoren differenzieren das Syndrom nach der bevorzugten Haltung des Kopfes: KiSS I bei Bewegungseinschränkung der Halswirbelsäule in der Frontalebene mit Kopfseitneige und entgegengesetzter Rotation und KiSS II

◻ **Tab. 3.8** Ursachen für Symmetriestörungen

Strukturelle Ursache der Symmetriestörung	Erscheinungsbild	Diagnostik und therapeutische Konsequenzen für den Manualmediziner
Lähmungen: – Hemiparese – Parese einer Extremität	– Eine Körperseite wird weniger bewegt – Die betroffene Extremität wird nicht oder weniger bewegt Eine konstant einseitige Körperhaltung ist die Folge, s. ► Abschn. 3.1.2 Pathologische „general movements"	Neurologische Untersuchung, bildgebende Verfahren In diesem Zusammenhang sind begleitende sekundäre Funktionsstörungen unausbleiblich. Sie sollten behandelt werden mit dem Ziel, die Beweglichkeit zu erhalten bzw. zu verbessern – eine begleitende, keine ursächliche Therapie
Ossäre Fehlbildungen der Wirbelsäule, des Thorax, des Kopfes, z. B. Klippel-Feil-Syndrom (Matzen 2007; Sacher 2003)	Für die Eltern oft deutlich sichtbar, kontinuierlich nicht beeinflussbare Fehlhaltung der Halswirbelsäule und des Köpfchens	Der Manualmediziner hat bei aufmerksamer Untersuchung das Gefühl des gestörten „joint play" mit hartem Endgefühl. Röntgen ist in diesem Fall indiziert, ggf. weitere Bildgebung. Schonende Manualtherapie ist trotz bekannter Fehlbildungen möglich; sie ist dann keine ursächliche Behandlung
Kraniosynostose	Schiefer Kopf, asymmetrisches Gesicht, schiefe Haltung des Kopfes s. ► Abschn. 3.3	Osteopathischer Palpationsbefund bei Untersuchung der Suturen: verminderte oder fehlende Beweglichkeit. Bildgebende Verfahren Therapie: Operation, danach osteopathische Suturenbehandlung
Tumoren, Entzündungen im Bereich der Wirbelsäule, des Thorax, der hinteren Schädelgrube	Sie bedingen alle eine Schonhaltung und „Schiefstellung" des Körpers	Laboruntersuchung: Entzündungszeichen, bildgebende Verfahren Manualtherapie und/oder osteopathische Therapie sind begleitend sinnvoll
Schmerzen bei akuten Erkrankungen oder Verletzungen	Schmerzschonhaltung, das Kind vermeidet schmerzhafte Bewegungen. Reflektorisch-algetische Krankheitszeichen (RAK), s. ► Abschn. 3.1.2	Pädiatrische Untersuchung, orthopädisch-chirurgische Untersuchung bei Traumen
Zentralbedingte Störung	Entwicklungsretardierung, Abweichung vom „Normalen"	Pathologische Halte- und Stellreaktionen, Fremd- und Eigenreflexe sowie der Lagereaktionen. Manualtherapie und osteopathische Behandlungen als begleitende Therapie
Muskulärer Schiefhals	s. ► Abschn. 3.4	
Physiologische Seitendifferenzen rechts/links. Viele Säuglinge werden mit seitendifferenten Kopfwenderichtungen geboren	Normvariante Keine Strukturerkrankung, keine Funktionsstörungen	Therapie nicht erforderlich, jedoch Beobachtung

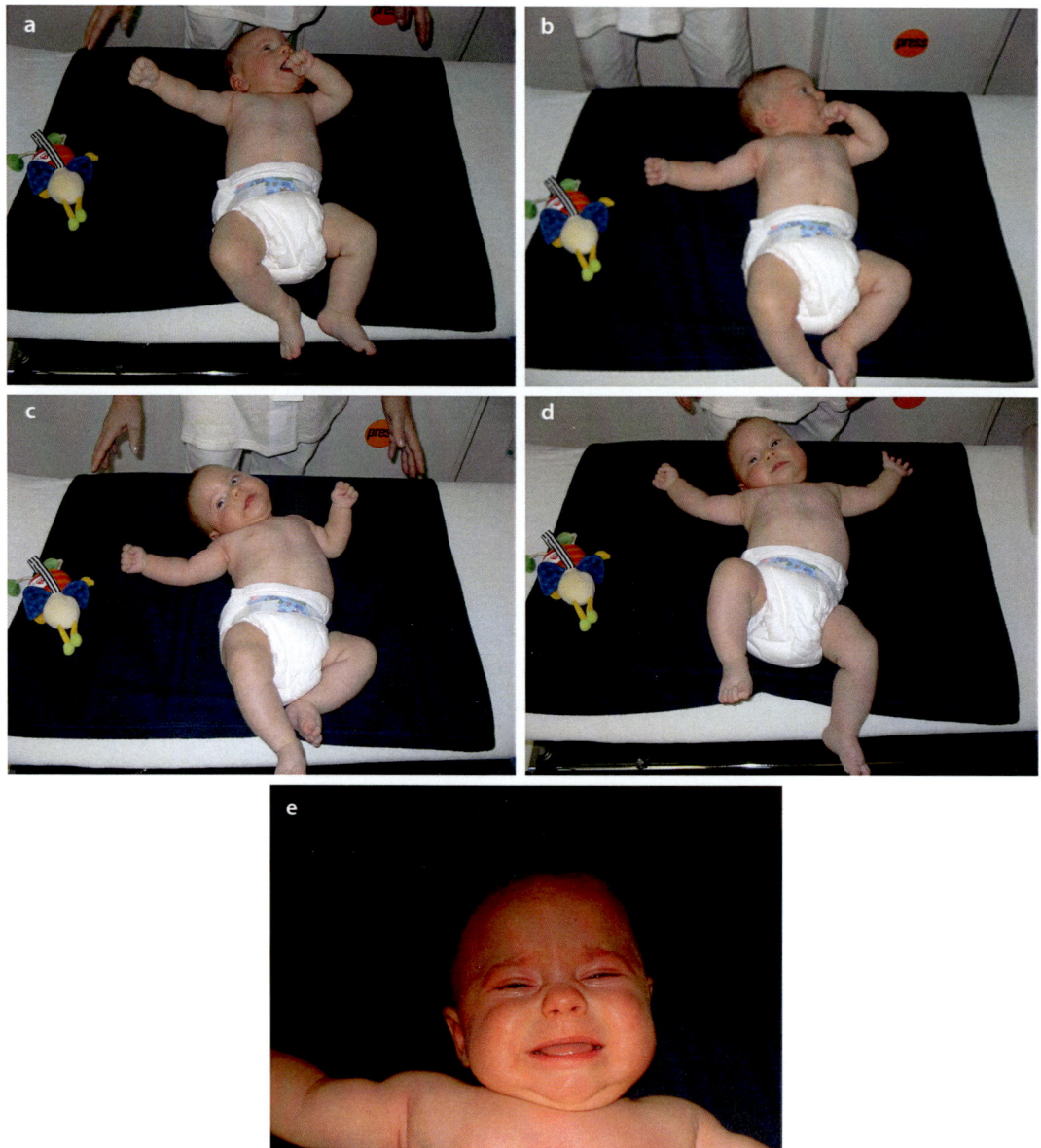

◘ **Abb. 3.8   a–d** Konstante Drehung des Köpfchens nach links. Versuch einer Blickanimation mit einem bunten Spielzeug zur rechten Seite scheitert. Am Ende nimmt das Kind wieder die alte Stellung ein, resigniert und offensichtlich unzufrieden. **e** Beginnende Kopf- und Gesichtsasymmetrie

bei Störungen der Kopfgelenke in der Sagittalebene mit ständiger Reklination des Kopfes oder der gesamten Wirbelsäule. „KiSS I" spräche für eine Seitneigestörung C1/2, „KiSS II" eher für eine Funktionsstörung im Segment O/C1 (oft Anteflexion) (Sacher R 2007). Die Unterscheidung scheint nicht sinnvoll, da ohnehin das gestörte Segment sowie die gestörte Bewegungsrichtung gezielt zu eruieren sind, dies im Bereich der Kopfgelenke, aber auch in anderen Regionen, z. B. im zervikothorakalen Übergang oder im Beckenbereich (Seifert 2010).

Beispiele der Untersuchung und Mobilisationsbehandlung (◘ Abb. 3.9, 3.10, 3.11, 3.12 und 3.13).

Zu den vielfältigen Symptomen kommen – wie bereits erwähnt – bei manchen Kindern Trinkschwierigkeiten, abnormes Schreiverhalten,

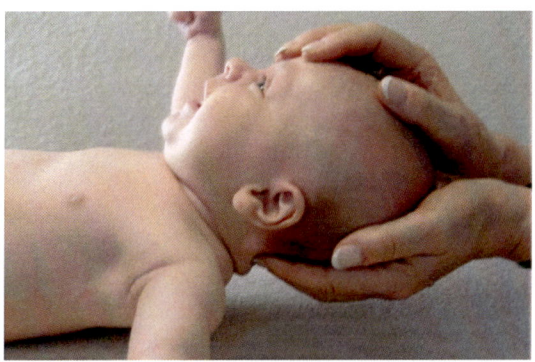

◻ **Abb. 3.9** Untersuchung der Anteflexion 0/C1

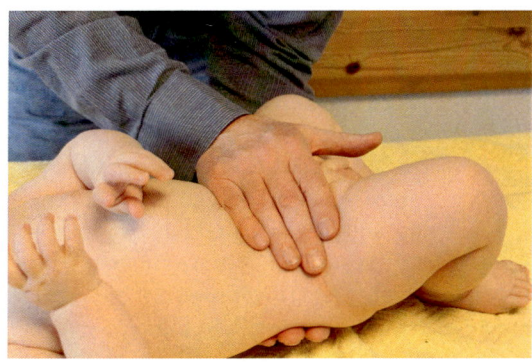

◻ **Abb. 3.12** Untersuchung des Diaphragma pelvis

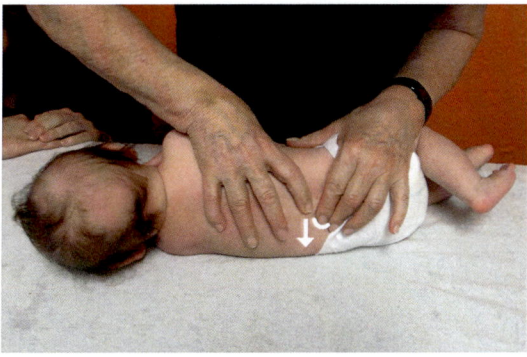

◻ **Abb. 3.10** Untersuchung der Rotation der Brustwirbelsäule (BWS) und Lendenwirbelsäule (LWS)

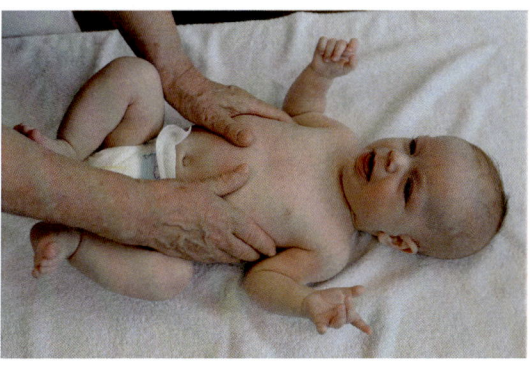

◻ **Abb. 3.11** Untersuchung und Behandlung des
Diaphragme thoracis

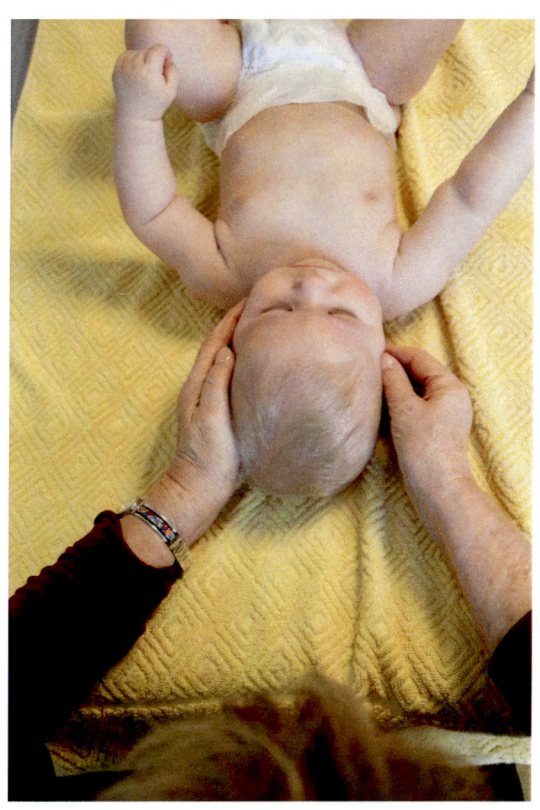

◻ **Abb. 3.13** Behandlung des Os temporale rechts

Schlafstörungen, Unruhe, einseitige Bewegungsmuster und sichtbare Asymmetrien hinzu.
Sehr interessante Überlegungen kommen von
osteopathischer Seite (Iliaeva 2006; Philippi
2007): Aus kraniosakraler Sicht handle es sich
um eine Torsionsläsion der sphenobasilären
Synchondrose (SBS) mit dem typischen

Erscheinungsbild der Gesichtsasymmetrie, der
einseitig konvexen Gesichtsskoliosierung, unterschiedliche Augen- und Ohrenstellung, unterschiedliche Nasolabialfalten (s. ◻ Abb. 3.8e).

Über die Existenz eines umschriebenen
Krankheitsbildes, Genese und Berechtigung zur
manualmedizinischen Behandlung bestehen
immer noch unterschiedliche Meinungen.

3

In einer Stellungnahme der Gesellschaft für Neuropädiatrie e. V. aus dem Jahr 2005 heißt es:

» „Die Existenz der „kopfgelenkinduzierten Symmetriestörung" (KiSS) im Sinne eines definierten Krankheitsbildes, das klinisch vor allem zu Störungen der Körperhaltung im Säuglings- und Kleinkindalter führen oder für eine Reihe von Verhaltensstörungen verantwortlich sein soll, ist eine bisher unbewiesene Hypothese. Die spezielle manualmedizinische Behandlung im Bereich der HWS bei Störungen der Körperhaltung und -symmetrie nach Biedermann wurde in ihrer Wirksamkeit bisher nicht ausreichend belegt. Auch die theoretischen Grundlagen, die zur Begründung einer Krankheitsentität angeführt werden, sind nur teilweise nachvollziehbar und werden selbst von der Deutschen Gesellschaft für Manualmedizin in Zweifel gezogen." (Karch 2005)

Aus den Erfahrungen der täglichen Arbeit heraus erscheint diese Stellungnahme nach unserer Ansicht überholungsbedürftig. Allerdings fehlen nach wie vor klinische Studien zum Thema, die den heute zu fordernden Qualitätskriterien genügen. 2013 einigten sich die Vorstände der manualmedizinischen Gesellschaften und Kinder-Manualmediziner in einer Konsensbildung über Entitäten, Diagnostik und Therapie der Manuellen Medizin im Kindesalter, über das Vorhandensein.

» „sensomotorischer Störungen und darauf bezogene Verhaltensreaktionen aufgrund vor Abschluss der Markreife entstandener peripherer, reversibler Dysfunktionen der Wirbelsäule, des Schädels und der peripheren Gelenke" (Psczolla 2013)

und deren notwendige manuelle Behandlung. Trotzdem bleiben noch viele Fragen offen! Nach unserem derzeitigen Wissensstand geht es bei dem Krankheitsbild des schiefen Säuglings um den Mechanismus der gestörten Afferenz mit der Folge der gestörten Afferenzreifung. Unter dem Begriff Afferenzreifung verstehen wir die Tatsache, dass der Reifungsprozess des Zentralnervensystems maßgeblich von den Impulsen der Afferenz bestimmt wird, sei es im visuellen, auditiven Bereich oder aus der Peripherie. Funktionelle Störungen des Bewegungssystems, besonders der Schlüsselregionen (s. dort), können die Afferenzreifung beeinträchtigen, d. h. Bewegungsmuster werden nicht zeitgerecht oder auch unökonomisch erlernt. Von Manualmedizinern unbestritten liegen die häufigsten Funktionsstörungen im Bereich der Kopfgelenke, jedoch mit fortschreitender Entwicklung in anderen Schlüsselregionen, z. B. dem zervikothorakalen Übergang, dem dorsolumbalen Übergang und im Beckenbereich (Seifert 2010). Ursache der hinzukommenden Schlüsselregionen ist der sich ändernde Bewegungsstereotyp während der physiologischen Entwicklung des Kindes: In den ersten Lebensmonaten liegt das Kind vorwiegend in Rückenlage, die Halswirbelsäule wird bereits ausgiebig bewegt, in dieser Zeit ist die Kraniozervikalregion die Hauptschlüsselregion. Später – mit fortschreitender Vertikalisierung – findet man viel mehr Störungen zervikothorakal, thorakolumbal, im Becken. Schlussfolgernd dürfte man annehmen, dass die Fußsohle als pathogenetisch bedeutsame Schlüsselregion erst ab der Stehphase des Kindes infrage kommt. Darüber liegen keine eigenen Untersuchungen vor.

Bei der Suche nach dem *Auslösemechanismus der Funktionsstörungen* wird das Geburtstrauma diskutiert. Vom Beginn des Geburtsvorganges an bis zur Entbindung des Kindes unterliegt besonders die Kraniozervikalregion unterschiedlichen Druckverhältnissen. Der kindliche Kopf wird auf dem Geburtsweg unter gleichzeitig erheblichem Wehendruck in Anteflexion, Rotation, Retroflexion und auch in die Seitneige gezwungen. Die Hauptbelastungszone ist der Übergang zwischen Kopfkalotte und oberer Halswirbelsäule; aber auch andere Regionen wie Beckenbereich, Brust- und Lendenwirbelsäule sind betroffen. Das gilt für alle „normalen" Entbindungen, ist aber besonders erschwerend bei einem langem Geburtsverlauf, bei Missverhältnissen zwischen Enge des Geburtskanals und Größe des Kindes, Mehrlingsgeburten und sehr schnellem Entbindungsablauf. Die Überlegungen von Ursache und Wirkung sind aber zu einseitig, denn die unterschiedlichen Druckverteilungen wirken außerdem auf die noch weiche Schädelkalotte des Kindes, sie beeinflussen damit auch die knöchernen Schädelstrukturen, die Suturen des Schädels, Meningen sowie den kraniosakralen Rhythmus. Erwähnenswert erscheint daher die Erklärung – aber nicht der

Beweis (!) – der osteopathischen Behandler, dass eine Torsionsläsion der sphenobasilären Synchondrose eine Rolle spielen könnte (Iliaeva 2006).

Krankheitsverlauf

Der Krankheitsverlauf ist typisch. Oft reicht eine einzige manualmedizinische Behandlung, um nach 1–7 Tagen alle Krankheitssymptome zu beseitigen: Die Beweglichkeit des Kopfes bzw. der gestörten Region wird frei, die vegetativen Symptome verschwinden. Die Gesichts- und Kopfasymmetrie verschwinden erst nach geraumer Zeit, abhängig von der täglichen Lagerung des Kindes.

Unbehandelt oder unzureichend behandelt sind Spontanremissionen durchaus möglich. Jeder Manualmediziner erlebt beim Erwachsenen, dass sich Funktionsstörungen spontan während eines Bewegungsablaufs lösen. So erleben wir das auch beim Säugling. Ein Übergang zu Spätschäden, betreffend Motorik und Sensorik sowie Störungen der Verhaltensweise, wird derzeit kontrovers diskutiert (Philippi 2003; Karch 2005; Biedermann 1999a, b, 2007a, b; Pscolla 2013; Sacher 2003, 2007). In der manuellen Alltagspraxis werden oft Kinder mit sensomotorischen Defiziten vorgestellt, bei denen bereits im Säuglingsalter Auffälligkeiten des „schiefen Säuglings" bestanden, behandelt oder unbehandelt. Sie treten im Kleinkindalter auf und veranlassen die besorgten Eltern, besonders vor der geplanten Einschulung, zur Vorstellung in der manualmedizinischen Sprechstunde. Es geht hier um die unter dem Begriff *KiDD-Syndrom* (kopfgelenkinduzierte Dyspraxie und/oder Dysgnosie) subsumierte Symptomatik. Ob ein Zusammenhang beider Krankheitsbilder besteht, ist (noch) nicht erwiesen, die Untersuchungen sind noch nicht abgeschlossen. Die Symptomatik wird im ▶ Abschn. 4.4.2 beschrieben.

In diesem Zusammenhang sind die Untersuchungsergebnisse von Sacher (Sacher et al. 2018) in einer Pilotstudie äußerst interessant. Erstmalig wurde in einer multizentrischen randomisierten kontrollierten Studie ein Messsystem angewendet zur „weitgehend objektiven Identifikation und Nachverfolgung von Haltungs- und Bewegungsauffälligkeiten bei Säuglingen im 2. Trimenon". Eine kombinierte Therapie von manueller Einmalbehandlung und „tummy time" erwies sich als sehr effektiv.

Therapie

Bei der Therapie der Symmetriestörung ist die Beseitigung der gefundenen Funktionsstörungen mit allen uns zur Verfügung stehenden manualmedizinischen Möglichkeiten die Methode der Wahl. Damit wird die propriozeptive Afferenz verbessert, Bewegungen können erlernt, ungestört durchgeführt und als Bewegungsmuster zentral gespeichert werden. Voraussetzung für den Erfolg ist, die Funktionsstörung genau zu diagnostizieren, sowohl nach der Lokalisation der Störung als auch der gestörten Bewegungsrichtung. Keineswegs sollte sich der Manualmediziner auf das Gebiet der Kraniozervikalregion allein konzentrieren. Hier gilt nach wie vor das Prinzip der Ganzheitsuntersuchung und der gezielten Behandlung der exakt diagnostizierten Funktionsstörung!

Die oben beschriebene Symptomatik generell einzig der Kopfgelenkregion zuzuschreiben, erscheint uns aus der täglichen Praxis heraus nicht richtig und entspricht auch nicht unserem Verständnis von einer sorgfältigen Untersuchung der Kinder.

Je nach Ausbildung und Erfahrung des Manualmediziners ist die praktische Durchführung der Behandlung unterschiedlich. Wir bevorzugen die kindgerechte sanfte Mobilisationstechnik, zusätzlich auch die Atlastherapie (Coenen 1992, 1996a, b, 2009; Sacher 2005). Wir behandeln ebenso mit Manipulationstechniken und verweisen auf unser Buch (Seifert 2017). Nur selten ist mit einem einzigen Handgriff wie durch Zauber die gesamte Störung beseitigt, in den meisten Fällen ist eine myofasziale Therapie angebracht und – bei Verkettungssyndromen besonders bei Säuglingen nach dem 6. Lebensmonat – eine weitere Behandlung in ortsfernen Regionen. Ganze Serien manualtherapeutischer Behandlungen sind keineswegs sinnvoll.

Zusätzlich ist eine Kombination der manualmedizinischen mit osteopathischen Techniken sinnvoll: Uns hat sich bewährt, zuerst die

3

Kopfgelenkstörungen manuell, danach mit kraniosakralen Techniken zu behandeln, besonders dann, wenn lagebedingt bereits eine Plagiozephalie entstanden ist (s. auch (Iliaeva 2006)).

Eine zusätzliche Krankengymnastik ist nur indiziert, wenn sich bereits ein Entwicklungsdefizit eingestellt hat. Eine Beratung der Eltern steht immer im Mittelpunkt. Der Mutter sollte primär die kontrollierte Bauchlage empfohlen werden: Im Beisein einer Kontrollperson soll das Kind tagsüber viel auf den Bauch gelagert werden. Es soll mit Zuwendung, Licht und Spielzeug animiert werden, in die zuvor gestörte Bewegungsrichtung zu schauen (Hutchison 2007; Persing 2003). Eine prophylaktische Helmtherapie, um eine Kopfdeformierung zu verhindern, ist sinnlos (Sacher 2012).

Ein weiteres Streitthema beschäftigt in diesem Zusammenhang die Manualmediziner. Wann sollte man „KiSS-Kinder" röntgen (es geht um Röntgenaufnahmen der Halswirbelsäule)? Die Antworten differieren von:

- Jedes Kind wird bereits vor der klinischen Untersuchung einer Röntgenuntersuchung unterzogen
- Röntgenuntersuchung vor einer geplanten HWS-Manipulation (Risikoanalyse, Technikauswahl)
- Röntgen nur bei „red flags" indiziert: nach Traumen, bei Entzündungs-, Tumorverdacht, bei neurologischen Defiziten (im Prinzip bei Verdacht auf eine Strukturstörung)

Das letzte Wort ist noch nicht gesprochen, ein neuer Konsens zu dieser Frage ist erforderlich. Wir neigen zum dritten Ansatz bezüglich dieser Fragestellung. Unter der Voraussetzung einer exakten Segmentdiagnostik und schonenden Mobilisierungs- und Myofaszialtechniken kann eine Behandlung durchgeführt werden, selbst bei ossären Anomalien. Auf die aktuelle Literatur wird verwiesen:

(Beyer 2015a; Harke 2017; Kayser 2017; Klett 2010; Psczolla 2013; Sacher 2007; Spittank 2015).

Fallbeispiel 1

Emma B., 4 Monate alt, wird von den Eltern wegen einer Abflachung an der linken Hinterkopfseite vorgestellt; diese wäre in den letzten Wochen zunehmend zu beobachten. Zur Zeit der Geburt hätten sie das nicht bemerkt. Das Verhalten des Kindes wäre nicht auffällig, das Kind schreie weder viel noch gäbe es Stillschwierigkeiten. Der Schwangerschaftsverlauf war unauffällig. Emma ist das erste Kind, Spontangeburt zum errechneten Zeitpunkt aus 1. Hinterhauptslage nach 10 h Wehen, unterbrochen durch eine Wehenpause, behandelt mit anschließendem Wehentropf. Im Kinderuntersuchungsheft sind normale APGAR-Werte angegeben. Wir untersuchen Emma kinderärztlich und finden keinen Anhalt für Verletzungsfolgen am Kopf oder Hals und gehen weiter nach den manualmedizinischen

Gesichtspunkten vor (s. Seifert 2017): Kontaktaufnahme, Inspektion, Palpation des Kindes in Rückenlage und weitere Untersuchung des Entwicklungsstandes. Bis hierhin ist keine Normabweichung zu finden bis auf eine deutliche Einschränkung der aktiven Rotation des Kopfes nach rechts, trotz intensiver Animation der Kopfdrehung, außerdem ist die linksseitige Abflachung des Hinterkopfes deutlich sowie ein Haarabriebfleck in diesem Bereich. Wir untersuchen weiter nach myofaszialen Spannungszeichen, fahren fort mit der regionalen Übersichtsuntersuchung, anschließend der segmentalen Untersuchung und finden im Bereich des kraniozervikalen Übergangs Auffälligkeiten: suboxzipitale Verspannung, Seitneigeblockierung C1/C2 nach links. Sämtliche Suturen des

Schädels sind frei beweglich. Wir stellen die Diagnose Symmetriestörung mit lagebedingter Kopfasymmetrie und behandeln mit myofaszialem Release suboxzipital, die oben genannte Blockierung mit Mobilisation und fügen Foramenmagnum-Techniken hinzu. Die anschließende Kontrolle ergibt eine freie Beweglichkeit des Kopfes ohne Abwehrhaltung des Kindes bei der erneuten Untersuchung. Wegen der Kopfdeformierung empfehlen wir eine osteopathische Nachbehandlung und rechnen mit einer Symmetrisierung des Bewegungsausmaßes und damit auch einer Beseitigung der Lageasymmetrie des Kopfes. Bei der Kontrolle nach 4 Wochen ist die Kopfbeweglichkeit frei, die linksseitige Abflachung des Kopfes ist rückläufig, wie aus dem jetzt fehlenden Haarabriebfleck zu ersehen ist.

Fallbeispiel 2

Emil F., ein 3½ Monate alter Knabe, wird in der Sprechstunde vorgestellt, die Kinderärztin vermutet laut Überweisung ein KiSS-Syndrom. Das Kind halte den Kopf konstant nach links gedreht, wäre durch nichts zu animieren, nach rechts zu schauen und weigere sich, von rechts gezeigte Gegenstände zu ergreifen. Er trinke aus beiden Mammae nur mit Unterbrechungen, schreie zwischendurch und schlafe auch dabei ein. Die Nachtruhe sei 4- bis 5-mal durch exzessives Schreien unterbrochen, die Eltern sind sehr besorgt. Emil wurde bereits mehrfach osteopathisch behandelt; der Behandler ist uns unbekannt. (◻ Abb.3.8) s.oben.
Wir erheben die Anamnese, untersuchen „step-by-step" wie oben beschrieben und finden bei dem altersgerecht entwickelten Kind keinerlei Anhalt für das Vorliegen einer Strukturerkrankung. Die manuelle Befundung ergibt: Haarabriebfleck linksseitig okzipital und Abflachung des Os occipitale linksseitig, Blockierung O/C1 Anteflexion und Linksseitneige in Rechtsrotation, Berührungsempfindlichkeit

subokzipital. Wir stellen die Diagnose Symmetriestörung und behandeln manuell die Funktionsstörungen mit Mobilisierungstechniken, was mühelos gelingt, wie die Nachkontrolle zeigt. Die Mutter wird über die Notwendigkeit der kontrollierten Bauchlage informiert. Sie soll ihr Baby ständig animieren, den Kopf nach rechts zu drehen, indem sie das Kind von rechts anspricht, ihm Spielsachen und andere interessante Dinge von rechts präsentiert. Wir vereinbaren einen Wiedervor-stellungstermin in 4 Wochen, wenn die Eltern keine veränderte Verhaltensweise des Kindes bemerken.
Die Mutter nimmt den angebotenen Termin wahr; sie gibt eine Besserung an, was das Schreien und die Trinkschwierigkeiten betrifft. Emil bewege den Kopf aber weiterhin ungern nach rechts, obgleich sie die Bauchlage des Kindes unter ihrer Kontrolle konsequent durchführe und die Kopfwendung nach rechts zu animieren versuche.
Bei dieser zweiten Kontrolle erheben wir folgenden manuellen Befund: Rezidiv

mit Blockierung O/C1 Anteflexion und Linksseitneige in Rechtsrotation wie bei der Erstuntersuchung, aber zusätzlich Blockierung des linken Sakroiliakalgelenkes bei klinisch und sonografisch normalem Hüftbefund (Differenzialdiagnose!). Diagnose und Behandlungs-strategie werden neu überdacht. Wir behandeln erneut die Kopfgelenke, heute zusätzlich das linke Sakroiliakalgelenk, das linke Os ilium (Antetorsionsposition) sowie den kraniosakralen Rhythmus mit osteopathischen Techniken. Bei einer dritten Vorstellung nach weiteren 4 Wochen finden wir keine Auffälligkeit mehr. Der Haarabriebfleck links ist verschwunden, eine leichte Abflachung am Os occipitale ist noch vorhanden, alle Suturen des Schädels sind gut beweglich. Rückwirkend müssen wir feststellen, dass uns die Funktionsstörung im Becken bei der Erstvorstellung womöglich entgangen war. Eine Berücksichtigung ferner Regionen im Rahmen einer Verkettung hätte den Eltern die Wiedervorstellung vermutlich erspart!

3.3 Gesichtsasymmetrien und Kopfdeformitäten

Asymmetrien am Kopf des Neugeborenen und jungen Säuglings beunruhigen Eltern oft erheblich. Hierbei können der Gesichts- und/oder der Hirnschädel, Weichteile wie auch knöcherne Strukturen betroffen sein. Vor allem die einseitige Abflachung des Hinter-kopfs, der sogenannte Plagiozephalus, führt Eltern regelmäßig zum Kinderarzt und Manual-therapeuten. Nachfolgend sind mögliche Ursachen von Kopfdeformationen und Gesichts-asymmetrien aufgeführt (◻ Tab. 3.9).

3.3.1 Plagiozephalus als Lagedeformität

Die Eltern berichten von einer zunehmenden Deformierung des Kopfes, die sie nach der Entbindung nicht bemerkt hätten. Die Deformierung kommt gehäuft vor, seit sich die konsequente Rückenlage zur Prophylaxe des plötzlichen Kindstodes (SIDS) durchgesetzt hat (Capone Mori 2002; Habal Mutaz 2002; Kane 1996). Das hat manchen Säuglingen das Leben gerettet (Jorch 2010), aber auch dazu geführt, dass die Kinder oft ganztägig die Rückenlage bei-behalten. Eine dorsale Abplattung des Schädels

3

◼ Tab. 3.9 Ursachen und Klinik von Gesichtsasymmetrien und Kopfdeformitäten

Ursachen	Klinik	Verlauf und Therapie
Geburtsbedingt: Bei Neugeborenen häufig, bedingt durch die im Geburtskanal einwirkenden Kräfte und die durch mütterliches Progesteron gesteigerte Elastizität des Bindegewebes	Das Gesicht des Neugeborenen sieht „verschoben" aus, die Schädelnähte sind manchmal prominent tastbar, auch übereinander gelagert. Osteopathisch tastbare Spannungen im Bereich der Schädelbasis (Dysfunktion der Synchondrosis sphenobasilaris, SBS) (Carreiro 2004; Liem 2010; Frymann 1976) Typisches Aussehen entsprechend dem „Spannungsmuster" der SBS: – Torsionen – Vertikale Spannungen – Laterale Spannungen Die Kinder sind oft auffällig im Schreiverhalten, sie haben Trinkschwierigkeiten. Auch ein asymptomatischer Verlauf ist möglich	Remission in den ersten Lebenswochen im Rahmen des kindlichen Schädelwachstums. Manuelle und kraniosakrale Osteopathie, wenn die Asymmetrie von Gesicht und Schädel mit Gedeih-, Trink- und anderen Störungen verbunden ist: – Duratechniken – Behandlung des Os occipitale – Foramen-magnum-Techniken – Suturenbehandlungen – Lymphdrainagen – Beseitigung der Kopfgelenkstörungen
Besondere Form der geburtsbedingten Deformität: Überlappende Schädelknochen, meist der Ossa parietalia	Bei Geburt vorhanden	Spontane Rückbildung. Kraniosakrale Osteopathie nur, wenn die Asymmetrie von Gesicht und Schädel mit Gedeih-, Trink- und anderen Störungen verbunden ist: Suturentechniken
Schädelfrakturen, sehr selten	Tastbefund	Keine Therapie, wenn kein Verdacht auf Impressionsfraktur besteht
Kephalhämatome, entstehen als subperiostale Blutungen während der Geburt durch Scherkräfte (Risikofaktor Vakuumextraktion)	Bedingt durch die subperiostale Lage ist die Schwellung begrenzt durch Suturen, fühlt sich bei der Palpation weich, federnd, wie ein Gummiball an; bei 1,5–2,4 % aller Entbindungen! (Menkes 2000)	Spontane Remission im Laufe von Wochen/Monaten, jedoch Kalzifizierung möglich
Caput succedaneum, die „Geburtsgeschwulst", oberhalb des Periostes	Subkutanes Ödem, oberhalb des Periosts, überschreitet daher die Suturen. Lokalisation am vorangehenden Teil des Kopfes bei der Entbindung, zum Beispiel runde Aufsatzfläche bei Vakuumextraktion	Sie nimmt gelegentlich erhebliche Ausmaße an, schwillt aber binnen weniger Tage wieder ab. Keine Therapie erforderlich

(Fortsetzung)

○ **Tab. 3.9** (Fortsetzung)

Ursachen	Klinik	Verlauf und Therapie
Gesichtsasymmetrie durch – Osteopathisch tastbare Spannungen im Bereich der Gesichtsknochen – Hypo- oder Aplasie des den Mundwinkel kaudalisierenden Musculus depressor anguli oris – Fazialisparese, einseitig bei Kernhypoplasie des N. facialis – Druck auf den N. facialis durch Spannungen am Foramen stylomastoideum – Syndromale, metabolische (z. B. Hypothyreose) und Speicherkrankheiten (z. B. Mucopolysaccharidose) – Tumoren, v. a. Lymph- oder Hämangiome	– Im Rahmen der Dysfunktion der SBS, s. oben – „Asymmetrisches Schreigesicht" (Abweichen des Mundes von der betroffenen Seite weg) – Zum Beispiel nach Zangenentbindung, physiologisch fehlender schützender Prozessus mastoideus beim Neugeborenen – Oft begleitende Dysmorphien im Gesicht, aber auch am übrigen Körper, z. B. Pierre-Robin-, Franceschetti-, Goldenhar-Syndrom, hemifaziale Mikrosomie	Osteopathische Behandlung: – Suturenbehandlung – Foramen-magnum-Techniken – Lymphdrainagen – MRT, Tumorsuche
Zerebrale Meningozele, Spaltbildung der Meningen	Geschlossen oder offen (mit oder ohne Verbindung zum Liquorraum, auch kombiniert mit Enzephalozele (prolabierte Hirnsubstanz) Lokalisation meist okzipital, auch rhinobasal. Knöcherner Defekt meist median	MRT Therapie: operativ
Plagiozephalie	Nahtsynostose oder lagebedingt?	Siehe unten!
Andere Kraniosynostosen	Scaphozephalus, Turrizephalus, Trigonozephalus, Kombinationen, siehe unten	Gegebenenfalls operativ

ist die Folge, wenn die Pflegeperson dem Kind tagsüber nicht einen häufigen Lagewechsel verschafft. Kommt nun das Syndrom des „schiefen Säuglings" hinzu mit einseitiger Rotationslage des Kopfes, ist zunächst nur ein einseitiger Haarabriebfleck deutlich, nach einigen Wochen kommt es bei weiter bestehender einseitiger Lage des Kindes zu einer seitlichen Abflachung des Kopfes.

Die Abflachung des Hinterkopfes ist suturenübergreifend. In Rückenlage rollt das Köpfchen des Kindes automatisch auf die abgeflachte Seite, betont also wieder die „Lieblingsseite". Der Auflagedruck besteht weiter, rezidivierende Funktionsstörungen der oberen drei Halssegmente sind die sichere Folge. So bedingen sich Form und Dysfunktion gegenseitig.

Die Prävalenz des lagebedingten Plagiozephalus im Alter von 7 Wochen betrug in einem 13 Arbeiten zum Thema auswertenden Review 22,1 % (Bialocerkowski 2008). Risikofaktoren für die Entwicklung eines lagebedingten Plagiozephalus ((Bialocerkowski 2008; Van Vlimmeren 2017)) sind:

- Assistierte Geburt,
- Erstgeborenes Kind,
- Männliches Geschlecht,
- Kumulative Häufigkeit der Rückenlage,
- Funktionsstörungen der HWS,
- Zeit in Bauchlage < 3 h pro Tag.

Bleibt es bei einer symmetrischen dorsalen Abplattung ohne Ausbildung einer „Lieblingsseite" und entsprechenden plagiozephalen Asymmetrie, spricht man von einem Brachyzephalus.

3

3.3.2 Plagiozephalus bei prämaturer Nahtsynostose

Bei einer *primären Synostose* bemerken die Eltern im ausgeprägtem Fall schon nach der Entbindung einen knöchernen Wulst an der Stelle der betroffenen Sutur, in leichten Fällen auch erst nach einigen Wochen, da mit zunehmendem Wachstum die Deformierung deutlicher wird und eine lagebedingte Deformierung hinzukommt. Der Untersucher tastet eine fehlende Beweglichkeit der betroffenden Sutur, auch bei freier Beweglichkeit des Kopfes. Diese Nahtsynostosen treten mit einer Häufigkeit von ca. 1:2000 Geburten an einzelnen Schädelnähten (90 %), aber auch in Kombination (10 %) auf, dann in der Regel im Rahmen kongenitaler Syndrome als *syndromale Synostosen,* z. B. beim Morbus Crouzon, Apert- oder Chotzen-Syndrom. Familiäre Häufungen sind bekannt; der Großteil der Fälle tritt spontan auf (Haslam 2000). In einigen Fällen ließen sich Defekte in Fibroblasten-Wachstumsfaktor-Rezeptoren nachweisen, in anderen bleibt die Ursache ungeklärt.

Plagiozephalusformen werden auch bei Stoffwechselstörungen beschrieben, (z. B. bei Hyperthyreose, Hypophosphatämie), postoperativ und bei hämatologischen Erkrankungen (Junker 2002). Der pathogenetische Zusammenhang bleibt aber offen.

3.3.3 Formen der isolierten Nahtsynostose

- Bei der isolierten Nahtsynostose ist die *Sutura sagittalis* (Pfeilnaht) mit gut 50 % am häufigsten betroffen. Es ist kein Wachstum senkrecht zur Naht, also in die Breite, mehr möglich. Daraus resultiert ein vermehrtes Längenwachstum und es kommt zur Ausbildung eines Lang- oder Kahnschädels (*Dolicho- bzw. Skaphozephalus).*
- Ein vorzeitiger, beidseitiger Verschluss der *Koronarnaht* führt zum *Brachyzephalus,* da ein Schädelwachstum nun nicht mehr in der Längsachse, senkrecht zur Naht, stattfinden kann.
- Ist die *Sutura coronaria* (Kranznaht) beidseitig *und* die *Sagittalnaht* betroffen, entsteht ein *Turmschädel* (Brady- oder Turrizephalus).

- Bei vorzeitiger Verknöcherung der *Sutura metopica* (Stirnnaht) resultiert ein *Trigonozephalus* (Dreieckschädel) mit spitz vorspringender Stirn.
- Eine einseitige vorn seitliche Schädelabplattung – ein *anteriorer Plagiozephalus* entsteht bei unilateraler Synostose der *Koronarnaht,* wobei sich die nicht betroffene Stirnseite vorwölbt.
- Ein *posteriorer Plagiozephalus* entsteht bei einseitigem Verschluss der *Lambdanaht* (Inzidenz 1:150.000).

Die Deformierungen sind bereits bei Geburt sichtbar; unbehandelt verstärken sie sich im Laufe des Schädelwachstums.

3.3.4 Synostotischer und lagebedingter Plagiozephalus

Um zwischen einem synostotischen und einem lagebedingten Plagiozephalus zu unterscheiden, betrachtet man den Kopf des Säuglings in Rückenlage von kranial: Während beim synostotischen Plagiozephalus das Okziput unilateral abgeflacht ist, gegebenenfalls begleitet von einer *Dorsal*verlagerung des gleichseitigen Ohres und einer Vorwölbung der *kontra*lateralen Stirn, findet sich bei der lagebedingten Verformung des Köpfchens eine *ipsi*laterale frontale Vorwölbung, suturenübergreifend, eine Verschiebung der Ohrachse nach *ventral* und eventuell eine kontralaterale frontale Abflachung

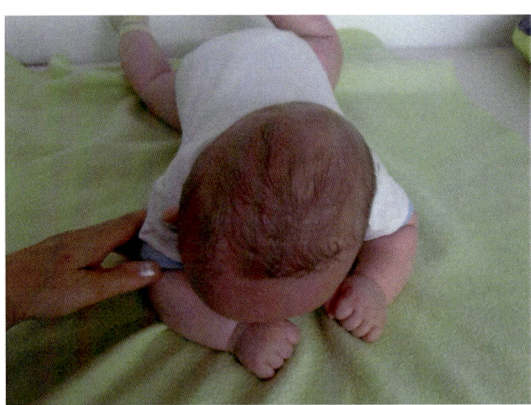

◻ **Abb. 3.14**   Alter 3 Monate, Parallelogrammschädel, Abflachung der rechten Hinterkopfseite, suturenübergreifend

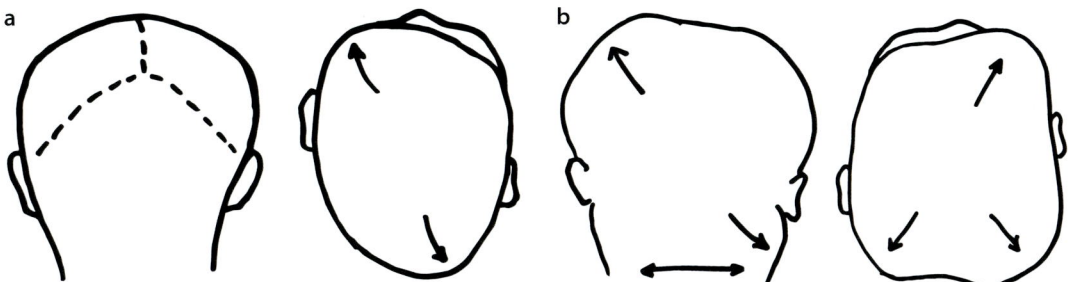

■ Abb. 3.15   a,b Die in der Praxis wichtige Differenzialdiagnose des posterioren Plagiocephalus: Beim lagerungs-
bedingten Plagiocephalus. **a** ist die Verformung beim Blick von oben rautenförmig, bei der Lambdasynostose **b** trapez-
förmig. Bei letzterer besteht beim Blick von hinten zusätzlich eine Asymmetrie. Modifiziert nach (Huang 2013)

als Zeichen der Wachstumsscherkräfte. Von kranial betrachtet bietet sich uns das Bild eines „Parallelogrammschädels" (■ Abb. 3.14).

Darüber hinaus fehlt beim lagebedingten Plagiozephalus der tastbare Knochenwulst.

Der Manualmediziner untersucht sorgfältig alle Suturen der Schädelkalotte, des Gesichtsschädels und der Schädelbasis, er sucht nach Verdickungen der Suturen und palpiert die Beweglichkeit und stellt damit die Frühdiagnose einer Synostose (■ Abb. 3.15). Er findet im Regelfall intraossäre Störungen und pathologische Strain-Muster. Bildgebende Verfahren sichern die Diagnose der prämaturen Nahtsynostose und geben Auskunft über begleitende Fehlbildungen, zunächst Sonografie, notfalls CT und MRT. Eine osteopathische Behandlung ist bei der lagebedingten Plagiozephalie die Methode der Wahl: Strain-Behandlung, Spreizbehandlung der betroffenen Suturen und Dekompression der Schädelbasis. Diese Behandlung sollte auch in der postoperativen Phase der Nahtsynostose angewendet werden.

3.3.5 Mögliche Folgen der Schädelverformung

Geringe lagebedingte Deformierungen heilen im Laufe des Wachstumsprozesses spontan, vorausgesetzt die noch offenen Suturen lassen das zu. Eine Longitudinalstudie aus den Niederlanden zeigt, dass sich die Schädelform von allen Kindern mit Brachyzephalie im Alter von 5 Jahren normalisiert hatte. Kinder mit lagerungsbedingtem Plagiozephalus hatten mit 5 Jahren zu 80 % eine normale Schädelform, in 19 % der Fälle bestand noch eine milde, in 1 % eine moderate bis schwere Schädeldeformität

(Vlimmeren van 2007). Unabhängig von den Ergebnissen dieser Studie sehen wir uns in der Praxis mit dem Wunsch der Eltern konfrontiert, diese Deformität zu behandeln und nicht 5 Jahre bis zur wahrscheinlichen Remission abzuwarten. Wir behandeln daher gern mit osteopathischen Techniken und beseitigen begleitende sekundäre Funktionsstörungen (s. unten).

Für Kinder mit Nahtsynostosen gilt jedoch: Da der kindliche Schädel unter Umständen das eingeschränkte Wachstum einer vorzeitig verknöcherten Schädelnaht nicht durch das Wachstum anderer Hirnschädelanteile kompensieren kann, kommt es möglicherweise zu

- einem erhöhten intrakraniellen Druck,
- Entwicklungsstörungen,
- begleitenden Gesichtsschädeldeformierungen und
- daraus entstehenden Komplikationen wie Strabismus, auch zu obstruktiven Schlafapnoen.

Die Folgen sind abhängig vom Ort und Ausmaß der Deformierung.

Die Folgeerscheinungen entstehen schleichend, Eltern und auch Behandler sehen oft keinen Zusammenhang zwischen Klinik und verursachender prämaturer Synostose. Manche Autoren (Dörhage 2010a, b; Mullikan 1999; Vlimmeren van 2007; Miller RI 2000) beschreiben einen Zusammenhang mit dem späteren Auftreten von sensorischen, sensomotorischen und kognitiven Defiziten. Die sensomotorische Entwicklung im Säuglingsalter kann sich verzögern, später treten Lernschwierigkeiten in der Schule auf, Fehlsichtigkeiten, muskuläre Dysbalancen (Liem 2010). Die Diskussion darüber ist noch nicht

3

abgeschlossen. Nachvollziehbar ist auch die Überlegung, dass Asymmetrien der Schädelbasis den Gesichtsschädel beeinflussen und Unterkieferasymmetrien über Strain-Muster entstehen lassen mit der Folge behandlungsbedürftiger Okklusionsstörungen. Nicht von der Hand zu weisen ist die kosmetische Beeinträchtigung bei Verbleiben der Deformität in extremen Fällen mit der Möglichkeit, dass sich psychische Störungen entwickeln.

3.3.6 Therapie der Schädeldeformitäten

In jedem Fall geht der Therapie einer Schädeldeformität die eingehende Untersuchung pädiatrisch und manualmedizinisch voraus. Bei der Erstuntersuchung findet sich immer eine Vielzahl von manuellen und osteopathischen Befunden. Die Differenzialdiagnose der Deformitäten ist selten gleich zu Beginn sicher, auch abhängig von vorliegenden Befunden vorbehandelnder Kollegen. Daher ist folgende Behandlungsstrategie ratsam:

— Entsprechend der Aktualitätsdiagnose (der bei der heutigen Untersuchung relevant erscheinenden Funktionsstörung) werden zunächst Funktionsstörungen der wichtigen Schlüsselregion, der Kopfgelenke, behandelt, dazu myofasziale subokzipitale Verspannungen gelöst.

— Osteopathische Behandlung des Os occipitale mit duralen Entspannungstechniken („Verspannungen innerhalb von Falx cerebri und Tentorium cerebelli sind immer auffindbar" (Liem 2010)). Mobilisierung weiterer Knochen, wenn erforderlich des Os temporale und Os sacrum, sowie aller betroffenen Suturen, auch mittels der Methode des „fluid wave".

— Beim lagebedingten Plagiozephalus ist das erste Behandlungsziel die freie Beweglichkeit des Kopfes. Der Manualmediziner sollte Funktionsstörungen der ersten drei Halssegmente zuerst behandeln. Die Mutter ist zur „kontrollierten Bauchlage" anzuleiten: Sie soll das Kind auf den Bauch lagern, wenn dieses sich in Sichtweite der Mutter befindet. Prophylaktisch gilt: Schon 30 min Bauchlagerung des wachen Kindes pro Tag reduzieren das Risiko, einen lagebedingten

Plagiozephalus zu entwickeln (Persing 2003). Zusätzliche Hinweise zum Handling des Kindes sind unverzichtbar: Es sollte sich möglichst nichts im Sichtfeld der betroffenen Seite des Kindes befinden, was seine Aufmerksamkeit erregt. Vielmehr sollte die Umgebung so gestaltet sein, dass es durch Mobile, Fenster und Spielzeug etc. zur aktiven Drehung des Kopfes zur Gegenseite animiert wird. Die Mutter ist anzuweisen, das Kind so zu lagern, dass die abgeflachte Schädelregion frei liegt. Als Lagerungshilfen gibt es mannigfache Angebote: Mützen, Kissen, und Aussparungen der Unterlage, die sämtlich nur unter Aufsicht anzuwenden sind, weil in der erzwungenen Lagerung das unkontrollierte Drehen in die Bauchlage mit seiner erhöhten Gefahr des plötzlichen Kindstodes besteht. Nach erfolgreicher Behandlung der Funktionsstörungen, häufigem Lagerungswechsel des Kindes und kontrollierter Bauchlage („tummy time") symmetrisiert sich das Köpfchen, allerdings oft nur sehr langsam, wobei mit ca. 18 Monaten der Endpunkt dieser Symmetrisierung erreicht sein sollte ((Biedermann H 2011; Willenborg 2011)). Während dieser Zeit ist das Kind mehrfach zu kontrollieren, eventuelle Rezidive erneut zu behandeln und osteopathisch fortzufahren. Wichtig ist in diesem Zusammenhang die regelmäßige Messung des Kopfumfangs zur Kontrolle des Wachstums. Im Vordergrund der Behandlung stehen dann spannungsbeseitigende Maßnahmen wie z. B. Dekompressionsbehandlung des Os occipitale, Os frontale, Os sphenoideum, Os sacrum sowie die Beseitigung der Spannungsmuster der Synchondrosis sphenobasilaris.

— Wenn im Laufe der Kontrolluntersuchungen oder auch schon bei der Erstuntersuchung die Diagnose einer Nahtsynostose sicher ist, soll die operative Behandlung (offene Suturenrevision mit Interponat) geplant werden, nicht ohne weiter präoperativ dafür zu sorgen, dass das Köpfchen des Kindes frei beweglich bleibt und keine Lagedeformität hinzukommt.

— Postoperativ ist die manualmedizinische Behandlung fortbestehender oder neu entstandener Funktionsstörungen begleitend notwendig, auch die postoperative Suturenbehandlung.

Fallbeispiel (▪ **Abb. 3.16, 3.17 und 3.18)**

Das Kind Lina B. wurde uns mit 4 Monaten vorgestellt, das Köpfchen wäre seit der Geburt „schief". Die Entbindung wäre komplikationslos (spontan, 2. Hinterhauptslage) verlaufen. Die Stirnseite erschien linksseitig abgeflacht, im Sinne eines lateralen Plagiozephalus, die Orbita war links eingesunken und rechts vorgewölbt, der Hinterkopf extrem flach. Insgesamt war die linke Kopf- und Gesichtsseite kleiner. Die Entwicklungsuntersuchung ergab einen altersgerechten Entwicklungsstand, Linas Schreiverhalten war unauffällig. Klinisch erschien uns sowohl die Sagittal- als auch die Koronarnaht fest, es bestand eine tastbare Wulstung in der Sagittalnaht und in der linken Hälfte der Koronarnaht. In der MRT bestätigte sich der Verdacht: linksseitige Synostose

der Koronarnaht sowie eine Synostose der Sagittalnaht (Klinik für Kinderchirurgie, Universitätsklinikum Jena, Chefarzt Prof. Dr. Uwe Friedrich). Nach Einschätzung der Humangenetiker (Humangenetische Gemeinschaftspraxis Demuth/ Weidensee Erfurt, Epikrise vom 29.6.11) besteht „eine familiäre Kraniosynostose mit autosomal-dominanter Vererbung". Im 14. Lebensmonat erfolgte die operative Nahttrennung der Suturen (Klinik für Kinderchirurgie Erfurt, Chefarzt Dr. med. K. Großer). Der postoperative Verlauf war komplikationslos und wir behandelten beide Suturen osteopathisch ab der 3. postoperativen Woche nach Entfernung des Fremdmaterials. Eine Kontrolle mit 18 Monaten zeigte ein

altersgerecht entwickeltes Kind. Die linke Stirnseite war weniger eingesunken, der Hinterkopf insgesamt noch massiv abgeflacht. Die Frage der Indikation einer weiteren Operation der Lambdanaht wurde vom Operateur vorerst verneint, da sich Lina statomotorisch und geistig altersgerecht entwickle. Lina besucht heute die 2. Klasse, sie ist nach Angaben der Eltern eine gute Schülerin und weitgehend unauffällig bis auf leichte Sprachschwierigkeiten beim schnellen Sprechen. Eine Chiari-Deformität wurde außerdem diagnostiziert. Augenärztliche Kontrollen sind in Abständen erforderlich wegen Hyperopie, Astigmatismus und Anisometropie. Ständige Kontrollen werden neurochirurgisch durchgeführt.

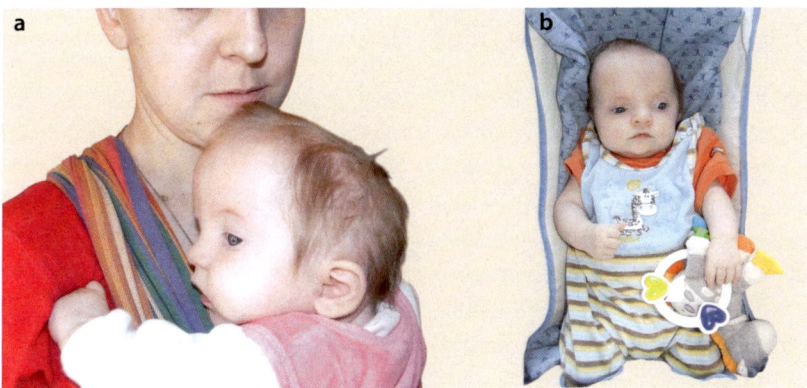

▪ **Abb. 3.16   a, b** Lina mit 4 Monaten: Der Schädel ist langgezogen und der Kopf und das Gesicht asymmetrisch. Die Fotos wurden uns freundlicherweise von der Mutter zur Verfügung gestellt

Über die *Helmtherapie* gibt es kontroverse Ansichten. Während es von den Anbietern als eine obligatorische Behandlung angesehen und sogar als redressierende Maßnahme angewendet wird (Blecher 2008), vertreten die meisten Autoren die Ansicht, Helmorthesen nur in therapieresistenten Fällen und auch nur im Sinne einer Lagerungshilfe zu verwenden. Die Helmtherapie beeinflusst auch nicht das Auftreten von Entwicklungsdefiziten (Miller 2000).

Im Vordergrund steht *immer* die Behandlung der reversiblen Funktionsstörungen mit Manualtherapie und osteopathischen Verfahren (Littlefield 1998; Miller 2000; Teichgräber 2004). Objektivierbare Messungen, z. B. die Fotogrammetrie des

3

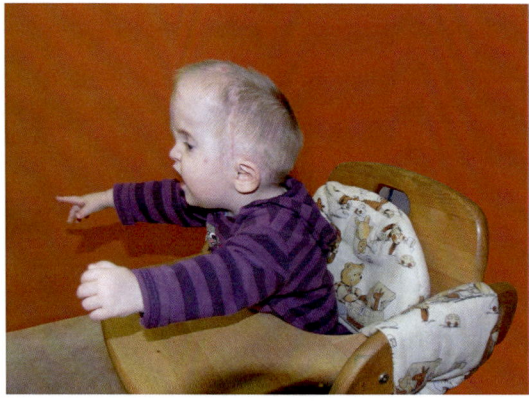

Abb. 3.17   Kurz nach der Operation

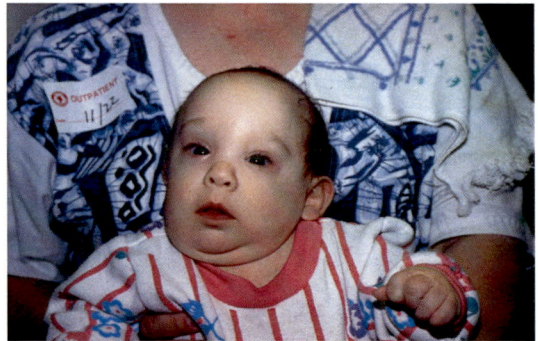

■ **Abb. 3.19**   Ein 5 Monate altes Mädchen mit kongenitalem muskulärem Schiefhals und sekundärer Plagiozephalie. Aus: (Brodsky 2016)

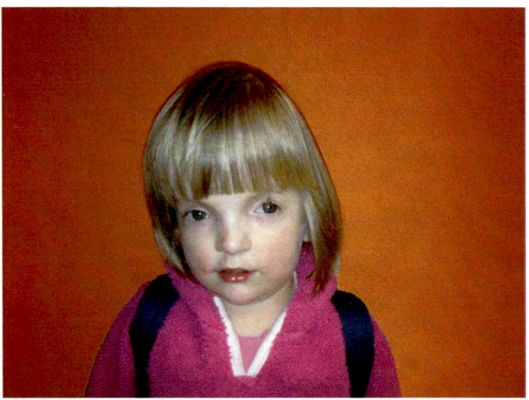

■ **Abb. 3.18**   Gerundetes Köpfchen nach 4 Jahren

Kopfes mit der Bestimmung des sogenannten Cranial-Vault-Asymmetrie-Index, werden von den Krankenkassen in Sachsen gefordert, wenn diese die Kosten für die Helmtherapie übernehmen sollen (Dörhage 2010a, b; Capone 2002; Cedzich 2003; Philippi 2006).

3.4 Kongenitaler muskulärer Schiefhals

Der muskuläre Schiefhals (Synonyme Fibromatosis colli, Caput obstipum) ist bedingt durch eine einseitige Verkürzung des M. sternocleidomastoideus (SCM), was entsprechend seiner physiologischen Funktion zu einer Rotation zur Gegenseite und einer Neigung zur erkrankten Seite führt (■ Abb. 3.19).

Diese spontan eingenommene Haltung wird vom betroffenen Säugling nur ungern aufgegeben und wenn möglich prompt wieder eingenommen. Er tritt bei ca. 0,5 % der Säuglinge auf. In 75 % der Fälle ist die rechte Seite betroffen (Buckup 2001). Sehr selten ist ein beidseitiger Befall. Neben der typischen Haltung findet sich nahe des sternalen und klavikulären Ansatzes des betroffenen Muskels palpatorisch eine umschriebene, schmerzlose Induration, meist etwa von Erbsengröße, die sich auch sonografisch echoreich darstellen lässt (■ Abb. 3.20).

Nach einigen Wochen wird aus der rundlichen eine strangförmige Struktur (Hardgrib 2017; Cheng 1999; Khalid 2012). Bei 85–90 % der Kinder verschwindet diese Induration im Verlauf des ersten Lebenshalbjahres und die Kopfhaltung normalisiert sich (Luther 2002), sofern nicht begleitende Funktionsstörungen dies verhindern. Bei 10–15 % der Säuglinge persistiert die Induration. Histologisch zeigt sich dann eine umschriebene Fibrose (Martin S 2010), die als Restzustand einer intrauterin lagebedingten oder geburtstraumatisch entstandenen ischämischen Kontraktur verstanden wird (Hardgrib 2017). Die früher häufig vertretene Ansicht, es handle sich hierbei um ein Hämatom, ist längst widerlegt und heute verlassen, belegt durch pathologische und bildgebende Studien (Davids 1993; Dudkiewicz 2005; Tang SF 2002), (zitiert bei Martin), (Kiesewetter 1955; Whyte 1989; Lohse-Busch 2002; Stollhoff 2001; Stücker 2001).

Bei längerem Fortbestehen der Fehlhaltung kommt es komplizierend unweigerlich zu sekundären Veränderungen der umgebenden Weichteile (Halsfaszien, Mm. scaleni) sowie

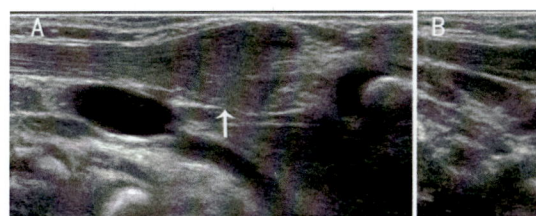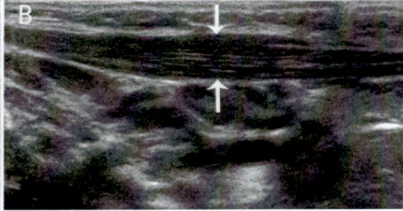

⊡ Abb. 3.20 Sonografischer Längsschnitt des M. sternocleidomastoideus bei einem Patienten mit kongenitalem muskulären Schiefhals. **a** Betroffene Seite mit umschriebener Verdickung *(Pfeil)* und etwas angehobener Echogenität. Muskeltextur verwaschen. **b** Normaler Muskel, erhaltene Muskeltextur und abgrenzbare Muskelfasern. (Aus Wang 2012)

Funktionsstörungen der Halswirbelsäule und Kiefergelenke. Deshalb finden sich bei später Diagnosestellung oder ungünstigem Verlauf möglicherweise Gesichtsasymmetrien („Gesichtsskoliose") und eine kompensatorische Rumpfskoliose, sodass am Ende Ursache und Wirkung nicht sicher differenzierbar sind.

Der postnatal oder in den ersten Lebenswochen auffallende Schiefhals muss differenzialdiagnostisch an angeborene Fehlbildungen der Halswirbelsäule, z. B. atlantoaxiale Anomalien oder ein Klippel-Feil-Syndrom und an geburtstraumatische Läsionen denken lassen. Bei klinisch und sonografisch unklarem Befund sollten deshalb gegebenenfalls weitere bildgebende Maßnahmen zu deren Ausschluss durchgeführt werden. Die beschriebene Fehlhaltung ist bekannt als Begleiterscheinung beim Erscheinungsbild des „schiefen Säuglings". In diesem Fall symmetrisiert sich der Muskeltonus binnen kurzer Zeit nach Beseitigung der Funktionsstörungen der Halswirbelsäule. Im Übrigen sei auf die Differenzialdiagnose des Plagiozephalus und des „schiefen Säuglings" verwiesen (s. ▶ Abschn. 3.2 und 3.3).

Die folgende Tabelle zeigt eine ausführliche Auflistung möglicher Ursachen eines Tortikollis im Säuglingsalter und gibt Hinweise zu Verlauf und Therapie (⊡ Tab. 3.10).

Therapie
Die Vermeidbarkeit des fibrösen Schiefhalses durch Deblockierung der Halswirbelsäule etc., wie häufig behauptet wird (Biedermann 2007a, b; Tang SF 2002), können wir nicht bestätigen.

Manuelle Behandlung der Funktionsstörungen und Release-Techniken sind angebracht, jedoch persistiert die Fehlhaltung bei manchen Kindern

über das Säuglingsalter hinaus. Der betroffene M. sternocleidomastoideus ist weiterhin hart palpabel (Do 2006). Botulinumtoxin hat sich ebenfalls als unwirksam erwiesen (Collins 2006; Oleszek 2005). Die Literaturangaben der Therapieerfolge sind allerdings widersprüchlich und beziehen sich auf die Zeit nach dem Säuglingsalter (Dahan-Oliel 2012). Laut Cheng normalisiert sich der Befund bei ca. 90 % der Kinder unter regelmäßiger Dehnung der verkürzten Strukturen wie auch ohne Therapie (Cheng 2001)! Wir können dies aus eigener Erfahrung nicht bestätigen.

Therapie der Wahl nach dem ersten Lebensjahr ist die offene Tenotomie von Ursprung und Ansatz des Muskels, gegebenenfalls eine Teilresektion.

3.5 Der „Kissenbohrer" – Opisthotonus

Als „Kissenbohrer" bezeichnen Pädiater, Physiotherapeuten, Hebammen und medizinische Laien die Säuglinge, die ständig den Kopf reklinieren. Die Mütter sind zu Recht besorgt, ihnen fällt das Stillen schwer, sie benötigen Hilfestellung, um das Kind an die Brust zu bringen. Sie können das Kind nur unter Schwierigkeiten auf dem Arm halten. Zunächst ist der massive mittig liegende Haarabriebfleck auffällig, im Krankheitsverlauf entsteht an dieser Stelle eine Abplattung im Hinterkopfbereich (lagebedingt, suturenübergreifend). Auffällig sind eine

- Schwäche, den Kopf zu halten,
- Schluckschwierigkeiten und Hypersalivation,
- orofaziale Muskelhypotonie,
- Schreiattacken,
- Ein- und Durchschlafstörungen.

3

◼ **Tab. 3.10**   Differenzialdiagnose des kongenitalen muskulären Tortikollis

Differenzialdiagnose des kongenitalen muskulären Schiefhalses	Verlauf, Diagnosestellung, Therapie
Geburts-/posttraumatische Läsionen	Anamnese, spontane Rückbildung des Befundes, auch ohne Therapie

Klippel-Feil-Syndrom: Segmentationsfehler der Halswirbel-säule, mono- oder multisegmentale Synostosen, die dem untersuchenden Manualmediziner leicht entgehen können. Hinweiszeichen:
– Das betreffende Segment ist nicht einstellbar
– Therapieresistenz der Blockierung
– Die begleitende Fehlhaltung ist durch keine Therapie beeinflussbar
	– Kurzhalsigkeit
	– Die Halswirbelsäule ist insgesamt bis zur Brustwirbelsäule wenig beweglich
	– Oft Kombination mit weiteren Fehlbildungen:
	   – Basiläre Impression
	   – Sprengel-Deformität
	   – Seltener Fehlbildungen der Extremitäten, auch der inneren Organe
	– Bildgebende Verfahren
	– Eine Therapie ist kaum möglich

Sandifer-Syndrom: Paroxysmaler Tortikollis, evtl. mit Dysphonie und respiratorischen Störungen durch gastroösophagealen Reflux (Nuysink 2008)	Lagerung, ggf. Therapie des Reflux Manual- und osteopathische Therapie nicht indiziert
Schiefhals im Rahmen einer Symmetrie-störung des Säuglings s. ► Abschn. 3.2	Therapie: Behandlung der relevanten Funktionsstörungen, ermittelt aus der Gesamtuntersuchung. Die Behandlung betrifft die funktions-gestörten Gelenke, die Muskulatur und die Faszien. Man beginnt mit der manuellen Behandlung der Gelenkfunktionsstörungen, danach verschwindet meist auch die einseitige Anspannung des M. sternocleidomastoideus. Nur selten sind Release-Techniken für den M. sternocleidomastoideus erforderlich. Im Falle einer Therapie-resistenz oder auch primär empfiehlt sich Atlastherapie (Coenen 1992). Aus osteopathischer Sicht sind Dysfunktionen von Schädelbasis, Schädeldach, des thorakalen Outlet und der Rippen sowie die Umgebung des N. accessorius (Foramen jugulare) zu behandeln
Okuläre Ursache: Einäugiges Sehen durch Blindheit eines Auges oder frühkindliches Schielen führt zu einer ständigen Schiefhaltung des Kopfes und sekundär zu einem ein-seitigen Hypertonus der Halsmuskulatur	Abklärung und ggf. Therapie durch den Augenarzt erforderlich. Therapie: Aus osteopathischer Sicht kann versucht werden, das Schielen des Kindes und damit die Schiefhaltung des Kopfes zu beeinflussen: – Behandlung membranöser und ossärer Spannungsmuster der Synchondrosis sphenobasilaris – Behandlung intraossärer Dysfunktionen des Os sphenoidale – venöse Drainage des N. opticus (Carreiro 2004; Liem 2010; Ham 2004)
Otogene Ursachen: Einseitige Hörstörungen können eben-falls zu kompensatorischer Kopfhaltung führen, welche sich vom muskulären Schiefhals unterscheidet. Das Kind neigt das besser hörende Ohr dem Sprechenden entgegen. Das wird erst deutlich, wenn der Säugling ohne Unterstützung sitzen kann	Diagnostik und ggf. Therapie durch den Hals-Nasen-Ohrenarzt Auch hier ist der osteopathische Behandlungsversuch ratsam, sei es begleitend oder auch, wenn der Facharzt keine strukturelle Ursache feststellt. Letzteres geschieht aus der Überlegung heraus, dass Spannungszustände im Bereich der Schädelbasis die nervale Versorgung stören. Zum Beispiel können Strain-Muster der Synchondrosis sphenobasilaris die Belüftung der Tuba auditiva beeinträchtigen, Drainagebehandlungen des Mittelohres sind daher sinnvoll
Muskuläre Fehlbildungen, z. B. Aplasie eines M. sternocleidomastoideus oder im Rahmen des Poland-Syndroms die einseitige Pektoralisaplasie (Matzen 2007)	Im Säuglingsalter keine Therapie

(Fortsetzung)

◧ **Tab. 3.10** (Fortsetzung)	
Differenzialdiagnose des kongenitalen muskulären Schiefhalses	**Verlauf, Diagnosestellung, Therapie**
Schiefhals im Rahmen von Infektionen der oberen Luftwege (Grisel-Syndrom s. ▶ Abschn. 4.1.7)	Therapie der Causa
Muskulärer Schiefhals infolge Fibrosierung des Muskels	s. Text

Diese Verhaltensweisen führen in vielen Fällen zu einem gestörten Mutter-Kind-Verhältnis, besonders dann, wenn die Mutter die Haltung des Kindes als Abwehrmechanismus interpretiert. Die ständige Rückneige des Kopfes verhindert beziehungsweise erschwert die Kommunikation des Kindes mit den Eltern, da der Blickkontakt erschwert ist, sowie die Greiffunktion beider Hände. Die geminderte Kopfkontrolle verhindert auch die Einleitung des Drehens mit der Folge der weiteren motorischen – und sensorischen(!) – Entwicklungsverzögerung. Im Falle fehlender oder erfolgloser Behandlung werden die Störungen immer gravierender; Verkettungen sind die Regel, insbesondere Funktionsstörungen im Becken.

Die differenzialdiagnostischen Überlegungen bei Opisthotonus sind in ◧ Tab. 3.11 aufgeführt.

3.5.1 „Kissenbohren" infolge Funktionsstörungen

Der Manualmediziner geht wie im Fall des schiefen Säuglings vor:
- Erhebung der Anamnese
- Kontaktaufnahme
- Inspektion, Palpation in Rückenlage des Kindes
- Entwicklungsdiagnostik (Michaelis 2007; Seifert 2017), hier widmet der Untersucher der Hochziehreaktion, dem Verhalten in Bauchlage und der Seitkippreaktion seine besondere Aufmerksamkeit
- Nach dem weiteren Untersuchungsablauf mit Ausschluss struktureller Ursachen und nach regionaler manueller Übersichtsuntersuchung überprüft der Manualmediziner gezielt die Kopfgelenke und legt danach seine Behandlungsstrategie fest. Bei weiteren auffälligen Befunden anderer Lokalisation sind Verkettungen zu vermuten und diese zu behandeln

Häufige Befunde:
- Typisches Aussehen, s. oben
- Hochziehreaktion, verminderte Kopfkontrolle, nicht altersgerecht (◧ Abb. 3.21)
- Seitkippreaktion auffällig, ein- oder beidseitig
- Kopfkontrolle in Bauchlage mangelhaft, nicht altersgerecht
- Funktionsstörung des Segmentes O/C1 -Anteflexion
- Funktionsstörung O/C1 Seitneige, C1/2 Seitneige
- Subokzipitale muskuläre Verspannung
- Subokzipitale Überempfindlichkeit (zeigt Schmerzreaktion durch Schreien, ein älterer Säugling schiebt die palpierende Hand des Untersuchers weg
- Osteopathisch: inter- und intraossäre Spannungen des Os occipitale, Störung des kraniosakralen Rhythmus
- Ferne Funktionsstörungen:
  - Im Iliosakralgelenk häufig, ein- oder doppelseitig
  - Iliumpositionsstörung (Rotation), meist kontralateral.

Die Befunde entstammen eigenen Erfahrungen und sind nicht statistisch belegt. Sie werden von uns als Verkettungssymptome gedeutet.

Manualtherapie zur Beseitigung der oben genannten Befunde (◧ Abb. 3.22):
- Atlastherapie nach Arlen (Coenen 1992, 1996a, b)
- Obligatorisch: Kontrolluntersuchung je nach Ausmaß der Störung nach 3–4 Wochen – oder bei Verschlechterung des Säuglingsverhaltens sofort(!) – um die Differenzialdiagnostik noch einmal zu überdenken (◧ Abb. 3.21 und 3.22).

3

◻ Tab. 3.11 Differenzialdiagnostische Überlegungen bei Opisthotonus

Ursachen	Klinik und Diagnostik	Verlauf und Therapie
Störungen des Zentralnervensystems, z. B. ICP (infantile Zerebralparese)	s. ▶ Abschn. 3.2 Abweichungen bei der Untersuchung der Halte- und Stellreaktionen, der Fremd- und Eigenreflexe sowie der Lagereaktionen. Ab dem 3. Monat werden Hinweise deutlich: Hyperreflexie, muskuläre Hyper- oder Hypotonie, pathologische Reaktionen s. ▶ Abschn. 3.9 und 3.10	Mit zunehmender Entwicklung des Säuglings werden die Unterschiede der Entwicklung und der Verhaltensweise immer deutlicher. Eine sichere Spastik tritt mit Entwicklung des extrapyramidalen Systems auf, frühestens ab dem 1. Lebensjahr. Manualtherapie als begleitende Maßnahme. Krankengymnastik auf neurophysiologischer Basis zur Entwicklungsförderung
Wirbelfehlbildungen, z. B. Sprengel-Deformität	Röntgenaufnahmen, ggf. MRT, sind bei Therapieresistenz indiziert und bei Red-flags-Symptomatik s. Abschn. 3.5.1	Zunahme der Fehlhaltung im Wachstumsverlauf. Korrigierende Operation im späteren Wachstumsalter möglich
Tumoren in der hinteren Schädelgrube, im Spinalkanal	Röntgenaufnahmen, ggf. MRT, sind bei Therapieresistenz indiziert und bei Red-flags-Symptomatik s. Abschn. 3.5.1	Progredienz. Operation, wenn möglich
Entzündliche Erkrankungen – Halsbereich HNO(!) – Meningitis, Enzephalitis	Entzündungslaborwerte, Fieber Vorausgegangene Infekte Schrilles Schreien, Berührungsempfindlichkeit, Apnoe, Nahrungsverweigerung, Fieber, bei jungen Säuglingen u. U. Untertemperatur, schlechte Mikrozirkulation, Meningismus nicht regelhaft!	Stationäre Behandlung. Keine Manualtherapie
Gefäßmissbildungen des zervikalen Rückenmarks	Angiologische Diagnostik	Keine Manualtherapie
Frühkindliche Formen von Speicherkrankheiten z. B. – Morbus Gaucher, lyosomale Speicherung von Glukozerebrosiden – Morbus Krabbe, autosomal rezessive vererbte Leukodystrophie	Vielfältige Formen mit Gedeihstörung, Entwicklungsverzögerung, Irritabilität, Schreiattacken, Krampfanfällen, Blind- und Taubheit – Hepatosplenomegalie, Lungeninfiltrationen. Erhöhung der tartrathemmbaren sauren Phosphatase, Gaucher-Zellen im Rückenmarkpunktat – Eiweißkonzentration im Liquor cerebrospinalis, verlangsamte Nervenleitgeschwindigkeit, Demyelinisierung in der MRT, Genetik	Prognose teils infaust Keine Indikation für Manualtherapie

(Fortsetzung)

◼ **Tab. 3.11** (Fortsetzung)

Ursachen	Klinik und Diagnostik	Verlauf und Therapie
Genbedingte Stoffwechselerkrankungen z. B. – Ahornsirupkrankheit – Isovalerianazidämie, Methylmalonazidurie, Propionazidämie	Trinkschwäche, Erbrechen, Schreien, Koma, Muskelhyper- oder -hypotonie, Krampfanfälle, Opisthotonus, Entwicklungsverzögerung, Uringeruch infolge der Ketonsäuren im Urin. – Nachweis von Leucin, Isoleucin, Valin, Ketonsäuren in Blut und Urin – Spezielle Spektrometrienachweise von Isovalerian-säure, Propionylcarnitin	Manualmedizin: Keine Indikation
Bilirubinenzephalopathie bei Blutgruppeninkompatibilität, syn. Kernikterus des Neugeborenen. Einlagerung von Bilirubin in die Stammganglien	Ikterus, Trinkschwäche, muskuläre Hypotonie, Schläfrigkeit, schrilles Schreien, Hyperreflexie, Opisthotonus, Krampfneigung, Apnoe, Anämie. Labor inkl. Blutgruppen und Coombs-Test Irreversible toxische Schädigung von Basalganglien und Hirnnervenkernen. Eine mäßig ausgeprägte Hyperbilirubinämie infolge unreifer Leberfunktion ist in den ersten Lebenstagen physiologisch und bedarf meist keiner Therapie	Akut: Fototherapie, ggf. Blutaustausch! Chronischer Verlauf: Zerebralparese mit Koordinationsstörungen, mentale Störungen Keine Indikation zur Manualmedizin
Sandifer-Syndrom (Dougal et al. 2010)	Paroxysmale dystone Bewegungsstörungen mit Tortikollis oder Opisthotonus, begleitet von gastroösophagealem Reflux	Lagerungsbehandlung, medikamentöse Behandlung
Tetanus neonatorum, sogenannter Nabeltetanus	Nabelinfektion mit Clostridium tetani bei ungenügendem mütterlichen Impfschutz. Zu Beginn auffällige Unruhe, Trinkunlust, schnelle Verschlechterung des Allgemeinbefindens. Krämpfe der Kaumuskulatur und der mimischen Muskulatur bis hin zur Kiefersperre, Laryngospasmus. Serologischer Nachweis im Neutralisationstest	Stationäre Behandlung. Sehr hohe Letalität
Funktionsstörungen des kraniozervikalen Übergangs	Manualmedizinisch-osteopathische Diagnostik nach Ausschluss struktureller Erkrankungen	Domäne des Manualtherapeuten, s. Abschn. 3.5.1

3

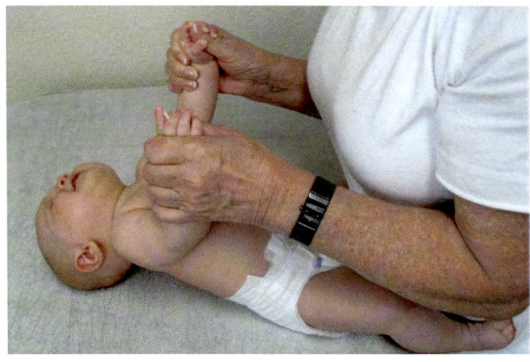

🔲 **Abb. 3.21**   Alter 3 Monate, unzureichende Hochziehreaktion bei muskulärer Hypotonie

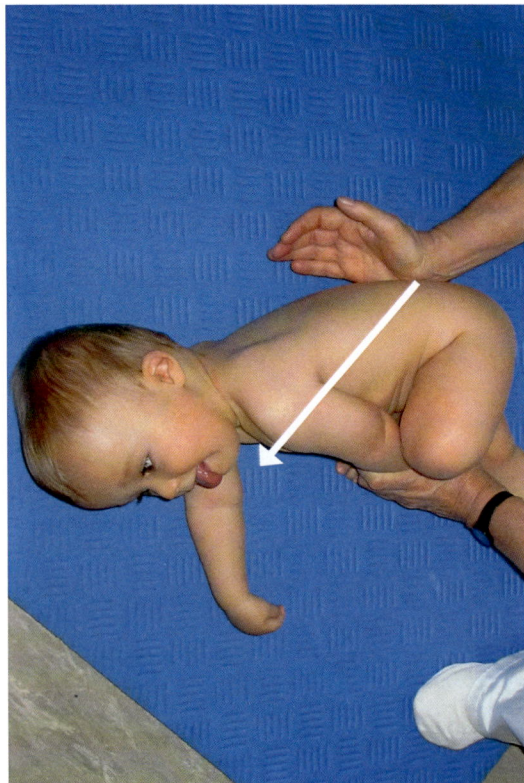

🔲 **Abb. 3.22**   Beispiel einer Sakroiliakalgelenk(SIG)-Behandlung

Red Flags – Hinweise für eine Verschlechterung mit erneuter Diagnostik
- Angaben der Mutter: „Es hat sich nichts geändert" oder „Der Zustand hat sich verschlechtert", „Das Kind schreit weiter ständig"

- Manuelle Befunde wie zuvor oder progredient
- Opisthotonus (bei Anheben des überstreckten Kopfes wird der gesamte Rumpf mit angehoben)
- Hinzukommen von Hyperreflexie, Fieber, Berührungsempfindlichkeit, Trinkschwäche, gespannte Fontanelle
- Osteopathisch: Vermehrte subokzipitale Spannungszeichen, bei der Schädeluntersuchung Symptom des Kompressionsschädels (massives Spannungsgefühl der Schädelknochen in allen Bewegungsrichtungen)

3.6 Das Schreikind

Schreien gehört zum normalen Verhaltensrepertoire eines Säuglings. Er drückt damit Missempfindung, Schmerz, Hunger oder den Wunsch nach Zuwendung aus. Dabei wird eine Gesamtschreidauer von 1 h pro Tag als normal angesehen. Die meisten Säuglinge schreien jedoch weniger; auch nimmt die Dauer mit zunehmendem Alter ab (Dornes 2000). 16–29 % aller Säuglinge fallen mit „exzessivem Schreien" auf, definiert durch mindestens 3 h Schreien täglich an mindestens 3 Tagen über mindestens 3 Wochen (Herman 2007). Allerdings sollte die Diagnose „Schreikind" durchaus auch verwendet werden, wenn diese zeitlichen Vorgaben nicht erfüllt, die Symptome aber typisch sind und der Leidensdruck der Eltern hoch ist. Und letztlich entscheidet eben jener Leidensdruck der Eltern darüber, ob sie sich Hilfe bei Ärzten und Therapeuten suchen oder nicht!

Üblicherweise tritt die Symptomatik in den ersten 2 Lebenswochen auf und ist gekennzeichnet durch anfallsartige in der Regel. unstillbare Schreiperioden ohne erkennbaren Grund bei einem scheinbar gesunden Säugling, bevorzugt in den Abendstunden. Der Höhepunkt der Schreiattacken ist meist nach 6 Wochen erreicht. Das Kind ist durch liebevolle Zuwendung kaum oder gar nicht zu beruhigen und windet sich. Die Mutter beobachtet, dass das Kind die Beine über dem Abdomen anzieht, sie tastet und beobachtet eine lebhafte Peristaltik sowie Meteorismus.

Manche Kinder krümmen und winden sich, besonders eine halbe bis eine Stunde nach der Nahrungsaufnahme. Der Schlaf der Eltern ist gestört, die Sorge um das Wohlbefinden des Kindes beeinträchtigt die familiäre Harmonie. Diese Situation stellt für die Familie ein ernstzunehmendes Fiasko dar! Mit und ohne Behandlung sistiert das Schreien oft nach etwa 3 Monaten, was angesichts des kolikartigen Krümmens der Säuglinge zu der Bezeichnung „Dreimonatskoliken" führte (Illingworth 1954, 1979). Es kann aber auch über Monate länger andauern. Häufig bestehen auch Ein- und Durchschlafstörungen mit Tagesschlafphasen von < 30 min Dauer (Leitlinien 2007).

Die Ursachen dieses Phänomens sind unklar, möglicherweise spielt die Unreife des Gastrointestinalsystems – auch des Zentralnervensystems – eine Rolle (Ismail 2017). Osteopathen vermuten auch eine Irritation des N. vagus infolge Spannungsveränderung im Schädelbasisbereich.

Das „Schreikind" hat keine eigene ICD-Diagnose. Kinder- und jugendpsychiatrisch wird es den Regulationsstörungen im Säuglings- und Kindesalter (ICD F98.2 u. a.) zugerechnet. Viele Eltern werden emotional stark verunsichert. Als Folge finden häufige Arztbesuche statt, signifikant oft liegt eine gestörte Eltern-Kind-Beziehung vor, es finden sich frühes Abstillen, ein Schütteltrauma und Wochenbettdepressionen (Papousek M 2007) oder eine medikamentöse Antirefluxtherapie ohne diagnostizierten Reflux (Jordan B 2006; Kurth 2011; Canivet 1996; Akhnikh 2014; Freedman 2009). Exzessives Schreien findet sich in allen Kulturen, unabhängig vom Handling (Körperkontakt, Schlafen im Elternbett), (Bindt 2017).

Jede Art von Schmerz kann Schreien beim Säugling auslösen. Alarmierend ist für Kinderarzt und Manualmediziner, wenn das Schreien permanent besteht, nur kurz unterbrochen infolge Erschöpfung des Kindes. Ablenkungsversuche der Mutter mit zärtlicher Zuwendung, Streicheln, Reden und Schaukeln helfen nur kurzzeitig oder werden sogar abgewehrt. Diese Warnsignale verpflichten zur weiteren Differenzialdiagnostik, bevor die Bezeichnung „Schreibaby" fällt. Dabei muss man sich im Klaren sein, dass dies eine Ausschlussdiagnose darstellt.

Dementsprechend weit ist das differenzialdiagnostische Feld (◘ Tab. 3.12).

3.6.1 Manualmedizinische Ursachen

Funktionsstörungen können – unabhängig vom Entstehungsmodus – Schmerzen verursachen, die erst bei sorgfältiger Untersuchung deutlich werden. Dabei fällt in der gestörten Region eine segmentale Verspannung auf, auch eine Reaktion des Säuglings auf die Palpation, welche Schreien mit zunehmender Vehemenz auslöst. Ab einem Alter von 6–7 Monaten wehrt sich das Kind und stößt die untersuchende Hand weg. Die weitaus am häufigsten betroffene Region ist die der Kopfgelenke mit Berührungsempfindlichkeit der Subokzipitalregion.

In diesem Fall gestaltet sich die Therapie besonders schwierig; sie muss sehr sorgsam vor sich gehen. Als Methode der Wahl bietet sich die myofasziale Therapie an, direkt oder noch besser indirekt. Danach gelingt die Mobilisationsbehandlung ohne Schmerzreaktion des Kindes. Bewährt haben sich auch die osteopathischen Entspannungstechniken der Dura.

In manchen Fällen findet der aufmerksame Manualmediziner funktionelle Ursachen im Bauchraum: Verspannungen der ligamentären Verbindungen von Magen (◘ Abb. 3.23), Kardia, Darm (◘ Abb. 3.24), Verspannungen der paraumbilikalen Bänder („Nabelkoliken") (◘ Abb. 3.25), aber auch Dysfunktionen in Thorax, Halswirbelsäule oder Schädel sind beschrieben. Der Ausschluss einer Strukturerkrankung (s. oben) ist nicht immer leicht.

■ Therapeutische Möglichkeiten

In jedem Fall sollte der Aufklärung und psychoemotionalen Entlastung der Eltern und der Eltern-Kind-Interaktion höchste Aufmerksamkeit gewidmet werden (Dt. Ges. f. Kinder- und Jugendpsychiatrie und Psychotherapie 2007; Dornes 2000). In sogenannten Schreiambulanzen finden die Eltern Verständnis; sie erlernen den Umgang mit ihren „Schreikindern". Medikamentös wird in Deutschland vor allem Dimeticon (Antiblähungstropfen) eingesetzt, dessen Wirksamkeit sich vom Placeboeffekt aber nicht unterscheidet (Garrison M 2000).

Manuelle und osteopathische Behandlungen sind hilfreich mit dem Ziel, alle nozizeptiven Reize auszuschalten. Wir weisen auf unser Technikbuch der manuellen Kinderuntersuchung und -behandlung hin (Seifert 2017). Nach der entsprechenden

3

□ Tab. 3.12 Differenzialdiagnostik des Schreiens im Säuglingsalter

Ursache des pathologischen Schreiverhaltens	Symptome und Krankheitsverlauf
Infektionen: – Mittelohrentzündungen, eine der häufigsten Ursachen im Säuglingsalter, selten vor dem 6. Lebensmonat, in der Regel im Gefolge eines Luftwegsinfektes – Harnwegsinfektionen, selten bei Jungen; wenn, dann fast immer im 1. Lebenshalbjahr und oft als Urosepsis – Andere Infektionen	Generell: Schmerzschreien, Fieber/Hypothermie, Trinkunlust, Unruhe, stöhnend-anstoßende Atmung – Tragusdruckschmerz, Erbrechen. Otoskopischer Befund: gerötetes Trommelfell, auch Perforation mit Entleerung putrider Flüssigkeit. – Bei jedem unklaren Fieber im Säuglingsalter sollte eine Harnwegsinfektion ausgeschlossen werden! Erbrechen, Druckschmerz im Unterbauch Urinbefund! Bildgebende Verfahren v. a. zum Ausschluss von Fehlbildungen, Harntransportstörungen etc. – Meningismus ist im Säuglingsalter sehr selten, wenn vorhanden aber ein Alarmzeichen! Häufiger findet sich als Zeichen einer Meningitis oder Enzephalitis eine ausgeprägte Berührungsempfindlichkeit.
Gastrointestinale Ursachen: – Gastroösophagealer Reflux/Refluxösophagitis – Hypertrophe Pylorusstenose, meist Jungen – Obstipation – Volvulus, bei Säuglingen meist des Dünndarms, in der Regel im Rahmen einer Malrotation – Invagination, Einstülpung eines Darmabschnittes in einen anderen, 80 % iliozökal, 75 % Jungen, oft bei oder nach Gastroenteritis	 – Vermehrtes Spucken, Schmerzschreien nach Spucken, Erbrechen oder Nahrungsaufnahme, s. ▶ Abschn. 3.7. – Im Alter von ca. 5–6 Wochen zunehmendes Erbrechen (nicht Spucken!) schließlich jeder Nahrung im Schwall, zunächst Heißhunger und Schreien, schließlich bei zunehmender Dehydratation und Elektrolytverschiebungen Apathie. Diagnosesicherung per Ultraschall. Therapie: Pylorotomie – Anamnese! Stuhlfrequenz, -konsistenz, Meteorismus, Analfissur? – Schmerzschreien nach Nahrungsaufnahme, Trinkunlust, galliges Erbrechen (!). Bildgebende Verfahren. Gefahr von Ileus und Perforation. Therapie: operativ – Plötzlich beginnende, heftige Schmerzschreiattacke, Blässe, Erbrechen, Anziehen der Beine, im Verlauf Abgang von „himbeergeleeartigem" Stuhl. Abdominale (Walze?) und rektale Untersuchung: Blut- und Schleimabgang? Übergang zur Symptomatik des akuten Bauches mit Abwehrspannung als klinischer Notfall. Ultraschalldiagnostik meist diagnosesichernd, ggf. Abdomenübersichtsaufnahme, Kontrastdarstellung. Therapie: Reponierung mittels Einlauf unter sonografischer Kontrolle, ggf. operativ.
Ursachen im ZNS: Hirndruck, Fehlbildungen, Infektionen, infantile Migräne, chromosomale Störungen (Cri-du-chat-Syndrom), toxisch (Drogen, Medikamente), posttraumatisch	Untypisches Schreiverhalten: plötzliches gellendes, manchmal schrilles Aufschreien ohne erkennbare Ursache, Schreckhaftigkeit auf auditive und Berührungsreize, weitere Differenzialdiagnostik s. oben
Traumen: Eltern oder Betreuungspersonen geben manchmal nur auf insistierendes Befragen ein Traumaereignis an. Die Frage der Kindesmisshandlung muss überdacht werden. – Schädel-Hirn-Trauma – Fraktur oder Luxation – Verletzung von Wirbelsäulenabschnitten mit oder ohne Nervenbeteiligung – Retinale Blutungen	Schonen des betroffenen Körperabschnittes, bei der Palpationsuntersuchung Abwehrhaltung und Schmerzschreien. Im Falle einer Kopfverletzung ist an eine epi- oder subdurale Blutung zu denken (Somnolenz des Säuglings, Meningismus mit Nackensteifigkeit, Erbrechen, Krampfanfälle, Pupillendifferenz), wiederholte neurologische Untersuchungen, bildgebende Verfahren
Manualmedizinische Ursachen, s. unten	

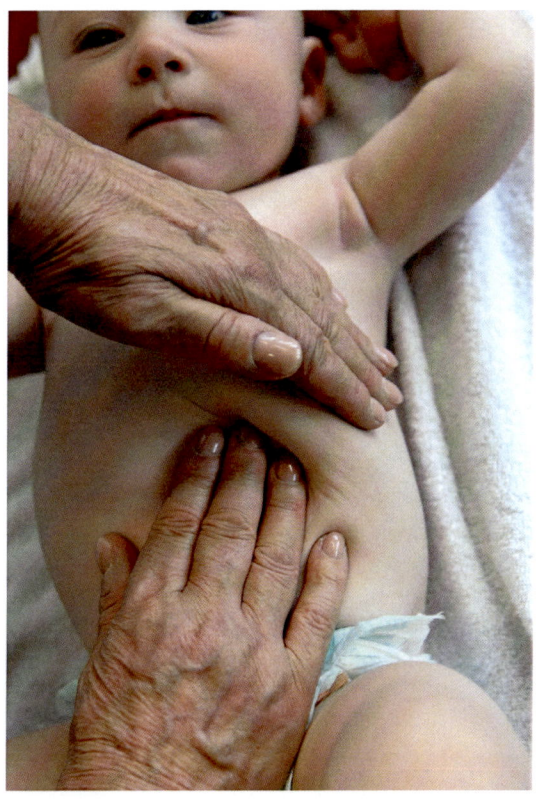

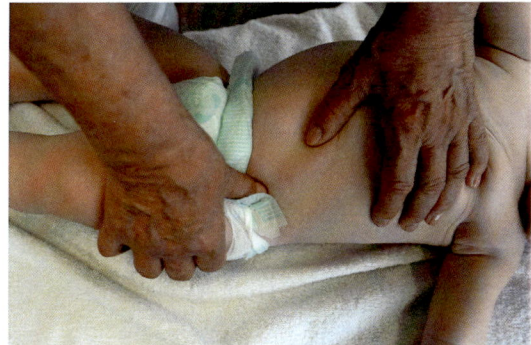

☐ **Abb. 3.25** Untersuchung und Behandlung der paraumbilikalen Bänder

☐ **Abb. 3.23** Untersuchung von Mobilitätsstörungen am Magenkorpus. Aus der Untersuchungshaltung heraus führen beide Hände des Behandlers einen rhythmischen Wechsel in Richtung Kompression und Lösen aus, bis das Gefühl der Entspannung eintritt

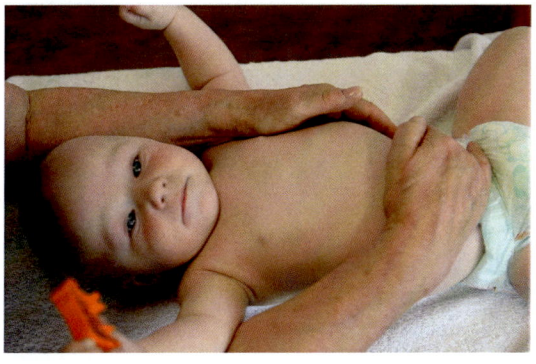

☐ **Abb. 3.24** Untersuchung und Behandlung des Sigma

Übersichtsuntersuchung der einzelnen Organe und deren Anheftungen und gegebenenfalls der Ausschlussdiagnostik einer organischen Erkrankung behandelt der Erfahrene die Spannungsstörungen der Organanheftungen. Relativ häufig finden sich Funktionsstörungen in der Magenregion, bei Säuglingen mit Obstipation auch häufig Mobilitätsstörungen des Colon descendens und sigmoideum.

Begleitend behandeln wir gern mit Entspannungstechniken im Bereich der Schädelbasis aus der Überlegung heraus, den eventuell bestehenden Druck auf den N. vagus im Foramen jugulare zu vermindern. In diesem Sinne behandeln wir das Os occipitale. Bei der Beurteilung unserer Therapieerfolge sind wir kritisch in Anbetracht der unklaren Ursachen der Dreimonatskoliken, zumal bekannt ist, dass sich auch ohne jegliche Behandlung das Schreiverhalten der Kinder normalisieren kann.

3.7 Schwierigkeiten bei der Nahrungsaufnahme

3.7.1 Trinkschwäche

Im Normalfall beginnt das Neugeborene an der Mutterbrust zu saugen, sobald sein Mund die Mamille berührt. Der Schluckreflex ist bereits in der 11.–16. Schwangerschaftswoche vorhanden, der Saugreflex in der 18.–24., der Suchreflex etwa ab der 30. Schwangerschaftswoche. Die frühkindlichen Reflexe und Reaktionen des Kindes gewährleisten also die Nahrungsaufnahme. Darüber hinaus werden die mütterliche Prolaktin- und Oxytozinproduktion angeregt und die Milchproduktion in Gang gebracht. Oft bedarf es dafür einiger geduldiger Versuche. Überbesorgte und unerfahrene Mütter machen sich unnötig Sorgen und stellen vorschnell auf Flaschennahrung um, wenn sie nicht genügend aufgeklärt sind. Der Manualmediziner prüft die Saugfähigkeit des

3

Kindes, indem er eine Fingerkuppe in den Mund des Kindes führt. Im Normalfall wird der Untersuchungsfinger von der Zunge des Kindes symmetrisch gegen den oberen Gaumen gepresst, eine Aktion des M. hypoglossus.

Besondere Aufmerksamkeit gilt dann aber der Frage, ob eine Trinkschwäche oder „Trinkfaulheit" vom Kind ausgeht. Das „nährende Saugen" (Carreiro 2004) erfordert ein kompliziertes Zusammenspiel von Unter-, Oberkiefer, Zungenbein, Zunge und Lippen sowie aller Mund-, Zungen-, Pharynx- und hyoidalen Muskeln.

Osteopathische Untersuchungen dieser Funktionen sind ratsam; vorher gilt es, differenzialdiagnostisch zu überdenken, welche Ursachen struktureller Art vorliegen können (◘ Tab. 3.13).

3.7.2 Spuckneigung und Erbrechen

Geschluckte Nahrung passiert den Ösophagus und gelangt durch die Kardia in den Magen. Als Refluxbarriere dient zum einen der untere Ösophagussphinkter, der allerdings streng genommen keinen Sphinkter, sondern eine umschriebene Verdickung längs und quer verlaufender Muskelfasern darstellt. Als weitere Refluxbarriere dient andererseits das Zwerchfell, das sich bei Inspiration und jeder intraabdominalen Druckerhöhung (Husten, Schreien etc.) kontrahiert. Der Druck dieses unteren Ösophagussphinkters liegt normalerweise 10–25 mmHg über dem intragastralen Druck und sinkt nur während des Schluckaktes reflektorisch kurz ab. Dieser Vorgang wird zentral gesteuert, unterliegt allerdings einem Reifungsprozess, der erst mit etwa 12, manchmal bis zu 18 Monaten abgeschlossen ist (Pesendorfer P 1993). Er ermöglicht so die antegrade Nahrungspassage und verhindert, gemeinsam mit dem Zwerchfell, den Reflux. pH-Metrien zeigen, dass es bei bei Kindern mit gastroösophagealem Reflux meist zu häufigen kurzzeitigen Erschlaffungen des unteren Ösophagussphinkters außerhalb des Schluckaktes kommt, selten sogar ein dauerhaft erniedrigter Tonus vorliegt (Vandenplas Y 2002). Die im Magen befindliche Nahrung – beim jungen Säugling also die (flüssige!) Milch – fließt deshalb zumal in Rückenlage leicht in den Ösophagus und weiter in den Pharynx zurück und tritt atonisch aus Mund und eventuell auch Nase aus. Es handelt sich hierbei in der Regel

letztlich um eine physiologische Kardiainsuffizienz des noch unreifen Gastrointestinaltraktes. Das Regurgitieren von Nahrung bei jungen Säuglingen ist also zunächst einmal normal! Mehr als 50 % der Kinder zeigen in den ersten 3 Lebensmonaten einen symptomlosen gastroösophagealen Reflux, mit 10–12 Monaten sind es immerhin noch 5 %. Allerdings konnten prospektive Langzeitstudien zeigen, dass Kinder, die jenseits des 3. Lebensmonats nach mindestens der Hälfte der Mahlzeiten spuckten, mit 9 Jahren signifikant häufiger über Sodbrennen klagten als Kinder, die als Säuglinge nicht oder wenig gespuckt hatten (Martin AJ 2002). Es ist weiterhin zu bedenken, dass durch den Reflux ausgelöste, inflammatorische Veränderungen der ösophagealen Schleimhaut ihrerseits zur Hypotonie und in einen Circulus vitiosus führen können.

Die Differenzialdiagnose des Spuckens ist altersabhängig unterschiedlich. Bei der Untersuchung sollten immer Ernährungszustand und Entwicklung des Kindes beurteilt werden. Eine Muskelhypotonie, Dysmorphiezeichen oder häufiges, vom atonischen Spucken abzugrenzendes(!) Erbrechen fordern völlig andere differenzialdiagnostische Überlegungen! Weitere Diagnostik sollte unbedingt erfolgen bei schwallartigem (hypertrophe Pylorusstenose?) oder galligem Erbrechen (mechanische Obstruktion, Morbus Hirschsprung?). ◘ Tab. 3.14 gibt differenzialdiagnostische Hinweise zu möglichen Ursachen von Spucken und Erbrechen im Säuglingsalter, von denen einige akute Notfälle darstellen und also bekannt sein sollten (◘ Tab. 3.14)!

3.7.3 Therapie

Bessert sich die Symptomatik auf postprandiale Hoch- und Linkslagerung, gedeiht das Kind, entwickelt sich, zeigt keine Schmerzen und liegen keine Zeichen einer gestörten Eltern-Kind-Interaktion vor, gibt es zunächst keinen Handlungsbedarf. Im Laufe der Zeit und mit zunehmend festerer Nahrung wird sich das Regurgitieren geben. Ein Andicken der Nahrung mit pflanzlichen Dickungsmitteln (z. B. Johannisbrotmehl, Reisstärke) oder die Verwendung spezieller Antirefluxnahrungen können versucht werden. Dies vermindert meist die Häufigkeit und das Volumen des Spuckens. Finden sich Symptome der *gastroösophagealen Refluxkrankheit* oder persistiert

◻ **Tab. 3.13**   Ursachen der Trinkschwäche beim Säugling nach Begleitsymptomen

Ursachen von Trinkschwäche, begleitet von	Weitere Symptome, Differenzialdiagnostik und Behandlung
Müdigkeit und Apathie des Kindes – Mangelernährung der Mutter – Mangelernährung des Kindes – Medikamente der Mutter oder des Kindes, Drogenabusus der Mutter – Neugeborenenikterus	– Bei uns sehr selten! – mangelnder Milcheinschuss der Mutter, unzureichende Zufütterung. Klägliches Schreien, Hautturgor, reduzierte Ausscheidung? Still-/Ernährungsberatung! – Antiepileptika, Antipsychotika, Antihistaminika, Opiate – Eine erhöhte Bilirubinkonzentration im Blut macht ikterisch, müde, muskelhypoton und evtl. auch trinkschwach. Eine unzureichende Trinkmenge erhöht wiederum die Bilirubinkonzentration. Man unterscheidet: – Physiologischer Ikterus neonatorum, Beginn 2–3 Tage postnatal, Maximum am 5.–6. Tag, Abklingen bis zum 8.–10. Tag, asymptomatisch, maximales Bilirubin 15 mg/dl bzw. 256 µmol/l – Ikterus praecox, also vorzeitiger Beginn, nahezu immer im Rahmen einer Blutgruppeninkompatibilität zwischen Mutter und Kind – Ikterus gravis, Bilirubinspiegel > 15 mg/dl oder 256 µmol/l am 3.–10. Lebenstag – Ikterus prolongatus, erhöhter Bilirubinspiegel jenseits des 10. Lebenstages. Therapie: Flüssigkeitszufuhr, Fototherapie (fast immer ausreichend), Austauschtransfusion (Rarität)
Erniedrigter Muskeltonus bei Störung im Zentralnervensystems	s. ► Abschn. 3.9
Schreien beim Stillen: – Verdauungsprobleme – Entzündungen im Mundraum, z. B. Soor – Infekte – Schmerzen beim Trinken und/oder beim Spucken	– Verdauungsprobleme mit Meteorismus, tastbare Nabelkoliken, s. Dreimonatskoliken (► Abschn. 3.2) – Inspektion! Therapie: Antimykotikum – Fokus? Spezifische Therapie – Schmerzschreien: Es könnte im Rahmen eines Refluxes zu einer Ösophagitis gekommen sein. Therapie: Protonenpumpeninhibitoren
Ablehnung der Brust: – Stark riechende Kosmetika (Parfüm oder Creme) – Erfahrung des Kindes mit der Flasche; das Saugen aus der Flasche ist weniger anstrengend	Häufig vorübergehende Phase! Therapie: Stillberatung
Osteopathische Überlegungen: – Schwäche des N. hypoglossus infolge einer Kompression des Os occipitale während der Geburt – Saugschwäche infolge einer Irritation des N. glossopharyngeus N. vagus, N. accessorius (Foramen jugulare) Irritation während einer schwierigen Entbindung	Osteopathische Therapie: – Dekompression der Partes laterales des Os occipitale – Foramen-Magnum-Techniken – Faszientechniken am Os hyoideum – Behandlung der Mandibula, des Os temporale ggf. manuelle Behandlung der Klavikula, des Sternum, des Diaphragma thoracis Diese Therapie kann begleitend versucht werden

das Spucken über den 6. Monat hinaus, sollten diagnostische und therapeutische Maßnahmen erwogen werden. Vor invasiveren Maßnahmen kann zunächst ex juvantibus der Versuch einer kuhmilchproteinfreien Ernährung über 2 Wochen versucht werden (Koletzko 2004). Bei ausbleibendem Erfolg schließlich werden erfolgreich Protonenpumpeninhibitoren eingesetzt.

Nichtsdestotrotz sollte bei Leidensdruck oder relevanter Symptomatik manualmedizinisch/osteopathisch untersucht und gegebenenfalls behandelt werden (s. ◻ Tab. 3.14)!

3

◘ Tab. 3.14   Differenzialdiagnostik des Spuckens und Erbrechens im Säuglingsalter

Ursache der Spuckneigung und des Erbrechens	Befunde und Therapie
Ernährungsfehler – Stillfehler	Unbedingt sollte die Ernährungsanamnese erhoben werden, denn manchmal liegt lediglich ein Fütterungsfehler (inadäquate Nahrung oder Nahrungsmenge!) vor. Ist der Ernährungszustand und die Entwicklung des Kindes im Normalbereich, reicht meist die Ernährungsberatung
Atonisches Spucken und Erbrechen – Physiologischer Reflux im Sinne des noch unreifen Gastrointestinal-traktes, s. oben – Choanalatresie (angeborener Ver-schluss der hinteren Nasenöffnung, ein- (postnatal asymptomatisch) oder doppelseitig (Notfall!) – Zerebrales Erbrechen (z. B. post-asphyktisch) – Atonisches galliges Spucken und Erbrechen bei adrenogenitalem Syndrom (angeborene Störung der Hormonbildung in der Nebenniere)	– Beobachtung, postprandiale Hoch- und Linkslagerung, ggf. Andicken der Nahrung – Bei doppelseitiger Atresie: obligate Mundatmer, Tachydyspnoe beim Trinken, evtl. paradoxe Zyanose. (Zyanose bessert sich durch Schreien); Therapie: Nahrungskarenz (Aspirationsgefahr), Operation – Anamnese, weitere zerebrale Symptomatik – Je nach Defekt kommt es zu unzureichender Cortisol- ggf. auch Aldosteronbildung und zum Androgenüberschuss (Labor!) Notfall: das lebensbedrohliche Salzverlustsyndrom mit galligem Erbrechen, Apathie, Gewichtsverlust, schweren Elektrolytstörungen, Azidose. Therapie: Intensivtherapie, Ausgleich der Elektrolytstörungen, Hormon-substitution
Gastroösophageale Refluxkrankheit	Der Reflux führt zur Ösophagitis (Schmerzschreien beim Füttern, Spucken oder Erbrechen) oder respiratorischen Symptomen (Mikroaspirationen, chronischer Husten, rezidivierende obstruktive Bronchitiden). pH-Metrie, ggf. Gastroösophagoskopie, Bronchoskopie (**Cave:** tracheoösophageale Fistel!). Therapie der Grundkrankheit, Protonenpumpeninhibitoren, zur Behandlung der Ösophagitis
Paroxysmale dystone Bewegungs-störungen bei Sandifer-Syndrom (Lehwald 2007).	Im Rahmen eines gaströsophagealen Refluxes kommt es mehrfach täg-lich – meist postprandial – zu wenige Minuten anhaltenden dystonen Bewegungen (Tortikollis, Opisthotonus), ggf. begleitet von Spucken, (Blut-)Erbrechen und abnormen Augenbewegungen. Therapie: Protonenpumpeninhibitoren!
Obstruktionen des Magen-Darm-Trakts Ösophagusatresie (oft weitere Fehlbildungen vorhanden) – Hypertrophe Pylorusstenose (meist Jungen, 3–6 Wochen alt) – Morbus Hirschsprung – Andere intestinale Obstruktionen, Volvulus	– Vermehrtes Speicheln, Husten, Zyanoseattacken. Notfall: diagnostische Sondierung, Röntgenbild. Therapie: Operation – Schwallartiges Erbrechen nach den Mahlzeiten, Hyperperistaltik, Palpation, Sonografie, Therapie: Operation – Galliges Erbrechen, Mekoniumabgang? Bildgebung! Cave: Toxisches Megakolon – Verzögertes Erbrechen, Bildgebung
Kuhmilcheiweißallergie (s. Exkurs)	Bei Symptompersistenz (Urtikaria, Ekzem, Erbrechen, Durchfall, Obstipation, Anaphylaxie) über den 4. Lebensmonat hinaus: Allergie-test im Serum, evtl. Prick-Test, Eliminationsdiät und Provokation; ggf. Ernährung mit Hydrolysat- oder Aminosäure-Milchen
Vitium cordis	Schwitzen beim Trinken, evtl. Tachydyspnoe, Auskultation, Echokardio-grafie, Blutdruck- und O_2-Sättigungsmessung an Armen und Beinen

(Fortsetzung)

◘ Tab. 3.14 (Fortsetzung)

Ursache der Spuckneigung und des Erbrechens	Befunde und Therapie
Begleitende, möglicherweise verursachende, funktionelle Störungen bei gastroösophagealer Refluxkrankheit (GÖR): – Magenmotilität – Diaphragma thoracis – Ligamentum phrenicoesophageale Letztere beeinflussen die Druckverhältnisse des sogenannten funktionellen Sphinkters am distalen Ösophagusende (Carreiro 2004; Altschuler 1992; Milla 1996; Ogorek 1995)	Sowohl begleitend als auch nach Ausschluss einer strukturellen Krankheit folgt die sorgfältige manualmedizinische Untersuchung und Behandlung. Hauptaugenmerk ist der Bauchraum, aber auch die viszerosomatischen Verbindungen zu den Segmenten Th5–Th7, des thorakolumbalen und kraniozervikalen Übergangs, die Segmente C3–C5 (Verbindung über den N. phrenicus) und nicht zuletzt Spannungszustände im Bereich des N. vagus, der die Peristaltik, die Magensaftproduktion und den Tonus des unteren Ösophagusendes beeinflusst (Magoun 1976). Diese Regionen sind, wenn sie funktionelle Störungen aufweisen, immer manuell/osteopathisch zu behandeln!

Exkurs Kuhmilcheiweißallergie und Laktoseintoleranz

Da die Kuhmilcheiweißallergie wie auch die Laktoseintoleranz in den Köpfen vieler Eltern als Auslöser verschiedenster Symptome herumschwirren, sollen beide Krankheitsbilder hier einmal kurz dargestellt werden. Sie sind zwar für die Manualmedizin wenig relevant, müssen aber in die differenzialdiagnostischen Erwägungen mit einbezogen werden.

Kuhmilcheiweißallergie

2–3 % aller Säuglinge leiden an einer Allergie gegen Kuhmilchproteine. Sie ist damit zusammen mit der Hühnereiweißallergie die häufigste Nahrungsmittelallergie im Säuglingsalter. Auch voll gestillte Säuglinge können über die Muttermilch sensibilisiert werden (Venter 2006). Die Symptomatik ist vielfältig; man unterscheidet Frühreaktionen innerhalb von 2 Stunden, die in der Regel IgE-vermittelt sind und Spätreaktionen innerhalb von 2 Tagen (selten bis zu einer Woche), die nicht IgE-, sondern zellulär vermittelt sind. An der Haut kann es zu urtikariellen oder Ekzemreaktionen kommen, an den respiratorischen Schleimhäuten zur allergischen Rhinokonjunktivitis, zum Larynxödem oder asthmatischen Beschwerden, am Gastrointestinaltrakt zu perioralen Schwellungen, Erbrechen, Koliken, malabsorptiven oder kolitischen (blutigen) Durchfällen, zu Obstipation und Gedeihstörung. Auch systemische Reaktionen bis hin zum anaphylaktischen Schock sind möglich (Colver 2005; Sicherer 2005). 50 % aller Kinder mit Kuhmilcheiweißallergie leiden unter einer Neurodermitis 25–50 % unter Symptomen des Magen-Darm-Trakts (Høst 2002). Diagnostisch bedient man sich des Nachweises spezifischer IgE-Antikörper im Serum oder des Prick-Tests, die allerdings bei zellulär vermittelter Kuhmilcheiweißallergie naturgemäß negativ bleiben (Vandenplas 2007). Klärung kann hier eine diagnostische Eliminationsdiät mit Gabe einer allergenfreien Spezialmilch geben, u. U. eine standardisierte orale Provokation (Koletzko 2009).

Bei gesicherter Diagnose werden Säuglinge therapeutisch mit einer allergenfreien Spezialmilch gefüttert, worunter sie ungestört wachsen und gedeihen (Niggemann 2001). Gestillte Kinder können weiter gestillt werden, wenn die Mutter sich milchfrei ernährt.

Da Kuhmilch mit Ziegen-, Schaf- oder Stutenmilch eng verwandt ist, reagieren Kinder mit Kuhmilcheiweißallergie häufig auch auf diese. Diese Milchen sind deshalb für die Ernährung von Kindern mit Kuhmilcheiweißallergie ebenfalls nicht geeignet!

Ein Wiedereinführungsversuch von Kuhmilcheiweiß sollte nach einem Jahr therapeutischer Diät durchgeführt werden, um nicht zu lange eine nicht mehr notwendige Ernährungseinschränkung beizubehalten (Koletzko 2009).

Mit einem Alter von 2 Jahren haben etwa 75 %, bis zum Schulalter sogar 90 % der betroffenen Kinder eine Toleranz gegenüber Kuhmilcheiweiß entwickelt und können wieder ohne diätetische Einschränkungen ernährt werden. Die Prognose ist also insgesamt gut (Høst 2002).

Laktoseintoleranz

Laktose ist demgegenüber das in der Milch enthaltene Kohlenhydrat, genauer ein Disaccharid, das durch das Enzym Laktase im Dünndarm in Glukose und Galaktose

3

aufgespalten und dann resorbiert wird. Steht nicht genug Laktase zur Verfügung, um die verzehrte Menge Laktose zu spalten, gelangt diese in den Dickdarm, wo sie einerseits osmotisch wirksam, andererseits durch die lokale Bakterienflora fermentiert wird (Sieber 1997). Es handelt sich bei der Laktoseintoleranz also nicht um eine Allergie gegen ein Protein aus der Milch, sondern um eine Unverträglichkeit des Kohlenhydrats, die auf einem Ungleichgewicht zwischen zugeführter Laktose und individueller Laktaseaus-stattung beruht. Hierbei gibt es ethnisch/regional erhebliche Unterschiede. So sind Nord- und Mitteleuropäer wesentlich seltener betroffen als Südeuropäer, noch viel häufiger Asiaten und Afrikaner. Bei den meisten Menschen dieser Ethnien verschwindet die Laktaseaktivität des Dünndarms nach dem 4.–6. Lebensjahr und es stellen sich die typischen Beschwerden ein (Sieber 1997). Diese sind Bauchkrämpfe, Durchfälle, gelegentlich auch Obstipation, Flatulenz mit Bauchkrämpfen und Übelkeit, die Minuten bis wenige Stunden nach übermäßiger Laktosezufuhr auftreten, aber auch zügig wieder abklingen, wenn keine oder nur noch wenig weitere Laktose verzehrt wird (Litschauer-Poursadrollah 2012). Diagnostisch werden H_2-Atemtests durchgeführt. Allerdings führt eine Eliminationsdiät bei nur 2/3 aller Patienten mit positivem Atemtest zu einer Besserung oder Beschwerdefreiheit (Litschauer-Poursadrollah 2012). Die Spezifität des Atemtests ist also nicht sehr hoch und es empfiehlt sich, bei Verdacht auf Laktoseintoleranz eine Eliminationsdiät für 5–7 Tage durchzuführen. Verschwinden die Symptome hierunter, um bei Wiedereinführung relevanter Mengen prompt wieder aufzutreten, ist die Diagnose gestellt. Laktose muss nun nicht vollständig gemieden werden; es darf nur die individuelle Laktaseausstattung nicht überfordert werden. Geringe Mengen Laktose werden also problemlos vertragen.

3.8   Hüftdysplasie

Die Hüftdysplasie stellt eine Reifungsstörung des Hüftgelenks mit mangelhafter Ausbildung der Gelenkpfanne und konsekutiver Störung der Pfannenerkerverknöcherung dar bis hin zur Hüftluxation mit Dezentrierung des Kopfes aus der Pfanne. Sie tritt in Mitteleuropa mit einer Inzidenz von 0,9–7 % auf. Mädchen sind wesentlich häufiger betroffen als Jungen (4:1), die linke Seite häufiger als die rechte (60 %:20 %), in weiteren 20 % liegt eine beidseitige Dysplasie vor (Buckup 2001; Matzen 2007). Etwa 60 % der betroffenen Kinder sind Erstgeborene, was wohl dem geringeren Bewegungsspielraum im Abdomen der nicht vorgedehnten Erstgraviden geschuldet ist. Genetische, hormonelle und mechanische Faktoren werden für die Entstehung der Hüftdysplasie verantwortlich gemacht.

Klinische Zeichen der Hüftdysplasie sind Faltenasymmetrie, Beinlängendifferenz, Bewegungsasymmetrie, Abspreizhemmung. Das früher als sicher geltende Zeichen nach Ortolani, ein Aus- und Einrenkungsmanöver durch Adduktion und Stauchung des Hüftkopfes gilt inzwischen als Kunstfehler, da hierdurch das Labrum acetabuli beschädigt werden

kann. (Matzen 2007). Die klinischen Hinweiszeichen lassen nicht zuverlässig zwischen therapie- oder kontrollbedürftigen und unauffälligen Hüften unterscheiden, daher wurde in den 1980er Jahren das sonografische Hüftscreening eingeführt, (Graf 1980, 1983). Zur möglichst frühzeitigen Erkennung und entsprechenden Versorgung der Hüftdysplasie werden demgemäß alle Säuglinge in Deutschland im Rahmen der U3, also mit etwa einem Monat, sonografisch untersucht, nach der Klassifizierung von Graf eingeteilt und gegebenenfalls einer Therapie zugeführt. Säuglinge mit positiver Familienanamnese, Fruchtwassermangel oder Geburt aus Beckenendlage, solche mit Grunderkrankungen, die gehäuft mit einer Hüftdysplasie assoziiert sind (z. B. Arthrogryposis multiplex), und klinisch auffällige Säuglinge werden bereits in den ersten Lebenstagen untersucht, da sie ein erhöhtes Risiko für die Entwicklung einer Hüftdysplasie haben. Kein erhöhtes Risiko für eine Hüftdysplasie besteht bei Früh- oder Spätgeburten, Zwillingen oder nach Sectio caesarea, sofern sie nicht wegen einer Beckenendlage durchgeführt wurde (Rühmann 1999). Da die Rate behandlungsbedürftiger Hüften unter den anamnestisch nichtgefährdeten, klinisch unauffälligen und also erst normalerweise mit einem Monat untersuchten Säuglingen gut 50 % beträgt, fordern die orthopädischen und pädiatrischen Fachverbände die Vorverlegung des Hüftscreenings in die 1. Lebenswoche (Seidl 2011), was in vielen Geburtskliniken bereits so praktiziert wird.

Alle klinischen Hinweiszeichen sind nicht eindeutig der Hüftdysplasie zuzuordnen, daher ist die sonografische Untersuchung unerlässlich (◘ Tab. 3.15).

■ **Therapie**

Die Therapie der Hüftreifungsstörungen ist heute unumstritten. Je nach Grad der Störung wird in Abhängigkeit vom sonografischen Befund das Hüftgelenk durch Spreizlagerung oder Bandagenbehandlung in die Hüftpfanne zentriert. Im Falle einer bereits eingetretenen Dezentrierung des Hüftkopfes muss eine Reposition durchgeführt und das Ergebnis im Gips fixiert werden. Therapieresistente oder spät erkannte Hüftluxationen werden operiert, wiederum mit dem Ziel, den Hüftkopf gut in die Pfanne zu zentrieren. Jahrelange Beobachtungen dieser Kinder mindestens bis zum Wachstumsende sind unerlässlich, um

Entwicklungsstörungen nicht zu übersehen. Nicht selten entstehen Coxa valga und/oder antetorta, auch sekundäre Hüftkopfnekrosen.

Aus manualmedizinischer Sicht sind besonders die engen Beziehungen zwischen Hüft- und Iliosakralgelenk interessant, sowohl bei der Untersuchung als auch bei der Behandlung. Beide Gelenke sind funktionell als Einheit zu betrachten. Eine Funktionsstörung eines Iliosakralgelenkes kann die Spreizbehandlung der Hüftdysplasie entscheidend erschweren, da es durch die Abduktionseinschränkung nicht zur erforderlichen ausreichenden Zentrierung der Hüftkopfes in die Hüftpfanne kommt. Es hat sich erwiesen, dass in diesem Fall eine begleitende Sakroiliakalbehandlung die Hüftdysplasietherapie auf die Hälfte der Zeit verkürzen kann (Seifert I 1996a, b)!

3.9 Der hypotone Säugling

Der folgende Abschnitt beschäftigt sich mit dem hypotonen Säugling, dem „floppy infant", dessen differenzialdiagnostische Einordnung im klinischen Alltag immer wieder eine große Herausforderung darstellt. Diese Kinder fallen also primär durch ihren erniedrigten Muskeltonus auf.

Der Begriff Muskeltonus wird definiert als die Grundaktivität der Skelettmuskulatur beim wachen Menschen in motorischer Ruhe (Enders 2010; ◘ Abb. 3.26). Er wird geprüft durch die Einschätzung des muskulären Widerstands bei passiver Bewegung eines Gelenks. Das Resultat dieser Prüfung ist eine qualitative, subjektive Aussage. Es gibt nach wie vor keine etablierten objektiven Tests zur Messung des Muskeltonus.

Verschiedene Faktoren beeinflussen den Muskeltonus und eine Störung derselben kann dementsprechend einen veränderten Muskeltonus verursachen. Vier Bereiche lassen sich unterscheiden: das ZNS, die peripheren Nerven, die neuromuskuläre Endplatte und der Muskel (Harris 2008). Es muss genügend Substrat (Adenosintriphosphat) als Energiequelle bereitgestellt sein. Auch die Elastizität der Bindegewebsstrukturen ist von Bedeutung und natürlich spielen auch Vigilanz und emotionaler Zustand eine Rolle. Es liegt auf der Hand, dass ein durch Schmerzen erregtes Kind einen

◘ **Tab. 3.15** Differenzialdiagnostische Erwägungen zur Hüftdysplasie

Klinische Auffälligkeiten bei Hüftdysplasie	Differenzialdiagnostische Erwägungen
Abspreizhemmung	– Muskulärer Hypertonus bei einer Störung des Zentralnervensystems – Muskulärer Hypertonus bei einer Funktionsstörung des gleichseitigen Sakroiliakalgelenkes – Muskulärer Hypertonus bei Hüfterkrankung, z. B. Koxitis
Asymmetrie der Gesäß-, Vulva- und Oberschenkelfalten	– Fehlbildungen im Beckenbereich – Funktionsstörungen von Os ilium, Os pubis oder Os sacrum
Beinverkürzung	Fehlbildung mit Wachstumsdefizit
Schonen der betroffenen Extremität	s. ► Abschn. 3.1.2

3

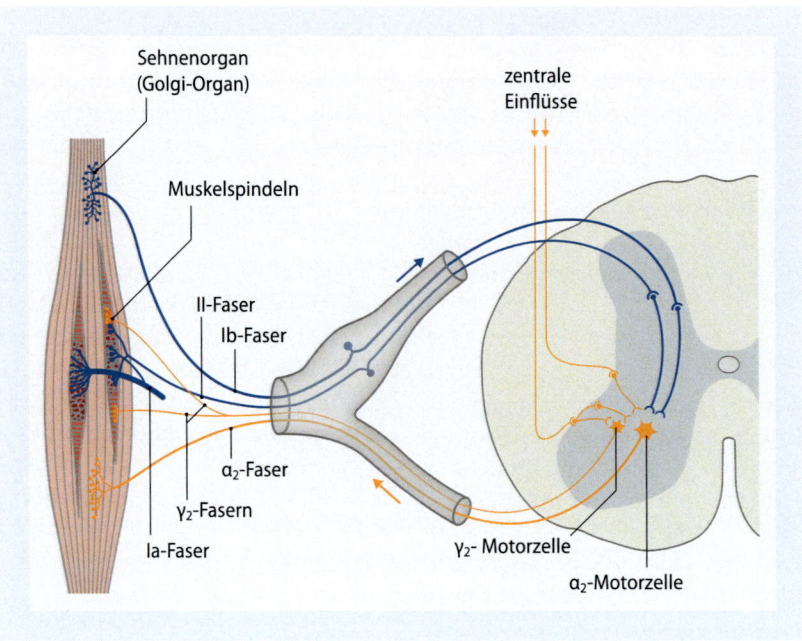

■ **Abb. 3.26**   Regulation des Muskeltonus (Nach Enders 2010)

höheren Muskeltonus hat als ein nach einer Mahlzeit schlafendes.

Im Rahmen der reflektorischen Beeinflussung des Muskeltonus durch gestörte Afferenzen kann eine Muskeltonusstörung auch durch eine Funktionsstörung, z. B. eine Blockierung, verursacht werden (Carrick 2001; Garten 2011).

Eine Muskelhypotonie im Säuglingsalter kann ein erstes Zeichen einer infantilen Zerebralparese sein, auch ein Symptom einer syndromalen Erkrankung („Kinder mit genetisch bedingten Retardierungssyndromen sind in der Regel hypoton" (Enders 2010)). Die Ursache kann eine Stoffwechselstörung oder eine neuromuskulären Erkrankung sein, es kann sich aber auch um einen transitorischen neurologischen Befund ohne pathologische Bedeutung handeln.

Laut Birdi lässt sich eine Diagnose allein aufgrund einer guten Anamnese und sorgfältigen Untersuchung in 40 % der Fälle finden (Birdi 2005). Wann fiel die Hypotonie auf? Gab es schon intrauterin verminderte Kindsbewegungen oder bestand sie postnatal? Wie ist der Verlauf? Progredient? Stagnierend? Mit Besserung? Gibt es eine auffällige Familienanamnese?

Es ist zu klären, ob der Tonus generell erniedrigt ist, eine isolierte Rumpfhypotonie besteht und die Extremitäten eher proximal oder distal betont betroffen sind. Ist die Spontanmotorik normal oder vermindert? Kann der Säugling auf externe Reize mit normaler Kraft reagieren oder ist seine Kraft abgeschwächt?

Gibt es Begleitsymptome? Dysmorphien? Auffälligkeiten in der Entwicklung? Eher motorische, oder kommunikative, kognitive? Ist die Symptomatik belastungsabhängig? Wie sind die Muskeleigenreflexe?

Angesichts der Vielzahl möglicher Ursachen eines erniedrigten Muskeltonus ist es wichtig, sich der differenzialdiagnostischen Einordnung möglichst strukturiert zu nähern. Ein sehr sinnvoller Ansatz ist die Unterscheidung in eine zentrale oder periphere Hypotonie (Michaelis 2010a, b; ■ Abb. 3.27).

Für eine zentrale Hypotonie (66–88 % der Fälle) (Paro-Panjan 2004) spricht:
— Störung der globalen Entwicklung, insbesondere der Kontaktaufnahme, der kognitiven und je nach Alter der sprachlichen Fähigkeiten
— Störung des Sehens oder Hörens
— Kombination einer rumpfbetonten Hypotonie mit hyper- oder dystonen Extremitäten (ICP?)
— Abweichender Kopfumfang
— Krampfanfälle
— Dysmorphiezeichen, insbesondere kraniofazial.

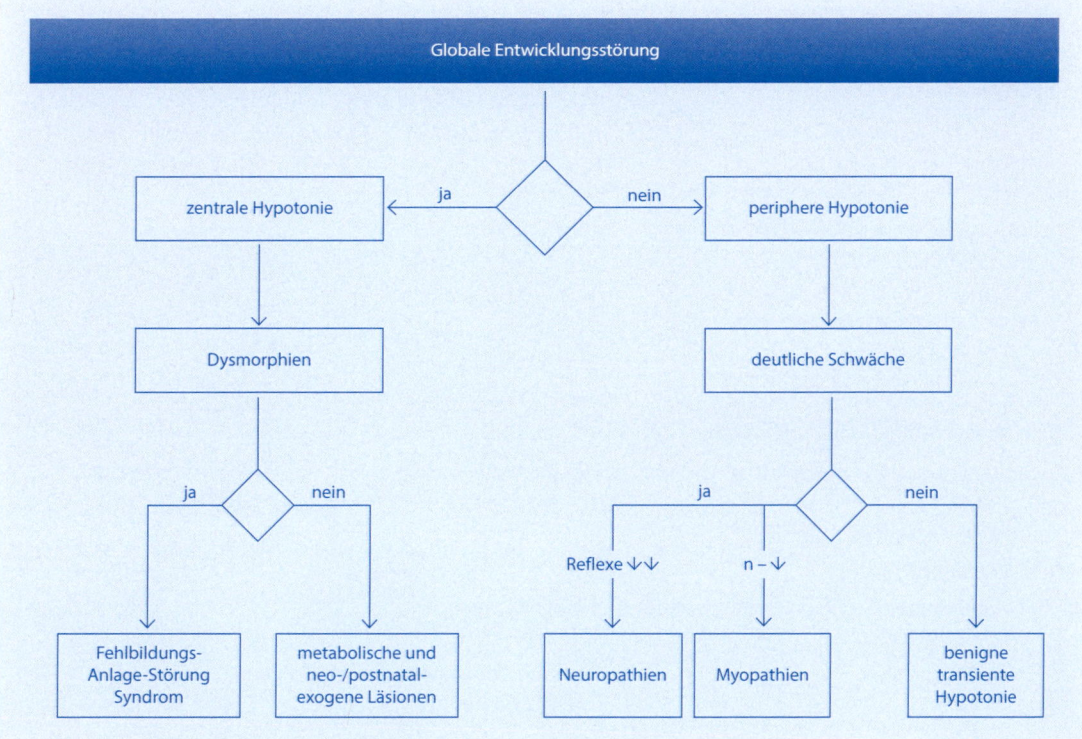

○ **Abb. 3.27**   Differenzialdiagnose der muskulären Hypotonie. (Nach Michaelis 2010a, b)

Für eine periphere Hypotonie spricht:
- Generelle muskuläre Schwäche
- Abgeschwächte oder fehlende Muskeleigenreflexe.

Anhand von An- oder Abwesenheit der oben genannten Kriterien lässt sich die muskuläre Hypotonie zuordnen (○ Abb. 3.27):
Eine Auswahl wichtiger Differenzialdiagnosen der Muskelhypotonie und auf sie hinweisende Besonderheiten gibt ○ Tab. 3.16.

■ **Hinweiszeichen auf eine infantile Zerebralparese (ICP) im Säuglingsalter**
- Anamnese: Die Mutter beschreibt geringe Kindesbewegungen, prolongierte Entbindung
- Bis auf die schwersten Fälle einer ICP ist der Entwicklungsstand zunächst unauffällig. Mit zunehmendem Alter findet man immer mehr Auffälligkeiten. Ab dem 3. Monat, mit

weiterer Entwicklungsretardierung wird die Diagnose zunehmend sicherer. Hierbei ist zu beachten, dass nicht einzelne, sondern die Gesamtheit der Befunde ausschlaggebend sind!
- Pathologische „general movements"
- Hypertonus der Extremitäten, oft Hypotonus der Rumpfmuskulatur. In diesem Zusammenhang verstärkte Eigenreflexe. Die Kopfkontrolle bleibt schwach
- Die Waltezeit der sogenannten frühkindlichen Reaktionen ist verlängert. Zum Beispiel ist der Moro-Reflex nicht wie normal nach dem 3. Lebensmonat erloschen, der suprapubische Streckreflex besteht über den 2. Lebensmonat, der Handgreifreflex über den 6. Monat hinaus und behindert das Öffnen der Hand und den Handstütz. Auch die Auslösbarkeit des asymmetrischen tonischen Nackenreflexes und der Halsstellreaktion ist über die übliche Waltezeit hinaus verlängert

3

■ **Tab. 3.16**   Differenzialdiagnostik der Muskelhypotonie. (Mod. nach Enders 2010)

Begleitende Symptome	Verdachtsdiagnose	Diagnostik
Mit Entwicklungsretardierung Dysmorphiezeichen Multiorganbeteiligung	*Syndromale/metabolische Erkrankung*	*Genetik, Stoffwechseldiagnostik, Bildgebung*
– Dysmorphiezeichen, Vitium, Hypermobilität, Makroglossie	– Morbus Down	– Genetik
– Schläfrigkeit, Trinkschwäche, rasche Ermüdbarkeit, später Hyperphagie	– Morbus Prader-Willi	– Genetik
– Makroglossie, Kardiomyopathie	– Morbus Pompe	– Labor
– Progrediente Muskelschwäche, ZNS- und Augenbeteiligung, Kardiomyopathie	– Mitochondriopathie	– Labor, Biopsie
– Hüftdysplasie, Hohlfuß, Kyphoskoliose, Starre der mimischen Muskulatur, Mikrognathie, hoher Gaumen	– Andere Strukturmyopathien, z. B. Central-core-Krankheit	– Molekulargenetik, Biopsie
Mit Hyperreflexie	*Zentralmotorische Störung*	*Anamnese, Bildgebung*
– Zentrale Hypotonie mit peripherer Hypertonie, Dyskinesien	– Zerebralparese (s. ► Abschn. 4.4.1)[a]	– Perinatale Anamnese, Bildgebung
– Querschnittsniveau	– Querschnittslähmung, Spina bifida (occulta?)	– Anamnese, Bildgebung
Mit Muskelschwäche, Hypo-/Areflexie	*Neuromuskuläre Erkrankung/ Paresen*	*Labor, Biopsie, Bildgebung, Neurophysiologie*
– Aufmerksamer Blick, Zungenfaszikulationen, Glockenthorax, zunehmende motorische Entwicklungsverzögerung, Schluck- und Ateminsuffizienz	– Spinale Muskelatrophie Schädigung der Vorderhornzellen, (Borell 2015)	– Labor, Genetik
– Distal betonte Atrophie	– Neuropathie z. B. Dejerine-Sottas-Syndrom und Hypomyelinationssyndrom	– NLG, EMG, Labor, Nervenbiopsie
– Geburtstrauma?	– Erb- oder Klumpke-Lähmung	– Anamnese, Bildgebung, NLG, EMG
– Trink- und Atemschwierigkeiten, schwaches Schreien, Facies myastenicus (Ptosis, Hypomimie), Zunahme der Muskelschwäche bei Belastung	– Myasthenie, als transitorische neonatale Myasthenie durch diaplazentar übertragene mütterliche Antikörper	– Labor, Tensilon-Test, Anamnese
– Augen-/ZNS-Beteiligung, Kontrakturen	– Muskeldystrophie	– Labor, Biopsie, Bildgebung, Genetik
– Trinkschwäche, Klumpfuß, postnatale Maladaptation, zeltförmige Oberlippe	– Myotone Dystrophie	– Genetik
Mit Hypermobilität	*Bindegewebserkrankung*	*Genetik, Biopsie*
– Hyperelastizität der Haut, hypoplastisches Zungenbändchen	– Ehlers-Danlos-Syndrom	– Hautbiopsie
– Arachnodaktylie, Kontrakturen, Herzinsuffizienz	– Neonatales Marfan-Syndrom	– Genetik
– Mit allenfalls leichter motorischer Entwicklungsverzögerung, Besserung im Verlauf, keine weiteren Auffälligkeiten!	– Benigne transiente Hypotonie	– Keine weitere Diagnostik

(Fortsetzung)

◘ Tab. 3.16   (Fortsetzung)

Begleitende Symptome	Verdachtsdiagnose	Diagnostik
Diverses		
– Begrenzt auf die ersten Lebenswochen	– Konstitutionelle Variante	– Beobachtung
– Je nach Ursache	– Bei Erkrankungen wie Hypothyreose, Sepsis, Meningitis, nach Hirnblutungen etc.	– Je nach Erkrankung

[a]Hinweiszeichen auf eine infantile Zerebralparese (ICP) im Säuglingsalter
NLG Nervenleitgeschwindigkeit, *EMG* Elektromyografie

- Die Lagereaktionen nach Vojta fallen pathologisch aus (oft mit Streckmuster der Extremitäten), oder sind von vornherein nicht auslösbar
- Die Vielzahl der Abweichungen vom Normalen korreliert mit der Schwere der Erkrankung
- Eine Prognose, von den Eltern gern gefordert, ist nicht immer sicher, zumal geringfügige Abweichungen auch vorübergehend bestehen können (temporäre neurophysiologische Störung)
- Die sichere Diagnose einer spastischen ICP ist erst nach dem 1. Lebensjahr zu stellen, oft auch viel später, wenn im Laufe der weiteren Reifung des Zentralnervensystems (ZNS) ein Klonus auslösbar ist, die pathologischen Eigenreflexe und pathologische Fremdreflexe weiterhin bestehen. Vorher kann man von „zu erwartender Spastik" sprechen
- Diagnostik: Entwicklungsuntersuchung (bei jeder Wiedervorstellung erneut durchgeführt), MRT, Elektroenzephalografie (EEG), Stoffwechseluntersuchungen, Liquorpunktion, serologische Untersuchungen je nach Art des Krankheitsbildes
- Die Kombination mit möglichen weiteren Störungen vervielfältigt das Bild: kognitive Störungen, Epilepsie, Seh-, Hörprobleme. Weiter s. ► Abschn. 4.4.1

In jedem Fall sind Verlaufsbeobachtungen zur Sicherung der Diagnose erforderlich (Merkenschlager 2007).

Fallbeispiel (◘ Abb. 3.28, 3.29 und 3.30)

Das Kind Max N. kam mit 6 Wochen zur geplanten Sonografie der Hüften. Max war zum errechneten Zeitpunkt geboren, die Entbindung erfolgte aus mütterlicher Indikation (Hypertonie) per Sectio. Wir stellten eine 1a-Hüfte beiderseits nach Graf fest. Bei der Untersuchung fiel eine allgemeine muskuläre Hypotonie auf mit entsprechend fehlender Kopfkontrolle. Bei weiteren Untersuchungen im Verlauf konnte das Kind den Kopf in Bauchlage kurzzeitig halten; es blieb ein „floppy infant". Wir verordneten Krankengymnastik auf neurophysiologischer Basis nach Bobath. Mit 7 Monaten – Max war inzwischen ein aufmerksames munteres Kind – zog er sich beim Traktionsversuch selbst hoch, kam aber nicht zum selbstständigen Sitzen, die Landau-Reaktion war pathologisch, der Kopf konnte nicht angehoben werden. Mit 9 Monaten kam das Kind zum Sitzen, mit „Sitzbuckel" und nur kurzzeitig. Zwischenzeitlich war Max in der Kinderklinik Chemnitz serologisch und mit MRT untersucht worden, alles ohne pathologische Befunde. Die Mutter lehnte weitere Untersuchungen, z. B. eine Muskelbiopsie, ab, war aber nach 3 Jahren der motorischen Stagnation mit einer molekulargenetischen Untersuchung einverstanden. Mit 4 Jahren wurde (nach Sequenzierung der mitochondrialen DNA) die Diagnose gestellt: Mitochondriale Myopathie mit isoliertem Komplex-IV-Mangel (Prof Merkenschlager, Neuropädiatrische Ambulanz

der Universitätsklinik Leipzig; Prof. Deschauer, Neurologische Universitätsklinik Halle). Mit 5 Jahren konnte Max kurzzeitig mit Unterstützung stehen. Der Zustand verschlechterte sich dramatisch während einer Mutter-Kind-Kur, bei der Max trotz der bekannten Diagnose krankengymnastisch überfordert wurde. Seither benutzt das Kind den Rollstuhl dauerhaft. Der weitere Verlauf bleibt abzuwarten.
Das Beispiel zeigt, dass für die Diagnosestellung wiederholte Kontrollen im Wachstumsverlauf des Kindes unerlässlich sind.

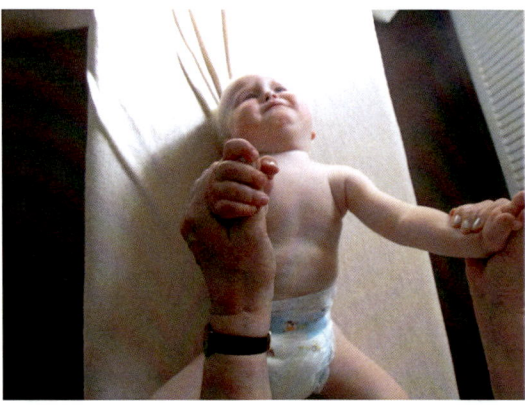

◘ Abb. 3.28   Max 9 Mon hypotones Kind, „floppy infant"

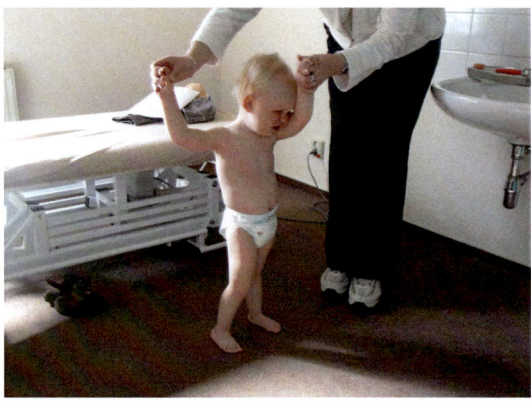

◘ Abb. 3.30   Max, 2 Jahre alt, erste Stehversuche mit Unterstützung

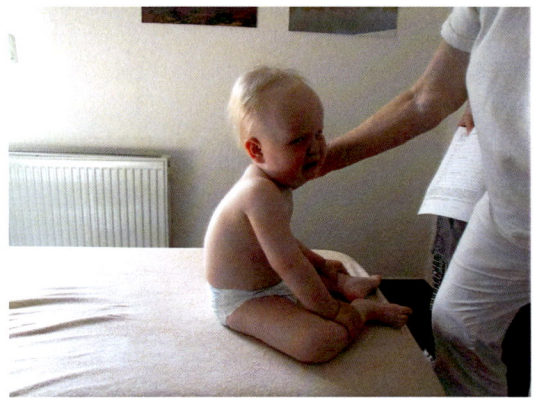

◘ Abb. 3.29   Max, mit 16 Monaten Sitzbuckel

▪ Therapie

Gibt es keine Hinweise auf eine zugrunde liegende Erkrankung, sondern neben der Hypotonie lediglich eine leichte bis mittelgradige motorische Entwicklungsverzögerung, ist zunächst keine weitere Diagnostik notwendig und ein beobachtendes Abwarten für einige Monate gerechtfertigt, zumal, wenn sich die motorischen Defizite im Verlauf verbessern (Carboni 2002; Jeannet 2006; Mintz-Itkin 2009). Gleichwohl profitieren viele dieser Kinder von manualmedizinischen oder osteopathischen Behandlungen, da diese eine Optimierung der afferenten Propriozeption bewirken. Das gilt auch für die Muskelhypotonie struktureller Genese. Begleitende Funktionsstörungen, besonders der kraniozervikalen Region, sind zu beseitigen mit dem Ziel, die posturale Kontrolle zu verbessern. Eine physiotherapeutische Behandlung nach Bobath soll pathologische Haltungsmuster hemmen und physiologische Haltungsmuster bahnen, die Therapie nach Vojta über Reflexbahnung die Entwicklung vorantreiben. Nach unseren Erfahrungen muss jede krankengymnastische Therapie sehr schonend und gut dosiert erfolgen, denn die hypotone Muskulatur ist nur schwer belastbar, wie auch das obige Fallbeispiel zeigt.

Bei Hinweisen auf eine zugrunde liegende strukturelle Erkrankung gilt es, möglichst frühzeitig eine Diagnose zu sichern, da es sich abzeichnet, dass viele der bisher als unbehandelbar aufgefassten Erkrankungen therapierbar werden. Als Beispiel seien genannt

- die Behandlung der spinalen Muskelatrophie mit Nusinersen oder Zolgensma.
- die Behandlung der Duchenne-Erkrankung mit Ataluren für die Kinder, die eine Nonsense-Mutation aufweisen (13 % der Duchenne-Patienten).

Exkurs Down-Syndrom (■ Abb. 3.31)

Das erstmals 1866 vom englischen Arzt John Langdon Down beschriebene, nach ihm benannte Syndrom wird verursacht durch das zusätzliche Vorhandensein eines dritten Chromosoms 21. Es ist die häufigste, lebensfähige numerische Chromosomen-anomalie (Sommer 2008) und tritt weltweit mit einer Inzidenz von ca. 1:750 Geburten in allen Ethnien auf (Roper 2006; Epstein 2001). In den zur Diagnose-sicherung durchgeführten Chromosomenanalysen oder der Fluoreszenz-in-situ-Hybridisierung (FISH) finden sich in ca. 95 % nondysjunktionale Trisomien, in 1 % Mosaike und in den restlichen 4 % Translokationen des Chromosoms oder eines Teils davon auf ein anderes, meist das Chromosom 14, (Roper 2006; Coppedè 2016). Die Diagnosestellung ist bereits pränatal möglich. Der wesentliche Risikofaktor für das Auftreten eines Down-Syndroms ist das mütterliche Alter (Sherman 2005; Coppedè 2016): Beträgt die Wahrscheinlichkeit einer Trisomie 21 für eine 20-jährige Schwangere 1:2000 und eine dreißigjährige 1:900, so steigt sie mit 35 auf 1:350, mit 40 auf 1:100 und mit 45 auf 1:30! Neben der obligatorisch vorhandenen, aber variabel ausgeprägten mentalen Retardierung und den regelhaft vorhandenen fazialen Stigmata wie Epikanthus und mongoloider Lidachse sind diverse mögliche Symptome und Besonderheiten bei Menschen mit Down-Syndrom beschrieben worden, von denen hier nur einige genannt sein sollen (Roper 2006; Epstein 1991):

- Weitere äußere Stigmata wie Bradydaktylie, Vierfinger- und Sandalenfurche, Minderwuchs

- Fehlbildungen innerer Organe, z. B. Herzfehler (oft hämodynamisch relevant!), Duodenalstenose oder -atresie, Morbus Hirschsprung
- Endokrinologische Erkrankungen, z. B. kongenitale oder erworbene Hypothyreose
- Höheres Tumorrisiko, insbesondere Leukämie
- Höheres Risiko für Autoimmunerkrankungen wie Zöliakie, Thyreoiditis, Diabetes mellitus Typ 1, juvenile idiopathische Arthritis
- Seh- (> 60 %) und Hörstörungen (> 70 %)
- Muskelhypotonie
- Immundefekt mit Infektanfälligkeit
- Hohes Risiko zur Entwicklung eines Morbus Alzheimer (das Amyloid-Precursor-Protein codiert auf Chromosom 21 (Schupf 2002))
- Psychomotorische Entwicklungsverzögerung
- Höheres Risiko für Epilepsie
- Genua valga, Skoliose.

Betrug die Lebenserwartung für Menschen mit Down-Syndrom vor 100 Jahren noch 9 Jahre, erleben nun 80 % der Betroffenen ihren 60. Geburtstag!
Für den Manualmediziner und Osteopathen sind folgende Aspekte von besonderer Bedeutung:
Die orofaziale Anatomie bei Patienten mit Down-Syndrom begünstigt zusammen mit der Muskelhypotonie und der Störung des Immunsystems das Auftreten von Ernährungsschwierigkeiten, Mittelohrergüssen, Hör- und Sprachentwicklungs-störungen. Neben der orofazialen Regulations-therapie nach Castillo Morales, ggf. verbunden mit einer stimulierenden Gaumenplatte

(Castillo Morales 1982), kann ggf. die Mobilisierung der Schädelsuturen, des Kiefergelenks und blockierter Segmente der Halswirbelsäule positive Effekte auf den Verlauf der oben genannten Erkrankungen haben (Handoll 1998). 60 % zeigen einen Pes planus, der verbunden mit dem häufig anzutreffenden Übergewicht zu Bewegungsmangel und seinen Folgeschäden führen kann (Selby-Silverstein 2001; Concolino 2006). Bei fast jedem 10. Patienten finden sich behandlungs-bedürftige Auffälligkeiten am Hüftgelenk wie Morbus Perthes, Epiphysiolysis capitis femoris oder eine sich meist erst nach Laufbeginn entwickelnde Hüftdysplasie. Down-Patienten sind hypermobil und muskelhypoton. 10–30 % zeigen eine **atlantoaxiale Instabilität**, verursacht durch ein laxes Ligamentum transversum oder ein Os odontoideum, teilweise mit Subluxation, die wiederum zu einer Myelopathie führen kann. Neurologisch auffällig werden hierdurch nur 1–2 % (Bull 2011). Neben Lähmungs-erscheinungen oder Zeichen der Spastik können die Kinder durch ein verändertes Gangbild, die Weigerung an üblichen Aktivitäten teilzunehmen, einen Wechsel der Handdominanz, Nackenschmerzen, einen akuten Tortikollis (!) oder auch eine sekundäre Harninkontinenz auffällig werden (Au-Yong 2008; Worley 2004). Neurologische Befunde gehen einer akuten atlantoaxialen Instabilität oft voraus, weswegen bei jedem Verdacht eine sorgfältige neurologische Untersuchung erfolgen sollte (Davidson 1988; Pueschel 1992). Die Aussagekraft von Röntgenbildern ist begrenzt:

3

Vor dem 3. Lebensjahr ist mangels Knochenreife der für die radiologische Diagnose maßgebliche Abstand zwischen vorderem Atlasbogen und Dens axis nicht beurteilbar

(Bull 2011). Ein Normalbefund schließt ein späteres Auftreten einer atlantoaxialen Instabilität nicht aus (Burke 1985). Vor diesem Hintergrund erklärt sich, warum bei der

Behandlung von Funktionsstörungen insbesondere in der Kraniozervikalregion Vorsicht geboten ist und sich Manipulationen in diesem Bereich verbieten!

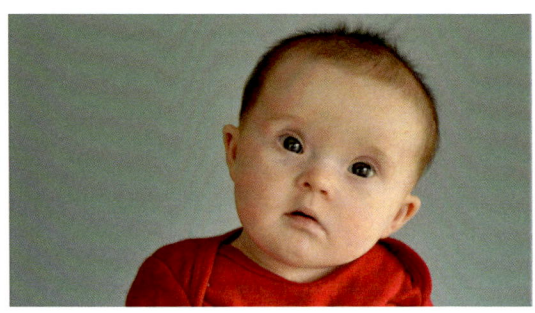

◘ Abb. 3.31   Friederike, 7 Monate altes Mädchen mit Down-Syndrom (Foto der Familie)

3.10 Muskuläre Hypertonie beim Säugling

Ein muskulärer Hypertonus beim Säugling kann Normvariante, Zeichen einer Funktionsstörung, aber auch Symptom einer zentralnervösen Pathologie sein. Darum soll nachfolgend beschrieben werden, wie dies unterschieden werden kann und welche differenzialdiagnostischen Erwägungen für den Manualmediziner von Bedeutung sind. Die zunächst wichtigen Informationen zum Muskeltonus ergeben sich

- aus der Betrachtung des Spontanverhaltens des Säuglings (eine verminderte und/oder asymmetrische Spontanbewegung ist bereits ein Warnsignal für eine mögliche zentralnervöse Störung),
- aus der Palpation des ruhenden Muskels (eine sehr subjektiv beeinflusste Wahrnehmung des Untersuchers, daher ist der Seitenvergleich wichtig),
- sowie der Palpation des Widerstands in Verlängerungsstellung des Muskels, auch hier im Seitenvergleich.

Darüber hinaus helfen die Anamnese und zusätzliche Befunde bei der Einordnung der Symptomatik, so die Eigen- und Fremdreflexe

und die weitere neurologische Untersuchung, sowie Stand und Dynamik der kindlichen Entwicklung.

Diese Befunde erfordern eine Diagnostik zur weiteren Differenzierung (◘ Tab. 3.17).

Zu beachten ist: Ein oder mehrere Symptome sind Warnhinweise. Eine endgültige Diagnose z. B. einer infantilen Zerebralparese ist oft erst nach dem Säuglingsalter im Laufe des Reifungsprozesses zu stellen, zumal der für eine Spastik typische, reflektorische Dehnungswiderstand der Muskulatur, eventuell verbunden mit Kloni, erst später auftritt (Vojta 2007).Viele Therapeuten sprechen daher von „drohender Spastik", gemeint ist die zu erwartende Spastik, (Michaelis 2010a, b; Buckup 2001; Baumann 2013; Vojta 2007, 2008).

Differenzialdiagnostisch ist außer der am häufigsten auftretenden infantilen Zerebralparese (s. ► Abschn. 4.4.1) an prä- oder perinatal erworbene ZNS-Läsionen, aber auch neurometabolische oder -degenerative Erkrankungen zu denken. An spinale Prozesse muss bei isoliertem Hypertonus *einer* Extremität gedacht werden. Die weitere Diagnostik sollte durch den Neuropädiater erfolgen!

Ein *lokal umschriebener Hypertonus* allein ohne die oben genannten Befunde weist dagegen eher auf ein segmentales Geschehen hin. Es sollte dann nach Funktionsstörungen gesucht und diese behandelt werden. Zum Beispiel ist eine Funktionsstörung der Kopfgelenkregion immer mit einer Hypertonie, besser Verspannung, der subokzipitalen Muskulatur verbunden, vergleichbar mit den „reflektorisch algetischen Krankheitszeichen" des Erwachsenen. Die Kinder reklinieren den Kopf manchmal auf groteske Weise, bekannt als „Kissenbohrer" (s. ► Abschn. 3.5).

Eine allgemeine Muskelhypertonie, eventuell verbunden mit einer (oft erheblichen)

◨ **Tab. 3.17** Hinweise auf einen pathologischen Ursprung einer Muskelhypertonie	
Symptome	Hinweise zur möglichen Ursache der Muskelhypertonie
Verteilungsmuster der hypertonen Muskulatur (generalisiert, Beuge- und/oder Strecktonus, Seitenunterschiede?)	Mangelhafte Rumpf- und Kopfkontrolle infolge hypotoner Rumpfmuskulatur, kombiniert mit hypertoner Extremitätenmuskulatur sind oft die ersten frühen Auffälligkeiten bei Infantiler Zerebralparese. Auch ein Beugetonus der oberen und Strecktonus der unteren Extremitäten sind typisch für eine zentralnervöse Läsion.
Entwicklungsverzögerung	Beantwortung der Frage: „Ist der Entwicklungsstand des Säuglings altersgerecht?" Eine Entwicklungsverzögerung allein kann eine vorübergehende Erscheinung sein (**transitorischer neurologischer Befund,** Michaelis 2010a, b), sie ist aber ein pathologisches Zeichen im Zusammenhang mit weiterer Symptomatik
Dysmorphie	Begleitende Dysmorphien oder Fehlbildungen sprechen für eine pathologische Ursache
Gesteigerte Muskeleigenreflexe, z. B. Bizepssehnenreflex, Fingerbeugereflex, Patellarsehnenreflex, Achillessehnenreflex, Zehenbeugereflex (Rossolimo)	Ein Hinweis auf eine Pyramidenbahnläsion, besonders bei Seitendifferenz und der typischen Verbreiterung der Reflexzone. Eine Reflexsteigerung bis zum Klonus ist frühestens bei älteren Säuglingen zu erwarten, entsprechend dem Entwicklungsstand (Vojta 2008)
Abgeschwächte oder seitendifferente Fremdreflexe, z. B. Bauchhaut-, Kremasterreflex	Insbesondere die seitendifferente Auslösbarkeit spricht für eine Schädigung der jeweils beteiligten Neurone, zentral oder peripher
Pathologische Reflexe: Pyramidenbahnzeichen über das Alter der Pyramidenbahnreifung hinaus sind als pathologisch zu beurteilen, z. B. die Reflexe nach Babinski, Gordon, Oppenheim	Läsion des ersten motorischen Neurons
Auffällige frühkindliche Reaktionen, z. B. Such-, Saugreflex, palmarer und plantarer Greifreflex; Moro-Reaktion; des Weiteren Labyrinth- und Stellreflexe wie der Galant-Reflex, der symmetrische und asymmetrische tonische Nackenreflex. Auch der suprapubische Streckreflex über den 2. Lebensmonat hinaus ist als pathologisch anzusehen	Fehlendes oder spätes Auftreten oder Verlängerung der physiologischen „Waltezeit" spricht für eine frühkindliche zerebrale Störung. Die physiologische Waltezeit wird von den Autoren oft unterschiedlich angegeben. Die Vielzahl der Abweichungen sichert die Relevanz der Befunde
Muskelatrophien	Neuromuskuläre Ursache, z. B. Myopathie, Muskeldystrophie, spinale Muskelatrophie

Hyperexzitabilität mit ausfahrenden Moro-Reaktionen auf Geräusche, Erschütterungen oder Lagewechsel und nachfolgend anhaltendem Schreien kommt auch als *transitorischer neurologischer Befund* vor (Michaelis 2010a, b). In Abwesenheit pathologisch gesteigerter Reflexe, eines positiven Babinski-Reflexes und einer Rumpfhypotonie verschwindet die Symptomatik üblicherweise im Verlauf der ersten Lebensmonate. Die betroffenen Säuglinge sollten genauer überwacht, die oft belasteten Mütter aber angesichts der guten Prognose beruhigt werden.

Therapie

Die Behandlung der Säuglinge mit Hypertonus *und den oben genannten Warnsignalen* erstreckt sich auf physiotherapeutische neurophysiologische Maßnahmen mit dem Ziel, pathologische Reflexe zu hemmen, altersgerechte Reflexe zu bahnen und damit, soweit möglich,

3

einen Entwicklungsschub auszulösen. Aufgabe des Manualmediziners ist es, Funktionsstörungen insbesondere der Schlüsselregionen begleitend zu behandeln.

Literatur

Akhnikh S, Engelberts AC, van Sleuwen BE, L'Hoir MP, Benninga MA (2014) Das übermäßig weinende Kind: Ätiologie und Behandlung'. Pediatr Ann 2014(43):e69–e75

Akpinar S, Gogus A, Talu U et al (2003) Surgical management of the spinal deformity in Ehlers-Danlos Syndrome type Vi. Genet Med 2003:135–140

Altschuler SM (1992) Pathophysiology of Gastroesophagealreflux. In: Polin R, Fox W (Hrsg) Fetal and neonatal physiology. WB Saunders, Philadelphia

Ammermann M (2017) Spreewaldstudie, Studie Zur manualmedizinischen Einmalbehandlung von KiSS-Kindern. ÄMM, ZIMMT, Berlin

Anderson KJ (2009) Mastoiditis. Pediatr Rev 30(6):233–234

Anissipour AK, Hammerberg KW, Caudill A et al (2014) Behavior of scoliosis during growth in children with osteogenesis imperfecta. J Bone Joint Surg Am 96:237–243

Bahm J, Ocampo-Pavez C, Disselhorst-Klug C et al (2009) Die Plexusparese beim Kind Behandlungsstrategie, Langzeitergebnisse und Prognose. Dtsch Arztebl 106(6):83–90

Baumann T (2013) Atlas der Entwicklungsdiagnostik. Thieme, Stuttgart

Beller FK (2000) Erb'sche und Klumpke'sche Lähmung als Folge einer Schulterdystokie. Speculum – Z Gynäkol Geburtshilfe 18:18

Beller FK (1956) Geburtsstillstand nach Geburt des Kopfes durch regelwidrige Schultereinstellung. Geburtsh Frauenheilk 1956(18):1004–1007

Bellur S, Jain M, Cuthbertson D et al (2016) Cesarean delivery is not associated with decreased at-birth fracture rates in osteogenesis imperfecta. Genet Med 2016:570–576

Berger R, Michaelis R (2016) Entwicklungsneurologische Diagnostik des Kleinkindes und Kindes, Variabilität und Grenzsteine. Man Med 54:279–287

Beyer L (2003) Theoretische Grundlagen der Verkettung von Symptomen in der Manuellen Medizin. Man Med 41(1):268–271

Beyer L, Geipel E, von Heymann W et al (2015a) Einsatz von Röntgennativaufnahmen in der Manuellen Medizin. Empfehlungen der DGMM zur Indikation für Röntgennativdiagnostik vor Manipulationsbehandlung mit Impuls (HVLA). Man Med 53:209–212

Beyer L, Sacher R (2017) Hypothese einer propriozeptiven Dysfunktion, Basis einer Manuellen Medizin im Kindesalter. Man Med 4:225–226

Bialocerkowski AE, Vladusic SL, Wei NC (2008) Prevalence, risk factors, and natural history of positional plagiocephaly: a systematic review. Dev Med Child Neurol 50(8):577–586

Biedermann H (1999a) Das KiDD-Syndrom: ADS als funktionell-sensorische Störung. Enke, Stuttgart

Biedermann H (1993) Das KiSS-Syndrom der Neugeborenen und Kleinkinder. Man Med 31:97–107

Biedermann H (2008) Funktionelle Pathologie der Wirbelsäule und ihr Einfluss auf die sensomotorische Entwicklung. Man Med 46:17–22

Biedermann H (2007a) Interaktion von HWS mit Kau- und Kieferapparat. Diagnostische Anhaltspunkte und klinische Muster. Man Med 4(4):247–254

Biedermann H (2007b) KiSS-Kinder. Thieme, Stuttgart

Biedermann H (1999b) Manualtherapie bei Kindern. Enke, Stuttgart

Biedermann H (2006) Manuelle Therapie bei Kindern. Elsevier, München

Bindt C, Schulte-Markwort M (2017) Schreien und persistierende Unruhe im Säuglings- und Kleinkindalter. Monatsschr Kinderheilkd 165(2017):73–85

Birdi K, Prasad AN, Prasad C et al (2005) The floppy infant: retrospective analysis of clinical experience (1990–2000) in a tertiary care facility. J Child Neurol 20:803–808

Blecher C (2008) Nicht alles wächst sich aus, Österreichische Hebammenzeitung

Bluestone CD, Klein JO (1995) Otitis media in infants and children. Saunders, Philadelphia

Bluestone CD, Sylvan SE, Kenna MA (1996) Pediatric Otonaryngeology, Sounders, 388–583

Borell S, Pechmann A, Kirschner J (2015) Spinale Muskelatrophie. Diagnose und Therapie. Monatsschrift Kinderheilkunde 163(12):1293–1304

Borusiak P (2017) Neuronale Umbauprozesse im Säuglingsalter und transitorisch-neurologische Symptome. In: ZIMMT (Hrsg) Zirkel für manualmedizinische und Entwicklungstherapie, 16.-18.3.17. ZIMMT, Berlin

Bosma JF (1986) Anatomy of the infant head. Johns Hopkins University Press, Baltimore

Bottos M, Dalla Barba B, Stefani D et al (1989) Locomotor strategies preceding independent walking: prospective study of neurological and language development in 424 cases. Dev Med Child Neurol 31:25–34

Brenner R, Taurman R (2017) Angeborene Bindegewebserkrankungen mit skelettalem Phänotyp. Orthop Unfall 12(2):131–153

Brenner R, Vetter U, Bollen A et al (1994) Bone resorptionassessed by immunoassay of urunary cross-linked collagenpeptidesin patients with osteogenesis imperfecta. J Bone Miner Res 9:993–997

Brodsky MC (2016) Torticollis and head oscillations. Pediatric neuro-ophthalmology. Springer, New York, S 580

Buchmann J (2010) Neurophysiologische Grundlagen von Tonuserhöhung und -Abschwächung – ausgewählte Krankheitsbilder. Kursskripte Manuelle Medizin bei Kindern, Ärztegesellschaft Manuelle Medizin Berlin, 46–50

Buchmann J, Arens U, Harke G, Kayser R, Smolenski U (2011) Differenzialdiagnostik Manualmedizinischer

Syndrome des Thorax und des Abdomens unter Einbeziehung osteopathischer Verfahren. Man Med 4:244–260

Buchmann J, Arens U, Harke G, Smolenski U, Kayser R (2012) Manualmedizinische Syndrome bei unteren Rückenschmerzen: Teil II, Differenzialdiagnostik und Therapie unter Einbeziehung osteopathischer Verfahren. Man Med 50:374–386

Buchmann J, Harke G, Kayser R, Smolenski U (2010) Differenzialdiagnostik Manualmedizinischer Syndrome der Oberen Extremität unter Einbeziehung osteopathischer Verfahren. Man Med 2010(3):179–191

Buckup K (2001) Kinderorthopädie, 2. Aufl. Thieme, Stuttgart

Bull MJ, (2011) Health supervision for children with Down syndrome. Pediatrics 128:393–406

Burke SW, French HG, Roberts JM et al (1985) Chronic atlanto-axial instability in Down syndrome. Am J Bone Joint Surg A985 67(9):1356–1360

Canivet C, Hagander B, Jakobsson I, Lanke J (1996) Infantile Kolik – seltener als bisher geschätzt? Acta Paediatr 1996(85):454–458

Capone A, Boltshauser E (2002) Plagiocephalus: Prävention und Therapie. Paediatrica 13:24–27

Carboni P, Pisani F, Crescenzi A et al (2002) Congenital hypotonia with favourable outcome. Pediatr Neurol 26:383–386

Carreiro JE (2004) Pädiatrie aus osteopathischer Sicht – Anatomie, Physiologie, Krankheitsbilder. Elsevier, Urban & Fischer

Carrick FR (2001) The treatment of cervical dys- tonia by manipulation of the cervical spine. Int J Appl Kinesiology Kinesiol Med 2001(10):20–36

Cedzich C, Farmand M (2003) Diagnostik und Therapie der Nichtsyndromalen und syndromalen Kraniosynostosen. HNO 2003(3):198–208

Chauhan SP, Grobman WA, Gherman RA et al (2005) Suspicion and treatment of the macrosomic fetus: a review. Am J Obstet Gynecol 193:332–346

Cheng JC, Tang SP, Chen TM (1999) Sternocleidomastoid Pseudotumor und angeborene muskuläre Torticollis bei Säuglingen: Eine prospektive Studie von 510 Fällen. J Pediatr 134:712–716

Cheng JC, Wong MW, Tang SP, Chen TM et al (2001) Clinical determinants of the outcome of manual stretching in the treatment of congenital muscular torticollis in infants. A prospective study of eight hundred and twenty-one cases. J Bone Joint Surg 83-A:679–687

Coenen W (2011) Bewegungsstörungen im Säuglingsalter. Man Med 49:171–188

Coenen W (1992) Die Behandlung der sensomotorischen Dyskybernese bei Säuglingen und Kindern durch Atlastherapie nach Arlen. Orthop Praxis 28:386–392

Coenen W (1996a) Die sensomotorische Integrationsstörung. Man Med 34:141–145

Coenen W (1996b) Manualmedizinische Diagnostik und Therapie bei Säuglingen. Man Med 34:108–113

Coenen W (2001) Manuelle Medizin bei Kindern – eine entwicklungsneurologische Indikation. Man Med 39:195–201

Coenen W (2009) Manuelle Medizin bei Säuglingen und Kindern. Springer, Heidelberg

Coenen W (2004) Neurologische und manuelle Standarduntersuchung bei Säuglingen mit Bewegungsstörungen. Man Med 42:293–303

Coenen W, Barth F, Henning P, Kemlein W, Martin S, Plašek J, Ruprecht M, Scheunemann R, Seifert I (2015) Atlastherapie nach Arlen: 3-Zeichen-Test statt Röntgen. Ergebnisse einer multizentrischen Studie. Man Med 53:330–337

Cohn R, Voit T, Michalk D, Schönau E (Hrsg) (1999) Muskelschwäche, Differentialdiagnose Pädiatrie. Urban & Schwarzenberg, München

Collins A, Jankovic J (2006) Botulinum toxin injection for congenital muscular torticollis presenting in children and adults. Neurology 67(6):1083–1085

Colver AF, Nevantaus H, MacDougall CF et al (2005) Severe food-allergic reactions in children across the UK and Ireland. Acta Paediatr 94:689–695

Concolino D, Pasquzzi A, Capalbo G et al (2006) Early detection of podiatric anomalies in children with Down syndrome. Acta Paediatr 95(1):17–20

Dahan-Oliel N, Kasaai B, Montpetit K et al (2012) Effectiveness and safety of botulinum toxin type a in children with musculoskeletal conditions: what is the current state of evidence? Int J Pediatr 2012:898–924

Davids JR, Wenger DR, Mubarak SJ (1993) Congenital muscular torticolls;sequelaof intrauterineor perinatal compartment syndrome, zit. bei Martin, S. J pediatrOrthop13 141–147

Davidson RG (1988) Atlantoaxial instability in individuals with Down syndrome: a fresh look at the evidence. Pediatrics 81(6):857–865

Deutsche Gesellschaft für Kinder- und Jugendpsychiatrie und Psychotherapie et al (Hrsg) (2007) Leitlinien zur Diagnostik und Therapie von psychischen Störungen im Säuglings-, Kindes- und Jugendalter, 3. Aufl. Deutscher Ärzte Verlag, Köln, S 357–378

DGMM (2013) Manuelle Medizin im Kindesalter – Konsens zu Symptomkomplexen, Diagnostik und Therapie. Stellungnahme: Manuelle Medizin im Kindesalter Man Med 51:414–425

Do TT (2006) Kongenitale muskuläre Torticollis: Aktuelle Konzepte und Überprüfung der Behandlung. Curr Opin Pediatr 18:26–29

Döderlein I, Wenz W, Schneider U (2002) Der Knickplattfuß. Springer, Berlin

Dörhage K (2010a) Klinische Bedeutung, Prophylaxe und Therapie der lagebedingten Plagiozephalie. Man Med 48:135–140

Dörhage K (2010b) Ursache und Diagnostik der lagebedingten Plagiozephalie. Man Med 48:125–134

Dornes M (2000) Die emotionale Welt des Kindes, 5. Aufl. Fischer, Frankfurt a. M.

Dougali F, Kruse S, Möller J (2010) Das Sandifer-Syndrom. Klin Padiatr 2010:222

Dudkiewicz I, Ganel A, Blankstein A (2005) Congenital Muscular Torticollis in Infants:Ultrasound-Assisted Diagnosis and Evaluation Zit. Bei Martin, S. J Pediatr Orthop 25:812–814

3

Dußler E, Raab P, Kunz B, Kirschner S, Witt E (2002) Mandibuläre Mittellinienverschiebungen und Asymmetrien des Halte- und Bewegungsapparates bei Kindern und Jugendlichen. Man Med 2:116–119

Enders A (2010) Der hypotone Säugling. Monatsschr Kinderheilkd 158(2010):889–900

Epstein CJ, Korenberg JR, Anneren G et al (1991) Protocols to establish genotype-phenotype correlations in Down syndrome. Am. J. Hum. Genet. 49(1):207–235

Epstein CJ (2001) Down Syndrome (trisomy 21). In: Scriver CR, Beaudet AL, Sly WS, Valle D (Hrsg) The metabolic and molecular bases of inherited diseasesNew York1223–1256

Falkenau HA (1989) Sprachentwicklungsverzögerung durch Kopfgelenkblockierung. Man Med 27:8–10

Fischer MJ, Riedlinger K, Gutenbrunner C, Bernateck M (2009) Influence of the temporomandibular joint on range of motion of the hip joint in patients with complex regional pain syndrome. J Manipulative Physiol Ther 32(5):364–371

Freedman SB, Al-Harthy N, Thull-Freedman J (2009) Das weinende Kind: Diagnostische Tests und Häufigkeit schwerer zugrunde liegende Krankheit. Pädiatrie 123:841–848

Freesmeyer M, Wurst C, Uberrueck T, Scholz T, Knosel T, Schulz S, Settmacher U (2009) Intraoperative identification of a neuroendocrine tumour diagnosed by 68ga-dotatoc pet but undetectable by surgical palpation or conventional imaging. Nuklearmedizin 48:N50–N51

Freesmeyer WB, Hofmann M (2007) Funktionsstörungen im Kopf- Halsbereich: Für Mediziner und Zahnmediziner. Thieme, Stuttgart

Freesmeyer WB (1998) Funktionelle Befunde im orofacialen System und deren Wechselwirkungen. Hanser, München (Erstveröffentlichung 1987)

Freesmeyer WB (1993a) Klinische Funktionstherapie. Hanser, München

Freesmeyer WB (1993b) Zahnärztliche Dysfunktionstherapie. Hanser, München

Frymann VM (1976) The trauma of birth. Osteopathic Annals 5:197–205

Furrer F, Deonna T (1982) Persistent toe walking in children. A comprehensive clinical study of 8 cases. Herv Paediatric Acta 37:301–316

Garrison M, Christakis DA (2000) systematic review of treatments for infant colic. Pediatrics 106:84–90

Garten H (2011) Die Neurologie spinaler Manipulationen. Man Med 2011(49):142–149

Gatti D, Antoniazzi F, Prizzi R et al (2005) Intravenous neridronate in children with osteogenesis imperfecta: a randomized controlled study. J Bone Miner Res 20:758–763

Geipel E (2010) Interraterreliabilität und Prävalenz von manuellen Untersuchungsbefunden des Bewegungssystems im Säuglingsalter, Dissertation, Medizinischen Fakultät der Friedrich-Schiller-Universität Jena

Glorieux FG (Hrsg) (2007) Guide to osteogenesis imperfecta for pediatricians and family practice physicians. Md: Osteogenesis Imperfecta Foundation. Bethesda, Gaithersburg, S 17–19

Graf R (1980) The diagnosis of congenital hip-joint dislocation by the ultrasonic compound treatment. Arch Orthop Traum Surg 97:117–133

Graf R (1983) New possibilities for the diagnosis of congenital hip joint dislocation by ultrasonography. J Pediatr Orthop 25:354–359

Graumann-Brunt S (2000) Auswirkungen KiSS auf Sprache, Referat, Salzburg

Graumann-Brunt S (2006) Logopädie in Handbuch der Pädiatrischen Osteopathie. Urban & Fischer, München

Greenman P (1998) Lehrbuch der osteopathischen Medizin. Haug, Heidelberg

Gutmann G (1968) Das cervical-diencephal-statische Syndrom des Kleinkindes. Man Med 6:112–119

Gutmann G (1975) Die pathogenetische Aktualitätsdiagnostik. In: Lewit K, Gutmann G, (Hrsg) Funktionelle Pathologie des Bewegungssystems Rehabilitacia Obzor, Bratislava, S 10–11, 15–24

Habal Mutaz BJ (2002) The new culture of flat heads: a global phenomenon or a local variance. Craniofac Surg 13:193–195

Ham EJ, GAM ten Heiden, Isaak AW (2004) Sqinting-viewed from a different angle. The effectiveness of osteopathy with children having a convergent/divergent strabismus. Zit. B. Liem. ed. by College Sutherland, Antwerpen

Handoll N (1998) The Osteopathic Management of Children with Down's Syndrome.British Osteopathic Journal XXI:11–20

Hardgrib N, Rahbek O, Möller-Madsen B et al (2017) Beeinflussen geburtshilfliche Risikofaktoren wirklich die Ätiopathogenese des kongenitalen muskulären Torticollis? J Orthop Traumatol 18:359

Harke G, Kayser R, Moll H et al (2017) Segmentale Untersuchung – Positionspapier der DGMM. Gemeinsames Lehrerseminar der DGMM-SAMM, DGMM

Harris SR (2008) Congenital hypotonia: clinical and developmental assessment. Dev Med Child Neurol 50(12):889–892

Haslam RH (2000) Craniosynostosis. In: Behrman R, Kliegman R, Jenson H (Hrsg) Nelson Textbook of Pediatrics. Elsevier, Philadelphia, S 1812–1813

Hefti F (2000) Achsenfehler an den unteren Extremitäten. Orthopäde 29:814–820

Hefti F (2015) Kinderorthopädie in Der Praxis. Springer, Berlin

Hefti F (2002) Kongenitale Fehlbildungen an der Wirbelsäule. Der Orthopäde 2002(1):34–43

Heinicke D (2014) Wenn am Anfang die Spannung fehlt-Differentialdiagnose des hypotonen Säuglings. Manualmedizin – Bindung – Neuropädiatrie, Berlin 8.–10.5.2014

Herman M, Le A (2007) The crying infant. Emerg Med Clin North Am 25(4):1137–1159

Heymann W (2012) Tonusasymmetriesyndrom und Sensomotorische Dyskybernese. Man Med 50:285–288

von Heymann W, Locher H, Böhni U, Habring M (2012) Neuroanatomie Teil II, Fakten und Hypothesen zu Faszien, Dura und Hirnstamm. Man Med 50:6–15 von Heymann W, Smolenski U (2011) Die kranio-mandibuläre Dysfunktion (CMD). Man Med 5:347–360

Hockstein N, Samadi D, Gendron K et al (2004) Sialorrhea: a management challenge. Am Fam Physician 69:2628–2635

Hogdall C, Vestermark V, Birch M, Plenov G, Toftager-Larsen K (1991) The significance of pregnancy, delivery andpost-partum factors for the development of infantile colic. J of Perinat Med 19:251–257

Hohendahl J (1999) Die zentrale Koordinationsstörung Im Säuglingsalter. Man Ther 03:123–127

Hopf C (1997) Einflußnahme auf das Verhalten progredienter Skoliosen mit manuellen Techniken, Stellungnahme zu dem Artikel von J. Meißner: Manuelle Medizin (1996). Man Med 34:148–170

Høst A (2002) Frequency of cow's milk allergy in childhood. Ann Allergy Asthma Immunol 89(Suppl 1):33–37

Hoyer Kuhn H, Semler O (2013) Osteogenesis Imperfecta: Neues zur Pathogenese und Therapie. Pädiatrie Hautnah 25(1):28–32

Huang PY, Lin WC, Chiu BY, Chang HH, Lin KP (2013) Regression analysis of radial artery pulse palpation as a potential tool for traditional chinese medicine training education. Complement Ther Med 21:649–659

Hutchison L, Stewart A, Mitchell E (2007) Infant sleep position, head shape concerns, and sleep positioning devices. J Paediatr Child Health 43(Apr):243–248

Iliaeva S, Vassilieva L, Refisch A (2006) Kraniosakrales System und Funktionsstörungen der oberen HWS bei Säuglingen. Man Med 44:212–216

Illingworth RS (1979) Common symptoms of disease in children. Blackwell Scientific publications, Oxfort

Illingworth RS (1954) Three months colic. Arch Dis Child 29:165–174

Ingram D (1989) Phonological Disability in Children. Whurrpublishers, Lonndon Jersey City

Ismail J, Nallasamy K (2017) Weinende Säuglinge. Indian J Pediatr 84(2017):777–781

Jacobsen BA, Christensen JH, Falstie-Jensen N (1990) The clinical relevance and reproducibility of pedal pulse palpation. Ugeskr Laeger 152:469–471

Jakobson R (1969) Kindersprache, Aphasie und allgemeine Lautgesetze. Suhrkamp, Frankfurt a. M.

Jeannet PY (2006) Der hypotone Säugling. Paediatrica 17(1):21–23

Johannsen HS (2008) Stottern im Kindesalter, Prävention und Frühtherapie. Mon Kinderheilkd 156(9):867–874

Johnson H, King J, Reddihough DS (2001) Children with sialorrhea in the absence of neurological impairment. Child Care Health Dev 2001(27):591–602

Jorch G (2010) Prävention des plötzlichen Kindstodes, Online Publiziert: 28. April 2010. Monatsschr Kinderheilkd 158:564–569

Jordan B, Heine R, Meehan M et al (2006) Effect of anti-reflux medication, placebo and infant mental health intervention on persistent crying: a randomized clinical trial. J Paed Ch Health 42:49–58

Junker RN (2002) Nonsyndromale Kraniosynostose: Einfluß des Operationszeitpunktes auf die Entwicklung, Inauguraldissertation Freiburg, 13–17

Kane AA, Mitchell LE, Craveb KP, Marsh JL (1996) Observation on a recent increase in plagiocephaly without synostosis. Pediatrics 97:877–885

Karch D, Boltshauser E, Groß-Selbeck G, Pietz J, Schlack HG (2005) Manualmedizinische Behandlung des KiSS-Syndroms und Atlastherapie nach Arlen. Stellungnahme Der Gesellschaft für Neuropädiatrie E.V. Kommission zu Behandlungsverfahren bei Entwicklungsstörungen und zerebralen Bewegungsstörungen. Man Med 43:100–105

Kayser R (2017) Wann benötigt der Manualmediziner bildgebende Diagnostik? Man Med 55:117–121

Kayser R, Harke G (2016) Manuelle Medizin und osteopathische Verfahren an der wachsenden Wirbelsäule. Man Med 54(5):288–295

Kiesewetter WB, Nelson PK, Palladino VS, Koop CE (1955) Neonatal torticollis. J Am Med Dir Assoc 57(15):1281–1285

Klett R (2014) Konventionelle Röntgendiagnostik in der Manuellen Medizin. Man Med 52:51–62

Klett R (2010) Röntgen vor Wirbelsäulenmanipulationen. Überlegungen zu einer Nutzen-Risiko-Analyse. Man Med 48:339–342

Koletzko S, Buderus S (2004) Medikamentöse Therapie der gastroösophagealen Refluxkrankheit. Monatsschr Kinderheilkd 152:963–997

Koletzko S, Niggemann, B, Friedrichs B et al (2009) Konsensuspapier: Vorgehen bei Säuglingen mit Verdacht auf Kuhmilchproteinallergie. Monatsschr Kinderheilkd 157:687–691

Köneke C (2010) Craniomandibuläre Dysfunktion – Interdisziplinäre Diagnostik und Therapie, zitiert bei Heymann. Quintessenz, Berlin

Konnecke M, Akeroyd FA, Bernstein HJ, Brewster AS, Campbell SI, Clausen B, Cottrell S, Hoffmann JU, Jemian PR, Mannicke D, Osborn R, Peterson PF, Richter T, Suzuki J, Watts B, Wintersberger E, Wuttke J (2015) The nexus data format. J Appl Crystallogr 48:301–305

Kopp S (2005) Okklusale und klinisch funktionelle Befunde im oromandibulären System bei Kindern und Jugendlichen, Medizinische Habilitation der Friedrich Schiller Universität Jena

Kopp S (2008) Screening im kraniomandibulären System. Die Sicht des Zahnarztes/Kieferorthopäden. Man Med 46:381–383

Kopp S, Friedrichs A, Pfaff G, Langbein U (2003a) Beeinflussung des funktionellen Bewegungsraumes von Hals-, Brust- und Lendenwirbelsäule durch Aufbissbehelfe. Eine Pilotstudie. Manuelle Medizin 1:39–51

Kopp S, Hirsch H, Sebald WG, Plato G, Langbein U, Graf H (2002a) Funktionsbefunde im kraniomandibulären System (CMS) bei Kindern im Alter von 5–9 Jahren. Man Med 5:297–305

Kopp S, Hirsch H, Sebald WG, Plato G, Langbein U, Graf H (2002b) Manuelle Therapie und Kieferorthopädie: Funktionsbefunde im kraniomandibulären System (CMS) bei Kindern im Alter von 5–9 Jahren. Man Med 5:297–305

3

Kopp S, Ohlendorf D (2016) Funktionelle Inter-dependenzen zwischen Kieferlage und motorischer Kontrolle von Haltung und Bewegung, 2. Teil: Auf-steigende F-Ketten. Man Med 2016:219–226

Kopp S, Plato G, Bumann A (1989) Die Bedeutung der oberen Kopfgelenke bei der Ätiologie von Schmerzen im Kopf-, Hals-, Nackenbereich. Dtsch Zahnärztl Z 44:966–967

Kopp S, Plato G, Sebald WG (1997) Chronischer Schmerz im craniomandibulären System aus Interdisziplinärer Sicht. In: Glockmann E, Schumann D (Hrsg) Aspekte der regionalen Schmerzausschaltung in der Zahn-heilkunde. Hoechst Marion Roussel, Bad Soden

Kopp S, Plato G, Sebald W, Graf H, Langbein U (1999) Interdisziplinäres Management von Patienten mit chronischem Schmerz. Zahnärztebl Brandenbg 10:6–10

Kopp S, Sebald WG (1999a) Orientierende Untersuchung des craniomandibulären Systems – Teil 1. ZMK 15:532–539

Kopp S, Sebald WG (1999b) Orientierende Untersuchung des craniomandibulären Systems – Teil 2. ZMK 15:606–615

Kopp S, Sebald WB, Plato G (2003b) Craniomandibuläre Dysfunktionen und Kieferorthopädie. Prakt Kieferorthop 17:39–51

Kopp S, Sebald WG, Plato G (2000a) Erkennen und Bewerten von Dysfunktionen und Schmerz-phänomenen im kraniomandibulären System. Man Medizin 2000(6):329–334

Kopp S, Sebald WB, Plato G (2000b) Kraniomandibuläre Dysfunktion. Man Med 38(6):335–341

Kraus T, Steinwender G (2014) Kindliche Beinachsen und Füße in ihrer physiologischen Entwicklung. Pädiatr Pädol 49:8–13

Kurth E, Kennedy HP, Spichiger E, Hösli I, E11; 27 Zemp Stutz (2011) Weinende Babys, müde Mütter: Was wissen wir? Eine systematische Überprüfung. Geburtshilfe. Geburtshilfe 2011(27):87–94

Beyer L, Geipel E, von Heymann W, Locher H, Nitz E, Psczolla M, Weidinger P (2015b) Einsatz von Röntgennativaufnahmen in der Manuellen Medizin. Man Med 53:209–212

La Gamma EF, Paneth N (2012) Klinische Bedeutung der Hypothyroxinämie beim Frühgeborenen und eine Diskussion über Behandlungsbedenken. Curr Opin Pediatr 2012:172–180

Lagerkvist AL, Johansson U, Johansson A et al (2010) Obstetric brachial plexus palsy: a prospective, population-based study of incidence, recovery, and residual impairment at 18 months of age. Dev Med Child Neurol 52:529–534

Land C, Rauch F, Munns C et al (2006) Vertebral morphometryin children and adolescents with osteo-genesis imperfecta: effect of intravenouspamidronate treatment. Bone 39:901–906

Largo RH, Molinari L, Weber M et al (1985a) Early develop-ment of locomotion: significance of prematurity, cerebral palsy and sex. Dev Med Child Neurol 27:183–191

Largo RH (2004) Entwicklung der Motorik. Entwicklungs-pädiatrie Schlack. Marseille, München

Largo RH, Molinari L, Weber M et al (1985b) Significance of prematurity cerebral palsy and sex in early locomotion. Dev Med Child Neurol 27:183–191

Leger J (2015) Angeborene Hypothyreose: Eine klinische Aktualisierung des Langzeit-Ergebnisses bei jungen Erwachsenen. Eur J Endocrinol 2015:67–77

Leger J, Olivieri A, Donaldson M, Torresani T, Krude H, Vliet G et al (2014) Europäische Gesellschaft für Pädiatrische Endokrinologie Konsens-Richtlinien für Screening, Diagnose und Management von angeborenen Hypothyreose. Horm Res Paediatr 81:80–103

Lehmann HW, Winterpacht A, Mundlos S et al (1994) Ehlers-Danlos-Syndrome Typ VII: Phenotype and Genotype. Arch Dermatol Res 1994(286):425–428

Lehwald N, Krausch M, Franke C, Assmann B, Adam R, Knoefel WT (2007) Sandifer syndrome – a multidisciplinary diagnostic and therapeutic challenge. Eur J Pediatr Surg. Department of general, visceral and pediatric surgery. Heinrich-Heine-Uni-versity Düsseldorf, Düsseldorf, S 203–206

Leitlinien (2007) Leitlinien zur Diagnostik und Therapie von psychischen Störungen im Säuglings-, Kindes- und Jugendalter, 3. Aufl. Dt. Ges. f. Kinder- und Jugendpsychiatrie und Psychotherapie. Deutscher Ärzte-Verlag, Köln, S 357–378

Lewit K (1998) Articular functional disturbances. Man Med 3:100–105

Lewit K (1976) Kopfgelenksblockierungen und chronische Tonsillitis. Man Med 14:106–109

Lewit K (1997) Manuelle Medizinilm Rahmen der medizinischen Rehabilitation, 7. Aufl. Barth, Heidel-berg

Lewit K (1999) Motion palpation: it's time to accept the evidence. J Manipulative Physiol Ther 22:260–261

Lewit K (2001) Muskelfazilitations- und Inhibitions-techniken in der Manuellen Medizin, Teil I: Mobilisation. Man Med 18:102–110

Lewit K (1972) Wirbelsäule und innere Organe. Man Med 10(10):37–41

Liem T (2000) Die Praxis Der kraniosakralen Osteopathie. Hippokrates, Stuttgart

Liem T (2001) Kraniosakrale Osteopathie. Hippokrates, Stuttgart

Liem T, Schleupen A, Altmeyer P, Zweedlijk R (Hrsg) (2010) Osteopathische Behandlung von Kindern. Hippokrates, Stuttgart

Lietz R (1996) Klinisch-neurologische Untersuchung im Kindesalter. Deutscher Ärzte-Verlag, Köln

Litschauer-Poursadrollah M, El-Sayad S, Wantke F et al (2012) Bauchschmerzen, Blähbauch, Diarrhoe: Fruktosemalabsorption, Laktoseintoleranz oder Reizdarmsyndrom? Wien Med Wochenschr 162(23–24):506–512

Littlefield TR, Beals SP, Manwaring K et al (1998) Treat-ment of craniofacialasymmetry with dynamic orthodicioplasty. J Craniofac Surg 9:11–17

Loeys BL, Dietz HC, Braverman AC, Callewaert BL, De Backer J, Devereux RB, Hilhorst-Hofstee Y et al (2010) The revised ghent nosology for the marfan syndrome. J Med Genet 47:476–485

Lohse-Busch H (2002) Manuelle Medizin bei kindlichen muskuloskelettalen Schmerzen. Man Med 1:32–40

Lohse-Busch H, Riedel M (2002) Der unbekannte Schiefhals. Man Med 40:212–219

Luther BL (2002) Congenital muscular torticollis. Orthop Nurs 21(3):21–27

Magoun HIS (1976) Osteopathy in the Cranial Field, 3. Aufl. Kirksville, The Journal Printing Company

Malfait F, Wnstrup RJ, De Pape A (2010) Clinical and genetic aspects of ehlers-danlos syndrome, classic type. Genet Med 2010(12):597–605

Marini JC, Blissett AR (2013) New genes in bone development: what's new in osteogenesis imperfecta. J Clin Endocrinol Metab 98:3095–3103

Martin S (2010) Der kongenitale muskuläre Schiefhals. Eine manualmedizinische Indikation? Man Med 48:102–106

Marx G (2000) Über die Zusammenarbeit mit der Kieferorthopädie und Zahnheilkunde in der Manuellen Medizin. Man Med 6:342–345

Matzen P (2007) Kinderorthopädie. Elsevier, München

Matzen PF, Polster J (1960) Der Symptomenkomplex der „Hüft-Lenden-Strecksteife". Arch Orthopadisch Unfall Chir 51:399–409

Melzer J, Rißling JK, Petermann F (2015) Sprachdiagnostik im Vorschulalter. Monatsschrift Kinderheilkd 163(1):58–66

Menkes JH, Sarant HB (2000) Child neurology, 6. Aufl. Lippincott Williams and Wilkins, Philadelphia

Merkenschlager A, Matzen P, Gräfe G (2007) Neuroorthopädie und Neuropädiatrie in Kinderorthopädie Matzen, P. Urban & Fischer, München

Michaelis R (2004) Das „Grenzsteinprinzip" als Orientierungshilfe für die pädiatrische Entwicklungsbeurteilung. In: Schlack H (Hrsg) Entwicklungspädiatrie. Marseille, München

Michaelis R, Asenbauer C, Buchwald-Saal M et al (1993) Transitory neurological findings in a population of at risk infants. Early Hum Dev 34:143–153

Michaelis R, Barner M, Asenbauer B (1994) Hierarchische oder individuelle Strategien der motorischen Entwicklung. In: Todt H, Henicke D (Hrsg) Aktuelle Neuropädiatrie. Wehr, Ciba-Geigy

Michaelis R, Berger R (2007) Neurologische Basisuntersuchung für das Alter von 0–2 Jahren. Ein Konsensusvorschlag. Monatsschr Kinderheilkd 155:506–513

Michaelis R, Niemann G (2010a) Entwicklungsneurologie und Neuropädiatrie, 4. Aufl. Thieme, Stuttgart

Michaelis R, Niemann G (2010b) Hypotonie des Neugeborenen und Säuglings (Entwicklungsneurologie und Neuropädiatrie), 4. Aufl. Thieme, Stuttgart, S 322–330

Milla PJ (1996) The ontogeny of intestinal motor activity. In: Walker W, Dury P et al (Hrsg) Pediatricgastrointestinal disease. Mosby, St.Louis

Miller A, Barr R (1991) Infantile colic, is it a gut issue? Paediatric Clinics of Nord America 38:1407–1423

Miller J, McVeagh P, Meer G et al (1989) Breath hydrogen with colicexkretion in infants. Arch Dis Child 64:725–729

Miller R, Clarren SK (2000) Long-term-developmentaloutcomes in patients with deformational plagiocephaly. Pediatrics 105:26

Million A, Million N (2016) Kieferorthopädische Risikokinder. Praktischer Ansatz für die interdisziplinäre Erkennung und Therapie. Man Med 2016(54):227–234

Mintz-Itkin R, Lerman-Sagie T, Zuk L et al (2009) Does physical therapy improve outcome in infants with joint hypermobility and benign hypotonia? J Child Neurol 24(6):714–719

Mitha N (2006) Osteopathische Behandlungen bei Sprachstörungen. In: Möckel E, Mitha N (Hrsg) Handbuch Der Pädiatrischen Osteopathie. Urban & Fischer, München

Möckel E, Mitha N (2006) Handbuch der pädiatrischen Osteopathie. Elsevier GmbH, München

Mullikan JB, John B, Woude DL et al (1999) Analysis of posteriorplagiocephaly: deformational versussynostotic dead deformities. Plast Rekonstr Surg 103:371–380

Niggemann B, Binder C, Dupont C et al (2001) Prospective, controlled, multi-center study on the effect of an amino-acid-formula in infants with cow's milk allergy/intolerance and atopic dermatitis. Pediatr Allergy Immunol 12:8–83

Nuysink J, van Haastert IC, Takken T et al (2008) Symptomatic asymmetry in the first six months of life: differential diagnosis. Eur J Pediatr 167(6):613–619

Ogorek CP (1995) Gastresophageal reflux disease. In: Haubrich W, Schaffner F, Berk J (Hrsg) Bockus gastroenterology. WB Saunders, Philadelphia

Ohlendorf D, Jonas A, Kovac A, Stief F, Meurer A, Kopp S (2014a) Einfluss der Okklusion auf die plantare Druckverteilung beim Barfußlaufen. Man Med 52:327–333

Ohlendorf D, Seebach K, Hoerzer S et al (2014b) The effects of a temporarily manipulated dental occlusion on the position of the spine: a comparison during standing and walking. Spine J 2014:1–8

Oleszek JL, Chang N, Apkon SD et al (2005) Botulinum toxin type a in the treatment of children with congenital muscular torticollis. Am J Phys Med Rehabil 84(10):813–816

Onslow M, O'Brian S (2013) Management of childhood stuttering. J Paediatr Child Health 49:E112–E115

Ovsenik M (2009) Incorrect orofacial functions until 5 years of age and their association with posterior crossbite. Am J Orthod Dentofac Ortop 126:375–381

Pratt N, Martin AJ, Kennedy JD et al (2002) Natural history and familial relationships of infant spilling to 9 years of age. Pediatrics 109:1061–1067

Paro-Panjan D, Neubauer D (2004) Congenital hypotonia: is there an algorithm? J Child Neurol 19(6):439–442

Persing J, James H, Swanson J, Kattwinkel J (2003) Prevention and management of positional skull deformities in infants. American academy of pediatrics committee on practice and ambulatory medicine, section on plastic surgery and section on neurological surgery. Pediatrics 112:199–202

3

Pesendorfer P, Höllwarth ME, Uray E (1993) Langzeit-kontrollen bei Säuglingen mit pathologischem gastro-ösophagealen Reflux. Klin Pädiatrie 205:363–366

Philippi H, Faldum A, Schleupen A, Pabst B, Jung T, Berg-mann H, Bieber I, Kämmerer C, Dijs P, Reitter B (2007) Haltungsasymmetrie bei Säuglingen und deren osteopathische Behandlung. Eine randomisierte Therapiestudie. Man Med 45:31–37

Philippi H, Jung T, Bergmann H, Schleupen A, Pabst B (2003) Idiopathische Säuglingsasymmetrie – Präsentation eines standardisierten Bewegungsscore. In: Korinthenberg R (Hrsg) Neuropädiatrie. Novartis Pharma Verlag, Nürnberg, S 650–656

Philippi H, Schleupen A, Pabst B (2006) Infantile postural asymmetry and osteopathic treatment: a randomized therapeutic trial. Dev Med Child Neurolog 48:5–9

Plato G, Kopp S (2008) Der Weg zur Chronifizierung der kraniomandibulären Dysfunktionen (CMD). Man Med 46:384–385

Prechtl HFR (1977) The neurological examination of the full-term newborn infant. Clinics in developmental medicine. Spastics International Medical Publications, London

Prechtl HFR (1990) Qualitative changes of spontaneous movements in fetus an preterm infant are a marker of neurological dysfunction. Early Hum Dev 23:151–158

Proctor B (1967) Embryology and anatomy of the eustachian tube. Acta Otolaryngol 86:51–62

Psczolla M, von Heymann W, Linz W (2015) DGMM-Positionspapier zur „Osteopathie" in Deutschland. Stellungnahmen und Empfehlungen. Man Med 2015(1):60–62

Psczolla M, von Heymann W, Beyer L, Locher H (2013) Stellungnahme: Manuelle Medizin Im Kindes-alter – DGMM-Konsens zu Symptomenkomplexen, Diagnostik, Therapie. Man Med 51:414–425

Pueschel SM, Pezzullo JC, (1992) A longitudinal study of atlanto-dens relationships in asymptomatic individuals with Down syndrome. Pediatrics 89(6 Pt 2):1194–1198

Radke RM, Baumgartner H (2014) Diagnosis and treat-ment of marfan syndrome: an update. Heart 100(17):1382–1391

Rauch F, Glorieux FH (2004) Osteogenesis Imperfecta. Lancet 9418:1377–1385

Reiss M, Reiss G (1999) Differentialdiagnose des Ohren-schmerzes. Schmerz 6:392–397

Rivkees SA, Bode HH, Crawford JD (1988) Langfristiges Wachstum bei jugendlicher erworbener Hypo-thyreose: Das Versagen, normale erwachsene Statur zu erreichen. N Engl J Med 318:602

Roper RJ, Reeves RH (2006) Understanding the basis for Down syndrome phenotypes. PLoS Genet 2(3):e50

Rühmann O, Lazovic D, Konermann W (1999) Korrelation von anamnestischen Risikofaktoren und sono-graphischem Hüfttyp. In: Konermann W, Gruber G, Tschauner C (Hrsg) Die Hüftreifungsstörung. Steinkopff, Darmstadt

Sacher R (2012) Angeborene Fremdreflexe – Haltung und Verhalten früh regulieren. Elsevier, München

Sacher R (2009) Aspekte Der Halte- und Stellsteuerung im Säuglingsalter. Säuglingsskoliose und tonische Nackenreflexe. Man Med 5:297–303

Sacher R (2003) Der Einfluss von frühkindlichen Kopf-gelenkfunktionsstörungen auf die sensomotorische Entwicklung – Manualmedizinische Gesichtspunkte. Man Med 2003(2):113–119

Sacher R (2004) Die postnatale Entwicklung des frontalen Kondylen-Gelenkachsenwinkels C0/C1. Fortschr Röntgenstr Neuen Bildgeb Verfahr 176:847–851

Sacher R (2007) Röntgendiagnostik der HWS in zwei Ebenen Nach Gutmann. Man Med 45:415–420

Sacher R (2008) Zur Biomechanik der Halswirbelsäule. Man Med 46:99–104

Sacher R, Göhmann U (2007) Handbuch KiSS/KiDDs. Ver-lag Modernes, Lernen

Sacher R, Jahn U (2005) Entwicklungsdynamische Ver-änderungen der hochzervikalen Übergangsregion. Die Atlaslateralität Im Säuglingsalter. Man Med 43:261–264

Sacher R, Loudovici-Krug D, Wuttke M, Knüdeler M (2019) Manualmedizinische Einmalbehandlung von infantilen Haltungs- und Bewegungsasymmetrien/ KiSS. Manuelle Medizin 2

Sacher R, Loudovici-Krug D, Wuttke M, Spittank H, Ammermann M, Smolenski UC, Development of a symmetry scorefor infantilepostural and movement asymmetries:preliminaryresultsof a pilot study. J Chiro Med 17(3):206–216

Schieche M, Papousek M, Wurmser H (Hrsg) (2007) Regulationsstörungen der frühen Kindheit, vol 3. Huber, Bern

Schildt- Rudloff K, Sachse J (2008) Wirbelsäule. Manuelle Untersuchung und Mobilisationsbehandlung für Ärzte und Physiotherapeuten. Urban & Fischer, München

Schönecker G (2001) Die Differentialdiagnose des Schief-halses. Paediatrie Hautnah 4:123–128

Schönweiler R, Ptok M (2010) Phoniatrie und Pädaudio-logie. Eigenverlag, Lübeck

Schulte B, Beyer L (2016) Akuter Schiefhals oder Grisel-Syndrom. Man Med 2016(54):251–254

Schulze F (2018) Krankengymnastk bei Säuglingen und Kleinkindern – Wieviel schreien darf man tolerieren? MAnualmedizin– Ein interdisziplinäres Konzept, Berlin, 8. bis 10. März 2018

Schwenzer T, Bahm J (Hrsg) (2016) Schulterdystokie und Plexusparese. Springer, Berlin, S 145–146

Seidl T, Lohmaier J, Trouillier H (2011) Früherkennung der Hüftdysplasie. Monatsschr Kinderheilkd 159:758–761

Seifert I (1996a) Behandlung der Hüftdysplasie. Man Med 34:146–147

Seifert I (1975) Kopfgelenksblockierungen bei Neu-geborenen. Rehabilitacia 10(11):53–56

Seifert I (1996b) Praktische Bemerkungen zur manuellen Behandlung der Schräglagedeformitäten der Säug-linge. Man Med 34:114–115

Seifert I (2010) Schlüsselregionen beim Säugling. Man Med 48:83–90

Seifert I, Buchmann J (2014) Befunderhebung bei Säug-lingen. Man Med 52:46–47

Seifert I, Schnellbacher T, Buchmann J (2017) Praxis der Manuellen Medizin bei Säuglingen und Kindern, Technik der manualmedizinisch-osteopathischen Untersuchung und Behandlung. Springer, Berlin

Schupf N, Sergievsky GH (2002) Genetic and host factors for dementia in Down's syndrome. In: The British Journal of Psychiatry. 2002 Nr. 180 The British Journal of Psychiatry. 2002 Nr 180:405–410

Sherman SL, Freeman SB, Allen EG et al (2005) Risk factors for nondisjunction of trisomy 21. Cytogenet Genome Res 111:273–280

Sicherer SH (2005) Food protein-induced enterocolitis syndrome: case presentations and management lessons. J Allergy Clin Immunol 115:149–156

Sieber R, Stransky M, de Vrese M (1997) Laktoseintoleranz und Verzehr von Milch und Milchprodukten. Z Ernähr 36(4):375–393

Sommer C, Henrique-Silva F (2008) Trisomy 21 and Down syndrome: a short review. Braz J Biol 68(2):447–52

Speer CP (2019) Neonatologie. In: Speer CP, Gahr M, Dötsch J (Hrsg) Pädiatrie. Springer, Berlin

Spittank H, Sacher R, Wuttke M et al (2015) Radiologische Diagnostik gehört unabdingbar zum diagnostischen Repertoire des Manualmediziners. Man Med 53: 464–466

James-Roberts IS, Alvarez M, Csipke E et al (2006) Infant crying and sleeping in london, copenhagen and when parents adopt a „Proximal" form of care. Pediatrics 117(6):e1146–e1155

Stollhoff K (2001) Nicht jeder Tortikollis ist ein KiSS-Syndrom. Paediatr Hautnah 4:131–132

Stücker R (2001) Stellungnahme zu Stollhoff: Nicht jeder Tortikollis ist ein KiSS-Syndrom. Paediatr Hautnah 4:151

Taziki MH, Behnampour N (2012) A study of the etiology of referred otalgia. Iran J Otorhinolaryngol 24(69):171–176

Teichgräber JF, Seymour-Demsey K, Baumgartner J et al (2004) Molding helmet therapy in the treatment of brachycephaly and plagiocephaly. J Craniofac Surg 7:12–18

Thelen E, Cooke DW (1987) Relationship between newborn stepping and later walking: a new interpretation. Dev Med Child Neurol 29:380–393

Thelen P, Burfeind P, Schweyer S, Scharf JG, Wuttke W, Ringert RH (2007a) Molecular principles of alternative treatment approaches for hormone-refractory prostate cancer. Urologe A 46:1271–1274

Thelen P, Jarry H, Ringert RH, Wuttke W (2004a) Silibinin down-regulates prostate epithelium-derived ets transcription factor in lncap prostate cancer cells. Planta Med 70:397–400

Thelen P, Peter T, Hunermund A, Kaulfuss S, Seidlova-Wuttke D, Wuttke W, Ringert RH, Seseke F (2007b) Phytoestrogens from belamcanda chinensis regulate the expression of steroid receptors and related cofactors in lncap prostate cancer cells. BJU Int 100:199–203

Thelen P, Scharf JG, Burfeind P, Hemmerlein B, Wuttke W, Spengler B, Christoffel V, Ringert RH, Seidlova-Wuttke D (2005) Tectorigenin and other phytochemicals extracted from leopard lily belamcanda chinensis affect new and established targets for therapies in prostate cancer. Carcinogenesis 26:1360–1367

Thelen P, Schweyer S, Hemmerlein B, Wuttke W, Seseke F, Ringert RH (2004b) Expressional changes after histone deacetylase inhibition by valproic acid in lncap human prostate cancer cells. Int J Oncol 24:25–31

Thelen P, Seseke F, Ringert RH, Wuttke W, Seidlova-Wuttke D (2006) Pharmacological potential of phytoestrogens in the treatment of prostate cancer. Urologe A 45(195–6):97–201

Thelen P, Wuttke W, Jarry H, Grzmil M, Ringert RH (2004c) Inhibition of telomerase activity and secretion of prostate specific antigen by silibinin in prostate cancer cells. J Urol 171:1934–1938

Thelen P, Wuttke W, Seidlova-Wuttke D (2014) Phytoestrogens selective for the estrogen receptor beta exert anti-androgenic effects in castration resistant prostate cancer. J Steroid Biochem Mol Biol 139:290–293

Tiling J (2012) Stottern, Symptome, Ätiologie, Diagnose und Therapie. Psychotherapeut 57(6):537–551

Upledger JE, Vredevoogd JD (1994) Lehrbuch der Kraniosakral-Therapie. Haug, Heidelberg

Van Riper C, Irvin JV (1984) Artikulationsstörungen. Marhold, Berlin

Van Vlimmeren LA, Raoul HH, Engelbert M et al (2017) The course of skull deformation from birth to 5 years of age: a prospective cohort study. Eur J Pediatr 176(1):11–21

Van Vlimmeren LA, van der Graaf Y, Boere-Boonekamp M et al (2008) Effect of pediatric physical therapy on deformational plagiocephaly in children with positional preference: a randomized controlled trial. Arch Pediatr Adolesc Med 162(8):712–718

Van Vlimmeren LA, van der Graaf Y, Boere-Boonekamp MM et al (2007) Risk factors for deformational plagiocephaly at birth and at 7 weeks of age: a prospective cohort study. Pediatrics 119(2):408–418

Vandenplas Y, Brueton M, Dupont C et al (2007) Guidelines for the diagnosis and management of cow's milk protein allergy in infants. Arch Dis Child 92:902–908

Vandenplas Y, Hassall E (2002) Mechanisms of gastroesophageal reflux and gastroesophageal reflux disease. J Pediatr Gastroenterol Nutr 35:119–136

Venter C, Pereira B, Grundy J et al (2006) Incidence of parentally reported and clinically diagnosed food hypersensitivity in the first year of life. J Allergy Clin Immunol 117:1118–1124

Vojta V (2008) Die zerebralen Bewegungsstörungen im Säuglingsalter. Thieme, Stuttgart

Vojta V, Peters A (2007) Das Vojta-Prinzip. Springer, Berlin, Heidelberg, New York

Vojta V, Schweizer E (2009) Die Entdeckung der idealen Motorik. Pflaum, München

Walsh JJ, Morrissy RT (1998) Torticollis and hip dislocation. J Pediatr Orthop 1998(18):219–221

Wang L, Zhang L, Tang Y et al (2012) The value of high-frequency and color doppler ultrasonography in

3

diagnosing congenital muscular torticollis. BMC Musculoskelet Disord 13:209

Ward LM, Rauch F, White MP et al (2011) Alendronate for the treatmet of pediatric osteogenesis imperfecta: a randomized placebo. Controlled study. J Clin Endocrinol Metab 96(2):355–364

Wassner AJ (2017) Pediatric hypothyroidism: diagnosis and treatment, therapy in practice. Pediatr Drugs 19:291

Waters PM (2005) Update on management of pediatric brachial plexus palsy. J Pediat Orthop 2005(14A):233–244

Weber D (1978) Toe walking in children with early childhood autism. Acta paedopsychiatr 43:73–83

White MC, Langer JC, Don S, DeBaun MR (1998) Sensitivity and cost minimization analysis of radiology versus olive palpation for the diagnosis of hypertrophic pyloric stenosis. J Pediatr Surg 33:913–917

White ME, Erb H (1982) Optimum postpartum interval for screening dairy cows for ovarian cysts by rectal palpation. Cornell Vet 72:137–141

Whyte AM, Lufkin RB, Bredenkamp J, Hoover L (1989) Sternocleidomastoid fibrosis in congenital muscular torticollis: MR appearance. J Comput Assist Tomogr 163

Wildgruber H (2012) Geburtstraumatische Blockierung an Schädel, Wirbelsäule und Becken des Säuglings. Osteopath Med 2:9–11

Willenborg H (2011) Therapie bei Plagiocephalus „Back to Sleep" plus „Tummy Time". Pädiatrie Hautnah 23(4):300–309

Worley G, Shbarou R, Heffner AN et al (2004) New onset focal weakness in children with Down syndrome. Am J Med Genet A 128A(1):15–18

Wuttke M (2011) Manualmedizin und Sprache. Man Med 2011(3):150–152

Zenk J, Leins P, Bozzato A (2005) Sialorrhoe und Xerostomie. In: Biesinger E, Iro H (Hrsg) HNO Praxis Heute. Springer, Heidelberg

Manualmedizinische Auffälligkeiten und Störungen im Kindesalter

© Springer-Verlag GmbH Deutschland, ein Teil von Springer Nature 2020

T. Schnellbacher, I. Seifert und J. Buchmann, *Manualmedizinische Differenzialdiagnostik und Therapie bei Säuglingen und Kindern,* https://doi.org/10.1007/978-3-662-60781-7_4

4.1 Manualmedizinische Auffälligkeiten der Kopf-Gesicht-Region

4.1.1 Gestörte Mundmotorik, Sprachstörungen, Störungen der Lautentwicklung

Bereits im Säuglingsalter zeigen sich Störungen im oromandibulären Bereich; sie äußern sich in Schluck-, Trink- oder Speistörungen. Zu Beginn der Kleinkindphase und Entwicklung der Lautbildung werden die Auffälligkeiten deutlicher. Bei den Sprachstörungen sind zu unterscheiden:

- Lexikalische Störungen (eingeschränkter Wortschatz)
- Wortfindungsstörungen
- Dysgrammatismus (Störungen des Satzbaus und der Flexionsformen)
- Dyslalie (gestörte Diskrimination, Selektion und Aussprache)
- Störungen des Redeflusses (Stottern, Poltern)
- Stimmschwierigkeiten (Dysphonie, Aphonie)
- Störungen der Motorik und der motorischen Koordination
- Störungen der auditiven Wahrnehmung und Verarbeitung

Die Sprachentwicklung kann gestört oder auch nur verzögert sein, über die Einordnung existieren unterschiedliche Ansichten (Jakobson 1969; Ingram 1989; Schönweiler 2010). Sprachentwicklungsverzögerungen sind oft auch Ausdruck einer allgemeinen sensomotorischen Koordinationsstörung (Falkenau 1989).

Die Diagnostik liegt primär in den Händen von Pädiatern, HNO-Fachärzten (Hörvermögen und Hörverarbeitung), Hausärzten, Kinderpsychiatern und Logopäden (Melzer et al. 2015). Sie beobachten Sprachlaute, Wortschatz, Grammatik und Sprachverständnis im Laufe der Kindesentwicklung. Zunächst gilt es, morphologische Ursachen von Defiziten zu erkennen; dazu gehören Fehlbildungen im Mund-, Kiefer- und muskulären Bereich, in der zentralen Steuerung, im Hörvermögen, geistige Behinderungen und Störungen der Hirnnerven V, IX, X, XII. Auch die sozialen Bedingungen, unter denen das Kind aufwächst, müssen bedacht werden. Sie können die Sprachkompetenz erheblich beeinflussen, im positiven wie im negativen Sinne. Nach allen differenzialdiagnostischen Untersuchungen verbleibt ein Großteil der Kinder mit Sprachstörungen, bei denen der Manualmediziner nach Funktionsstörungen suchen muss, ohne deren Behandlung jede Übungstherapie zum Scheitern verurteilt ist. Er prüft, nachdem er sich in der Übersichtsuntersuchung manualmedizinisch orientiert hat (s. auch Graumann-Brunt (Graumann-Brunt 2006)):

- Alle Teile des oromandibulären Systems, s. Praxis der Manuellen Medizin bei Säuglingen und Kindern (Seifert et al. 2017), z. B. die Beweglichkeit des Unterkiefers beim Sprechen. Die Auf-und Abbewegung und besonders die Vorwärtsbewegung sind Vorbedingung für die Formung vieler Vokale.
- Alle oromandibulären muskulären Dysbalancen sind zu untersuchen und gegebenenfalls zu behandeln, z. B. Verspannungen und/oder Triggerpunkte des M. masseter, M. temporalis, der subokzipitalen Nackenstrecker, des M. pterygoideus medius und der Zunge, s. auch Praxis der Manuellen Medizin bei Säuglingen und Kindern (Seifert et al. 2017).
- Die Kiefergelenke sind auf ligamentäre Spannungen zu untersuchen.
- Die Art der Atmung während des Sprechens
- Funktionsstörungen des Zwerchfells, aber auch der Diaphragmaebenen Beckenboden, Thoracic outlet, Schädelbasis. Graumann-Brunt betont eine mögliche Beeinträchtigung des N. vagus z. B. nach frühkindlichen Störungen der kraniozervikalen Region als Ursache. Funktionsstörungen der Diaphragmen und der Beckenbodenmuskulatur sowie der Zungenmuskulatur stören z. B. die Lautbildung „G", „K", „T" und „D", da für diese Laute der Beckenboden angespannt werden muss und der hintere Teil der Zunge und der Gaumen den Pharynx teilweise abdichten müssen.
- Persistierende frühkindliche Reflexe. Sie können die Bewegungsmuster stören und das Sprachvermögen beeinträchtigen. Zum Beispiel sind Fälle mit persistierenden Resten des Saugreflexes beschrieben, bei denen die Lippenfunktion wesentlich beeinträchtigt war (Graumann-Brunt 2006). Auch persistierende Labyrinthreflexe können das oromandibuläre System beeinträchtigen.

4

— Wichtig ist die osteopathische Untersuchung und Behandlung der gestörten Funktion der Synchondrosis sphenobasilaris, des Os temporale, aber auch die Funktionsuntersuchung des stabilisierenden Beckenbodens.

— Gestörte Muskulatur des Rumpfes und dadurch veränderte Kopfhaltung. Ein Zehengang soll damit in Zusammenhang stehen (Graumann-Brunt 2006). Ein unzureichend funktionierender M. rectus abdominis, möglicherweise die Folge persistierender frühkindlicher tonischer Reflexe, stört die Bauchatmung (Ausatmen) und damit z. B. die „Sch"-Laute.

— Zu beachten ist das Zusammenspiel zwischen Zungenbewegung und dem M. rectus abdominis, sie sind wichtig für das Formen von „S"-Lauten. Dazu muss der Brustkorb anteflektiert sein, der M. serratus anterior spannt sich dabei an. Schwierigkeiten bei den „S"-Lauten entstehen auch bei Mobilitätsstörungen der Zungenspitze, die nicht ordnungsgemäß gegen die oberen Schneidezähne gedrückt werden kann. Hierbei spielen außerdem die Synergismen von Zunge und dorsaler Halsmuskulatur eine Rolle. Kopf- und Gesichts-, oder Beckenasymmetrien mit Spannungsphänomenen können dann Verkettungen im oromandibulären System verursachen.

Die manualmedizinische Untersuchung ist also vielfältig und erfordert immer eine Ganzkörperuntersuchung – und das erneut bei jeder Wiedervorstellung des Kindes!

Therapie Die entsprechend vielseitige manualmedizinische und osteopathische Therapie ist langwierig und stellt eine wichtige begleitende Behandlung dar neben der notwendig laufenden logopädischen und gegebenenfalls krankengymnastischen Therapie. Die breite interdisziplinäre Behandlung berücksichtigt im Idealfall alle Komponenten der Sprachstörung (Johannsen 2008). Der Manualmediziner wird bei der Therapie entsprechend seiner Befunderhebung vorgehen und die Region zuerst behandeln, die ihm in der Aktualitätsdiagnose als vordergründig erscheint. Die häufigsten Befunde und erforderlichen Behandlungen sind – wie zu erwarten – in der Kopfgelenkregion, denn bekanntlich „sind die oberen HWS-Segmente C1 bis C3 über die Ansa cervicalis beispielsweise mit dem N. hypoglossus und der infrahyoidalen Muskulatur neuronal verschaltet" (Wuttke 2011). Die Behandlung der Diaphragmen ist ebenfalls immer erforderlich, gegebenenfalls begleitet von einer Atemtherapie (❒ Abb. 4.1).

Osteopathische Verfahren sind weiterhin unabdinglich: Zu behandeln ist der kraniale

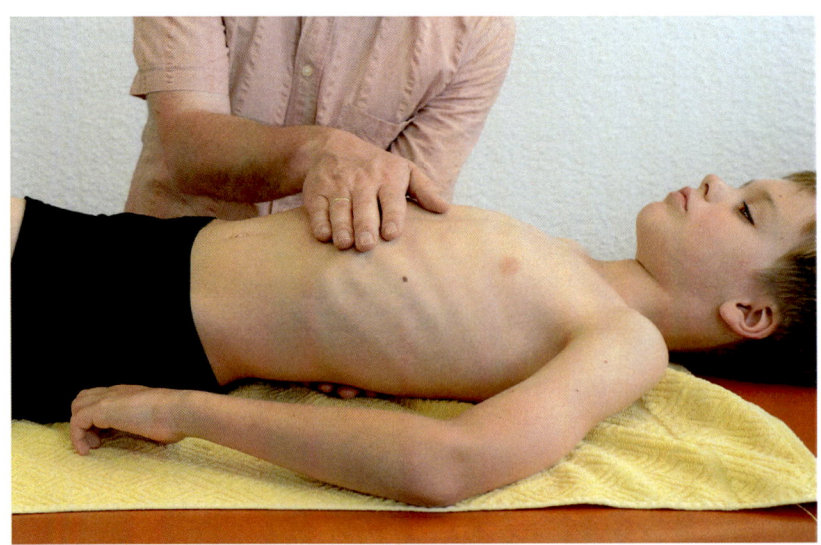

❒ **Abb. 4.1**   Beispiel Untersuchung und Behandlung des Diaphragma thoracis

Lymphabfluss, der kraniosakrale Rhythmus, Os temporale, Os occipitale und Os sacrale (Mitha 2006).

Am Beispiel der Behandlung des *Stotterns* zeigt sich besonders die Vielschichtigkeit der Behandlung (Van Riper 1984). Vom pathologischen Stottern ist das Entwicklungsstottern abzugrenzen, das in aller Regel ohne jede Therapie binnen 6–12 Monaten von allein wieder verschwindet. Während beim Entwicklungsstottern des 2- bis 5-jährigen Kindes ganze Wörter oder Satzteile den Redefluss unterbrechen, werden beim pathologischen Stottern Laute oder Silben wiederholt oder gedehnt oder das Kind verharrt stumm in einer Blockade. Hier sind unter Umständen auch mimische Verkrampfungen oder vegetative Begleitsymptome zu beobachten. Dieses pathologische Stottern sollte logopädisch rechtzeitig behandelt werden, sonst setzt eine negative Konditionierung ein, die den Grundstein legt für spätere psychische Probleme (Onslow 2013). So behandelt kommt es weniger zu Vermeidungsverhalten, sozialer Angst, Scham und sozialem Rückzug (Tiling 2012).

4.1.2 Kraniomandibuläre Dysfunktion (CMD)

In den letzten Jahrzehnten ist die Rolle des kraniomandibulären Systems in den Vordergrund des Interesses gerückt. Wir haben erkannt, dass dieses System nicht nur die Funktionen Kauen, Schlucken, Sprechen und Atmen zum Inhalt hat, sondern dass es als eine der wichtigsten Schlüsselregionen einen entscheidenden Einfluss auf die Statik des Körpers und auf ortsferne Körperregionen ausübt.

Wir zählen folgende Strukturen zum *kraniomandibulären System:*
- Kiefergelenke, Zahnreihen, Kau-, Schluck-, Sprechmuskulatur
- Halswirbelsäule
- Diaphragmaebene Schädelbasis mit Os occipitale, temporale, sphenoideum, Faszien, Meningen
- Diaphragmaebene obere Thoraxapertur mit zervikothorakalem Übergang, Klavikula, Sternum, Faszien, Muskulatur und nervalen Strukturen

Bekannt ist seit langem die enge Verflechtung des kraniomandibulären Systems mit der Funktion der Halswirbelsäule. Die Kiefergelenk- und Kraniozervikalregion sind insgesamt als funktionelle Einheit zu betrachten, sowohl gelenktechnisch als auch über die muskuläre Steuerung der Kau-, Schlund- und Nackenmuskulatur. Von Heymann und Smolenski (Heymann 2011; Heymann von 2010) berichten von einer Verschaltung der Kiefer- und Kopfgelenkregion über den Trigeminuskern mit den Vestibulariskernen und den drei Augenmuskelkernen und verweisen auf neuroanatomische Forschungen (Neuhuber 2005; Kopp 1989, 1997, 1999, 2000a, b, 2002, 2016). Diese Überlegungen erklären auch die klinischen Zusammenhänge zwischen dem „KISS-Syndrom" und den kraniomandibulären Störungen (Bein-Wierzbinski 2018a, b).

Darüber hinaus besteht ein enger Zusammenhang mit dem gesamten Haltungs- und Bewegungsapparat. Regeln des obligaten Zusammenhangs der unterschiedlichen Funktionsstörungen und CMD sind wegen der Vielfalt nur schwer aufzustellen und werden weiterhin diskutiert. Die überaus häufige Kombination von CMD und Haltungsstörungen und Skoliosen ist seit langem bekannt (Müller-Wachendorff 1961; Kares 2007; Mertensmeier 1992; Magoun 1976; Lippold et al. 2003; Korbmacher et al. 2003, 2006, 2004, 2014; Ohlendorf et al. 2014a, b; Lippold et al.2003; Heymann 2011; Heymann von 2012). Freesmeyer publizierte als einer der ersten die Zusammenhänge zwischen kraniomandibulären und peripheren Funktionsstörungen (Freesmeyer 1987 und 1998, 1993a, b, 2007, 2009). Bein-Wierzbinski betrachtete das im Zusammenhang mit Funktionsstörungen der Kopfgelenke und der daraus resultierenden abweichenden sensomotorischen Entwicklung im Säuglingsalter (Bein-Wierzbinski 2018a, b).

Wir wissen heute, dass im oromandibulären Bereich eine überdurchschnittliche Versorgung mit Mechanorezeptoren mit schneller Afferenzverarbeitung in Gelenken, Muskulatur und Faszien ein wesentliches Element der Sensomotorik im Körper darstellt, sowohl bei der

4

Gewährleistung der gesunden aufrechten Haltung des Körpers als auch bei der Ausbreitung von Krankheitssymptomen im Sinne der Verkettung. Trotzdem wird die Frage der wissenschaftlich nachweisbaren Wechselwirkungen zwischen dem „Kauorgan" und der posturalen Körperfunktion sowie der gegenseitigen therapeutischen Beeinflussbarkeit immer noch kontrovers beantwortet (Korbmacher et al. 2004; Dußler 2002), s. auch (Erichsen 1999; Koeneke 2010; Kopp 2000a, b; Lahme 2006). Die Verflechtung geschieht laut Nebel über Muskel- und Faszienketten, zentrale Steuerungsmechanismen (Beyer 2003) und Stellreaktionen (Nebel 2014; Ohlendorf et al. 2014a, b; Fischer 2009).

Daraus ergeben sich Konsequenzen für die Differenzialdiagnostik. Wir sprechen von *kraniomandibulärer Dysfunktion* (CMD) als Diagnose und Arbeitsbegriff, wenn mehrere Strukturen des kraniomandibulären Systems gestört sind, sei es strukturell oder funktionell; meist bestehen beide Ursachen nebeneinander. Dazu gehören auch die verketteten „Fernstörungen". Zahlreiche Denkmodelle der Übertragung bestehen als „auf- und absteigende Dysfunktionsketten".

Die Differenzierung zwischen kraniomandibulärer und orofazialer Dysfunktion ist klinisch kaum möglich. Die Übergänge sind fließend, s. ▶ Abschn. 4.1.3.

Es gilt zunächst zu klären, welche Auffälligkeiten und Beschwerden des Kindes auf das kraniomandibuläre beziehungsweise das orofaziale System als Ursache hinweisen. Anlass für eine Vorstellung beim Manualmediziner ist meist ein kosmetisch störender Fehlbiss, oft auch eine Überweisung vom Zahnarzt oder Kieferorthopäden. Bei einer Störung im oromandibulären System treten unterschiedliche Beschwerden auf: Schmerzangaben des Kindes am Ohr oder an den Kiefergelenken beim Kauen oder Sprechen, Knackgeräusche bei Kieferbewegung, Sprach-, Trink-, Schluckstörungen (Schokker 1992), Bruxismus, vermehrte Salivation, Schnarchen (das Zurückgleiten des Unterkiefers im Schlaf), (Schokker 1992; Kopp 1989), Hals-Nasen-Ohren-Befunde mit Globusgefühl (Schokker 1992) oder ständiger Mundatmung (Ovsenik 2009; Million 2016). Sekundär können diese Beschwerden zu Schlaf-, Verhaltens- und Konzentrationsstörungen führen.

Nicht immer weisen Beschwerden des Kindes auf eine Störung des oromandibulären Systems hin, oft sind die Kinder beschwerdefrei. Der Manualmediziner wird in diesem Fall bei einem systematisch verlaufenden manualmedizinischen Untersuchungsgang auf die kraniomandibuläre Dysfunktion aufmerksam:

- Inspektion: Asymmetrie des Gesichtes (Augen- und Mundachse nicht parallel)
- Globale Untersuchung mit „general listening": Der Untersucher spürt einen Zug in Richtung Gesicht/Nacken
- Untersuchung der Statik: Der Untersucher beachtet die Zusammenhänge zwischen kraniomandibulärem System und Körperstatik. Zum Beispiel ist mit einer Dorsalverlagerung des Unterkiefers im Sinne der Angle-Klasse II eine Vorverlagerung des Körperlotes nach ventral verbunden, Halswirbelsäule (HWS) und Lendenwirbelsäule (LWS) stehen in Hyperlordose. Analog dazu ist das Körperlot nach dorsal verlagert bei Retrusion des Unterkiefers (Angle-Klasse III) mit verminderter HWS- und LWS-Lordose.
- Orientierende Untersuchung der Kraniozervikalregion. Palpation: eventuell Druckschmerz in Höhe der Kiefergelenke, vor dem Tragus, bisher unbemerkt gebliebenes Krepitieren oder Knacken bei Kieferbewegung.
- Inspektion von Mundöffnung und -schluss (Asymmetrie).
- Gezielte Untersuchung: Wir verweisen auf unser Buch (Seifert et al. 2017) und zitieren:

Alle Abweichungen von der Norm werden registriert, sowohl transversal, vertikal als auch sagittal.
Beispiele:
- *Überbiss, auch Angle-Klassifikation II: Der Oberkiefer ist im Verhältnis zum Unterkiefer zu groß und/oder steht zu weit nach ventral. Die oberen Schneidezähne überragen die unteren um mehr als 3 mm.*
- *Progenie, auch Angle-Klassifikation III: Vorverlagerung des Unterkiefers. Die unteren Schneidezähne stehen vor den oberen. Wachstumsdifferenzen zwischen Ober- und Unterkiefer sind möglich.*

– Kreuzbiss: Einzelne oder alle Zähne einer Unterkieferseite stehen vor den oberen Zähnen. Die Zähne stehen nicht mehr normal übereinander, eine Abweichung der Zahnmittellinie ist häufig.

– Offener Biss: Beim Aufbeißen stehen nicht alle Zähne übereinander. Es bestehen Lücken vorn oder seitlich. In der Wachstumsphase der Zähne ist ein ventral offener Biss physiologisch.

– Kopfbiss: Die oberen und unteren Frontzähne stehen direkt übereinander.

– Tiefer Biss: Die oberen Frontzähne überdecken die unteren mehr als ein Drittel der Zahnhöhe.

– Abweichen der Schneidezahn-Mittellinie: Sie kann auch ohne Fehlbiss vorhanden sein und weist in Verbindung mit Gelenkknacken und/oder Schmerzen in den Kiefergelenken auf morphologische oder funktionelle Störungen der Kiefergelenke hin. Allerdings wird die Bedeutung der Mittellinienverschiebungen kontrovers beurteilt (Dußler 2002). Aus osteopathischer Sicht ist eine Deviation des Unterkiefers ein sicheres Zeichen für die gestörten Bewegungen zwischen Os temporale und Mandibula. „Fehlpositionierung" der Ossa temporalia sind nach Magoun immer zu behandeln (Magou 1976).

Betreffend der Abweichung der Schneidezahnlinie beim Mundöffnen und -schließen unterscheidet man (■ Abb. 4.2)

– die Deviation, also die Abweichung von der Mittellinie während der Bewegung und das Erreichen der Mittellinie am Ende der Bewegung, oft bei diskogener Komponente, auch einseitigem Muskelzug,

– die Dyskoordination, schlangenförmige Mittellinie beim Mundöffnen und -schließen. Muskeldysbalancen und erhöhte Bandspannung sind die Ursachen.

– die Deflexion, Abweichen von der Mittellinie, die Mittelstellung wird am Bewegungsende nicht erreicht, Ursachen sind funktionsgestörte Kiefergelenke.

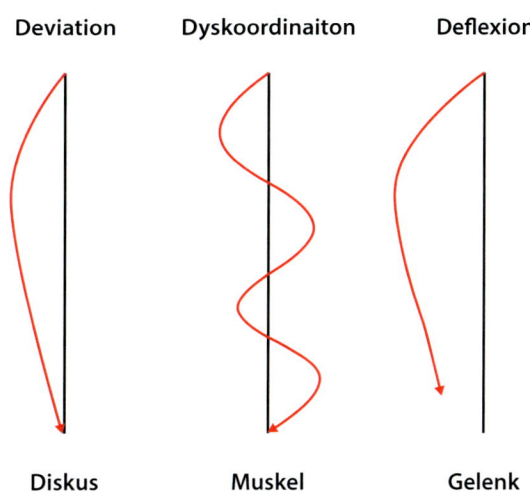

Deviation   **Dyskoordinaiton**   **Deflexion**

Diskus   **Muskel**   **Gelenk**

■ Abb. 4.2   Unterschiedliche Verläufe der Mundöffnung mit Bezug auf die vermutete pathophysiologische Grundlage

Im regulären Untersuchungsablauf folgt nun die Prüfung der Kiefergelenke extra- und enoral, der Bänder, der Zähne, des Zungenbeins, der Halswirbelsäule, der Halsfaszien und der Halsmuskulatur, sowie des Druck- und Anspannungsschmerzes der kieferhebenden und -senkenden Muskeln.

Bei der Untersuchung der Kiefergelenke müssen Läsionsmuster funktioneller Natur unterschieden werden:

– *Diskus anterior:* Entspricht einer Blockierung im Kiefergelenk, wobei es zu einer Verlagerung des intraartikulären Diskus nach anteromedial gekommen ist.

  – Ursachen: z. B. posttraumatisch sowie nach einer zahnärztlichen Behandlung über verspannte Mm. pterygoidei lateralis et medialis, die den Diskus nach vorn seitlich ziehen.

  – Symptome: Mundöffnungshemmung, Unterkiefer weicht zur fixierten Seite ab, der Versuch der Mundöffnung ist mit Schmerz verbunden – bedingt durch die Pterygoidalmuskulatur.

  – Ist der Diskus im hinteren Kapselbereich abgerissen, besteht eine hohe Rezidivneigung.

– *Diskus posterior:*

  – Symptome: Schmerzen auch beim Schließen des Mundes aufgrund stark gespannter Fasern des M. pterygoideus

4

lateralis, die Kontakt mit der Gelenk-kapsel haben. Die Schmerzen finden sich auf Höhe des Kiefergelenkes der gleichen Seite. Der Mund steht leicht geöffnet mit einer Abweichung des Unterkiefers zur freien Seite.

Spätestens zu diesem Zeitpunkt – meist schon vorher – sind differenzialdiagnostische Überlegungen angezeigt, betreffend die kraniomandibuläre Dysfunktion:

- Erkrankungen der Zähne (z. B. Granulom), Parodontopathie
- Entzündungen im Gesichtsbereich, z. B. Sinusitis maxillaris
- Erkrankungen der Kiefergelenke (Entzündung rheumatischen Ursprungs, Osteomyelitis, Infektion)
- Posttraumatische Zustände z. B. nach Ober-, Unterkieferfrakturen sowie traumatische Kiefergelenkzerstörungen nach Schleudertraumen/Verletzungen der HWS (Hülse 2009)
- Störung im Rahmen neurologischer Erkrankungen, z. B. Spastik, Dystonie
- Erkrankungen der Muskulatur
- Sogenannte Dysgnathien: Fehlentwicklungen des Unterkiefers, des Oberkiefers, Lippen-Kiefer-Gaumen-Spalten, Zahnfehlanlagen, Kieferfehlstellungen wie oben beschrieben
- Tumoren

Ein wichtiges Hinweiszeichen auf eine strukturelle Ursache ist die Therapieresistenz und die Progredienz von Beschwerden im Beobachtungs- und Behandlungsverlauf, ein Anlass für die erneute Überprüfung der Erstdiagnose!

Es sei hier noch einmal die Tatsache erwähnt, dass die Kinder in diesen Fällen keine Schmerzen oder Beschwerden im oromandibulären Bereich angeben und erst die differenzialdiagnostischen Erwägungen des Manualmediziners und die genaue Untersuchung auf eine Störung des kraniomandibulären Systems hinweisen. Dann muss den Eltern erklärt werden, warum auch diese Region behandelt werden muss. Denn je länger diese oromandibuläre Dysfunktion besteht, desto stärker wird der propriozeptive Reiz zunächst die Region und später auch fernere Regionen beeinflussen, besonders dann, wenn die Störung mit Schmerzen verbunden ist (Bernateck 2008; Kopp

2016). Dabei ist zu beachten, dass „der stärkste Schmerz nicht das führende Symptom sein muss" (Plato 2008).

Verkettungstest Um den Zusammenhang zwischen einer oromandibulären und einer weiteren Funktionsstörung in einer anderen Region nachzuweisen, bedient man sich eines Verkettungstests:

Zum Beispiel findet man bei der sorgfältigen Übersichtuntersuchung eines Kindes häufig positive Spannungsphänomene im Becken; die gezielte Untersuchung ergibt eine muskuläre Dysbalance im Beckenbereich, Funktionsstörungen z. B. eines Kreuzdarmbeingelenkes. Darüber hinaus finden sich weitere Auffälligkeiten im oromandibulären Bereich: eine Aufbissstörung, eine Funktionsstörung eines Kiefergelenkes sowie Triggerpunkte des M. pterygoideus lateralis. Für den Verkettungstest geht der Untersucher folgendermaßen vor:

1. Untersuchung des Vorlaufphänomens. Dabei soll das Kind nicht beißen oder Kaugummi kauen. Die Kiefer stehen in „Loose-back-position".
2. Der Untersucher wiederholt die Untersuchung des Vorlaufphänomens, während das Kind die Zähne fest zusammenbeißt. Dadurch wird die Propriozeption aus der Oromandibularregion verstärkt. Eine Änderung (Verstärkung oder Verschwinden des Vorlaufphänomens) spricht für einen Zusammenhang der Störungen beider Regionen (Marx 2000).

Weitere Testmöglichkeiten, ein Verkettungsmuster aufzudecken, werden ebenfalls praktiziert: Die Untersuchung der variablen Bein-Längen-Differenz, die Untersuchung der Innenrotation der Hüftgelenke, die Untersuchung der thorakolumbalen Rotation, der Patrick-Kubis-Test, einmal gemessen in Loose-Back-Position, danach unter maximalem Aufbiss (Marx 2000; Heymann von 2010). Der Test gibt allerdings keine Auskunft über Ursache und Wirkung der beiden Störungen, ebenso keine Aussage über eine auf- oder absteigende Beeinflussung oder die pathogene Dominanz einer Region. Aussagen hierzu gegenüber den Eltern wären zunächst rein spekulativ und sollten unterbleiben. Der Test bestätigt lediglich einen Zusammenhang und die Notwendigkeit, beide Regionen zu behandeln, will man eine Chronifizierung und Rezidive vermeiden (Plato 2008). Die Verkettungstests sind auch gut geeignet, die Wirkung der neuen Bisslage während der kieferorthopädischen Behandlung zu überprüfen (Schupp 2003; Heymann von 2010; Frisch 2007; Garten 2000). Als Erfolg ist zu verbuchen, wenn mit und ohne Zahnspange ein Spannungsphänomen nicht mehr nachweisbar ist.

Über die Schlüsselstellung der kraniomandibulären Region und die Pathogenität der Funktionsstörungen in diesem Bereich berichten wir in unserem Fallbeispiel im ▶ Abschn. 4.4.5 Zehengang.

Therapie Die Behandlung wird in den meisten Fällen aus kosmetischen Gründen von Eltern gewünscht, welche die Bissanomalie bemerken und oft keinen Zusammenhang mit Haltungsbesonderheiten, Kopfschmerzen oder Schluckbeschwerden sehen. Sie besteht zunächst selbstverständlich in der Behandlung der gegebenenfalls gefundenen strukturellen Ursachen, der Entzündungen im Mund-, Kiefer- und Kopfbereich, Erkrankungen der Muskulatur und der traumatischen Veränderungen. Danach beginnt die manualmedizinische und die kieferorthopädische Behandlung mit dem Ziel, eine „zentrale Okklusion" zu erreichen, bei welcher der Aufbiss weder durch Frühkontakt noch durch Fehlbiss gestört ist. Nur so ist die ausgeglichene beiderseitige Kieferbelastung gewährleistet und im Idealfall die Muskulatur im Gleichgewicht, Rezidive werden vermieden („Balance-Behandlungskonzept").

Kieferorthopädische Regulationen behandeln die Progenie, Retrognathie, den Kreuzbiss oder offenen Biss. Werden Entwicklungsanomalien früh erkannt, kann das Wachstum des Kiefers mithilfe kieferorthopädischer Maßnahmen so beeinflusst werden, dass es im Idealfall gar nicht erst zu Kompensationsvorgängen kommt (Slaviceck 2000). Der Beginn der kieferorthopädischen Therapie muss dem Kieferorthopäden überlassen werden, abhängig vom Wachstumspotenzial im Alter des Kindes. Am günstigsten ist ein früher Therapiezeitpunkt. Die Kostenübernahme durch die Krankenkassen spielt allerdings dabei eine Rolle, denn unsinnigerweise übernehmen die Krankenkassen die Kosten erst spät und ab einer festgelegten Befundausprägung. Die Kassen ignorieren die Tatsache, dass eine frühzeitige Behandlung eine weitere Fehlentwicklung von Kiefer- und Zahnstellung verhindert und damit die Kosten eher gesenkt würden.

» *„Die untere Altersgrenze für den Beginn der idealen kieferorthopädischen Frühbehandlung bei Vorliegen funktioneller Dysbalancen bestimmt ausschließlich die mentale Therapiefähigkeit des Kindes…. Je früher die Behandlung beginnt, desto effizienter ist sie"* (Koeneke 2010).

Das gilt besonders für die manualmedizinische Behandlung: Die Früherkennung von Funktionsstörungen im Säuglings- und Kleinkindalter ermöglicht die rechtzeitige Behandlung, Beispiele hierfür sind das Tonusasymmetriesyndrom, Schluckschwierigkeiten, Stillprobleme oder die Mundatmung bei vergrößerten Rachen- oder Gaumenmandeln. Ein

» *„frontaler und lateraler Kreuzbiss sowie frontal offener und frontal tiefer Biss sind stets frühestmöglich behandlungsbedürftig"* (Million 2016).

Aus diesem Grunde fordern Kieferorthopäden zu Recht,

» *„neben morphologischen Parametern auch funktionelle Gesichtspunkte in dem Alter des Milch- und frühen Wechselgebisses zu diagnostizieren und dann zu behandeln …, um eine sinnvolle Prävention von Funktionsstörungen… im späteren Lebensalter zu gewährleisten"* (Kopp 2002).

Der bereits 2003 zwischen Kieferorthopäden und Pädiatern erarbeitete „Leitfaden zur kinderärztlich-kieferorthopädischen Untersuchung" gibt dieser Notwendigkeit Ausdruck (Ehmer 2001), s. auch Schupp (Schupp 2003):

» – „Der Untersuchungsbogen für 3-jährige Kinder beinhaltet die Untersuchungen hinsichtlich Asymmetrien, Unterkieferlage, Zahnzahl und -defekten, Mittenübereinstimmung der Frontzähne, Lutschgewohnheiten, Ernährung und Atmung.

4

- Der Untersuchungsbogen für 5-jährige Kinder konzentriert sich auf die Untersuchungen hinsichtlich Asymmetrien, Unterkieferüberentwicklung (Progenie), Mittenübereinstimmung der Frontzähne, Stützzone, Zahndefekte, Abrasionen, Kreuzbisse, Frontzahnfehlstellung, Lutschgewohnheiten, Atmung, Parafunktion Sprache und Ernährung.
- Der Untersuchungsbogen für 7-jährige Kinder hat die Untersuchungen hinsichtlich Asymmetrien, Unterkieferunterentwicklung (Rücklage), Unterkieferüberentwicklung (Progenie), Stützzone, Zahndefekte, Mittenübereinstimmung der Frontzähne, Zahndurchbruch, Frontzahnfehlstellung, Kreuzbisse, Parafunktionen und Habits, Atmung, Sprache und Ernährung zum Inhalt".

Weitere Befunderhebung und Manualtherapie
Wir fanden bei der kraniomandibulären Dysfunktion am häufigsten folgende manualmedizinische und osteopathische Befunde:
- An erster Stelle funktionsgestörte Segmente O/C1 (Anteflexion), C1/2 (Seitneige)
- Dysfunktion der 1. Rippe
- Segmente C7/Th1/Th2
- Funktionsgestörte Kiefergelenke, auch im Rahmen einer Fehlentwicklung
- Verspannung und Triggerpunkte der Mm. pterygoidei, temporales, masseter
- Funktionsstörungen der Sakroiliakalgelenke und des Sakrum, Beckenschiefstand, Beckenverwringung
- Funktionsgestörte untere Sprunggelenke in Kombination mit muskulärer Insuffizienz, gehäuft bereits im Vorschulalter
- Funktionsstörung des Os temporale, Os occipitale
- Funktionsstörung der Zunge und des Os hyoideum
- Muskuläre Dysbalance im Beckengürtel/Schultergürtel
- Dysbalance der mimischen Muskulatur, oft sichtbar an perioralen Grübchen mit sichtbarer muskulärer Anspannung. Dieselben Grübchen beobachtet man am Kinn des Kindes als Zeichen einer Verspannung des M. mentalis

Diese Aufzählung ist eine Zusammenfassung von Erfahrungsbefunden; sie ist keineswegs vollständig.

Die Problematik der zahlreichen Zahnregulationen und Aufbissschienen ergibt sich während der Behandlungszeit: Veränderungen zur Feinadjustierung der Zahnregulationen können auch zu Beschwerden – z. B. Kopfschmerzen – führen, wenn ein zu starker propriozeptiver Reiz zu Spannungen führt. Die Zusammenarbeit des Kieferorthopäden mit dem Manualmediziner ist daher wichtig (Kopp 2002). Die Hauptaufgabe des Manualmediziners ist die Beseitigung aller relevanten Funktionsstörungen. Bei den häufig vielfältigen Störungen sind dazu mehrere Behandlungssitzungen erforderlich. Die manualmedizinische und osteopathische Untersuchung und Behandlung sollte während der kieferorthopädischen Behandlungszeit das Kind begleiten. Ständige automatisch verordnete manualtherapeutische und/oder osteopathische Behandlungsserien sind abzulehnen. Ein wichtiger Aspekt ist die Behandlung der gestörten Muskulatur, nicht nur die Behandlung von Triggerpunkten und Verspannungen, es sollte vielmehr versucht werden, die zentrale Dyskoordination zu beeinflussen. Kieferorthopäden raten zu begleitendem aktiven kieferorthopädisch-oromyologischen Training, sowie Atmungs- und Haltungstraining (Flutter 2014; Kopp 2014). Dies gelingt bei Kindern mit zentralen Störungen äußerst schlecht. Zum Beispiel wird ein Kind mit Spastik, Makroglossie, Dysphagie mit einem ständigen ventralen Zungenstoß nur schwer zu behandeln sein. Es kommt unweigerlich zu offenem Biss und Unterkieferrücklage, bei engen Zahnbögen zu Platzmangel der Zähne und auch zu asymmetrischem Unterkieferwachstum. Ein hoher Gaumen ist ein häufiger Befund. Alle Versuche, die Kiefer- und Zahndeformierung zu regulieren, sind mit Rezidiven belastet, solange die Muskulatur nicht ins Gleichgewicht kommt. Immer ist deshalb die Kau- und mimische Muskulatur zu behandeln.

Myofunktionale Therapie Die myofunktionale Therapie ist dafür eine noch nicht genügend verbreitete Möglichkeit. Saugen, Kauen, Schlucken und auch die Atemfunktion können bereits beim Säugling behandelt werden. Der Untersucher beachtet eine offene Mundhaltung infolge Hyperplasie der Rachen- und Gaumenmandeln, die behinderte Nasenatmung bei chronischer Rhinitis, Sprachstörungen, interdentale Zungenruhelage, Lippendyskinesien bei Angewohnheiten wie Lippenbeißen, Dauersaugen, Hyperaktivität der Kaumuskulatur mit Verspannungen und Triggerpunkten oder schlaffe mimische Muskeln. Diese Störungen werden behandelt beziehungsweise rechtzeitig zum Facharzt überwiesen.

Die orofaziale Regulationstherapie nach Castillo-Morales und die neurofunktionelle Reorganisation von B. Padovan sind zwei Beispiele für eine myofunktionale Therapie (Castillo Morales 1998; Karch 2005). Zu den häufigsten Faktoren, die das muskuläre Gleichgewicht nachhaltig beeinflussen, gehören Angewohnheiten des Kindes wie das Daumenlutschen, das manchen Kindern nur schwer abzugewöhnen ist. Ein ventral offener Biss und eine Fehlstellung im Sinne der Angle-Klasse II (Protrusion des Oberkiefers) sind die Folge. Manche Autoren sehen aus osteopathischer Sicht im langjährigen Daumenlutschen auch eine Art der Selbstbehandlung: Der Daumen übt einen Druck auf die Sutura cruciata in Richtung Vomer und Synchondrosis sphenobasilaris aus und vermindert damit die Duraspannung. Das erklärt auch, warum die kraniosakrale intraorale Behandlung beim Daumenlutscher so erfolgreich ist.

Weitere Angewohnheiten des Kindes beanspruchen die Kau- und mimische Muskulatur ungünstig. Dazu gehören Bruxismus, Lippenbeißen, dauernde Kaubewegungen bei familiären oder auch schulischen Konflikten, und Anspannungssituationen.

Diese psychische Komponente sollte bei Kindern nicht unterschätzt werden, Stressabbau und Methoden der Entspannung müssen in diesen Fällen die Behandlung begleiten. In letzter Zeit haben sich viele Autoren zunehmend mit dieser Störung beschäftigt, insbesondere Bruxismusbehandlungen widmen sich der relaxierenden Muskel- und Faszientherapie aus der Erkenntnis heraus, dass „unphysiologisch starke Kräfte an dafür nicht vorgesehene Areale weitergegeben werden, die bei entsprechender Konstanz zu pathologischen Störungen führen können". Letztendlich werden unterstützend einige Zurichtungen empfohlen, auf die hier nicht näher eingegangen werden soll ((Lambers et al. 2016), s. auch (Schleip 2004; Lechner 2008; Hellmann 2011; Onodera et al. 2006)).

Zusammenfassend ergibt sich aus der Problematik, dass bei Diagnose und Therapie eine breite interdisziplinäre Zusammenarbeit erforderlich ist: Zahnarzt/Kieferorthopäde, Orthopäde, Manualmediziner, Physiotherapeut, Logopäde (Melzer et al. 2015), Psychologe, HNO-Arzt, Pädiater (Schupp et al. 2008; Heymann von 2010; Koeneke 2010;

Fallbeispiel

Anna S, ein 12jähriges Mädchen, wird vom Kieferorthopäden vorgestellt. Ein Überbiss, Angle-Klassifikation II, blieb therapieresistent, weil das Kind das Daumenlutschen nicht aufgeben konnte. Anna konnte nicht einschlafen, wenn sie den Daumen nicht benutzte, obwohl sie selbst unter dieser Angewohnheit litt, sich selbst behandelte, indem sie nachts Lederhandschuhe überzog, sich die Hände verband und Ähnliches. Aus den oben genannten Erwägungen behandelten wir mit kraniosakralen Techniken: Strain-Behandlungen, Duratechniken. Erst nach der 6. Behandlung begann sich ein Therapieerfolg einzustellen, nach weiteren Behandlungen konnte Anna auch ohne Daumenlutschen einschlafen. Der Überbiss wird zurzeit kieferorthopädisch weiterbehandelt, wir erwarten eine Normalisierung. Die Behandlung ist noch nicht abgeschlossen.

4

Mertensmeier 1992). Am Ende der meist mehrjährigen Behandlung wird der Manualmediziner alles überprüfen, was ein Rezidiv verursachen könnte: Die gestörte Körperhaltung, Dysbalance der Muskulatur, Angewohnheiten, oromandibuläre Tics, Nasenatmung, gestörte Artikulation und Sprache sowie Funktionsstörungen anderer Schlüsselregionen.

4.1.3 Kopf- und Gesichtsschmerzsyndrome

4.1.3.1 Kopfschmerzen

Die Lebenszeitprävalenz episodischer Kopfschmerzen von Kindern liegt bei 50–60 % (Arruda et al. 2010; Abu-Arafeh et al. 2010). Viele Kinder mit Migräne oder anderen Kopfschmerzformen weisen kombinierte Kopfschmerzsyndrome auf. Bei Kindern spricht man im deutschsprachigen Raum gerne vom kindlichen „Migränoid", da die trigeminoautonomen Symptome weniger stark ausgeprägt sind und gerade von jüngeren Kindern nicht differenziert werden können. Kopfschmerzen im Zusammenhang mit funktionellen Störungen im Bewegungssystem werden unterdiagnostiziert (Alonso-Blanco et al. 2011).

Grundsätze der Diagnostik Prinzipiell können Kopfschmerzen in zwei Hauptgruppen unterteilt werden: idiopathische und symptomatische. In Übereinstimmung mit der Klassifikation der International Headache Society (IHS, ▶ www.dmkg.de) gilt: Die sorgfältige Anamnese ist Voraussetzung für die richtige Diagnose. Neurologische und internistische Untersuchung sowie apparative Zusatzuntersuchungen dienen nur dem Ausschluss oder dem Beweis symptomatischer Kopfschmerzen. Eine manualmedizinische Untersuchung sollte zwingend erfolgen, um beispielsweise den Spannungskopfschmerz oder den sogenannten atypischen Gesichtsschmerz von trigger- und tenderpunktassoziierten Schmerzsyndromen bei funktionellen Störungen im Bewegungssystem einschließlich des orofazialen Systems zu differenzieren.

Unabhängig von der Art der Kopfschmerzen sollte eine Untersuchung immer enthalten (De Luca und Bartleson 2010):
- Ausführliche Anamnese mit Lokalisation, Qualität, Quantität (z. B. mittels numerischer Analogskala, NAS), Frequenz, Dauer, Aura und Begleitsymptomen der Kopfschmerzen sowie die Frage nach anderen Erkrankungen
- Bisherige Diagnostik, aktuelle Medikation sowie medikamentöse und nicht-medikamentöse Therapieversuche
- Einschätzung basaler psychischer Qualitäten wie Persönlichkeit, Stimmung und Affekt, Umgang mit Schmerzen sowie der sozialen Situation (Schulsituation, aktuelle familiäre Krisen)
- Neurologische Untersuchung unter Einschluss von Hirnnervenstatus, Reflexstatus, Sensibilität in den Grundqualitäten, Entwicklungsstand, Koordination und Motorik
- Manualmedizinische Untersuchung unter Einschluss des orofazialen, kraniosakralen und viszeralen Systems
- Zahnstatus
- Haut- und Schleimhautinspektion

Warnzeichen Warnzeichen („red flags") in der Anamnese von Kopfschmerzen sind die folgenden Angaben von Patienten. Sie zwingen zu umgehender ausführlicher Diagnostik (modifiziert nach (Mumenthaler et al. 2005a; Sternberg et al. 2007)):
- Schlagartig einsetzender starker Kopfschmerz
- Kopfschmerz, der an Intensität und/oder Häufigkeit schnell zunimmt
- Kopfschmerzen, die begleitet sind von
  - Plötzlichen psychischen Veränderungen
  - Stauungspapillen oder anderen Hirndruckzeichen
  - Neurologischen Herdsymptomen
  - Epileptischen Anfällen
  - Rezidivierenden Fieberschüben

Bei Schmerzen im Bewegungssystem bilden manualmedizinische und Verfahren der physikalisch-rehabilitativen Medizin zusammen mit einer an den gültigen Standards der pädiatrischen Kopfschmerztherapie orientierten pharmakologischen Therapie die Grundlage.

Die kindlichen Kopfschmerzen bei funktionellen Störungen im Bewegungssystem sind in der IHS-Klassifikation nur ungenügend abgebildet und werden eindeutig unterdiagnostiziert (Badtke 1991; Bogduk und Govind 2009). Bei einer Vielzahl von Kindern mit den Diagnosen „Migräne ohne Aura" oder „Spannungskopfschmerz" lassen sich die geklagten Beschwerden über die Provokation von Trigger- und Tenderpunkten oder Suturen auslösen. Inwiefern dann ein „zervikogener Kopfschmerz" nach IHS Klassifikation vorliegt (Evers 2007), bleibt oft strittig.

Anamnese bei Kopfschmerzen Die folgenden Fragen sollten immer gestellt werden (modifiziert nach (Dodick 2010) und (Göbel et al. 2006)):

A – An wie vielen Tagen pro Monat treten Kopfschmerzen auf?
Die Antwort ist wesentlich, um den Schweregrad der Erkrankung zu ermessen.

B – Wie viele unterschiedliche Formen von Kopfschmerzen können unterschieden werden?
Diese Frage ist notwendig, um die einzelnen Kopfschmerzerkrankungen abzugrenzen. Bei den meisten Kindern mit mehreren Kopfschmerzformen bestehen eine Migräne und ein triggerpunktassoziierter Kopfschmerz bei funktionellen Störungen im Bewegungssystem = „Migränoid".

C – Wie lange dauern die einzelnen Kopfschmerzepisoden?
Migräneattacken dauern 1 h bis zu 2 Tage an, Kopfschmerzen bei funktionellen Störungen im Bewegungssystem und Kopfschmerzen vom Spannungstyp weisen praktisch keine Zeitcharakteristik auf.

D – Kann die Familie einen typischen Kopfschmerzanfall schildern?
Da die Kopfschmerzen häufig kombiniert auftreten und nur anamnestisch trennbar sind, ist diese Frage essenziell. Oftmals macht sie das Vorliegen verschiedener Kopfschmerzarten erst wirklich bewusst. Allerdings ist das erst ab etwa einem Lebensalter von 10–11 Jahren möglich.

E – Welche Schmerzmerkmale bestehen?
Das dient der Klassifizierung. Das Vorgeben bestimmter Merkmale ist unter Umständen gefährlich, Kinder sind hoch suggestibel und sollten möglichst Ihre eigenen Worte finden.

F – Welche Begleitsymptome treten auf?
Übelkeit oder Erbrechen bzw. Lärm- und Lichtempfindlichkeit können auftreten. Von diesen zwei Begleitsymptompaaren sollte mindestens eines für die Migränediagnose vorliegen. Übelkeit oder „Schwindel" schildern auch Patienten mit Kopfschmerzen bei funktionellen Störungen im Bewegungssystem, Erbrechen oder eine echte Fotophobie treten bei dieser Kopfschmerzform aber nicht auf.

G – Welche Medikamente werden in welcher Dosierung und Frequenz gegeben?
Einen medikamenteninduzierten Dauerkopfschmerz gibt es auch bei Jugendlichen (Heinrich et al. 2007). Die 7-bis-10-Tage-pro-Monat-Grenze ist in der aktuellen Kopfschmerzklassifikation der Internationalen Kopfschmerzgesellschaft IHS enthalten und damit internationaler Standard.

Dringend zu empfehlen ist das Führen eines Kopfschmerztagebuches unter Angabe von Schmerzlokalisation, Schmerzqualität und -Quantität (NAS, bei kleineren Kindern Smileys) sowie Auslösesituationen und Medikation.

Prinzipiell können Kopf-/Gesichtsschmerzen bei funktionellen Störungen im Bewegungssystem als sekundäre Symptome von Strukturerkrankungen wie Entzündungen oder Tumoren ähnlich den lumbalen pseudoradikulären (Irritations-)Syndromen auftreten und eine gefährliche Erkrankung überdecken. Es sei nochmals betont, dass die genaue Anamnese und eine sorgfältige klinische, neurologische, manualmedizinische und neuroradiologische Untersuchung unerlässlich sind. Die Differenzialdiagnose und Therapie des Kopf-/Gesichtsschmerzes gehört in die Hand des erfahrenen, pädiatrisch und manualmedizinisch ausgebildeten Arztes.

Bildgebung bei Kopfschmerzsyndromen Eine apparative Diagnostik zum Nachweis von idiopathischen Kopfschmerzen existiert bis heute nicht. Im Rahmen der Erstdiagnostik von Kopfschmerzen ist es bei älteren Kindern und Jugendlichen unter Umständen sinnvoll, einmalig eine neuroradiologische Untersuchung, in der Regel eine zerebrale Magnetresonanztomografie (MRT), durchzuführen, um die Familie zu beruhigen (May und Diener 2007). Das verlangt bei jüngeren Kindern eine Sedierung/Narkose, weswegen bei sonst unauffälligem neurologischem Befund gewartet werden sollte.

Prinzipiell sollte bei Verdacht auf den sogenannten „zervikogenen Kopfschmerz"

4

(Schilgen und Evers 2003) eine konventionelle Röntgenaufnahme nicht fehlen, die a.-p.-Ebene als Aufnahme nach Sandberg (Darstellung des Dens axis). Konventionelle Schrägaufnahmen gehören nicht zur Routine und bleiben speziellen Fragestellungen vorbehalten. Spontane Liquorunter- und -überdrucksyndrome werden oft lange übersehen, die Kontrastmittel-MRT ist das diagnostische Mittel der Wahl (Strupp und Katsarava 2009). Die kritische Überprüfung der Korrelation zwischen subjektiven Beschwerden, klinischem Befund und Bildgebung ist in jedem Fall essenziell (Peuker und Spital 2003).

Eine Bildgebung bei Kopfschmerzen ist notwendig bei

- Atypischem klinischen Verlauf
- Plötzlich zunehmende Schmerzintensität oder ein sich ändernder Schmerzcharakter
- Zusätzliche neurologische Symptome
- Vorliegen von Red Flags

Kopfschmerzen bei funktionellen Störungen im Bewegungssystem – kindliches Migränoid
Dieses Syndrom ist sehr häufig im Kindes- und Jugendalter. Typisch ist die Symptomtrias

- Druckgefühl hinter bzw. um die Orbita
- Surale Restriktionen der Orbita und des Os temporale
- Triggerpunkte des M. pterygoideus lateralis (Buchmann et al. 2008)

Klinische Leitsymptome sind der drückende Schmerz oder Druckgefühl vor dem Ohr, im Bereich der Maxilla und um das Jochbein sowie das auf bzw. um die Orbita empfundene schmerzhafte bzw. drückende Gefühl, mit Ausstrahlung zum Hals (sogenannter „atypischer Gesichtsschmerz" der Neurologie, der allerdings dort eine Ausschlussdiagnose darstellt (Schuh-Hofer und Arnold 2007)). Dies entspricht den Schmerzausstrahlungsarealen bei Reizung der Segmente C1/C2/C3 (Johnston et al. 2013; Schueler et al. 2013).

Typisch sind weiter seitenbetonte Funktionsstörungen der Halsfaszien und orbitale einschließlich bulbärer Restriktionen auf der betroffenen Seite in der manualmedizinischen Untersuchung. Viele Kinder geben „Doppelbilder" an, meinen jedoch bei genauerem Nachfragen eher ein „unscharfes Sehen". Akkomodationsstörungen sind nicht selten, ebenso ungerichtete Schwindelformen. Das Gefühl des „Druckes im Ohr" und eventuell auch tinnitusähnliche Symptome können auftreten. Oft kombiniert, aber nicht zwingend auftretende Symptome sind Kopfgelenkstörungen, Triggerpunkte der subokzipitalen Muskulatur und kopfgelenknahe Tenderpunkte wie AC1 und PC 1+2 – zusammengefasst das trigger- und tenderpunktassoziierte Kopfschmerzsyndrom bei reiner segmentaler Störung der Halswirbelsäule und/oder der Kopfgelenke.

Symptombezogene Differenzialdiagnose (◨ Tab. 4.1)

- Die Symptomkombination Schwindel, Gleichgewichtsstörung und migränoider Kopfschmerz wird als vestibuläre Migräne bezeichnet (Obermann et al. 2013a). Nochmals sei betont, dass viele Migränepatienten einen kombinierten Kopfschmerz bei funktionellen Störungen im

◨ **Tab. 4.1**   Symptombezogene Differenzialdiagnose des Kopfschmerzes

Vestibuläre Migräne	Schwindel, Gleichgewichtsstörung und migränoider Kopfschmerz
Clusterkopfschmerz, paroxysmale Hemikranie, "short lasting unilateral neuralgiform headache with conjunctival injection and tearing" (SUNCT)	Lakrimation, konjunktivale Injektion und Rhinorrhö
Neuralgien	Trigeminus, Nasoziliaris
Red-ear-Syndrom	Attackenweise Rötung der Ohrmuscheln
Ophthalmologisch	Brechungsfehler, Heterotopien, Netzhauterkrankungen und eine dioptrische Aniseikonie
Entzündlich	Sinusitiden, Mastoiditis, Osteomyelitiden, Otitis, Periostitiden, Orbitalphlegmone, Sialadenitiden, Periodontitis

Bewegungssystem aufweisen (Goncalves et al. 2010; Goncalves et al. 2009), weswegen sich die Symptome oft überlagern (Forssell et al. 2007).

- Die Symptomkombination mit Lakrimation, konjunktivaler Injektion und Rhinorrhö im Anfall grenzen den Clusterkopfschmerz, die paroxysmale Hemikranie und das SUNCT-Syndrom („short-lasting unilateral neuralgiform headache attacks with conjunctival injection and tearing") voneinander ab. Diese sind im Kindesalter selten, ebenso die Neuralgien (Trigeminus, Nasoziliaris etc.).
- Bei einem „red ear syndrom" kommt es attackenweise mit sehr unterschiedlicher Zeitdauer zur schmerzhaften Rötung einer oder beider Ohrmuscheln, eventuell verursacht durch eine Irritation der Nervenwurzel C3 (Gaul 2008).
- Augenärztlich abzuklären sind Brechungsfehler, Heterotopien, Netzhauterkrankungen und eine Anisometropie (Refraktionsunterschied über 3 Doptrien zwischen beiden Augen).
- Zu bedenken sind Erkrankungen entzündlicher Natur wie die Sinusitiden einschließlich der Sinusitis ethmoidalis, meist sind die Sinusitiden jedoch von beidseitigem Kopf-/Gesichtsschmerz begleitet.
- Eine Mastoiditis hingegen tritt auch einseitig auf. Osteomyelitiden, Kieferzysten und Knochenneoplasien müssen ausgeschlossen werden.
- Muko- und Pyozelen der Keilbeinhöhle schmerzen eher in der Scheitelmitte und im Hinterhaupt.
- HNO-ärztliche Vorstellungen sind notwendig bei Verdacht auf Polyposis nasi, Othämatomen, Entzündungen der Ohrmuschel und des äußeren Gehörganges, Paukenergüssen, Otitiden, Barotraumata oder rhinosinugene Komplikationen wie Periostitiden (Schmerzen medialer Augenwinkel), Subperiostalprozessen und Orbitalphlegmonen (Nieschalk und Schmäl 2006). Bei Kindern mit rezidivierenden Otitiden scheinen additive manualmedizinisch/osteopathische Techniken die Rezidivquote zu verringern (Mills et al. 2003).
- Erkrankungen der Speicheldrüsen wie Sialadenitiden (bakterielle Genese, Immunerkrankungen) und Abflussstörungen (Sialolithiasis) führen typischerweise zu Schmerzen bei der Nahrungsaufnahme.
- Dentogener Kopf-/Gesichtsschmerz tritt wenn, dann am ehesten bei Periodontitis oder Perikoronitis nach Infektion oder traumatischer Irritation eines nur teilweise durchgebrochenen Weisheitszahnes auf (Paulus und Schöps 1998).

An manualmedizinischen Syndromen liegt oft das obere gekreuzte Syndrom nach Janda vor. Ebenso können Triggerpunkte in distinkten Muskeln derartige Schmerzsyndrome verursachen, beispielsweise weist der M. splenius cervicis einen übertragenen lateralen Schmerz der Orbita auf.

Empfohlener manualmedizinischer Untersuchungs- und Behandlungsgang Globale und regionale orientierende manualmedizinisch-osteopathische Untersuchung von:
- Inspektion (Stand, Gang, gekreuzte Syndrome, myofasziale Ketten)
- Palpation
- Zum Beispiel General Listening
- Syndromale orientierende Untersuchung
- Orbita mit Bulbus
- Os temporale
- Sutura sphenopalatina (seitenbetont)
- Triggerpunkte (TrP) M. pterygoideus lateralis, M. frontalis, kurze Nackenstrecker

Fakultativ orientierende Untersuchung auf myofasziale Ketten wie
- Laterale Kette nach Paoletti (2011)
- Tiefe Frontallinie nach Myers (2004)
- Posterolaterale und anterolaterale Kette nach Struyff-Denys (1979)
- Flexionskette nach Richter und Hebgen (2006)
- evtl. auf Zink-Pattern

Gezielte manualmedizinische Untersuchung:
- Kiefer- und Kopfgelenke
- Triggerpunkte der Nackenstrecker, M. pterygoideus lateralis, des M. occipitofrontale, M. sternocleidomastoideus, M. trapezius pars descendens und des M. levator scapulae, im Folgenden Untersuchung auf Verlängerungsfähigkeit dieser Muskeln
- Tenderpunkte AC 1–3 der betroffenen Seite

4

- Tenderpunkte PC 1–3
- Ligamentum cervicopleurale und Halsfaszien der betroffenen Seite, dorsale Halsfaszie
- Bulbus und Orbita
- Suturen der Orbita und des Pterions, weiter der Sutura parietosquamosa und parietomastoidea
- Sutura sphenopalatina, Sutura temporozygomatica und Sutura zygomaticomaxillare
- Sinus petrosus und Sinus sigmoideus der betroffenen Seite, Sinus sagittalis superior
- Mobilitätsstörungen Os ethmoidale, Os temporale, Os sphenoidale sowie die sphenobasiläre Synchondrose (SBS).

Empirisch begründete Reihenfolge der manualmedizinischen Behandlung
- Behandlung von Triggerpunkten, die eine segmentale oder anderweitig spezifische Untersuchung oder Behandlung behindern
- Behandlung regionaler gelenkiger Funktionsstörungen; hier Kiefergelenk, Kopfgelenke
- Behandlung verspannter oder verkürzter Muskulatur
- Behandlung lokaler myofaszialer und viszerofaszialer Strukturen; hier vor allem der Halsfaszien, eventuell einschließlich des gleichseitigen Ligamentum cervicopleurale
- Behandlung der neurofaszialen Strukturen; hier Bulbus und orbitale Suturen, Pterion und Suturen von Os temporale, Os zygomaticum und Os parietale
- Behandlung in der Verkettung bei positiver Verkettungstestung (VKT)
- Selbstübungen, soweit möglich
- Krankengymnastik auf neurophysiologischer Grundlage, z. B. sensomotorische Fazilitierung (SMF) nach Janda
- Ermunterung zur Aktivierung, insbesondere Schulbefreiung nur im Ausnahmefall

Die weitere Behandlung kann einschließen:
- Behandlung von suturalen Störungen der Knochen der Schädelbasis
- Einflussnahme auf den kraniosakralen Rhythmus.

Prophylaxe Individuell angepasste Selbstübungen sollten zwingend in das Behandlungskonzept eingefügt werden. Diese müssen Kopfgelenke und Kiefergelenk einbeziehen.

Als Krankengymnastik auf neurophysiologischer Grundlage eignet sich z. B. die sensomotorische Fazilitierung nach Janda. Die Kinder sollten aktiv bleiben. Für die Prophylaxe bei häufigen Migräneattacken empfiehlt sich Topiramat (Shamliyan et al. 2013). Die Kombination mehrerer Migräneprophylaktika erscheint nicht sinnvoll (Obermann et al. 2013b). Ibuprofensaft eignet sich für den akuten Migräneanfall bei kleineren Kindern, gegebenenfalls in Kombination mit Magnesium (Castelli et al. 1993; Gallelli et al. 2014). Bei Jugendlichen können Triptane eingesetzt werden (Fujita et al. 2014), bei dem häufigen begleitenden Erbrechen intranasal (Goldman und Meckler 2015).

Wie schon erwähnt, gehören Beruhigung und Angstlösung in das therapeutische Gespräch. Sinnvoll ist das Erlernen von Entspannungsübungen, auch Biofeedback kann bei Kindern und Jugendlichen versucht werden. Das Syndrom fluktuiert in Ausprägung und Frequenz, worüber die Familien zu informieren sind.

Prognose Die Prognose ist insgesamt gut. Druckgefühl und Schmerz lassen sich manualmedizinisch-osteopathisch gut beeinflussen. Das Ausmaß der Rezidivneigung ist wahrscheinlich abhängig vom Schweregrad und der Koinzidenz psychiatrischer Störungen.

4.1.3.2 Gesichtsschmerzen – Kindliche orofaziale Störung

Das Syndrom ist gekennzeichnet durch einen nach ventral gehaltenen Kopf, Schmerzen im oder vor dem Ohr, betont bei Biss- und Kaubewegungen, schmerzhafte Mundöffnung und -schließung mit Sperre und Schmerzen in der Zahnleiste. Leitsymptom und fast pathognomonisch zu werten ist die Mundöffnungssperre. Mädchen sind deutlich häufiger betroffen. Der Einfluss der beiden pathophysiologisch bedeutsamen Regionen für das kraniomandibuläre (sic orofaziale) Syndrom, Halswirbelsäule (HWS) und Kaubzw. Kiefersystem, erfährt mit dem Lebensalter eine Wandlung. Bei Neugeborenen und Kindern überwiegt der Einfluss der HWS, mit zunehmendem Lebensalter wahrscheinlich das Kau- und Kiefersystem (Biedermann 2007). Exakte Daten liegen dazu jedoch nicht vor (s. auch ▶ Abschn. 4.1.2).

Sehr häufig tritt ein charakteristisches „Knacken" bei Mundöffnung und -schließung auf. Dieses Geräusch ist bedingt durch eine Störung der Funktion zwischen Condylus mandibulae und Diskus. Die Prävalenzangaben für dieses „Knacken" liegen zwischen 3 und 30 %, das Phänomen selbst stellt jedoch wahrscheinlich keinen Risikofaktor für die Entwicklung schmerzhafter Störungen des orofazialen Systems dar (Reissmann und John 2007). Gelegentlich ist es nur in der Auskultation des Kiefergelenkes zu bemerken, die immer durchgeführt werden sollte.

Die manualmedizinische Trias Kiefergelenkstörung (Temporomandibulargelenk, TMG) mit Mundöffnungssperre, Triggerpunkte in den Kaumuskeln (M. temporalis, M. pterygoideus medialis et lateralis, M. masseter (Heymann und Smolenski 2011)) ist sehr häufig, weswegen die Vermengung mit dem „kraniomandibuläres Syndrom" (CMD) oder der „Myarthropathie des Kiefergelenkes" sehr verbreitet ist (s. auch ▶ Abschn. 4.1.2). Viele Kinder haben Bissauffälligkeiten/kraniomandibuläre Auffälligkeiten, oft ohne Schmerzsymptomatik = CMD. Mit Schmerzen verbunden handelt es sich um die orofaziale Dysfunktion des Kindes im Sinne einer Funktionskrankheit. Betroffen vom orofazialen Syndrom ist weniger das Kindes- als das Jugendalter, für das CMD ist es umgekehrt.

Eine Verspannung/Verkürzung des M. stylomandibulare bzw. Restriktion des Ligamentum stylomandibulare findet sich ebenso regelhaft wie die der Fascia stylopharyngeal (bei intraoralen Injektionen zu beachten! (Feigl et al. 2007)), konsekutiv sind Hyoid, ventrale Blätter der Halsfaszien und M. omohyoideus gestört. Ebenso finden sich häufig beidseitige Störungen an der Sutura sphenopalatina und SBS-Funktionsstörungen. Neben den bereits erwähnten sind Triggerpunkte in den Mm. sternocleidomastoidei, den Mm. digastrici, dem Platysma oder den fazialen Muskeln (z. B. M. buccinator) häufig. Weiter finden sich anteriore Tenderpunkte der Segmente C1–C3 (AC 1–3). Zahnokklusionsstörungen unterhalten das Syndrom, (s. auch ▶ Abschn. 4.1.2). Häufig gehen kieferorthopädische Maßnahmen, im Kindes- und Jugendalter Spangen, der Entwicklung des Syndroms voran. Bruxismus, häufiges Fehlbeißen beim Kauen mit intraoralen Wangenverletzungen,

Artikulationsstörungen bei Kindern und häufige Heiserkeit stellen Sekundärsymptome der CMD dar, ebenso ein Tinnitus (Könecke et al. 2005). Letzterer ist typischerweise durch Bewegungen im Kiefergelenk modulierbar, im Kindes- und Jugendalter aber eher selten. Kindliches Migränoid, CMD und kindliche orofaziale Dysfunktion gehen häufig ineinander über, sodass eine genaue Differenzierung nicht möglich ist.

In der Diagnostik und Therapie der kindlichen orofazialen Dysfunktion wie auch aller anderen manualmedizinischen Syndrome – sind also die grundlegenden ärztlichen Fähigkeiten des „Anfassen können" und des „Zuhören können" entscheidend. Invasive Diagnostik oder pharmakologische/invasive Therapien sollten bei Beschwerden im Bewegungssystem immer mehr in den Hintergrund treten. Empfohlen werden können (mod. nach (Hugger et al. 2006; Hugger et al. 2007), Metaanalyse):

- Unbedingt eine umfassende Aufklärung (Angstlösung!)
- Intensive Zusammenarbeit und Abstimmung mit gleichzeitig behandelnden Zahnärzten und Mund-Kiefer-Gesichtschirurgen
- Okklusionsschienen bei Bedarf
- Manuelle Therapie einschließlich dem Zeigen von Selbstübungen („Selbsttherapie") und Akupunktur
- Verhaltenstherapie, Biofeedback, progressive Muskelentspannung
- z. B. nichtsteroidale Antirheumatika (NSAR), zeitlich begrenzt, bevorzugt Ibuprofen.

Nicht zu empfehlen sind Arthroskopien oder Arthrozentesen des Kiefergelenkes sowie die Applikation von Chondroprotektiva (Hugger et al. 2007). Intraartikuläre Ketamininjektionen zeigten bei Erwachsenen ebenfalls keine Effekte (Ayesh et al. 2008). Die konservative Komplexbehandlung unter Einschluss kieferorthopädischer, physikalisch-rehabilitativer und manualmedizinischer Verfahren (Smolenski et al. 2011) einschließlich der Manipulation der Kopfgelenke („thrust technique", (Mansilla-Ferragut et al. 2009)) sowie intraoraler Techniken (Kalamir et al. 2012) scheint nach heutigem Kenntnisstand (von Piekartz und Hall 2013) die Methode der Wahl zur Behandlung zu sein (Fink et al. 2007). Das gilt auch beim sogenannten „offenen Biss" (frontale Infraokklusion) (Lisson und Heckmann 2008).

4

◘ **Tab. 4.2** Einteilung von dentalen Abrasionen nach Brocca	
Brocca 1	Abrasionen der Glasur, sog. Schlifffacetten
Brocca 2	Abrasionen gerade bis an den Zahn, sog. Dentin-Inseln
Brocca 3	Abrasionen bis weit in den Zahn

Differenzialdiagnose Oftmals werden die Kinder primär beim HNO-Arzt, Kieferorthopäden oder Zahnarzt bzw. Mund-Kiefer-Gesichts-Chirurgen vorstellig aufgrund der Schmerzen im oder vor dem Ohr. Ebenso häufig wird wegen der Schmerzen in der Zahnleiste die Fehldiagnose einer Trigeminusneuralgie gestellt, die im Kindes- und Jugendalter wie bereits erwähnt eher selten ist (Lopes et al. 2002). Die Mitarbeit eines aufgeschlossenen Zahnarztes oder Kieferorthopäden ist notwendig, wenn Kieferfehlstellungen oder Bissanomalien (Okklusionsstörungen) bestehen. Finden sich dentale Abrasionen (s. ◘ Tab. 4.2), sind korrektive zahnärztliche oder kieferorthopädische Maßnahmen notwendig.

Prinzipiell gleicht die Differenzialdiagnose der des kindlichen Migränoids. Weiterhin zu beurteilen sind rheumatische Veränderungen im Kiefergelenk (auch bei Kindern!), ebenso Luxationen und Frakturen. Sialodenosen bzw. Sialonitiden oder zervikale Lymphknotenschwellungen können zu einer eingeschränkten Mundöffnung führen, weisen aber eine andere Schmerzcharakteristik auf. Der Schmerz bei Zoster oticus besteht unabhängig von der Mundöffnung. Bei Mastoiditiden oder Periostitiden und Periodontitiden besteht ebenfalls ein von der Mundbewegung abhängiger Schmerz, der aber auch bei Ruhe meist dumpf und drückend imponiert.

Es sollen im Erwachsenenalter bis zu 70 % der Patienten mit Schmerzen im orofazialen System auch Kopfschmerzen aufweisen (Schindler et al. 2007), was bei manualmedizinischer Betrachtungsweise nicht verwundert (Heymann und Smolenski 2011).

Empfohlener manualmedizinischer Untersuchungs- und Behandlungsgang Die globale und regionale orientierende manualmedizinisch-osteopathische Untersuchung entspricht den manualmedizinischen Prinzipien mit dem üblichen Vorgehen:
- Inspektion (Stand, Gang, gekreuzte Syndrome, fasziale Ketten)
- Palpation
- z. B. General Listening

Es folgt die syndromale orientierende Untersuchung
- Kiefergelenk, Mundöffnungsstörung (Interzisaldistanz)
- TrP Kaumuskulatur
- Os temporale

Fakultativ orientierende Untersuchung auf myofasziale Ketten oder Verkettungen wie:
- Auf oberes gekreuztes Syndrom nach Janda (2000) (s. 4.4.6.1)
- Hinweise für Inkoordinationssyndrome: Kopfanteflexion (Janda 2000)
- Hinweise für eine anteriore oder laterale Kette nach Paoletti (2011)
- Hinweise für auf meningeale Kette nach Paoletti (2011)

Gezielte manualmedizinische Untersuchung von:
- TrP Mm. pterygoidei, M. masseter, M. temporalis, M. digastricus
- Kiefergelenk und Mundhöhle
- Kopfgelenke
- Anteriore Tenderpunkte (TeP) der oberen HWS
- Ligamentum spheno- und stylomandibulare
- Halsfaszien mit Hyoid
- Sutura temporozygomatica
- Os maxillare mit Suturen, Os mandibulare
- Os temporale mit Suturen
- SBS-strain-Muster
- Diaphragmale Inkoordination

Therapie Die Behandlung erfolgt mit der empirisch begründeten Reihenfolge:
- Akute TrP
- Kiefergelenk
- Kopfgelenke
- Anteriore TeP der HWS
- Halsfaszien mit Hyoid
- Mandibula
- Ligamentum spheno- und stylomandibulare

- Os temporale, Os maxillare mit Suturen
- Sutura sphenopalatina, Sutura temporozygomatica
- Selbstübungen orofaziales System
- Krankengymnastik auf neurophysiologischer Grundlage, z. B. SMF nach Janda
- Entspannungstechniken, z. B. Muskelrelaxation nach Jacobsen, bei Jugendlichen

Die weitere Behandlung kann einschließen:
- Weitere TrP und TeP
- Oberes gekreuztes Syndrom nach Janda (2000)
- Weitere diaphragmale Inkoordinationen
- Laterale/Menaingeale Kette nach Paoletti (Paoletti 2011)

Prognose Handelt es sich um ein funktionelles Syndrom, also eine „reine" kindliche orofaziale Dysfunktion, ist die Prognose gut. Das idiopathische „Knacken" im Kiefergelenk ist nach entsprechender differenzialdiagnostischer Beurteilung und Ausschluss struktureller Erkrankungen der Familie als ungefährlich zu vermitteln.

4.1.4 Ohrenschmerzen

Ohrenschmerzen gehören zu den am häufigsten geklagten Schmerzen bei Kindern. Sie können ein- oder beidseitig auftreten, meist im Rahmen von Infekten der oberen Luftwege mit oder auch ohne Fieber. Bei Klein- und jüngeren Schulkindern findet sich in der kinderärztlichen Sprechstunde meist eine akute Mittelohrentzündung als Ursache akuter Ohrenschmerzen, bei älteren Schulkindern stellt die Otitis externa die häufigere Diagnose dar. Kleinkinder sind auch infolge des noch nicht voll ausgereiften Immunsystems infektanfälliger. Eine weitere Erklärung, warum die Otitis media im Kleinkindalter häufig bei Infekten der oberen Luftwege auftritt und mit dem Eintritt in das Schulalter so signifikant seltener vorkommt, findet sich plausibel in einigen osteopathischen Untersuchungen (Carreiro 2004); (Bluestone 1995, 1996; Proctor 1967): In den ersten 6 Lebensjahren liegt die Neigung der Schädelbasisachse bei durchschnittlich 30 Grad, das ändert sich allmählich

wachstumsbedingt bis zu einer durchschnittlichen Neigeachse von 50 Grad. Die Tuba auditiva, zunächst horizontal stehend, zeigt deshalb am Ende dieses Wachstumsprozesses leicht nach anterior (Bosma 1986). Der Infektionsweg vom Pharynx zur Tuba auditiva wird dadurch länger. Außerdem können im Kleinkindalter Spannungen im M. tensor veli palatini, M. dilatator tubae, M. pterygoideus medialis und M. salpingopharyngeus den Durchmesser und damit die Durchgängigkeit vermindern und die Sekretdrainage der Tuba auditiva beeinträchtigen. Hinzu kommt, dass die im Kleinkindalter noch knorpelige Verbindung zwischen der Pars petrosa des Os temporale und dem Os sphenoidale Spannungen verursacht und die anliegende Tuba auditiva zusätzlich ungünstig beeinflusst. Soweit die theoretischen Überlegungen.

Zur Differenzialdiagnostik der Ohrenschmerzen s. ◘ Tab. 4.3.

Merke: Neben den seltenen Komplikationen der akuten und chronischen Mittelohrentzündung wie Meningitis, Sepsis, Fazialisparese, Sinusthrombose oder Otitis interna darf vor allem die akute Mastoiditis nie übersehen werden. Neben Fieber und Ohrenschmerzen zeigen sich ein Druck- und Klopfschmerz über dem Mastoid, eventuell eine retroaurikuläre Rötung und ein Abstehen der (meist nur unteren) Ohrmuschel bzw. des Ohrläppchens (Anderson 2009).

Therapie der Ohrenschmerzen aus manualmedizinischer und osteopathischer Sicht:

In der akuten Phase aller entzündlichen Erkrankungen ist jede Manualtherapie kontraindiziert. Danach und bei chronischem Verlauf kann der Manualmediziner begleitend behandeln mit dem Ziel, Rezidive zu vermeiden. Zum Beispiel sollten Kinder mit chronisch rezidivierender Otitis media eine Behandlung erhalten, die eine Atmung mit geöffnetem Mund vermeidet, oft verursacht durch Reklinationshaltung der oberen Halswirbelsäule, s. ▶ Abschn. 4.1.5: Behandelt werden Funktionsstörungen der Kopfgelenke, der Kiefergelenke, der Zunge, des Hyoids, der verspannten supra- und infrahyoidalen Faszien, der Mm. pterygoidei. Ein weiteres Ziel der Behandlung ist die Drainage des Mittelohrs: Rhythmische

4

◻ Tab. 4.3   Differenzialdiagnostik der Ohrenschmerzen

Ursache	Symptome und Befunde	Therapie und Verlauf
Otitis media: – Entzündlicher Prozess im Rahmen von oberen Luftwegsinfekten – Begleitend bei Kinderkrankheiten wie Masern – Konstitutionell, familiäre Disposition – Bei allgemeiner Abwehrschwäche	– Ohrenschmerzen, Fieber, Druckschmerz im Bereich der Ohrmuschel, auch des Mastoids – Hörminderung kann leicht übersehen werden – Lymphknotenschwellung obere Halsregion – Kleinkinder weisen oft nur allgemeine Krankheitszeichen auf wie Fieber und Erbrechen, Schreien, Nahrungsverweigerung – Otoskopisch: Trommelfell gerötet und vorgewölbt, auch Spontanperforationen	– Unter antiphlogistischer Therapie, abschwellenden Nasentropfen, ggf. Antibiotikabehandlung zur Remission – Parazentese manchmal erforderlich – Komplikation: Ausbreitung des Prozesses zu Mastoiditis, Myringitis, Meningitis, Sepsis, Fazialisparese, Sinusthrombose, Cholesteatom – Chronischer Verlauf konstitutionell oder bei Abwehrschwäche – Im Akutstadium keine Indikation für manuelle Therapie
Mastoiditis: Meist Komplikation einer Otitis media	– Ohrschmerzen, Fieber, Erbrechen. – Druck- und Klopfschmerz über dem Mastoid, evtl. retroaurikuläre Rötung und Abstehen der (meist nur unteren) Ohrmuschel bzw. des Ohrläppchens (Anderson 2009)	– Operation, Antibiotika – Im Akutstadium keine Indikation für manuelle Therapie
Tubenkatarrh Druckdifferenz zwischen Mittelohr und Außenwelt, z. B. beim Starten und Landen bei Flügen oder Minderbelüftung des Mittelohrs nach/bei Infekten der oberen Luftwege, bei Allergien, bei Adenoiden	– Ohrenschmerzen, evtl. Hörminderung. – Otoskopisch: eingezogenes Trommelfell – Auch ein nichtentzündlicher Erguss kann Schmerzen bereiten, führt aber meist nur zur schmerzlosen Hörminderung	– Akuter oder chronischer Verlauf – Abschwellende Nasentropfen – Adenotomie, Parazentese, bei Bedarf – Paukenbelüftungsröhrchen – Im Akutstadium keine Indikation für manuelle Therapie
Otitis externa Entzündlich (Schwimmbad-Otitis!), Gehörgangsfurunkel, durch Fremdkörper	– Ohrenschmerzen, selten Fieber, Otorrhö – Rötung des äußeren Gehörgangs, Druckschmerz am Tragus	– Lokale Antibiotika, Analgetika
Verletzungen am Ohr, An der Schädelbasis (Felsenbeinfraktur nach Schädeltrauma)	– Traumaanamnese – Bildgebende Verfahren	Je nach Befund
Seltene Ursachen wie Tumoren oder Neuralgien (Reiss 1999)	Bildgebende Verfahren	Je nach Befund
Ins Ohr fortgeleitete Schmerzen Bei Störungen im Nasenrachenraum, Zahnbereich, Kiefergelenk, Schilddrüse oder von Strukturen des oberen Mediastinums wie auch von der Halswirbelsäule und Nacken- und Halsmuskulatur (Taziki 2012) Das betrifft strukturelle wie auch funktionelle Störungen!	Der Ramus mandibularis des N. trigeminus, der N. glossopharyngeus, der N. vagus und der Plexus cervicalis (C2, C3) sind an der sensiblen Innervation des Ohres beteiligt (Reiss 1999)	Behandlung der Causa

Pumpbewegungen via Glabella – Os ethmoidale – Os sphenoidale zur Tuba auditiva bei gleichzeitiger Außenrotationsstellung des Os temporale (Möckel 2006). Mit weiteren osteopathischen Verfahren werden die Aspekte der chronischen Otitis media berücksichtigt: Techniken der „balanced ligamentous tension", der „balanced membranous tension", auf die hier nicht näher eingegangen werden kann. Geeignet sind außerdem alle die Schädelbasis entspannenden Techniken, z. B. die Behandlung der Suturae sphenopetrosa, sphenopalatina, sphenooccipitalis, auch Zugbehandlung des Os temporale und Os occipitale. Schließlich sind Verkettungen zu bedenken und zu behandeln.

4.1.5 Hypersalivation

Von einer Hypersalivation spricht man bei vermehrter Speichelproduktion. Wird eine normale Menge Speichel produziert, läuft aber aus dem Mund, statt geschluckt zu werden, spricht man – vor allem im angloamerikanischen Sprachraum – von Sialorrhö. Zugunsten besserer Lesbarkeit verwenden wir im Folgenden den Begriff Hypersalivation.

Die normale Speichelmenge beträgt beim Jugendlichen und Erwachsenen etwa 1,5 l pro Tag. Die Produktion kann bei Bedarf auf das bis zu 5-Fache gesteigert werden (Hockstein 2004). Angaben für das Kindesalter fehlen in der Literatur.

Die Hypersalivation beim Kleinkind ist häufig ein Nebenbefund, gelegentlich aber auch der Grund einer Konsultation. Die Eltern berichten dann regelmäßig, dass sie mehrere Halstücher täglich verbrauchen, um den Speichel aufzufangen. Zudem haben die Kinder den Mund fast immer leicht geöffnet. Der Speichelfluss bestehe eigentlich „schon immer." Ein Neuauftreten sollte wiederum das Augenmerk auf die Differenzialdiagnose lenken. Eine Hypersalivation wird bis zum 2. Geburtstag als normal angesehen, jenseits des 4. Lebensjahres als pathologisch (Blasco 1992).

Differenzialdiagnostisch sind Umstände, die mit einer erhöhten Speichelproduktion (Medikamente, Intoxikationen, Adenoide, pharyngealer oder ösophagealer Fremdkörper, Speichelstein, Sialadenitis, Stomatitis) einhergehen, von solchen abzugrenzen, bei denen die eigentlich normale Speichelmenge nicht heruntergeschluckt wird (◘ Tab. 4.4). Letzteres tritt in der Regel im Rahmen neurologischer Erkrankungen (infantile Zerebralparese, Entwicklungsstörungen, Hirntraumata, bulbäre Prozesse, Schluckstörungen) auf. Hier spielen der fehlende Lippenschluss, ein erhöhter intraösophagealer Druck und vor allem eine mangelhafte neuromuskuläre Kontrolle eine Rolle (Zenk 2005).

Nicht selten findet sich eine Hypersalivation bei klinisch sonst unauffälligen Kindern.

◘ Tab. 4.4 Ursachen der Hypersalivation

Strukturelle Ursachen	– Makroglossie – Adenoide – Fremdkörper – Speichelsteine – Sialadenitis – Entzündungen der Gingiva, Stomatitis aphtosa – Tonsillitis
Okklusionsstörungen	Mundatmung bei struktureller oder funktioneller Störung der Kiefergelenke, der Kau- und Schluckmuskulatur, der Zunge und des Hyoids
Störung der zentralen Steuerung: – Infantile Zerebralparese – Mentale Retardierung – Hirntraumata	Auch hier Mundatmung und die muskuläre Insuffizienz der mundschließenden Muskulatur
– Medikamente – Intoxikationen	– Parasympathomimetika, Neuroleptika – Organophosphate (Insektizide, Sarin), Thallium, Quecksilber

4

Johnson et al. stellten dar, dass auch normal entwickelte Kinder eine verzögerte Speichelkontrolle zeigen können, die sich in der Regel im Verlauf von selbst behebt (Johnson 2001). Vor dem Hintergrund möglicher sozialer Isolation und eingeschränkter Zuwendung besteht je nach Alter unter Umständen aber ein erheblicher Leidensdruck der Betroffenen bzw. bei deren Eltern.

Als manualmedizinisch relevante Befunde finden sich: Das typische Bild eines Kindes mit Hypersalivation ist die ständig reklinierte obere Halswirbelsäule und die Atmung mit offenem Mund. Die ständige Reklination der Kopfgelenke erlaubt infolge Synkinese Kopfgelenke – Kiefergelenke den Mundschluss nicht. Die Mütter berichten über lautes Schnarchen. In der Regel fanden wir:

- Funktionsstörungen der Kopfgelenke, am häufigsten eine Anteflexionsstörung O/C1
- Dysfunktion der Zunge, oft auch Makroglossie. Beim Schlucken oder Saugen wird die Zunge unzureichend gegen den Gaumen gedrückt
- Hyoiddysfunktion
- Verspannung der supra- und infrahyoidalen Faszien
- Dysfunktion der Sutura sphenopalatina und cruciata
- Triggerpunkte, oft im M. pterygoideus lateralis, seltener medialis

Diese Befunde findet man regelmäßig bei den oben genannten strukturellen Erkrankungen, aber auch als manualmedizinisches Syndrom, besonders in Verbindung mit weiteren oromandibulären Dysfunktionen.

Therapie Diagnostizierte Triggerpunkte sind zu behandeln, anschließend gestörte Kopfgelenke, Kiefergelenke, dann myofasziales Release der oberflächlichen, mittleren und tiefen Halsfaszien sowie Behandlung des Hyoids, der Suturen und der Zunge. Logopäden erzielen mit der orofazialen Regulationstherapie nach Castillo-Morales teilweise gute Erfolge. Bei neurologischen Ursachen kommen Parasympatholytika und auch Botulinumtoxininjektionen in die Speicheldrüsen zum Einsatz, chirurgische Maßnahmen stellen die Ultima Ratio dar.

4.1.6 Globusgefühl

Die Empfindung „Kloß im Hals" tritt beim Kind seltener als beim Erwachsenen auf. Der Druck in Höhe des Kehlkopfes tritt beim Schlucken auf, kann aber auch kontinuierlich unabhängig vom Schluckakt bestehen; auch als Kratzen, Brennen, Trockenheits- oder Fremdkörpergefühl wird die Missempfindung beschrieben. Manchmal wird auch die Atmung als erschwert empfunden. Nicht selten besteht ein Räusperzwang.

Kleinkinder können sich dazu nur schwer äußern und verweigern die feste Nahrung; nur geduldiges genaues Befragen klärt dann dieses Beschwerdebild.

Differenzialdiagnostisch muss an organische, psychische und manualmedizinische/osteopathische Funktionsstörungen gedacht werden. Hinweise für eine organische Genese sind (Foden 2013):

- Persistierendes, progredientes Globusgefühl
- Nichtmediane Lokalisation
- Schmerzen beim Schluckakt oder in die Umgebung projizierte Schmerzen
- Verstärkte Symptomatik beim Schlucken von Nahrung
- Begleitende Dysphagie, also eine Schluckstörung mit behinderter Nahrungspassage; dies stellt ein Alarmsignal dar (Lambertz et al. 2006)
- Begleitende Dysphonie oder objektivierbare Dyspnoe
- Sodbrennen, postprandiale Magenschmerzen
- Vorerkrankungen oder Bestrahlungen in diesem Bereich
- Begleitsymptome wie Fieber, Gewichtsverlust, Nachtschweiß

Es können lokale Strukturen wie Lymphknoten, Schilddrüse oder Thymus vergrößert sein; ebenso ist an Tumoren, z. B. Lymphangiome, oder Entzündungsprozesse, z. B. an eine Seitenstrangangina oder Laryngitis zu denken, ferner an Ösophagusdivertikel, an eine Reflux- oder die seltene eosinophile Ösophagitis (Simon et al. 2017). Bei dieser Erkrankung ist das Globusgefühl verbunden mit Dysphonie, Dyspnoe und Dysphagie. Fremdkörperingestionen sind beim Kleinkind relativ häufig. Da sich die drei engsten Stellen des Gatrointestinaltrakts im Ösophagus befinden, werden für eine ungestörte

Magen-Darm-Passage zu große Fremdkörper in aller Regel dort steckenbleiben. Entsprechend verweigern die Kinder feste Nahrung, sind unruhig und zeigen, wenn sich der Fremdkörper in den *oberen* Ösophagusengen befindet, eine Hypersalivation.

Bei Verdacht auf eine organische Ursache werden je nach vermuteter Causa vor allem endoskopische und bildgebende Verfahren eingesetzt.

Jugendliche, seltener Kinder, mit Depressionen, Angst- oder emotionalen Störungen klagen häufiger über ein Globusgefühl. Ein psychisch bedingtes Globusgefühl ist stärker beim Leerschlucken! Das Schlucken von Nahrung ist in der Regel unbeeinträchtigt.

Das Globusgefühl tritt beim größeren Kind in Begleitung von Affektionen der Halswirbelsäule auf – für den Manualmediziner von besonderer Bedeutung (Ernst 2003; Jahnke 1986; Ernst 2007). Nach Ausschluss struktureller Ursachen fahndet er nach Funktionsstörungen und behandelt diese.

Fleischer et al. fanden bei ihren Patienten ohne organische Ursache regelmäßig eine höhere Spannung der paralaryngealen Muskulatur, insbesondere der Mm. constrictores pharyngis, hier wiederum vor allem des M. constrictor pharyngis inferior. Nach Behandlung mit Release-Techniken konnten sie nach eigenen Angaben die meisten Patienten von ihren Symptomen befreien (Fleischer et al. 2017).

Wir fanden bei 21 Kindern (Alter 11–18 Jahre) folgende Funktionsstörungen:

– C5–C7
– Kiefergelenke
– Os hyoideum
– Triggerpunkte der infrahyoidalen Muskulatur
– Triggerpunkte der Mm. sternocleidomastoidei

4.1.7   Tortikollis

Der *akute Schiefhals* ist in der Manualsprechstunde ein häufig vorkommendes Beschwerdebild, vorwiegend bei Kindern im Vorschulalter und dem frühen Schulalter. Die Bezeichnung Torticollis spasmodicus ist irreführend, da Spasmen nicht

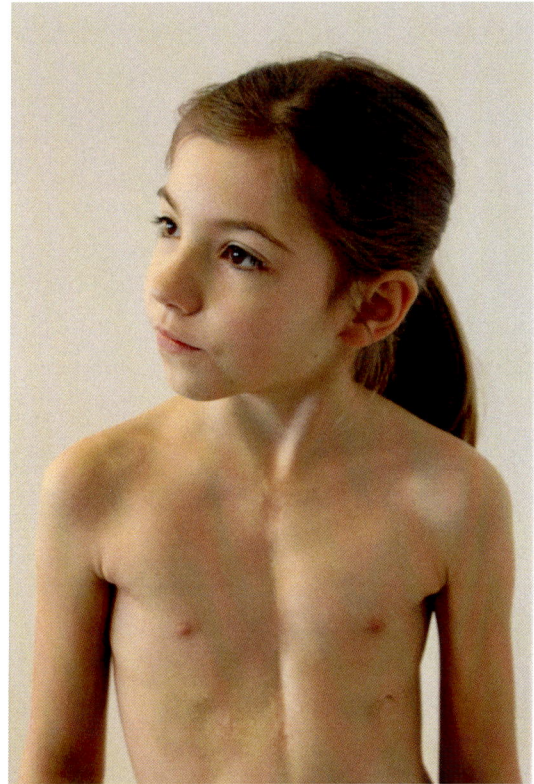

◘ **Abb. 4.3**   Akuter Tortikollis

vorliegen, die Bezeichnung funktioneller Tortikollis scheint sinnvoller (Möckel 2006). Im typischen Fall bringen besorgte Eltern das Kind in die Sprechstunde, die Halswirbelsäule ist schmerzbedingt fixiert, oft in Fehlhaltung (◘ Abb. 4.3):

Das Kind verweigert ängstlich die Untersuchung. Die Schmerzlokalisation wird vom Kind diffus auf den Hals-Nacken-Bereich lokalisiert. Meist ist der Tortikollis scheinbar ohne erkennbare Ursache aufgetreten, manchmal auch plötzlich einschießend im Rahmen einer Bewegung der Halswirbelsäule oder des Schultergürtels. Eine gezielte segmentale Untersuchung ist schmerzbedingt zu Beginn nicht möglich. Unnötige differenzialdiagnostische Maßnahmen sollten in diesem Akutstadium unterbleiben; die Schmerzbehandlung steht zunächst im Vordergrund. Dennoch ist nach Zeichen einer strukturellen Erkrankung zu fahnden, s. ◘ Tab. 4.5.

4

◨ Tab. 4.5   Differenzialdiagnostik des Tortikollis

Ursache der Schiefhaltung	Symptomatik und Untersuchung
Torticollis acutus durch nächtliche Lagerung oder plötzliche Bewegung ausgelöste Muskelverspannung	Einschießender Schmerz mit Zwangshaltung, die muskulär fixiert wird. Meist als Tortikollis, manchmal auch als Latero-, Antero- oder Retrokollis
Torticollis ocularis – Bei Augenmuskellähmungen, v. a. einseitiger Lähmung des N. trochlearis (Boricean 2011) (Trauma, Tumor, Meningitis) – Bei einseitiger Sehminderung – **Cave:** Bei Sinus-cavernosus-Syndrom (teilweise oder komplette Lähmung der Nn. III, IV, V1, V2 und VI durch Thrombose, Tumor, Aneurysma, Hämorrhagie) – Bei Fissura-orbitalis-superior-Syndrom (ebenfalls durch Raumforderungen)	Unwillkürliche Schiefhaltung zur Gegenseite zur Vermeidung von Doppelbildern. Das paretische Auge weicht bei Adduktion nach oben ab. Der Tortikollis ist nicht fixiert! Ein Kind mit einseitiger Sehminderung wendet das besser sehende Auge dem Gegenüber zu. Kombination aus Augenmuskellähmung und Sensibilitätsstörung der oberen Trigeminusäste, oft begleitet von Kopfschmerzen, je nach Ursache mit Exophthalmus, Fieber, Bewusstseinstrübung. Bildgebende Verfahren! Meist kombinierte Augenmuskellähmungen, Ptosis, Akkomodationsstörungen, starke Kopfschmerzen – bildgebende Verfahren!
Torticollis acusticus	Ein Kind mit einseitiger Hörminderung wendet dem Gegenüber das besser hörende Ohr zu
Psychogener Tortikollis	Beim Kind sehr selten, aber ab Kleinkindalter möglich. Initial habituelle, dann oft fixierte Fehlhaltung
Medikamentöse Nebenwirkungen (Neuroleptika und Metoclopramid)	Anamnese! Dyskinesien der Schlund-, Gesichts- und Halsmuskulatur Gegebenenfalls Biberiden als Antidot
Torticollis spasmodicus (s. ▶ Abschn. 4.4.1) Fokale Formen im Rahmen einer Dystonie – Hereditäre Erkrankung – Idiopathisch – Symptomatisch bei Erkrankung der Basalganglien, postenzephalitisch Segawa-Syndrom (Segawa et al. 1976) eine L-Dopa-responsive Sonderform der Dystonieerkrankungen Autosomal-dominant (Chromosom 14), w:m = 4:1, Autosomal rezessiv (Chromosom 11), sehr selten	Unterschiedliche Formen mit Neigung zur gleichen Seite, Beugung oder Streckung im zervikothorakalen Übergang, auch Drehung zur Gegenseite (Torsionsdystonie) – Beginn meist im 6./7.Lebensjahr mit dystonen Gangstörungen (vermehrte Innenrotation, Spitzfuß; häufigste Fehldiagnosen: beinbetonte ICP, orthopädische Diagnosen) mit Muskelhypertonie, Reflexe normal oder gesteigert, später Tortikollis, Halte- (kein Ruhe-)Tremor. – Typisch: Tageszeitlich erhebliche Unterschiede, morgens gebesserte, abends oder nach körperlicher Belastung stärkere Symptomatik! Oft erst spät erkannt! – Therapeutisch mit L-Dopa gut beeinflussbar, ggf. Testdosis; wirkt binnen Stunden!
Schiefhaltung bei Tic-Erkrankung – Genetische Disposition – Vorausgegangene Streptokokkeninfektion (Chorea minor) – Passager, gehäuft im 10.–12. – Lebensjahr – Chronisch – Gesteigerte Form als Tourette-Syndrom	– Unwillkürliche stereotype plötzliche Bewegungen, extrapyramidale Hyperkinesie – Oft Komorbidität mit Verhaltensauffälligkeiten – Fachärztliche Untersuchung und Behandlung durch Pädiater, Neuropädiater, Kinder- und Jugendpsychiater (Fegert 2012)
Sandifer-Syndrom Gastroösophagealer Reflux, ggf. bei Hiatushernie (Lehwald et al. 2007)	Der Reflux führt bei ca. 1 % der betroffenen Säuglinge und Kleinkinder zu paroxysmalen dystonen Bewegungen von Hals (Tortikollis) und oberen Extremitäten, oft begleitet von Schreien, manchmal Dyspnoe. Auftreten mehrfach täglich für wenige Minuten. Häufigste initiale Verdachtsdiagnose: Zerebraler Krampfanfall!
Torticollis infectiosus Bei Tonsillitis, Retrotonsillarabszess, Lymphadenitis, Meningitis (eher Retrokollis) **Cave:** Grisel-Syndrom	Entsprechende Symptomatik der Grunderkrankung (Halsschmerzen, Fieber, Kieferklemme, schmerzhafte Lymphknotenschwellung angulär, zervikal, Kopfschmerzen, Erbrechen, Meningismus) s. Exkurs
Torticollis rheumaticus	Typische Fehlhaltung bei rheumatischer Grunderkrankung, Diagnose klinisch

Wir schlagen folgendes Vorgehen bei der manualmedizinischen Untersuchung und Behandlung vor: Das Kind wird im Sitzen untersucht, die schmerzbedingte Fehlhaltung wird nicht korrigiert. Der Behandler, hinter dem Kind stehend, legt seine Hände beidseits breitflächig auf die Gegend des oberen Anteils des M. trapezius und wartet die vertrauensvolle Entspannung des Kindes ab, welches sich jetzt an den Behandler anlehnen kann. Eine myofasziale Release-Behandlung schließt sich an, direkt oder –besser – indirekt, abhängig von der Schmerzangabe des Kindes. Unter dieser Behandlung stellt sich meist schon eine Entspannung ein. Je nach Schmerzausmaß kann das Kind nun mit einem weichen Schal, besser mit Watteverband, lokaler Wärmeverordnung, eventuell auch einem leichten Schmerzmedikament entlassen werden, oder eine segmentale Untersuchung, gegebenenfalls auch Behandlung mittels postisometrischer Relaxation in den gestörten Segmenten stattfinden. Nach ein bis zu drei Tagen ist das Kind bei komplikationslosem Verlauf weitgehend beschwerdefrei, sodass eine systematische Untersuchung möglich ist. Häufigste Befunde:

- Ein- oder beidseitige Verspannung der Mm. trapezii, levatores, sternocleidomastoidei, Mm.scaleni
- Blockierung C2/3, C5–C7
- Oromandibulär: Zahnherde

Rezidive oder therapieresistente Fälle veranlassen den Manualmediziner zwingend zur Suche nach Strukturstörungen (bildgebende Verfahren) sowie nach Verkettungssyndromen. In diesem Zusammenhang sind oft oromandibuläre Dysfunktionen zu finden, Beckenfunktionsstörungen und vor allem muskuläre Dysbalancen des Schultergürtels.

Differenzialdiagnostische Erwägungen des Tortikollis fasst ☐ Tab. 4.5 zusammen.

Fallbeispiel

J. M., ein 10-jähriges Mädchen, wird mit Kopf-, Nacken- und Bauchschmerzen seit 2 Tagen vorgestellt. Sie hat kein Fieber und fühlt sich bis auf die Schmerzen wohl. Ein Trauma ist nicht erinnerlich, allerdings hat sie vor einigen Wochen eine leichte Erkältung durchgemacht. Klinisch findet sich eine diffuse Verspannung der Nackenmuskulatur mit mäßigem Retrocollis bei leichter Anteflexionshemmung in O/C1 und C1/2 und Triggerpunkten im M. trapezius descendens beidseits. Nach Löschung der Triggerpunkte und Behandlung der Nackenstrecker durch Release-Techniken ist der Befund gebessert, aber nicht ganz verschwunden. Eine Woche später wird das Mädchen wieder vorgestellt. Die Kopf- und Nackenschmerzen seien erneut aufgetreten, die Bauchschmerzen gebessert. Klinisch zeigt sich nun allerdings eine deutlich stärker verspannte Nackenmuskulatur, eher ein endgradiger Meningismus. Bei gehaltener Anteflexion der Kopfgelenke klagt sie über Schmerzen, die aber auch Äquivalent des Meningismus sein könnten. Auf Nachfrage berichtet der Vater jetzt auch von mehreren Zeckenbissen in den letzten Monaten. Die nun erfolgende Blutentnahme zeigt eine BSG von 30 mm/h bei unauffälligem Blutbild und CRP-Wert. Die Borrelien-Serologie ist im ELISA und auch im Bestätigungs-Blot positiv für IgG und IgM mit Nachweis hochspezifischer Banden. Eine sicherheitshalber zum Ausschluss eines lokalen Prozesses, z. B. eines Grisel-Syndroms, veranlasste MRT bleibt unauffällig. Die daraufhin erfolgte Lumbalpunktion zeigt eine Pleozytose mit 200 Zellen/µl. Die nun initiierte intravenöse Cephalosporintherapie führt zur raschen Besserung der Beschwerden; die nach einigen Tagen eintreffenden Ergebnisse der weiteren Liquoruntersuchung beweisen die Neuroborreliose.

4

Exkurs: Das Grisel-Syndrom (Torticollis atlantoepistrophealis)

Das nach dem Franzosen Pierre Grisel benannte Syndrom ist für den Manualmediziner von besonderer differenzial-diagnostischer Bedeutung. Es beschreibt eine Subluxation im Atlantoaxialgelenk (Grisel 1930), die assoziiert ist mit Entzündungen oder Operationen im HNO-Bereich. 90 % der Fälle treten bei Kindern und Jugendlichen auf (Viscone 2014).

Aktuelle Studien postulieren die Fortleitung septischer Emboli vom Entzündungsherd bzw. der Eintrittspforte im OP-Gebiet entlang pharyngovertebraler Venen ins periodontoide Gefäßgeflecht. Hier kommt es zu einer erhöhten Laxizität des Atlasquerbandes und zur Subluxation (Osiro et al. 2012; Pilge et al. 2013; Schulze 2016; Wetzel 1989)). Häufig gefundene Erreger sind Staphylococcus aureus, Streptokokken und Standortflora (Doshi 2007). Eine Variante mit entzündlichen Infiltraten im Bereich C2/3 ist beschrieben worden (Martínez-Lage et al. 2003). Die Kinder präsentieren sich mit einer nahezu fixierten Tortikollisfehlhaltung mit erhöhter Spannung des ipsilateralen M. sternocleidomastoideus, die analgetisch, manualmedizinisch oder osteopathisch kaum oder nicht zu beeinflussen ist. Sie klagen oft über erhebliche

Nackenschmerzen; gelegentlich erscheinen insbesondere Säuglinge aber auch zunächst schmerzfrei – sofern sie die HWS ruhig halten können und nicht passiv bewegt werden. Eventuell bestehen Symptome der zugrunde liegenden HNO-Infektion, sofern sie nicht bereits abgeklungen sind (Pilge et al. 2011). Radikulopathien bis hin zum Tod durch Hirnstammkompression sind als Komplikationen beschrieben worden (Karkos et al. 2007; (Wilson 1940)!

Ein forsches Herangehen bei der Untersuchung ist also kontraindiziert. Schmerzen bzw. deren Verschlimmerung bei gehaltener Kopfanteflexion sind ein diagnostisches Warnzeichen. Diese sprechen für eine Pathologie am Atlasquerband. Weitere häufige Befunde:
- Triggerpunkte aller kurzen Nackenstrecker, M. trapezius, M. levator scapulae, M. subclavius
- Unbeweglichkeit der Segmente O/C1/C2 ohne genaue Differenzierungs-möglichkeit einer Bewegungsrichtung im akuten Fall
- Später O/C1-Anteflexionsblockierung, weniger C2/3 wie beim akuten Schiefhals funktioneller Genese

- Später Verkettungen im Becken, Kiefergelenke

Röntgenaufnahmen oder die CT zeigen eine Atlasverschiebung zur Seite; ein Zeichen der Instabilität im Segment C1/2. Die entzündlichen Veränderungen sind in der MRT darstellbar.

Therapieempfehlungen fußen meist auf der Basis weniger wissenschaftlicher Veröffent-lichungen und geringen Fallzahlen (Battiata 2004; Ciftdemir 2012; Osiro et al. 2012). Eine mehrwöchige Immobilisation durch entsprechende Orthesen sowie eine antibiotische und antiphlogistische Therapie zusammen sind meist ausreichend. Pilge empfiehlt aufgrund eigener guter Erfahrungen „manuelle Repositionierungen in Allgemeinanästhesie" mit anschließender Ruhigstellung (Pilge et al. 2013). Operative Maßnahmen bleiben die Ausnahme und sind schweren, sonst therapie-resistenten Fällen vorbehalten (Osiro et al. 2012; Viscone 2014; Wood 2013; Martins et al. 2015; Deichmüller 2011). Manualmedizinische Manipulationen sind naturgemäß kontraindiziert (Schulze 2016).

4.2 Manualmedizinische Störungen im Rumpf- und Abdominalbereich

4.2.1 Rückenschmerzen

Rückenschmerzen werden bei Kindern oft spät bemerkt. Kinder sind ablenkbar und klagen erst, wenn der Schmerz ein gewisses Ausmaß über-steigt. Eltern werden dann aufmerksam, oder sie bemerken ein schmerzbedingt verändertes

Verhalten des Kindes: Schonhaltung, Vermeiden von Bewegungen, Weinerlichkeit, Spiellust.

Kleine Kinder können die Schmerzen dann auf Befragen nur schwer lokalisieren. Es gibt andererseits auch mit zunehmendem Lebens-alter falsche Schmerzangaben des Kindes. Ziel ist ein Vorteilsgewinn, z. B. vom Sport oder von einer Unterrichtsstunde befreit zu werden. Dies ist aber selten und die Schmerzangaben beschränken sich in diesem Fall häufiger auf Bauch oder Kopf als auf den Rücken. Prinzipiell sind Schmerzangaben des Kindes immer ernst zu nehmen, denn Schmerzempfindung, -wahrnehmung und -verarbeitung sind auch beim kleinsten Kind schon vorhanden. Bagatellisieren oder Ignorieren der Schmerzen kann weitreichende Folgen haben; das „Schmerzgedächtnis" ist bereits von Anfang an vorhanden (Kropp 2004; Haas 2009; Lohse-Busch 2002/1).

Über die Prävalenz von Rückenschmerzen sind in der Literatur unterschiedliche Aussagen zu finden. Eindeutig wird beschrieben, dass der Rückenschmerz bei Kindern öfter vorkommt als bisher angenommen wurde, (Roth-Isigkeit 2003, 2005). Die Häufigkeit nimmt mit zunehmendem Kindesalter zu (Leboeuf-Yde 1998, 2002) und erreicht nach der Pubertät die Häufigkeit des Erwachsenen (Metaanalyse 2013; Watson 2002; Burton 1996; Taimela 1997; Troussier 1994). Bedeutsam ist die Pathogenität: Bei allen Kindern mit Rückenschmerzen besteht ein größeres Risiko, das Leiden später auch als Erwachsener zu haben. Die Ursachensuche des Kreuzschmerzes bei Kindern gestaltet sich so schwierig wie beim Erwachsenen (Jones 2005). Wir unterscheiden Ursachen struktureller Art (Hefti 2015) und die häufigeren Kreuzschmerzen funktioneller Natur.

Leitlinien der Diagnostik und Behandlung betreffen allerdings das Patientengut der Erwachsenen und sind nur eingeschränkt auf die Kinderbehandlung zu übertragen (Bundesärztekammer 2017). In den vorliegenden Leitlinien wird zwischen dem spezifischen (mit erkennbarer somatischer Ursache) und dem nichtspezifischen Kreuzschmerz unterschieden; bei letzterem werden somatische und soziale Faktoren berücksichtigt. „Die Abgrenzung zwischen nichtspezifischen und spezifischen Kreuzschmerzen ist in der Praxis nicht einfach", so steht es wörtlich in der Leitlinie, betreffend den unspezifischen Kreuzschmerz. Provokant wäre zu bemerken, dass es sich bei dem unspezifischen Kreuzschmerz um das Unvermögen des Untersuchers handelt, gezielt zu untersuchen und mögliche Ursachen zu finden; – eine Aufgabe der Manualmedizin, s. auch Strohmeier (Strohmeier 2018, b).

In ◘ Tab. 4.6 finden sich differenzialdiagnostische Erwägungen, um auch bei Kindern strukturelle Ursachen zu erkennen und gegebenenfalls zu behandeln.

Nachfolgend sollen kurz einige Krankheitsbilder besprochen werden, die in diesem Zusammenhang von Relevanz sind.

4.2.1.1 Morbus Scheuermann

Diese Osteonekrose der Wirbelkörperapophysen tritt im präpubertären und pubertären Alter auf, vorwiegend bei Jungen, gehäuft bei Leistungssportlern (Blazek 1986), z. B. Kanuten, Basketballern oder Turnern. Die Jugendlichen klagen meist nicht über Schmerzen, fallen aber in der Regel durch eine schlaffe Haltung und verstärkte Kyphose auf (◘ Abb. 4.4). Mit fortschreitendem Verlauf ist die befallene Region – meist Brust-, seltener Lendenwirbelsäule – weniger beweglich, die Brustwirbelsäule später nicht mehr aktiv aufrichtbar. In der Regel entstehen im betroffenen Bereich vorzeitige degenerative Veränderungen (Scheuer 2018) und oft keilförmige

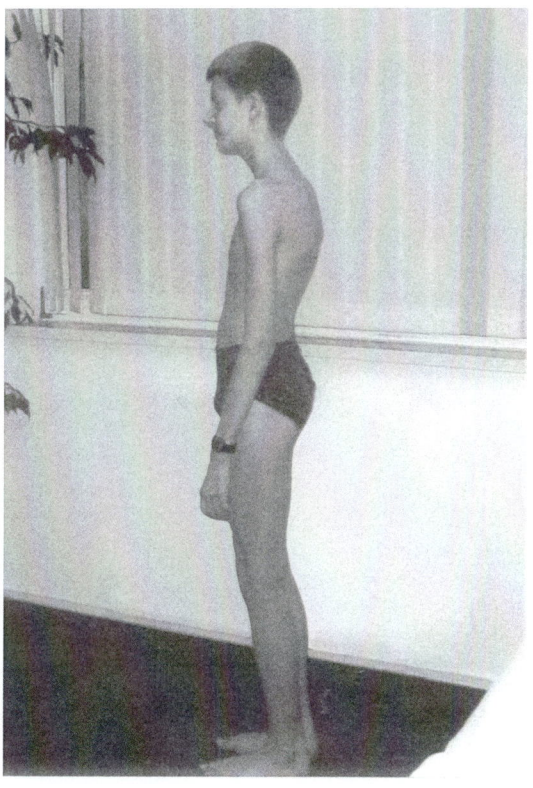

◘ **Abb. 4.4** Rundrücken bei Morbus Scheuermann. Die Brustwirbelsäule (BWS) richtet sich nur unzureichend auf. Außerdem besteht eine muskuläre Dysbalance, s. ► Abschn. 4.4.7

4

□ Tab. 4.6   Differenzialdiagnostik des spezifischen Rückenschmerzes (Schlenzka 1997; Krämer 1997; Matzen 1960, 2007; Behnke 1996; Buchmann 2011)

Strukturelle Ursachen Spezifischer Kreuzschmerz	Anamnese und Symptomatik	Differenzialdiagnostik
Wirbelfrakturen Beckenfrakturen Rippenfrakturen	– Traumaanamnese, sichtbare Hämatome, Druck- und Stauchungs- schmerz, Bewegungsschmerz meist in allen Bewegungsrichtungen	Bildgebende Verfahren
Entzündungen z. B. Osteomyelitis Spondylodiszitis Borrelienradikulitis (Pigrau et al. 2005) (Mulleman et al. 2006) Spondylitis bei Leukämien, Tuber- kulose Spondylitis bei entzündlich- rheumatischen Erkrankungen, z. B. Spondylitis ankylosans s. unten	– Klopf-, Druck-, Stauchungsschmerz – Lokale Überwärmung – Bewegungsschmerz in allen Bewegungsrichtungen, Schon- haltung – Nächtlicher Schmerz, Fieber	– Blutbild, positive Entzündungs- parameter – Bildgebende Verfahren – Erregernachweis durch Punktion Rheumaspezifische Laborwerte, HLA-B27
Tumoren	– Gleiche Symptomatik, Schmerz auch in Ruhe, – Je nach Lokalisation auch radikuläre Symptomatik mit segmental ausstrahlendem Schmerz, Reflexdifferenzen, Paresen, Nervendehnschmerz, – Therapieresistenz – Progredienz, B-Symptome	– Blutbild, positive Entzündungs- parameter – Bildgebende Verfahren – Probeentnahme zur histologischen Diagnostik
Bandscheibenvorfall, beim Kind selten	– Radikuläre Symptomatik in Abhängigkeit von der Lokalisation des Vorfalls – Segmental ausstrahlender Schmerz in Abhängigkeit von der Bewegung und Körperhaltung – Hypo- oder Hyperreflexie im Segment – Ausfall der Eigenreflexe – Motorische Defizite der Kenn- muskeln, Schonhaltung	– Neurologische Diagnostik, Labor- untersuchungen und Röntgen ohne pathologischen Befund, MRT
Spondylolisthesis, s. ► Abschn. 4.2.4	– Im Kindesalter selten schmerzaus- lösend – In Extremfällen rezidivierend radikuläre Symptomatik (Schlenzka 1997)	– Röntgen, Schrägaufnahmen zeigen die Unterbrechung der Inter- artikularregion des Wirbelbogens – ggf. Funktionsaufnahmen zur Dar- stellung einer Instabilität
Hüft-Lenden-Strecksteife s. ► Abschn. 4.2.1.3	Kontrakturähnliche Fixierung der lumbalen, ischiokruralen und glutealen Muskulatur	– Reflektorisch bedingt – Bandscheibenvorfall möglich
Intraspinale Anomalie: Beispiele sind Syringomyelie, Tethered cord, s. ► Abschn. 4.2.4	– Oft auch ohne Schmerzangabe, Zeichen der spinalen Enge mit radikulärer Symptomatik, Inkontinenz	Bildgebende Verfahren
Morbus Scheuermann, s. ► Abschn. 4.2.1.1	Selten mit Schmerzen verbunden. Im ausgeprägten Fall diffuse obere Rückenschmerzen mit verminderter Aufrichtbarkeit	Bildgebende Verfahren

(Fortsetzung)

◻ Tab. 4.6 (Fortsetzung)

Strukturelle Ursachen Spezifischer Kreuzschmerz	Anamnese und Symptomatik	Differenzialdiagnostik
Skoliose (s. ▶ Abschn. 4.2.3)	Meist beschwerdefrei, Ausnahme: dekompensierte progrediente z. B. neurogene Skoliose mit Reiten des Rippenbogens auf dem Beckenkamm	Röntgen im Stehen zur Bestimmung der Progredienz
Fehlbildungen, z. B. Trichterbrust, Kielbrust Poland-Syndrom (Hypoplasie des M. pectoralis major und ipsilaterale Brachysyndaktylie) (Freire-Maia 1973) Anomalien der 1. und 2. Rippe (Halsrippe), Gabelrippen	In den meisten Fällen schmerzlos, kosmetische Beeinträchtigung.	– Blickdiagnose – Bildgebende Verfahren Können raumfordernd Beschwerden verursachen im Sinne des ventralen thorakalen Syndroms (s. unten)
Rückenschmerzen im Gefolge von Erkrankungen der inneren Organe (Gutzeit 1957, 1981; Kunert 1975; Lewit 1972), (Metz 1976; Schildt-Rudloff 1994)	Organabhängige Beschwerden, reflektorisch algetische Krankheitszeichen plurisegmental in den organtypischen Segmenten: – Palpierbare Spannungserhöhung von Bindegewebe, Muskulatur – Piloarrektorenreflex verstärkt – Dermografismus verstärkt – Veränderte Hauttemperatur – Vermehrte Hautfeuchte	– Spannungshinweise beim General Listening und den myofaszialen Übersichtsuntersuchungen – Viszerofasziale Verschieblichkeitsstörung (Barral 2005) Fachärztliche Konsultation: Innere Medizin, Gynäkologie und Urologie

Deformierungen der Wirbelkörper mit entsprechenden Schmerzen im Erwachsenenalter. Die funktionelle Bedeutung der Apophysen ist nach Meinung von Heimkes bisher nicht genügend gewürdigt worden; er bezeichnet die Wirbelapophysen als „Stellschrauben, die das Wachstum, die Form und Struktur ihrer benachbarten Gelenke lenken". (Heimkes 2016). Schwierigkeiten bei der Differenzialdiagnose bestehen kaum, das Erscheinungsbild ist typisch, immer sind mehrere Segmente betroffen.

Therapie In der floriden Phase sollten Druck- und Stauchungsbelastungen vermieden werden; eine Befreiung vom Schulsport ist jedoch keineswegs indiziert. Der Manualmediziner behandelt die ständig rezidivierenden Funktionsstörungen, meist Retroflexionsblockierungen der Brustwirbelsäule, und zeigt Eltern und Patient Übungen zur Selbstmobilisation. Eine regelmäßige sportliche Betätigung mit aufrichtenden Übungen ist erforderlich. Die Einsicht in die Notwendigkeit der Übungen und die Motivation ist ein schwer zu bewältigendes Problem.

4.2.1.2 Spondylitis ankylosans, synonym Bechterew-Erkrankung

In seltenen Fällen macht diese Erkrankung sich schon im Adoleszentenalter bemerkbar. Die Jugendlichen klagen über schlecht zu lokalisierende Schmerzen im Kreuz, besonders in der zweiten Nachthälfte; die Schmerzen werden geringer bei Bewegung. In der Familienanamnese gibt es – oft männliche – Angehörige mit Kreuzschmerzen oder gar Deformierungen im Endzustand. Eine genetische Prädisposition ist mit dem Nachweis des HLA-B27 bewiesen. Betroffen sind die Wirbelgelenke, Sakroiliakalgelenke, Schambeinfugen, aber

4

auch Extremitätengelenke. Extraartikuläre Manifestationen können das Krankheitsbild komplizieren: Enthesitis, Uveitis, Iridozyklitis, chronisch-entzündliche Darmerkrankungen, Morbus Reiter, Psoriasis, apikale Lungenfibrose und Amyloidose. Infolge einer Synovialitis der Bandansätze und Gelenkkapseln kann es zu hartnäckigen Gelenkschmerzen kommen; am häufigsten treten Fersenschmerzen auf, oft ein erster Hinweis auf diese Erkrankung. Durch Befall der Bandansätze an der Wirbelsäule kommt es später zu einer zunehmenden Steifheit der Wirbelsäule, weiter im Erwachsenenalter zu Ankylosen mit Versteifung in oft grotesker Kyphosestellung.

Der Manualtherapeut findet als erste Hinweiszeichen:

- Auffällige allgemeine Steifigkeit der Lendenwirbelsäule in allen Bewegungsachsen
- Eine eingeschränkte Atemexkursion des Thorax
- Steifes Gangbild mit geringer Ausschreitbewegung im Hüftgelenk („Schiebegang")
- Kopfgelenkstörungen, insbesondere Rotationsblockierungen O/C1/C2
- Beckenfunktionsstörungen, besonders der Sakroiliakalgelenke
- Kiefergelenkstörungen
- Schmerzhafter „Fersensporn"
- Funktionsstörungen im Bereich der Brustwirbelsäule und des thorakolumbalen Übergangs
- Weitere Sicherstellung der Diagnose: Erhöhte Blutsenkungsgeschwindigkeit, positiver HLA-B27, die Rheumafaktoren sind jedoch meist negativ).

Wichtig ist die frühe Röntgen- und MRT-Darstellung der befallenen Sakroiliakalgelenke (Sklerosierung der Gelenkflächen, später Usuren und Erosionen). In einigen Fällen soll ein radiologischer Nachweis von typischen Veränderungen auch im Verlauf nicht möglich sein, sogenannte nichtradiografische axiale Spondyloarthritis als neue Krankheitsentität (Egger 2016).

Bereits beim Stellen der Verdachtsdiagnose sollte der Behandler ständige Kontrollen planen, um den Jugendlichen vor dem weiteren pathologischen Krankheitsverlauf zu bewahren. Die weitere Behandlung ist interdisziplinär: Medikamentöse Betreuung durch den Rheumatologen und eine ständige Behandlung aller Funktionsstörungen außerhalb eines entzündlichen Schubes.

Manualtherapie in Verbindung mit regelmäßiger sportlicher Betätigung ist eine erfolgversprechende Möglichkeit, einen progredienten Verlauf zu vermeiden oder ihn zu verzögern. Den Jugendlichen ist von kyphosefördernden Sportarten abzuraten (Kegeln, Kugelstoßen, auch vom Rudern). Alle aufrichtenden Übungen und vielseitige Sportarten sind zu empfehlen, um die Gelenkbeweglichkeit zu erhalten, z. B. Schwimmen, Leichtathletik und Geräteturnen (Kiltz et al. 2017).

HLA-B27

Dem Nachweis des HLA-B27-Wertes kommt bei der Diagnosestellung eine Schlüsselrolle zu. Dabei ist zu beachten, dass dieser Wert bei weiteren, ätiologisch ähnlichen Erkrankungen pathologisch ausfallen kann:

- Psoriasisarthritis (Hautveränderungen können zeitlich nach der Arthritis auftreten! Nagelveränderungen wie Tüpfelnägel oder Onycholysen bieten aber frühzeitig Hinweise.)
- Reiter-Syndrom, reaktive Arthritis mit Urethritis, Konjunktivitis, Iritis oder Uveitis
- Arthritis bei Morbus Crohn. Zusätzliche Darmsymptomatik wie Diarrhö, Bauchschmerzen, Blut im Stuhl, Gewichtverlust

---

4.2.1.3 Die Hüft-Lenden-Strecksteife

Dieses noch ungeklärte Krankheitsbild kommt relativ selten vor, es ist sowohl dem strukturellen als auch dem funktionellen Formenkreis zuzuordnen. Charakteristisch ist ein diffuser unterer Rückenschmerz oft geringer Intensität, der sich bei der Untersuchung verstärkt, wenn der Untersucher das Lasègue-Manöver durchführt: Beim Anheben eines oder beider Beine wird brettartig der Rumpf bis zum thorakolumbalen Übergang angehoben, die Hüftgelenke sind gestreckt, die ischiokrurale Muskulatur und der M. erector spinae sind bretthart (◘ Abb. 4.5).

Es scheint sich um ein reflektorisches Geschehen bei Bandscheibenvorfall zu handeln (Krämer 1997; Matzen 1960; Kayser et al. 2006).

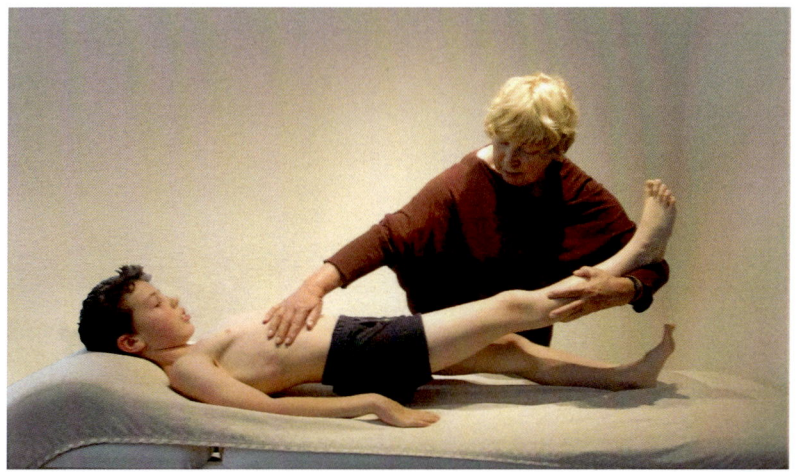

◘ Abb. 4.5 Hüft-Lenden-Strecksteife. Bei der Untersuchung des Lasègue wird das Bein ohne Beugung der Hüfte brettartig angehoben

Die Aussagen sind in der Literatur uneinheitlich, ein Bandscheibenvorfall wird aber nicht immer nachgewiesen. Die Befunde sind ebenso unterschiedlich: Funktionsstörungen der Wirbelsegmente lassen sich wegen der allgemeinen Steife kaum lokalisieren, die paravertebrale Muskulatur ist verkürzt, Triggerpunkte finden sich vorwiegend in der Glutealmuskulatur und im M. rectus abdominis. Über Verkettungen haben wir keine eigenen Erfahrungen.

4.2.1.4 Kreuzschmerzen bei Hypermobilität

Dieses Schmerzsyndrom tritt sowohl bei einer allgemeinen konstitutionellen Hypermobilität auf als auch als „lokale pathologische Hypermobilität" (Sachse et al. 2004), meist ohne strukturellen Hintergrund oder auch im Gefolge einer Spondylolisthesis. Die Schmerzen betreffen meist Mädchen nach der Pubertät (Müller 2003; Sachse et al. 2004). Die Mädchen klagen ähnlich wie viele junge Frauen über einen Positionsschmerz, das heißt Schmerzen in fixierter Stellung (langes Stehen, stundenlanges Sitzen, Verharren in halbgebückter Stellung). Bewegung oder Stellungswechsel erleichtert die Beschwerden, die Jugendlichen treiben schmerzfrei Sport bis auf Kreuzschmerzen bei hyperlordosierenden Übungen. Der hypermobilitätsbedingte Rückenschmerz kommt auch mal bei kleineren Schulkindern vor. Sie fallen auf durch Unruhe in den letzten Schulstunden, springen scheinbar unmotiviert im Unterricht auf und hüpfen herum, was ihnen unbewusst Erleichterung schafft. Erst die genaue Untersuchung ergibt, dass diese Kinder – wie auch die Erwachsenen – „nicht mehr sitzen *können*"! Im Vordergrund der Befunde beim hypermobilitätsbedingten Rückenschmerz steht die segmentale Instabilität, oft verbunden mit schmerzhafter Hypomobilität einzelner benachbarter Segmente, was die manuelle Diagnostik und Therapie besonders erschwert. Leitsymptom ist der positive Bändertest eines oder mehrerer Beckenbänder und die Verkettung mit muskulären Inkoordinationen im Beckenbereich nach Janda. In der Regel findet man eine Schwäche der Bauchmuskulatur, selten Triggerpunkte in diesem Bereich.

Zur Therapie: Zusätzlich zu der unten beschriebenen Therapie sollte das Kind alle hyperlordosierenden Sportübungen meiden, eine schriftliche Befreiung von diesen Übungen ist für den Schulsport erforderlich.

4

4.2.1.5 Ehlers-Danlos-Syndrom (EDS)

Diese Erkrankung ist wie die Osteogenesis imperfecta und das Marfan-Syndrom eine angeborene Bindegewebserkrankung (s. auch (Brenner 2017)). Sie wird meist autosomal-dominant mit unterschiedlicher Penetranz vererbt. Im Vordergrund steht eine allgemeine Hypermobilität sowie eine erhöhte Haut- und Fasziendehnbarkeit (Hyperelastizität). Dadurch sind die Extremitätengelenke wenig belastbar. Die Kinder verletzen sich leicht und neigen zu Hämatomen. Frühzeitig entwickeln sich die Beschwerdebilder der Hypermobilität mit Kreuz- und Kopfschmerzen, Bewegungsunlust und Angstzuständen, besonders dann, wenn es im Krankheitsverlauf zu Kyphoskoliosen, Luxationen und Fußdeformitäten kommt (Döderlein 2002; Hefti 2015; Malfait et al. 2010; Akpinar 2003). Diagnostisch ist der elektronmikroskopische Nachweis der organisierten Kollagenfibrillen (Haut) entscheidend, bestätigend dann auch der Nachweis einer familiären Belastung.

Differenzialdiagnostisch ist das EDS gegen weitere Genmutationen abzugrenzen wie die kongenitale Muskeldystrophie Typ Ullrich, Cutis-laxa-Syndrome, oder das Marfan-Syndrom

Zusammengefasst beschränkt sich die Therapie aller genmutationsbedingten Hypermobilitätssyndrome auf eine Verhaltensschulung der Eltern sowie eine frühzeitige Orthesenversorgung, um Luxationen der Gelenke zu verhindern. Im Falle einer schnellen Progredienz bei Skoliosen sind im Notfall eine frühzeitige Korsettversorgung oder stabilisierende Operationen indiziert, immer mit der Gefahr von Hautläsionen mit Heilungskomplikationen als Folge der Bindegewebslaxität (Lehmann 1994). Für den Einsatz der Manualtherapie bleibt wenig Raum, denn selbst schonende mobilisierende Behandlungen können schwer heilende Hautverletzungen und Hämatome zur Folge haben.

4.2.1.6 Das Marfan-Syndrom

Das Marfan-Syndrom (◻ Abb. 4.6) ist ebenfalls eine genetisch bedingte Erkrankung des Bindegewebes und gehört zu den Syndromen mit Hypermobilität von Wirbelsäule und Extremitäten. Es wird autosomal-dominant vererbt, tritt aber in ca. 25 % der Fälle auch

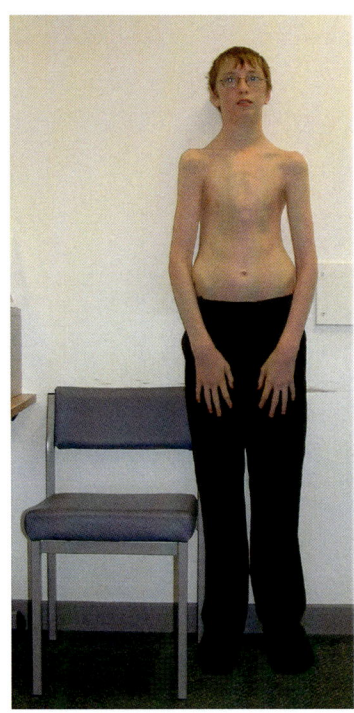

◻ **Abb. 4.6**   13-jähriger Junge mit Marfan-Syndrom. (Aus (Dean 2018))

als spontane Neumutation auf. Etwa 1–2 von 10.000 Menschen sind davon betroffen. Die Diagnose wird vor allem anhand klinischer Kriterien gestellt, gegebenenfalls ergänzt durch molekulargenetische Untersuchungen (Loeys et al. 2010).

Die veränderte Feinstruktur der Mikrofibrillen führt zu einer verminderten Stabilität des Bindegewebes in verschiedenen Organsystemen. Vor allem Auge (Subluxation der Linse), Skelett (Hochwuchs, Arachnodaktylie/Spinnengliedrigkeit, Skoliose, Trichter- oder Kielbrust, Plattfüße), Herz (Klappeninsuffizienzen) und Gefäße (Aneurysmen und Dissektionen) sind betroffen (Callewaert 2008).

Eine umfassende Auflistung möglicher Merkmale und Symptome findet sich bei Loeys (Loeys et al. 2010) oder Radke und Baumgartner (Radke 2014; De Paepe 2010).

Von Bedeutung für den Manualmediziner ist das Marfan-Syndrom aus mehreren Gründen: Extremitäten- und Wirbelgelenke sind hypermobil, die Muskulatur hypoton. Die Patienten neigen zu *atlantoaxialer und zervikookzipitaler*

Instabilität. Verbunden mit dem *erhöhten Risiko aneurysmatischer Gefäßveränderungen und der Dissektionsneigung* liegt nahe, dass die Behandlung von Funktionsstörungen der Halswirbelsäule nicht durch Manipulation, sondern durch Mobilisation und myofasziale Techniken erfolgen sollte. *Brustschmerzen können Zeichen einer Aortendissektion oder eines Pneumothorax sein!*

4.2.1.7 Kindliche Rückenschmerzen funktioneller Natur als manualmedizinische Syndrome

Sie können primär, aber auch im Gefolge von strukturellen Erkrankungen entstehen. Rückenschmerzen stellen sich beim Kind in besonderer Form dar. Die Schmerzangabe ist diffus, Triggerpunkte finden sich noch nicht so regelhaft wie im späteren Alter, Verkettungen laufen entsprechend dem kindlichen Bewegungsmodus anders ab. Dabei gilt die Regel wie beim Erwachsenen: „Je länger die Anamnese, desto komplexer die Verkettungen" (Buchmann 2012). Zur Entstehung der kindlichen Rückenschmerzen treten in den Industrienationen besondere Einflüsse in den Vordergrund: Mangelnde körperliche Aktivität durch ständigen Fernsehkonsum Handy- und Computergebrauch (Roth-Isigkeit 2005, 2003; Balague 2003; El-Metwally 2008; Newcomer 1996; Salminen et al. 1993; Senghaas 2011), auch einseitiger Freizeitsport und Übergewicht sind Risikofaktoren für das Auftreten unspezifischer kindlicher Rückenschmerzen.

Grundsätzlich ist bei der Untersuchung in der Reihenfolge zu verfahren:

- Übersichtsuntersuchung mit General Listening
- Ganganalyse
- Regionale Übersichtsuntersuchung
- Spezielle Untersuchung der gestörten Region: Gelenke, Muskulatur, Faszien
- Untersuchung der Region mit Palpation der inneren Organe und deren Aufhängungen
- Suche nach Verkettungsmustern

In der S2k-Leitlinie Spezifischer Kreuzschmerz werden *funktionelle Entitäten* hervorgehoben:

- ▶ Kap. 3.1 *Myofasziale Dysfunktion als spezifische Ursache für Kreuzschmerzen.* Als Befunde werden genannt: Eingeschränkte Verlängerbarkeit eines Muskels, Abschwächung/reflektorische Hemmung anderer Muskeln oder Muskelgruppen, Triggerpunkte, Bewegungskontrolldysfunktion.
- „Durch Modifikation einströmender Afferenzen sowohl propriozeptiven als auch nozizeptiven Ursprungs kommt es zur Veränderung der Bewegungs- und Haltungssteuerung (geänderte motorische Muster)", s. auch ▶ Abschn. 4.4.6 und Kommentare (Mense 2008).
- Die fasziale Dysfunktion ist durch Spannungsveränderungen in den Faszien und daraus resultierend einer Einschränkung ihrer Verschieblichkeit gegenüber angrenzenden spezifischen Strukturen gekennzeichnet (Engel 2018).
- ▶ Kap. 3.2 der Leitlinie: Die *hypomobile segmentale Dysfunktion* der LWS (Blockierung) als spezifische Ursache von Kreuzschmerzen (Moll et al. 2010; Locher 2015; Niemier 2007).

In der Praxis stellt sich die Frage „Gelenk- oder Muskel-Faszien-Störung" meist nicht, beide sind innerhalb kurzer Zeit miteinander verbunden. Wir finden im Alltag einer manualmedizinischen Kinderpraxis einige Syndrome; sie unterscheiden sich gegenüber den von Buchmann beschriebenen Schmerzsyndromen bei Erwachsenen in ihrer Symptomatik (Buchmann 2011, 2012). Wir berichten über eigene Erfahrungen mit kindspezifischen Befunden:

Dorsales interskapuläres Syndrom Die Kinder klagen über Rückenschmerzen und lokalisieren diese – wenn sie dazu altersgemäß in der Lage sind – auf die Region zwischen den Schulterblättern bis zum zervikothorakalen Übergang. In typischer Weise treten die Schmerzen besonders in den letzten Schulstunden auf (◻ Abb. 4.7).

Man findet Dysfunktionen:

- Th1–Th6, Rippen der gleichen Segmente
- Triggerpunkte im Bereich der Pars transversa des M. trapezius, der Mm. levatores scapulae, Mm. serrati posteriores superiores, seltener

4

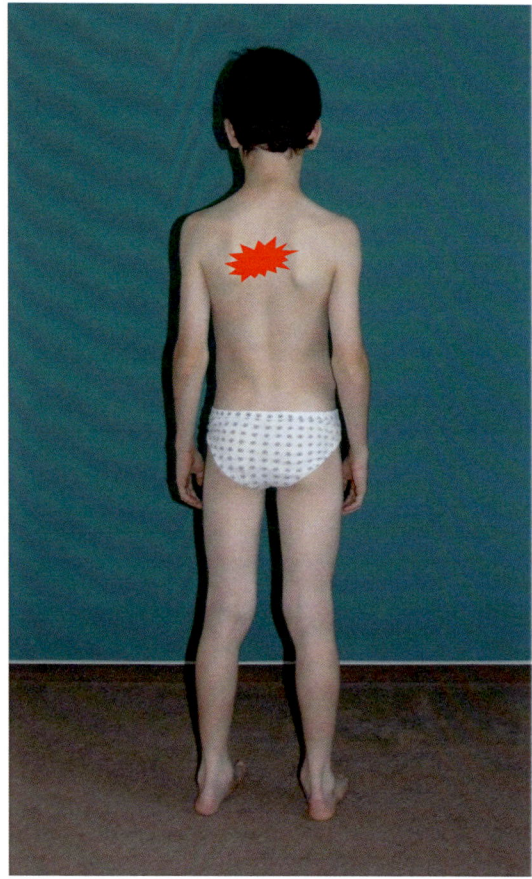

◘ **Abb. 4.7**   Dorsales interskapuläres Syndrom

der Mm. rhomboidei (Buchmann 2011; Tilscher 2007)
— Seltener als beim Erwachsenen eine Restriktion der verschiedenen Anteile des tiefen Blatts der dorsalen Halsfaszie
— Der obere Anteil des M. trapezius und des M. levator scapulae sind regelhaft vermindert verlängerbar
— Die gleichen Funktionsstörungen in der Brustwirbelsäule sind regelmäßig auch bei *Morbus Scheuermann* zu finden, jedoch findet man in diesem Fall kaum die beschriebenen Triggerpunkte, die Jugendlichen klagen nur im Ausnahmefall über Schmerzen
— Ein dorsales interskapuläres Syndrom findet sich auch im Gefolge einer Bronchitis, bei kindlichem Asthma in Verbindung mit Atemstereotyp-störungen, Pleuritis und Pneumonie, in diesem Falle verbunden mit pleuralen Verschieblichkeitsstörungen

— Zur Zeit der Präpubertät bis zur Zeit der Adoleszenz ist die Verkettung mit dem oberen gekreuzten Syndrom (s. dort) am häufigsten

Ventrales thorakales Syndrom Die Kinder klagen über Schmerzen in Höhe des Sternums, deutlich bewegungs- und atemabhängig. Eine internistische Abklärung ist erforderlich (z. B. Pleuritis, Herzerkrankung, Mediastinitis). Parietale Ursachen liegen auf der Hand, wenn die Kinder im Anschluss an Traumen oder auch nur Rempeleien über diese Schmerzen klagen. Man findet dann regelhaft
— Funktionsstörungen im Bereich des „thoracic outlet": Sternoklavikulargelenk, Akromioklavikulargelenk, 1–3. Rippen
— Funktionsstörungen der mittleren Halsfaszien, des M. sternalis und der Mm. pectoralis major und minor. Diese Muskeln zeigen auch Triggerpunkte
— Häufig diaphragmale Inkoordination sowie intraossäre und fasziale Störungen von Sternum und Klavikula und auch restrikte sternoperikardiale Bänder
— Im Rahmen der Verkettung pleurale Verschieblichkeitsstörungen im Zusammen-hang mit Atemstereotypstörungen

Dorsales lumbosakrales Syndrom Der Schmerz wird flächig in Höhe des lumbosakralen Über-gangs beschrieben (◘ Abb. 4.8).
Man findet
— Dysfunktionen der Segmente L4–S1 und der Iliosakralgelenke
— Verminderte Verlängerbarkeit von M. psoas und M. piriformis
— Störungen der dorsolumbalen Faszien
— Seltener Triggerpunkte im M. rectus abdominis und M. transversus abdominis
— Keine viszerofasziale Verschieblichkeitsstörung des Rektums, des Mesocolon sigmoideum und des Zökums wie beim Erwachsenen (Buchmann 2012).

Die Grenzen zum sogenannten Impingement-syndrom der Hüfte sind fließend. Verkettungen kommen besonders bei Kindern im post-pubertären Alter vor: Das untere gekreuzte Syndrom (s. ▶ Abschn. 4.4.6) und vertikale Ver-kettungen mit oromandibulären Dysfunktionen (s. ▶ Abschn. 4.1.4).

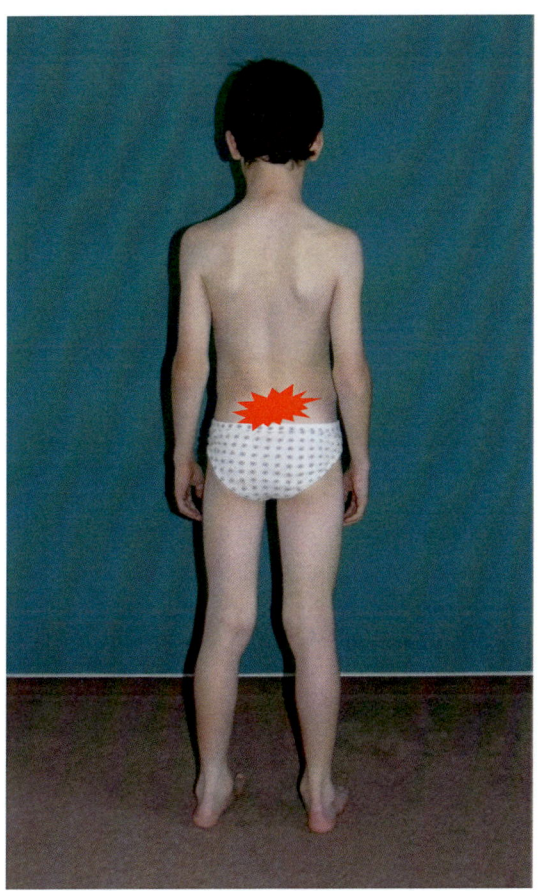

◘ **Abb. 4.8** Dorsales lumbosakrales Syndrom

Lumbopelvines Syndrom Lumbale Schmerzen, ausstrahlend in die Leistenbeugen und unklar geäußerte Schmerzen im Unterbauch finden sich am häufigsten bei Mädchen in der Pubertät und in der postpubertären Phase. In ganz typischer Weise handelt es sich oft um ein Verkettungssyndrom mit intestinalen Befunden, sogenannte „Menstruationsbeschwerden". Differenzialdiagnostisch ist an die in diesem Alter seltene Endometriose, eine Adnexitis und Tumoren im Unterbauch zu denken. Manualmedizinisch finden wir Funktionsstörungen lumbosakral, iliosakral, im Ilium und der Symphyse, viszerofasziale Verschieblichkeitsstörungen im Unterbauch (Mesocolon sigmoideum, Uterus), selten Triggerpunkte im M. rectus abdominis und M. transversus abdominis. Tenderpunkte fanden wir in unserem Patientengut nicht.

4.2.1.8 Therapie der kindlichen Rückenschmerzen funktioneller Genese

Die allgemeinen Leitlinien (Bundesärztekammer 2017; Beyer 2015; Engel 2018; Niemier 2015) für die Behandlung des „spezifischen" Rückenschmerzes sind auf die Kinderbehandlung nur bedingt anzuwenden (Chenot 2010). Der Manualmediziner muss die Funktionsstörungen der Gelenke in der Region beseitigen. Er wird vorher schmerzhafte Triggerpunkte behandeln (Lewit 2010a, b; Schmid 2016) und weiter kindgerecht verfahren: Bei akuten Schmerzen und ängstlichen Kindern sollte er zunächst die Faszienspannungen beseitigen und hier – weil schmerzfrei – indirekt behandeln. Auf der Suche nach Verkettungssyndromen sollte der Manualmediziner diese erst nach Abklingen der akuten Schmerzen angehen. Im Vordergrund der weiteren Therapie steht die entspannende Behandlung des Einzelmuskels, danach ein spielerisches komplexes Bewegungsprogramm, das auch die als abgeschwächt diagnostizierte Muskulatur in den motorischen Stereotyp einbezieht, soweit das in dem Alter des betreffenden Kindes möglich ist. Zur weiteren Stabilisierung und Rezidivprophylaxe sind Übungen der propriozeptiven sensomotorischen Fazilitation nach Janda angebracht. Diese kann ein kooperatives Kind bereits im frühen Schulalter erlernen. Das erfordert allerdings für weitere häusliche Übungen die Mitarbeit eines Elternteiles. Die Behandlung gestaltet sich bei bewegungsträgen Kindern kompliziert. Es gilt in diesem Fall, eine Sportart zu finden, die dem Kind Vergnügen bereitet und es zu sportlichen Aktivitäten motiviert.

Der Behandler muss versuchen, dem Kind und den Eltern schädliche Verhaltensweisen aufzuzeigen und vor der eingangs erwähnten Bewegungsarmut zu warnen. Er muss auch mögliche weitere Ursachen bedenken, welche dem Kind ständig Rezidive verursachen können. Dazu gehört die Beobachtung eines Beckenschiefstandes mit dem Aspekt der Beinlängendifferenz, s. ▶ Abschn. 4.2.2

4

4.2.2 Beckenschiefstand – Beinlängendifferenz

Bei der Ursachensuche der Manualmedizinische Syndrome, insbesondere beim „unspezifischen Rückenschmerz" und bei der Diskussion über Verkettungen, spielt das Vorhandensein eines Beckenschiefstandes eine große Rolle. Seit langem ist bekannt, dass die Lendenwirbelsäule auf einen Beckenschiefstand mit Seitneige zur höheren Beckenseite hin und Torsion aller Wirbel reagiert (Lewit 1997; McCaw 1992; Raczkowski 2010; Needham et al. 2012; Mizher et al. 2012). Abhängig vom Ausmaß des Beckenschiefstandes setzt sich diese „Skoliosierung" nach kranial gegenläufig fort, gefolgt von Funktionsstörungen fernab, z. B. bis zur hochzervikalen Region. Im Sinne der Verkettungen sind die weiteren Funktionsstörungen vielgestaltig. Es wäre jedoch falsch, von einer Skoliose, auch statischen Skoliose (Matzen 2007), zu sprechen, wenn es sich ausschließlich um Funktionsstörungen handelt.

Auffällig ist, dass in der Literatur oft versäumt wird, den Beckenschiefstand und die Beinverkürzung/Beinlängendifferenz genügend zu differenzieren. Gerade diese Frage ist aber als Erstes zu stellen, um zu einer Ursachenklärung zu kommen und entsprechend die Behandlungsstrategie festzulegen. Zur Klärung bedient man sich bei der Untersuchung der sogenannten Landmarks, Orientierungspunkte der Palpation am stehenden Kind:

- Spina iliaca posterior superior (SIPS)
- Spina iliaca anterior superior (SIAS)
- Beckenkammlinie
- Beckenspannungsphänomene (sogenanntes Vorlaufphänomen im Stehen und im Sitzen, Spine- oder synonym Storch-Test, der variablen Beinlängendifferenz im Liegen nach Derbolowski).

Wir verweisen auf unser Buch Praxis der Manuellen Medizin bei Säuglingen (Seifert et al. 2017).

🔲 Tab. 4.7 zur Differenzialdiagnose des Beckenschiefstandes ermöglicht, die Befunde richtig einzuordnen.

Ziel aller Behandlungen der funktionellen Beinlängendifferenz ist die Horizontalstellung des Beckens, der Sakrumkonsole, um eine ausgeglichene Statik zu erhalten. Nach der manuellen Behandlung ist zu prüfen, ob ein Beckenschiefstand überhaupt noch besteht. In diesem Fall ist klinisch festzustellen, ob ein Beinlängenausgleich durch Unterlegen eines Brettchens eine Änderung der Statik zur Folge hat, wie von Mizher beschrieben (Mizher 2016). Eine anterior-posteriore Röntgenaufnahme mit Verkürzungsausgleich bringt dann im Falle eines Behandlungserfolges die Sicherheit, dass die Sakrumkonsole waagerecht steht. Zusätzlich muss das Kind krankengymnastisch betreut werden, um eine inzwischen entstandene muskuläre Dysbalance zu beheben.

Wann ist eine Beinlängendifferenz auszugleichen? Zur Frage, wie viel Beinlängendifferenz noch zu tolerieren ist und ab wann ein Ausgleich erforderlich ist, wird bei der Erwachsenenbehandlung 1 cm angegeben. Umso schwerer zu beantworten ist diese Frage bei der Kinderbehandlung in unterschiedlichen Wachstumsphasen. Wir schlagen vor, bei jeder manualmedizinischen Untersuchung nach einem Beckenschiefstand zu fahnden und am Ende der manuellen Behandlung bei der Erfolgskontrolle diese Untersuchung noch einmal zu wiederholen. Ergibt sich dann die Notwendigkeit, einen Verkürzungsausgleich zu verordnen (Bundesärztekammer 2010; Vogt 2014; Hasler 2000), sollte dieser mit Unterlegen eines Fersenkissens oder durch Beinlängenausgleich im Schuh erfolgen, auch wenn es sich nur um einige Millimeter handelt. Grundsätzlich ist jede Beinlängendifferenz beim Kind zu behandeln, da jeder auch noch so geringfügige Beckenschiefstand zur Skoliosierung der Wirbelsäule führt mit Konvexität zur Seite der Beinverkürzung. Weitere Folgen mit Dysbalance im myofaszialen System sowie Funktionsstörungen der Wirbelgelenke fernab des Geschehens sind die Regel. Bei Beinlängendifferenzen größeren Ausmaßes bleibt die operative Korrektur, z. B. die temporäre Epiphysiodese, die zeitweilige Klammerung der Wachstumsfugen im längeren Bein, unter genauer Berechnung des noch zu erwartenden Wachstumspotenzials, oder auch Verlängerungsoperationen im kürzeren Bein.

Prinzipiell, dies sei noch einmal wiederholt, geht der Versorgung mit einem

◻ Tab. 4.7 Differenzialdiagnose des Beckenschiefstandes

Palpationsbefund	Befundinterpretation	Differenzialdiagnostik
Alle Beckenpunkte stehen ventral und dorsal parallel Keine Spannungsphänomene	„Normalbefund"	Funktionsstörungen im Beckenbereich sind unwahrscheinlich, jedoch nicht sicher auszuschließen
Alle 3 ventralen und dorsalen Palpationspunkte stehen auf einer Seite tiefer als auf der Gegenseite Keine Spannungsphänomene	Beckentiefstand einer Seite durch Beinlängendifferenz Präzise Messung der Beinlängendifferenz mittels Orthoradiogramm	Beinverkürzung durch – Wachstumsdifferenz, z. B. genetisch bedingt – nach Fraktur oder destruktiver Erkrankung der unteren Extremität – durch Deformierung, z. B. Coxa vara, Hüftbeugekontraktur, Genu valgum, Crus varum, Fußdeformität – Verlängerung einer Extremität – z. B. bei Zustand nach epiphysennaher Fraktur, Gefäßanomalien mit partiellem Riesenwuchs – Klippel-Trénaunay-Weber-Syndrom (Hönle 2010; Vogt 2014). (Hasler 2000)
Alle 3 ventralen und dorsalen Palpationspunkte stehen auf einer Seite tiefer als auf der Gegenseite (wie oben!) Positive Spannungsphänomene	Iliumscherdysfunktion (Upslip/Downslip) auf der Seite der Spannungsphänomene	Iliumscherdysfunktion – Traumatisch bedingt durch Sturz auf eine Gesäßseite oder auf ein Bein – Im Zusammenhang mit anderen Funktions- oder Strukturstörungen im Rahmen eines Verkettungssyndroms
Diskrepanz aller Beckenpunkte, z. B. SIAS hoch-, SIPS tiefstehend Spannungsphänomene: positives Vorlaufphänomen am Ende der Vorbeuge	Beckenverwringung	Suche nach Funktionsstörungen auf der Seite des Vorlaufphänomens durch weitere gezielte manuelle Diagnostik: – Gelenkstörung des Beckens, der Wirbelsäule, besonders der Schlüsselregionen – Muskelstörung – Viszerale Ursachen – Fernab des Beckens, z. B. findet man im Schulalter regelmäßig oromandibuläre Störungen (Naser 2013) (Savory 1999; Subotnick 1981; Guichet 1991). Verkettungsteste sind dabei hilfreich
Diskrepanz aller Beckenpunkte, z. B. SIAS hoch-, SIPS tiefstehend (wie oben!) Positives Vorlaufphänomen am Beginn der Vorbeuge („Anfangsvorlauf")	Gelenkfunktionsstörung vermutlich auf der Seite des Vorlaufs	Suche nach Funktionsstörungen – des Sakroiliakalgelenkes – des lumbosakralen Übergangs – viszeral Zur Erinnerung: Strukturerkrankungen sind auszuschließen!

SIAS Spina iliaca anterior superior, *SIPS* Spina iliaca posterior superior

Beinlängenausgleich der differenzialdiagnostische Ausschluss einer ursächlichen Funktionsstörung im Beckenbereich und deren Behandlung voraus. Ohne diese Behandlung wäre das Behandlungsresultat schlecht, und mit zunehmenden Rückenschmerzen des Kindes ist zu rechnen!

4.2.3 Skoliosen

Als Skoliose bezeichnet man alle Seitbiegungen der Wirbelsäule mit Rotation und Torsion der Wirbelkörper, die passiv nicht ausgleichbar sind. Etwa 0,2–0,6 % der Bevölkerung leiden an einer Skoliose.

4

◘ Tab. 4.8   Ursachen der symptomatischen Skoliose (Auswahl)

Tumoren	Wirbelkörper, Rückenmark, Thorax
Fehlbildungen des Rückenmarks Multiple Anomalien	Syringomyelie, spinale Dysraphien (Spina bifida, Meningomyelozele etc.), diese in ca. 20–30 %, in Kombinationen mit Herzfehlern, Sprengel-Deformität, Lippen-Kiefer-Gaumen-Spalten, Extremitätendefekten (Hefti 2002)
Knöcherne Fehlbildungen, synonym „angeborene Skoliose"	Teil-, Keilwirbeldeformierungen, Rippensynostosen („thorakogene Skoliose")
Entzündliche Ursachen	Osteomyelitis, Tuberkulose
Neuromuskuläre Erkrankungen (Carstens 1999; Vialle 2013)	Infantile Zerebralparese, Friedreich-Ataxie, Poliomyelitis, hereditäre motorisch-sensorische Neuropathie, spinale Muskelatrophie, Muskeldystrophien
Genetische und System-erkrankungen	Prader-Willi-Syndrom, Rett-Syndrom, Marfan-Syndrom: Eine Skoliose tritt in etwa 60 % der Fälle auf (Robinson et al. 2011) Achondroplasie, Neurofibromatose, Osteogenesis imperfecta
Traumafolgen	Nichtbehandelte oder fehlverheilte Frakturen Posttraumatische Querschnittlähmung (Kaps 2005)
Statische Skoliose, besser: Skoliosierung, z. B. bei Becken-schiefstand	Beinlängendifferenz (s. ► Abschn. 4.2.2)

Man unterscheidet die idiopathische (90 % der Fälle) von der symptomatischen Skoliose. Nur selten findet man morphologische Ursachen entsprechend einer symptomatischen Skoliose. ◘ Tab. 4.8 gibt Auskunft über deren mögliche Ursachen.

Bei den *idiopathischen* Skolioseformen ist eine Ursache nicht erkennbar. Die Theorien reichen von dispositionellen, genetischen Faktoren, Defiziten im Zentralnervensystem, bis zu Fehlern der Kollagensynthese oder der Somatotropinproduktion (Matzen 2007; Fernandez 2007; Multerer 2011, 2009; Lonstein 1987; Brooks 1975; Rogala et al. 1978). Über die Rolle der Kopfgelenke bei der Entstehung einer Skoliose bestehen seit Jahren Vermutungen (Wolff 1988). Eine zunehmende Rolle in der Diskussion um die Skolioseätiologie spielen die Wachstumshormone, zumal die höchste Rate der Skolioseprogredienz in den Phasen eines Wachstumsschubes beobachtet wird (Kulis et al. 2015; Abdel-Wanis 2001; Latalski et al. 2017).

Im Consensus Statement von 2015 wird die Unterteilung der Skolioseformen entsprechend dem Manifestationsalter in die infantile, die juvenile sowie die adulte Form empfohlen (Skaggs et al. 2015). Diese verschiedenen Skolioseformen differieren in Verlauf und pathogenetischer Bedeutung; entsprechend unterschiedlich ist die Therapie.

— Die *infantile Form*, synonym frühkindliche Skoliose: Nach Matzen entstehen diese – meist linkskonvexen – Skoliosen bereits in den ersten 5 Lebensjahren. Sie gilt im Vergleich zu den später auftretenden Skolioseformen als prognostisch ungünstig, jedoch werden auch spontane Remissionen bei geringeren Krümmungsgraden beschrieben (Multerer 2011; Stücker 2007; Fernandez 2007; Wynne-Davis 1975; Willenborg 2011). Meist ist die infantile Form jedoch auch bei intensiver konservativer Behandlung mit Krankengymnastik, Manualtherapie und Korsettversorgung therapieresistent, sodass die operative Therapie oft wegen der Progredienz nicht zu umgehen ist. Dazu stehen jetzt „mitwachsende" Osteosynthesemöglichkeiten zur Verfügung; die endgültige operative Versteifung erfolgt frühestens zwischen dem 10. und 11. Lebensjahr.

— Unter dem Begriff *„early-onset scoliosis"* (EOS) sind die frühkindlichen Skoliosen zusammengefasst, bei denen sich eine respiratorische Insuffizienz entwickelt, ein

„Thoraxinsuffizienzsyndrom" (Mladenow 2017).

- Die *juvenile Form* hat ihre Manifestationszeit präpubertär, nach Matzen zwischen dem 6. und 11. Lebensjahr.
- Die fast immer thorakal rechtskonvexe *Adoleszentenskoliose* entsteht ab dem 11. Lebensjahr (Schulze et al. 2015). Etwa 1–3 % der Kinder zwischen 11 und 16 Jahren sind betroffen (Willenborg 2011). Während milde Formen bei beiden Geschlechtern etwa gleich häufig vorkommen, sind Mädchen bei höhergradigen Skoliosen deutlich häufiger betroffen als Jungen (4–5:1) (Latalski et al. 2017; Yaman 2014). Eine genetische Komponente und auch hormonelle Ursachen stehen zur Debatte. Die Untersuchungen sind nicht abgeschlossen (Willenborg 2011).
- Die *adulten Skoliosen* treten nach der Pubertät auf und sind selten progredient.
- Die *Säuglingsskoliose* hat mit diesen Skolioseformen keine Gemeinsamkeit. Wir sehen die Ursache in Funktionsstörungen und verweisen auf den ▶ Abschn. 4.2.

Skoliosen sind initial schmerzlos, darum zunächst oft unbemerkt. Die Skoliose verstärkt sich in der Regel während eines Wachstumsschubes. Die Diagnosestellung erfolgt dann meist als Zufallsbefund im Rahmen einer Routineuntersuchung durch den Kinderarzt, was den Eltern Selbstvorwürfe verursachen kann.

Im weiteren Verlauf kann die Thoraxdeformität durch die geänderte Atemmechanik zu einer restriktiven Ventilationsstörung, konsekutiv zu kardiopulmonaler Belastung bis hin zum Cor pulmonale führen (DiMeglio 2011; Stücker 2016). Rückenschmerzen treten unter Umständen durch muskuläre Verspannungen, oft aber erst bei höhergradigen Skoliosen durch degenerative Veränderungen oder z. B. durch den schmerzhaften Kontakt von Rippen und Beckenkamm auf. Bei der Kombination leichte oder mäßige Skoliose mit Rückenschmerzen sollte großzügig an morphologische Ursachen gedacht und gegebenenfalls eine entsprechende, bildgebende Untersuchung initiiert werden (Willenborg 2011).

Klinische Untersuchung Zur klinischen Untersuchung stellt man sich hinter den Patienten.

Es fällt zunächst die Seitverbiegung der Wirbelsäule auf, das Taillendreieck ist konvexseitig flacher, die Schulterblätter stehen asymmetrisch. In Vorbeuge sieht man konvexseitig eine Thoraxniveauerhöhung („Rippenbuckel"). Sie ist die Folge der fixierten konvexseitigen Mitrotation der Wirbelkörper im Kyphosescheitelpunkt, der Rippenthorax wird dabei mitgenommen (Lewit 2001; Greenman 1996). Diese Seitneige-Rotations-Synkinese ist fixiert und durch mobilisierende Maßnahmen nicht mehr ausgleichbar. Unterhalb der Kyphose entsteht meist eine lumbale Gegenkrümmung mit Rotation zur Gegenseite, die paravertebrale Lendenmuskulatur erscheint hier prominent. Besonders bei der frühkindlichen Skoliose ist auf die Thoraxatemexkursion zu achten. Zur klinischen Untersuchung gehört weiterhin die Beurteilung des Körperlotes, gefällt von der Mitte der Hinterhauptschuppe zur Basis des Sakrum/Rima ani. Eine Seitabweichung (Oberkörperüberhang) spricht für eine bereits fixierte Fehlstellung und ist prognostisch ungünstig. Von besonderer Bedeutung ist jetzt die Beurteilung der Beckenstellung. Da jeder Beckenschiefstand mit einer entsprechenden Seitabweichung und Rotation der Lendenwirbel verbunden ist (Lewit 1997), muss nun geklärt werden, ob ein Beckenschiefstand zu korrigieren ist, um eine vorhandene Skoliose statisch korrigierend aufzurichten.

Zu unterscheiden ist die Bezeichnung „Skoliosierung" der Lendenwirbelsäule als funktionelle Folge eines Beckenschiefstandes und der Begriff „Skoliose" als Erkrankung. Die manualmedizinische Abklärung ist für das korrekte weitere therapeutische Vorgehen von entscheidender Bedeutung. Wir verweisen auf den ▶ Abschn. 4.2.2. Im Falle einer sicheren Beinlängendifferenz unterlegt der Untersucher die Seite des Beckentiefstandes mit einem Brettchen und beobachtet, ob sich das Ausmaß der Skoliose vermindert; ein Längenausgleich ist dann zu verordnen. Unter Umständen ist die Kontrolle des Beckenschiefstandes auch röntgenologisch im Stehen erforderlich. Voraussetzung ist, dass alle Funktionsstörungen bereits vorher behandelt wurden und Vorlaufphänomene nicht mehr nachweisbar sind (wir verweisen auf unser Buch „Praxis der manuellen Untersuchung…" (Seifert et al.

4

2017)). Röntgenaufnahmen sind außerdem wichtig, um knöcherne Strukturstörungen auszuschließen und später bei Vergleichsuntersuchungen eine Progredienz zu erkennen. Der Skoliosewinkel nach Cobb wird bestimmt, die radiografische Messung der Deformität in der Frontalebene (Cobb 1948), außerdem das anstehende Wachstum beurteilt, an Hand der Apophysen der Wirbelkörper und der Beckenschaufeln (Risser-Zeichen) (Hopf et al. 1989, 1996; Schulze et al. 2015).

Therapie Aus der Einordnung der erhobenen klinisch-radiologischen Befunde in die vorgenannten Klassifikationen, der Einschätzung des Ausmaßes und der Prognose der Skoliose ergibt sich die Therapie. Deren Ziel ist es, die posturale Funktion zu erhalten und eine Progredienz mit einer Beeinträchtigung der inneren Organe zu vermeiden (Froemel 2013). Die Therapie der symptomatischen Skoliose ergibt sich aus der Grundkrankheit, operative korrigierende und stabilisierende Maßnahmen und auch Korsettversorgung sind oft erforderlich (Matussek et al. 2015). Für die idiopathischen Formen gelten diese Maßnahmen nur dann, wenn eine Progredienz nachweisbar ist, d. h. wenn sich eine Verstärkung des Skoliosewinkels nach Cobb um mindestens 5° in 6 Monaten ergibt. Im Vordergrund der Therapie stehen zunächst konservative Maßnahmen (Matussek et al. 2015): Krankengymnastik mit dem Ziel, alle muskulären Dysbalancen zu beseitigen, sowie die Beseitigung der Beckenschiefstellung. In Anbetracht des drohenden Thoraxinsuffizienzsyndroms bei der frühkindlichen Skoliose ist auf die Erhaltung der BWS-, Rippen- und Diaphragmabeweglichkeit besonders zu achten. Manuelle Mobilisationen, krankengymnastische Betreuung und die Anleitung zu Selbstmobilisationen sind die Mittel der Wahl.

Der Ausgleich von – sicher diagnostizierten (!) – Beinverkürzungen geschieht durch Erhöhung einer Schuhsohle der tiefer stehenden Seite. Beckenfunktionsstörungen jeder Lokalisation sind zu behandeln. Selbst geringfügige Seitabweichungen, Beckenverwringungen sowie Funktionsstörungen der Schlüsselregionen sollten bei jeder Skolioseform beachtet und behandelt werden.

Vorlaufphänomene sollten am Ende jeder Behandlung nicht mehr nachweisbar sein. Der Behandler kann sich nicht auf eine zu erwartende spontane Remission verlassen; regelmäßige Kontrollen sind unabdingbar. Ob die Methoden der Manualmedizin mit der Beseitigung aller Funktionsstörungen jedoch eine idiopathische Skoliose oder deren Progredienz verhindern können, bleibt bisher noch unbewiesen. Das gilt auch für andere Verfahren, z. B. die therapeutische Elektrostimulation (Matthiaß 1987) und die Atlastherapie (Meissner 1992; Meißner 1996; Hopf 1997). Meißner behandelte – zusätzlich zu Krankengymnastik und Manualtherapie der Kopfgelenke – mit Atlastherapie und erreichte damit eine Verbesserung des Skoliosewinkels selbst bei nachgewiesen progredientem Verlauf. Über die Wirksamkeit dieser Vorgehensweise ist das letzte Wort noch nicht gesprochen (Willenborg 2011).

Betreffend eine nachgewiesenen Progredienz gilt, dass Skoliosen mit einem Cobb-Winkel zwischen 25 und 45° mit Korsett versorgt werden müssen, ab 45° sollte die Indikation zur operativen Versorgung in der Regel gestellt werden. In letzter Zeit wurden wachstumslenkende Operationsverfahren entwickelt, wie z. B. die konvexseitige seitliche Klammerung benachbarter Wirbelkörper oder abstandhaltende Stäbe zwischen Rippen bzw. zwischen Beckenkamm und Rippen.

Für den Manualmediziner gilt entsprechend unserem heutigen Wissensstand die nichtoperative Therapie als optimal: Aktivierung des Kindes zum sportlichen Eigenprogramm, Krankengymnastik z. B. nach Schroth, wenn das Kind kooperativ ist, Beseitigung aller Funktionsstörungen der Schlüsselregionen, insbesondere der Kopfgelenke, möglichst Erreichen eines Beckengeradstandes, halbjährliche Kontrollen zur Überwachung. Die Behandlung der Kinder mit Skoliose erfordert nach ausreichender Aufklärung eine gute Mitarbeit der Eltern, da die Kinder – zumeist schmerzfrei – selten genügend Einsicht in die Notwendigkeit der Therapie zeigen. Nur im Falle einer nachgewiesenen Progredienz der Skoliose besteht die Notwendigkeit einer Korsettversorgung oder operativen Therapie.

4.2.4 Angeborene Störungen der Wirbelsäule

Die angeborenen Erkrankungen der Wirbelsäule sind nicht das Indikationsgebiet der Manualtherapie. Es gilt hier, die vorliegende Fehlbildung zu erkennen und gegebenenfalls begleitende Funktionsstörungen zu beseitigen, um die Bewegungsfähigkeit des Kindes zu verbessern und seine Beschwerden zu reduzieren. Die folgende Beschreibung einiger Fehlbildungen ist unvollständig, erwähnt aber die aus unserer Sicht relevantesten. Sie sind in manchen Fällen ein Zufallsbefund und klinisch nur auffällig, wenn neurologische Strukturen mit einbezogen sind: Dysraphien (unvollständiger Bogenschluss der Wirbel), Segmentationsstörungen (Synostosen von Wirbelkörpern, Wirbelbögen, ein- oder doppelseitig) und Formationsstörungen (fehlerhafte Wirbelanlagen) seien hier genannt.

4.2.4.1 Spina bifida

Bleibt der Bogenschluss eines oder mehrerer Wirbel in der Embryonalentwicklung aus, kommt es zur Spina bifida, zum lateinisch: „gespaltenen Dorn". Diese Neuralrohrdefekte sind nach Herzfehlern die häufigsten angeborenen Fehlbildungen. Sie entstehen in der 3.–4. Schwangerschaftswoche.

Offene Neuralrohrdefekte, also die *Spina bifida aperta,* werden heutzutage in der Regel bereits im Rahmen der pränatalen Labor- (α-Fetoprotein) und Ultraschalluntersuchungen diagnostiziert. Die Inzidenz liegt bei 1–3/1000.

Es besteht also eine Spaltbildung des Wirbelbogens. Wölben sich außerdem die Hirnhäute durch den Defekt nach außen, spricht man von einer *Meningozele.* Als *Myelomeningozele* wird die klinisch bedeutsamere Form bezeichnet, bei der das Rückenmark dysplastisch verändert ist und das prolabierte Gewebe nicht hautbedeckt und daher infektionsgefährdet ist. Am häufigsten ist die lumbosakrale Region betroffen. Der Zentralkanal des Rückenmarks kann zystisch erweitert sein, oft bestehen begleitende Wasseransammlungen mit oder ohne Verbindung zu den Liquorräumen, letztere als sogenannte *Myelomeningozystozele* (◘ Abb. 4.9).

Abhängig von der Ausprägung und Läsionshöhe der Fehlbildung ist die Erscheinungsform unterschiedlich; das Spektrum reicht

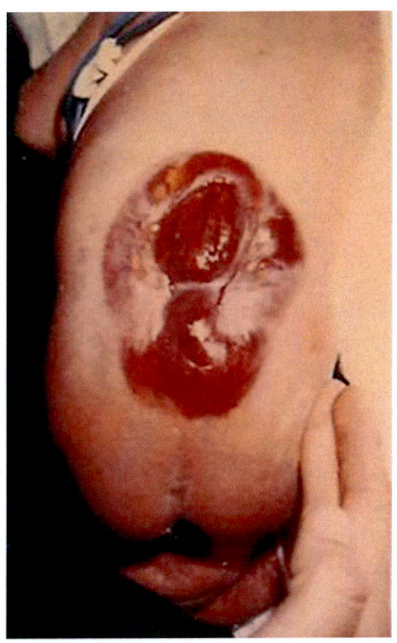

◘ **Abb. 4.9**   Neugeborenes mit lumbosakraler Myelomeningozele. (Aus Chen 2017)

von geringfügigen neurologischen Ausfällen bis zur kompletten Querschnittslähmung mit Lähmungen, Sensibilitäts- und Blasen-/Mastdarmstörungen. Eine Koinzidenz mit weiteren Fehlbildungen ist nicht selten, z. B. Arnold-Chiari-Syndrom, Tethered-cord-Syndrom, Hydrocephalus internus, Kyphosen, Skoliosen, teratologische Hüftluxationen, Klumpfüße und Plattfüße (Hefti 2002, 1994). Die Therapie ist operativ, unter Umständen auch schon intrauterin bei Früherkennung (Hefti 2002). Danach gilt es, verbliebene Paresen zu behandeln, das Kind zur Vermeidung von Kontrakturen zu lagern und ein Übungsprogramm, z. B. eine Bobath-Behandlung, ab dem Säuglingsalter durchzuführen. Die oft schwerbehinderten Kinder sollten alle Möglichkeiten der Frühförderung erhalten.

Die *Spina bifida occulta* hingegen, bei der oft nur ein häutig gedeckter, unvollständiger Schluss eines oder mehrerer lumbosakraler Wirbelbögen ohne Herniierung von Rückenmark oder Dura vorliegt, bleibt häufig lange oder sogar immer asymptomatisch und ist dann meist ein röntgenologischer Zufallsbefund. Die Inzidenz liegt mit großen regionalen Unterschieden bei 5–20 %. Eine Spina bifida occulta kann von einer Syringomyelie und anderen komplexen Fehlbildungen begleitet werden.

4

Klinische Hinweise auf eine mögliche Spina bifida occulta:

- Auffälligkeiten der den Defekt bedeckenden Haut wie Pigmentstörungen (nicht aber Mongolenflecken!), Hämangiome, Hypertrichosen, Teleangiektasien, Lipome oder Hamartome (Guggisberg 2004)
- Hautgrübchen oder Fisteln, die *oberhalb* der Rima ani liegen, müssen an einen Dermalsinus denken lassen und bedürfen wegen der Infektionsgefahr unbedingt weiterer Diagnostik
- Grübchen **in** der Rima ani oder coccygeale Grübchen sind dagegen bedeutungslos (Zywicke 2011)
- Guggisberg et al. fanden bei knapp 10 % asymptomatischer Kinder mit einer der genannten kutanen Läsionen eine Spina bifida occulta (◻ Abb. 4.10), jedoch in 60 % der Fälle, wenn 2 oder mehr Auffälligkeiten kombiniert auftraten (Guggisberg 2004)

Der Verdacht ergibt sich also anamnestisch und klinisch; bildgebende Verfahren, somatosensibel evozierte Potenziale und urodynamische Untersuchungen sichern die Diagnose und unterstützen bei der Entscheidung über eine operative Intervention.

4.2.4.2 Tethered-cord-Syndrom

Das „gefesselte Rückenmark", bei der das untere Ende des Rückenmarks mit der Dura oder dem umliegendem Gewebe verwachsen ist, kann bei allen Formen der Spina bifida, z. B. bei 20–50 % der Patienten mit Myelomeningozele, aber auch bei Spina bifida occulta, vorkommen.

Am Ende des Wachstums findet sich der Conus medullaris normalerweise etwa bei L1–2, bleibt also hinter dem knöchernen Wachstum der Wirbelsäule zurück. Wird das angeheftete Rückenmark durch das Wachstum in die Länge gezogen und geschädigt, stellen sich Symptome ein; man spricht dann von einem Tethered-cord-Syndrom (Bachli 2002). Folgende Symptomatik sollte an ein mögliches Tethered-cord-Syndrom denken lassen (Biedermann 2014; Rajpal et al. 2007):

- Im Wachstumsverlauf entstehende sensible oder motorische Defizite der Beine, meist seitendifferent
- Progressive neurologische Verschlechterung mit Spastizität

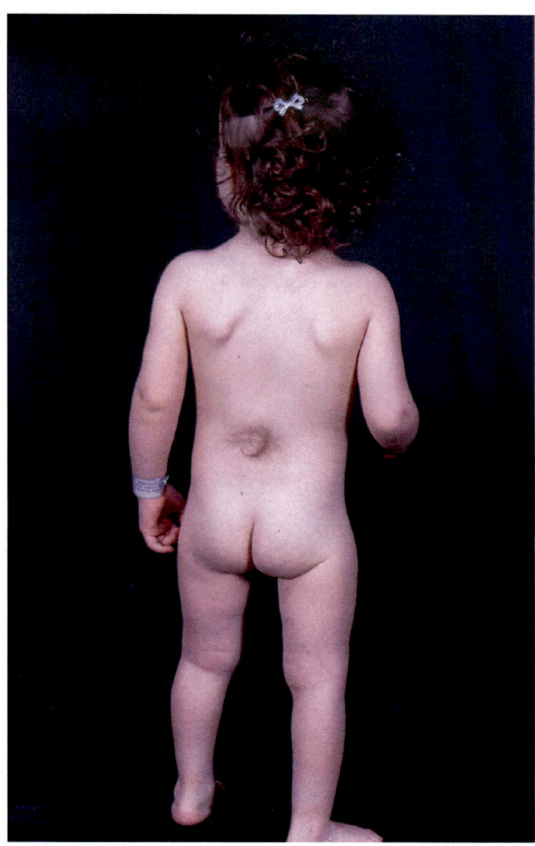

◻ **Abb. 4.10**   Mädchen mit lumbaler Hypertrichose, einem möglichen Zeichen einer Spina bifida occulta (Kim 2019)

- Rücken- oder Beinschmerzen
- Blasen- oder Darmentleerungsstörungen
- Gehäufte Harnwegsinfekte
- Progrediente Fußdeformitäten
- Progrediente Skoliosen: Nach einer Untersuchung von Klekamp zeigten 50 % aller Kinder mit Tethered-cord-Syndrom eine Skoliose (Klekamp 2014)!
- Widersprüchliche Daten existieren zu der Hypothese, der lumbosakrale Winkel wäre bei Patienten mit Tethered-cord-Syndrom signifikant größer als bei der Kontrollgruppe (Tubbs 2007; Cornips 2010).

Der Verdacht ergibt sich also auch hier anamnestisch und klinisch. Bildgebende Verfahren, somatosensibel evozierte Potenziale und urodynamische Untersuchungen sichern die

Diagnose und unterstützen bei der Entscheidung über eine operative Intervention (neurochirurgisches „detethering").

Manualtherapie bei Tethered-cord-Syndrom
Der Manualmediziner kann nur begleitend behandeln. Muskuläre Dysbalancen müssen erkannt und behandelt werden; häufig sind Funktionsstörungen im Becken zu finden. Gegebenenfalls kommen Faszientechniken und osteopathische Verfahren am Sakrum zum Einsatz. Sich entwickelnde Kontrakturen müssen frühzeitig erkannt und möglichst verhindert werden. Orthetische Versorgungen sind hierfür immer erforderlich.

4.2.4.3 Spondylolyse und Spondylolisthesis

Unter Spondylolyse verstehen wir eine Spaltbildung im Bereich der Interartikularportion eines Wirbelkörperbogens, in deren Folge die Stabilität des betroffenen Segmentes gestört sein kann, besonders bei doppelseitiger Unterbrechung. Auch eine angeborene Elongation der genannten Interartikularportion ohne Spaltbildung verursacht die gleiche Instabilität. Meist sind die kaudalen lumbalen Segmente betroffen. Die Ursache ist ontogenetischer Natur, selten ist eine Spondylolyse die Folge von Traumen, Entzündungen, Tumoren.

Im Kindesalter wird die Veränderung selten bemerkt, da die Kinder zunächst beschwerdefrei sind. Mit zunehmendem Alter kommt es aber häufig im Rahmen der Instabilität zum Gleiten des oberen Wirbelkörpers gegenüber dem kaudalen Nachbarwirbel in (meist) ventraler Richtung, der Spondylolisthesis (◘ Abb. 4.11), zu Deutsch: dem Wirbelgleiten. Etwa 50 % der Lysen gehen in eine Spondylolisthesis über, auch abhängig von der Belastung. Kindlicher Leistungssport spielt dabei eine erhebliche Rolle, z. B. hyperlordosierende Belastungen, die zu Ermüdungsfrakturen der Interartikularregion führen können (Tennis, Kautschuktraining, Extremgymnastik, Gewichtheben) (Matzen 2007; Kalicke et al. 2004; Scheuer 2018; Schmitt 1982). Der Gleitvorgang beginnt oft um das 10. Lebensjahr. Sein Ausmaß ist unterschiedlich stark und wird nach einer Skala von I–IV nach Meyerding beschrieben. Ein Beschwerdebild

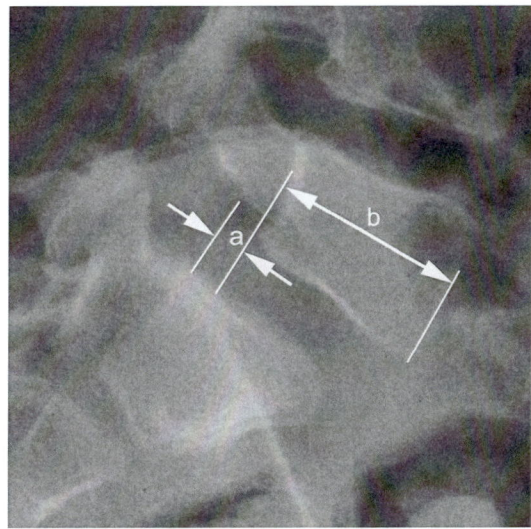

◘ **Abb. 4.11**   Röntgenbild einer lumbalen Spondylolisthesis. *a* und *b* verdeutlichen das in diesem Fall geringe Ausmaß der ventralen Verschiebung. (Aus Schlenzka 2016)

stellt sich in Abhängigkeit vom Ausmaß und körperlicher Belastung des Kindes ab dem 10. Lebensjahr ein: Die Kinder klagen über Kreuzschmerzen, nicht gut lokalisierbar. Erst nach eingehendem Befragen stellt sich der belastungsabhängige Charakter der Schmerzen dar: Die Schmerzen treten beim längeren Stehen auf, bei hyperlordosierenden Bewegungen, aber auch nachts in Rückenlage.

Manualmedizinisch fällt im ausgeprägtem Fall eines Wirbelgleitens bereits bei der Übersichtsuntersuchung im Stehen eine Steifhaltung der Lenden-Becken-Region auf: Die obere Lendenwirbelsäule ist hyperlordotisch, der lumbosakrale Übergang ist kyphotisch. Die Kinder erscheinen im Rumpf verkürzt, der Gang ist unharmonisch, „schiebend". Verfolgt der Untersucher die Dornfortsatzreihe von kranial nach kaudal, tastet er im betroffenen Segment der Lendenwirbelsäule eine Stufe: Es handelt sich um den hinteren Anteil des betreffenden Wirbelbogens, der die Ventralbewegung des Wirbelkörpers nicht mitmacht. Aus diesem Grunde verstärkt sich der Tastbefund bei dem Vorbeugen des Kindes. Neurologische Ausfälle sind im Kindesalter eine absolute Seltenheit; sie treten, verbunden mit zunehmenden Schmerzen, erst im Erwachsenenalter mit progredienten degenerativen Veränderungen auf. Bildgebende

4

Verfahren bestätigen die Verdachtsdiagnose. Im Röntgenbild, angefertigt im Stehen, ist die Spondylolyse im Bereich der Interartikularportion beziehungsweise die Elongation des Wirbelbogens meist erst im schrägen Strahlengang deutlich, die Spondylolisthesis bereits im seitlichen Strahlengang. Funktionsaufnahmen zur Objektivierung der Instabilität werden oft angefertigt. Sie können aus Strahlenschutzgründen vermieden werden, wenn der Manualmediziner die Hypermobilität bei der sorgfältigen segmentalen Untersuchung lokalisiert.

Therapie   Für die Therapieplanung und -durchführung ist diese Diagnostik wichtig. Während die meist beschwerdefreie Spondylolyse im Kindesalter zunächst nicht behandlungsbedürftig ist, muss bei der Therapie der Spondylolisthesis einiges beachtet werden: Die betroffenen instabilen Segmente sollten keineswegs mit mobilisierenden Techniken behandelt werden. Benachbarte, oft funktionsgestörte Segmente sind dagegen bei entsprechendem Beschwerdebild behandlungsbedürftig, dies jedoch mit äußerst exakter segmentaler Einstellung unter Beachtung jeglicher Schmerzäußerung des Kindes. Eine Impulsmanipulation, die versehentlich in das instabile Segment gerät, stellt einen Kunstfehler dar! Im Vordergrund der Manualtherapie stehen die Behandlung der benachbarten funktionsgestörten Segmente und vor allem stabilisierende Maßnahmen: gezieltes Muskeltraining zur Rumpfstabilisierung bei allen

Formen der Spondylolysis und -listhesis. Eine Befreiung vom Schulsport ist nicht indiziert, jedoch sollten hyperlordosierende Übungen sowie Gewichtheben im Kinderleistungssport in diesem Fall verboten werden. Wichtig ist die Überwachung eines progredienten Gleitvorgangs und dann gegebenenfalls Versorgung mit einer lordosehemmenden Orthese. Die operative Therapie ist die Therapie der Wahl bei progredienten Krankheitsverläufen mit Paresen (Brunner 2002).

4.2.4.4 Klippel-Feil-Syndrom

Dieses Syndrom fasst die vielfältigen knöchernen Segmentationsstörungen der Halswirbelsäule zusammen. Synostosen (◘ Abb. 4.12) der Halswirbelkörper und/oder der Wirbelbögen, ein- oder doppelseitig, können nicht nur eine asymmetrische Kopfhaltung, sondern durch Druck auf Nervenwurzel oder Rückenmark auch neurologische Auffälligkeiten verursachen. Der Manualmediziner muss bei Untersuchung und Behandlung die Verdachtsdiagnose bei folgenden Symptomen stellen (Klimo 2007; Tracy 2004):

- Ständige Schiefhaltung des Kopfes bei Kurzhalsigkeit
- Tiefer Haaransatz im Nacken
- Gesichtsasymmetrien
- Flügelfell des Halses, das sogenannte Pterygium colli
- Kombination mit weiteren knöchernen Fehlbildungen, betreffend sowohl den Rumpf als auch die Extremitäten, Sprengel-Deformität

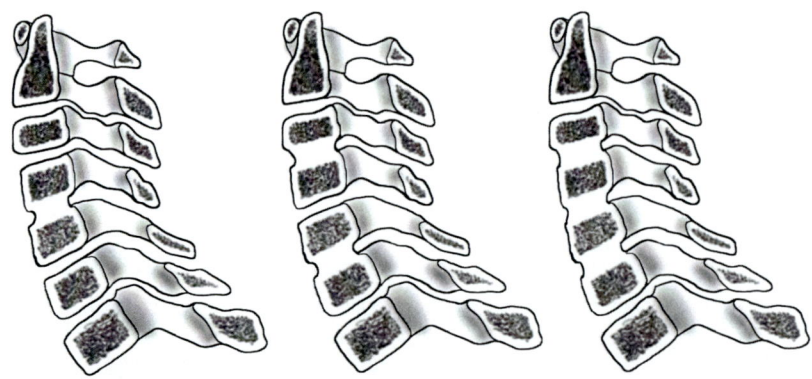

◘ **Abb. 4.12**   Mögliche Formen von Synostosen im Bereich der Halswirbelsäule (HWS) auf einer oder mehreren Ebenen, von 2 oder mehr Wirbeln. (Aus Lasanianos 2015)

- Fehlbildungen innerer Organe
- Hörstörungen
- **Cave:** Wichtig bei der manualmedizinischen segmentalen Untersuchung: Am Ende der segmentalen Bewegung stellt sich ein „hartes Endgefühl" in allen Bewegungsrichtungen ein; ein Warnsignal für den Untersucher, der diese Barriere respektieren muss und keineswegs versuchen sollte, sie mit Kraft zu überwinden.
- Therapieresistenz beim manuellen oder osteopathischen Behandlungsversuch

Ein Röntgenbild, ggf. weitere bildgebende Diagnostik, ist in diesem Fall indiziert, auch bei Säuglingen.

- **Therapie**

Das Klippel-Feil-Syndrom stellt keine Kontraindikation für die Manualmedizin dar. Kontraindiziert, da sinnlos, ist die Mobilisation oder Manipulation im gestörten Bereich. Wegen der in der Regel sekundär auftretenden Funktionsstörungen ober- und unterhalb der Fehlbildung ist jedoch deren Mobilisation immer sinnvoll. Frühzeitig sind Triggerpunkte zu behandeln. Das Behandlungsergebnis wird immer unbefriedigend bleiben! Eine operative Therapie muss erwogen werden.

Das Gesagte gilt in gleicher Weise für die Fehlbildungsskoliosen.

4.2.4.5 Basiläre Impression

Auch dies ist eine Fehlbildung des kraniozervikalen Übergangs. Bei dieser ist der Abstand zwischen Dens axis und Hinterhaupt durch eine trichterförmige Absenkung der dysplastischen Okziputkondylen verringert. Im ausgeprägten Fall ragt der Dens in das Niveau des Foramen occipitale magnum hinein. Die Kinder fallen durch Kurzhalsigkeit und einen tiefen Haaransatz auf, oft auch durch Kombination mit weiteren Fehlbildungen wie z. B. Dens-Anomalien, Klippel-Feil- oder Arnold-Chiari-Syndrom. Meist bleibt das Krankheitsbild lange unbemerkt und verursacht erst im Erwachsenenalter Beschwerden. Kopfschmerzen, eventuell auch Schwindel und Schweißausbrüche, forciert durch Rotation der Halswirbelsäule, sollten an die basiläre Impression denken lassen. Symptome der

Hirnstammkompression, Ausfälle der kaudalen Hirnnerven, Kleinhirnsymptome und Zeichen der Halsmarkkompression sind möglich. Die Diagnose liefert die Computertomografie (CT); die Therapie ist naturgemäß neurochirurgisch (Pinter 2016; Smith et al. 2010).

4.2.4.6 Arnold-Chiari-Syndrom

Das Arnold-Chiari-Syndrom beschreibt je nach Ausprägung 4 verschiedene Varianten angeborener (seltenst erworbener) Veränderungen der hinteren Schädelgrube, meist mit Kaudalverlagerung von Medulla oblongata oder Kleinhirnanteilen in Richtung Foramen occipitale magnum und den Spinalkanal. Mit einer Inzidenz von 8/100.000 eher selten, tritt es isoliert, häufig aber auch in Kombination mit Hydrocephalus internus, Syringomyelie, Spina bifida, Enzephalomeningozele und Fehlbildungen der oberen Halswirbelsäule auf und ist auch assoziiert mit anderen Fehlbildungssyndromen wie dem Morbus Apert oder Morbus Crouzon (Cinalli 2005; Kamal et al. 1983). Varianten mit äußerlich sichtbaren Begleitfehlbildungen werden naturgemäß früh diagnostiziert. Sonst manifestiert sich die Fehlbildung oft erst im Jugend- oder sogar Erwachsenenalter. Mögliche Symptome sind:

- Kopfschmerzen (am häufigsten!)
- Nackenschmerzen
- Progrediente Skoliose
- Radikuläre Symptome wie Hyp- und Dysästhesien oder Lähmungen
- Ataxie
- Nystagmus
- Dysarthrie, Dysphagie und Dysmetrie
- Schlafassoziierte Apnoen

Schwere Komplikationen wie Atem- und Herzrhythmusstörungen oder Ausfälle der kaudalen Hirnnerven durch Kompression des Hirnstamms sind möglich. Bei entsprechendem Verdacht wird die Diagnose durch bildgebende Untersuchungen (MRT) bestätigt und gegebenenfalls der operativen Therapie zugeführt (◘ Abb. 4.13).

Die Malformation ist eine Kontraindikation für eine manuelle Behandlung in diesem Bereich!

4.2.4.7 Syringomyelie

Diese Krankheit ist gekennzeichnet durch flüssigkeitsgefüllte Höhlenbildungen – oft stiftförmig – im Bereich der grauen Substanz in

4

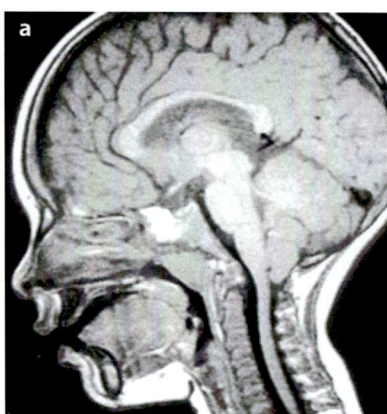
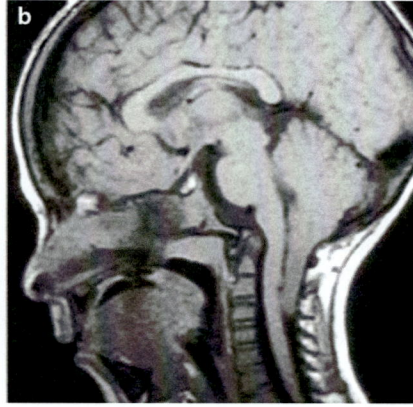

▣ **Abb. 4.13** **a** MRT-Bild eines 4-jährigen Mädchens mit okzipitalen Kopfschmerzen. Die Kleinhirntonsillen sind ca. 6,5 mm in den Spinalkanal herniiert. **b** MRT-Bild eines 5-jährigen Mädchens. Die Kleinhirntonsillen herniieren bis C3. Das Mädchen war asymptomatisch – ein Zufallsbefund! (Aus Massimi 2011)

Medulla oblongata und Rückenmark. Hauptlokalisation sind Hals- und Brustwirbelsäule, seltener die Gehirnsubstanz (Syringoencephalie). Als Malformation, z. B. in Verbindung mit einer Arnold-Chiari-Malformation, aber auch als Folge entzündlicher traumatischer oder tumoröser Veränderungen, zeigt sich klinisch ein vielfältiges Bild, abhängig von Lokalisation sowie Größe einer „Syrinx" und deren Anzahl und Ausdehnung:

- Keine Symptome – häufiger Zufallsbefund bei Bildgebung aus anderer Indikation!
- Schmerzen im Bereich von Schulter, Kopf, Nacken und in den Armen, migräneartige Kopfschmerzen
- Sensibilitätsstörungen: z. B. Hitzeunempfindlichkeit einzelner Hautpartien der Gliedmaßen, gesteigerte Hitze- oder Kälteempfindlichkeit (schmerzlose Verbrennungen!), Hyper-, Parästhesien, Störung der Tiefensensibilität
- Gangunsicherheit, Schwindel und Koordinationsstörungen, temporäre Gedächtnisstörungen
- Paresen, Inkontinenz von Blase und Darm
- Symptome der gestörten Liquorzirkulation

Während der Wachstumsperioden ist der Verlauf oft progredient. Die Diagnostik erstreckt sich auf bildgebende Verfahren, wobei schon ein Nativ-Röntgenbild mit Erweiterung des Spinalkanals einen Hinweis geben kann, das MRT ist das Mittel der Wahl (▣ Abb. 4.14).

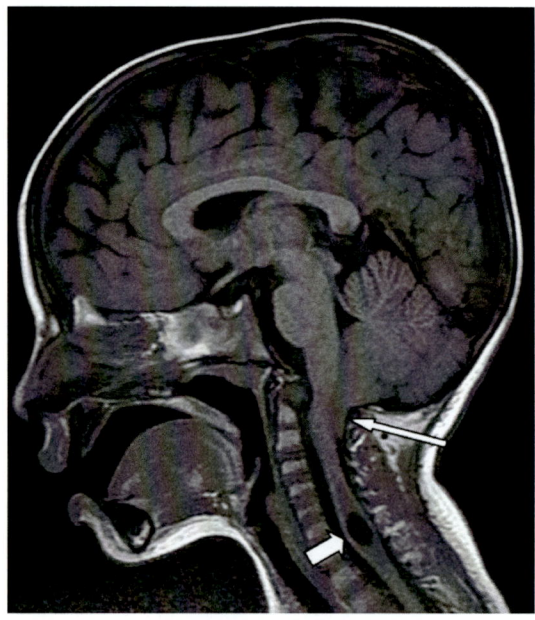

▣ **Abb. 4.14**   MRT-Bild einer Syringomyelie in Höhe C7 (*kurzer Pfeil*) und Arnold-Chiari-Malformation mit herniierten Kleinhirntonsillen (*langer Pfeil*). (Aus: Oakes 2014)

Therapie Als Therapie kommt die palliative operative Entlastung infrage zur Dekompression bei Hirndrucksymptomatik. Eine konservative Therapie ist dann sinnvoll, wenn die Folgeerscheinungen im Vordergrund stehen:

- Behandlung einer neurologischen Skoliose
- Behandlung muskulärer Dysbalancen infolge Paresen

- Behandlung von Funktionsstörungen, Vermeiden und Behandlung von Gelenkkontrakturen
- Schmerztherapie
- Entlastende Traktionen bei Kopfschmerzen

Bei Symptomfreiheit und fehlender Progredienz wird keinerlei Therapie initiiert!

4.2.4.8 Dandy-Walker-Malformation

Diese embryonale Fehlbildung ist verbunden mit einer Hypoplasie oder sogar kompletten Agenesie des Kleinhirnwurms und einer Erweiterung des 4. Ventrikels, was in der Regel zu Liquorflussstörungen und Hydrozephalus führt. Sie ist oft kombiniert mit weiteren zerebralen Fehlbildungen, z. B. dem Arnold-Chiari-Syndrom. Genetische und nichtgenetische Faktoren, z. B. Rötelninfektion und Alkoholkonsum während der Schwangerschaft spielen eine Rolle.

Das klinische Erscheinungsbild ist entsprechend der Ausprägung der Fehlbildung vielgestaltig: Hirndrucksymptomatik, Paresen, Ataxie, Spastik, Nystagmus, Epilepsie, Entwicklungsstörungen, aber auch normalintelligente Varianten sind möglich. Die Prognose und auch das erreichbare Entwicklungsniveau hängen wesentlich vom Ausmaß der Vermisfehlbildung und der Behandelbarkeit des Hydrozephalus ab (Bächli 2017). Die MRT gibt Aufschluss über das Ausmaß. Der Manualtherapeut kann auch hier allenfalls begleitend behandeln.

4.2.4.9 Osteogenesis imperfecta

Die Osteogenesis imperfecta ist eine genetisch heterogene Störung der Bildung und Homöostase der Knochenmatrix, gekennzeichnet durch einen gesteigerten Knochenumbau mit erhöhter Osteoklasten- und Osteoblastenaktivität. Dies führt zu erhöhter Knochenbrüchigkeit und sekundären Verbiegungen der Röhrenknochen, daher auch die Bezeichnung „Glasknochenkrankheit". Die Osteogenesis imperfecta gehört auch zu den angeborenen Bindegewebserkrankungen mit skelettalem Phänotyp (Brenner 2017). Mehr als 1000 Mutationen in über einem Dutzend Genen sind mit der Erkrankung assoziiert worden (Marini 2013). Meist wirken sich die Mutationen quantitativ oder qualitativ auf das Kollagen Typ 1 aus. Etwa 90 % der Mutationen folgen einem autosomal-dominanten Erbgang; 10 % werden autosomal-rezessiv vererbt. 20–30 % der Fälle sind spontane Neumutationen. Bei einer Häufigkeit von etwa 1:20.000 sind in Deutschland ca. 4000 Menschen betroffen. Der klinische Schweregrad variiert zwischen letalen Verläufen, ausgeprägten Verläufen mit zahlreichen Frakturen ab Geburt und intrauterin bis zu leichten Formen mit nur gelegentlichen Frakturen (Bonafé 2013). Infolge der Knochenbrüchigkeit entstehen Kyphoskoliose, Thoraxdeformitäten, charakteristische Schädeldeformität, Kleinwuchs. Die Kinder sind auffällig durch blau-blassgraue Skleren, auch Schwerhörigkeit, dünne Haut, überstreckbare Gelenke, Hernien und Muskelhypotonie. Der zu erwartende Verlauf ist entsprechend nur begrenzt prognostizierbar, selbst innerhalb von betroffenen Familien (Marini 2013).

Ist eine Veränderung des Kollagens Typ 1 pathogenetisch ursächlich, sind Symptome an allen Strukturen möglich, in denen dieses Kollagen vorkommt; neben den Knochen z. B. an Bändern, Sehnen, Gefäßen, Auge, Ohr, Herz, Lunge und Haut (Hoyer Kuhn 2013; Rauch 2004; Glorieux 2007).

Zusammenfassung häufiger Symptome (nach (Hoyer Kuhn 2013; Rauch 2004; Glorieux 2007)):
- Erhöhte Knochenbrüchigkeit, Knochendeformitäten
- Skoliose bei 50 % (Anissipour 2014)
- Minderwuchs
- Hypermobilität, gehäufte Luxationen, Muskelschwäche
- Gestörte Kiefer- und Zahnentwicklung
- Hämatomneigung
- Blaue Skleren (50 %), Glaukom, Netzhautablösung
- Schwerhörigkeit
- Mitralklappenprolaps, Bluthochdruck
- Gehäufte Infektionen des Respirationstrakts
- Schmerzen

Die Diagnosestellung wird durch biochemische und molekulargenetische Analysen gesichert. Radiologisch finden sich bei den meisten Formen abhängig vom Schweregrad eine Osteoporose beziehungsweise Osteopenie,

4

pathologische Frakturen mit meist guter Heilung, manchmal aber Pseudarthrosenbildung, Platyspondylie, Keil- und Fischwirbelbildung, Deformationen der großen Röhrenknochen und Serienfrakturen der Rippen (Differenzialdiagnose: Kindesmisshandlung!), Flachschädel und basiläre Impressionen können auftreten (Bonafé 2013).

Therapie Die Therapie gehört in die Hände des Facharztes: Die Erfolge der medikamentösen Therapie mit Bisphosphonaten ist noch nicht gesichert, (Brenner 1994; Land 2006; Gatti 2005; Ward et al. 2011). Die Frakturbehandlung ist vorwiegend konservativ, da die Frakturheilung nicht gestört ist. Im operativen Fall kommen zunehmend „mitwachsende" intramedulläre Lastträger zur Anwendung. Genetische Beratung und Familienplanung gehören zur Betreuung der Familie (Rohrbach 2012; Rauch 2004; Esposito 2008).

Der Manualmediziner kann, wie bereits erwähnt, nur begleitend behandeln, z. B. mit Behandlung von schmerzauslösenden Funktionsstörungen. Maßnahmen der Ergo- und physikalischen Therapie haben vor allem die Kräftigung des muskuloskelettalen Systems, den Funktionserhalt und die Funktionsverbesserung zum Ziel.

4.2.4.10 Genbedingte Speicherkrankheiten

Speicherkrankheiten können sich bereits im Kindesalter bemerkbar machen. Die Kinder klagen über allgemeine Knochenschmerzen, insbesondere Rückenschmerzen ohne genaue Lokalisation. Ein Beispiel ist der *Morbus Gaucher,* eine durch Genmutation bedingte Anreicherung von Glycosylceramid in Lysosomen von Makrophagen. Diese sogenannten Gaucher-Zellen lagern sich im Knochenmark von Wirbelsäule und unteren Extremitäten an, aber auch in Leber und Milz. Die Diagnostik ist schwierig, da die Symptome einer chronischen Osteomyelitis ähneln; die Früherkennung ist aber wichtig, da eine frühzeitige Enzymersatztherapie durch spezialisierte Kliniken Komplikationen wie Kocheninfarkte und Osteonekrosen verhindern kann. MRT-Untersuchungen zeigen Infiltrationen

im Knochenmark, die Kombination mit einer Spleno- und Hepatomegalie sollte an einen Morbus Gaucher denken lassen (Lollert 2018).

4.2.5 Der Bauchschmerz

Die Prävalenz von Bauchschmerzen unter Kindern zwischen 3 und 17 Jahren innerhalb von 3 Monaten beträgt 40 % für eine Episode und immerhin 20 % für 2 oder mehr Episoden (Du 2011). Bauchschmerzen stellen somit einen sehr häufigen Vorstellungsgrund bei Kinderärzten und Allgemeinmedizinern dar und sind, gerade wenn sie chronisch bestehen, auch nicht selten der Anlass, einen Manualmediziner oder Osteopathen zu konsultieren.

Dhroove und Mitarbeiter errechneten für US-amerikanische Bauchschmerzpatienten durchschnittliche Kosten für Diagnostik zum Nachweis oder Ausschluss organischer Erkrankungen von über 6000 US$ pro Person (Dhroove 2010). Sowohl von Häufigkeit und Leidensdruck wie von den entstehenden Kosten her stellen Bauchschmerzen also ein Thema von erheblicher Bedeutung dar.

Bauchschmerzen können akut, rekurrierend oder chronisch auftreten, unterschiedlichen Charakter (dumpf, bohrend, stechend, kolikartig) und unterschiedliche Intensität haben, im Zusammenhang zu Aktivitäten oder Ereignissen stehen und unterschiedlich lokalisiert sein.

„Je weiter vom Nabel entfernt, desto häufiger handelt es sich um organische Bauchschmerzen" ist ein vielzitierter Lehrsatz. Eine genaue Anamnese, bei rekurrierenden oder chronischen Bauchschmerzen auch das Führen eines Schmerzkalenders, sind von großer Relevanz!

Die Differenzialdiagnose organisch bedingter Bauchschmerzen umfassend darzustellen, ist nicht Ziel dieses Buches. Wir haben uns deshalb auf die im Alltag wichtigsten Erkrankungen beschränkt, zusätzlich einige seltene Diagnosen aufgeführt, die in Erinnerung zu rufen uns sinnvoll erscheint. Eine ausführliche differenzialdiagnostische Darstellung findet sich z. B. bei Lentze (Lentze 1999).

Zugunsten der Übersichtlichkeit werden akute und chronische oder rekurrierende Bauchschmerzen nachfolgend getrennt besprochen.

Letztlich sind natürlich immer Überschneidungen möglich.

Akute Bauchschmerzen Akut auftretende Bauchschmerzen führen in aller Regel eher zur Konsultation eines Kinderarztes als eines Manualmediziners. Neben den in ◘ Tab. 4.9 genannten möglichen Ursachen möchten wir insbesondere auf Folgendes hinweisen:

Regelmäßig werden Schulkinder, vor allem jugendliche Mädchen mit akuten Schmerzen im seitlichen Unterbauch in Notaufnahmen und Praxen vorgestellt. Bei diesen Kindern ist eine Schmerzschonhaltung besonders auffällig. Die Kinder nehmen eine Anteflexionshaltung ein, meist auch eine Rotation des Oberkörpers zur Schmerzseite hin. Bei rechtsseitiger Lokalisation ergibt sich klinisch der Verdacht auf eine akute Appendizitis, für die sich aber laborchemisch und sonografisch keine weiteren Hinweise ergeben. Bei linksseitiger Lokalisation wird unter dem Verdacht auf eine akute Obstipation oft ein Einlauf verabreicht. Je nach weiterem Verlauf werden die Kinder ambulant oder stationär beobachtet, gelegentlich erfolgt sogar eine laparoskopische Exploration, wobei eben keine akute Appendizitis nachweisbar ist.

Hinter diesen – manchmal wiederholt auftretenden – akuten und starken Schmerzepisoden verbergen sich aktive *Triggerpunkte im M. iliopsoas* und so lassen sich die Beschwerden durch postisometrische Relaxationsbehandlung des Muskels und Löschung der Triggerpunkte sehr gut behandeln. ◘ Tab. 4.9 zeigt mögliche organische Ursachen akuter Bauchschmerzen und deren Begleitsymptome.

Chronische Bauchschmerzen Etwa 10–15 % der Kinder sind von chronischen oder rekurrierenden Bauchschmerzen betroffen (Berger 2007; Du 2011), jedoch findet sich nur bei ca. 15 % der Patienten mit chronischen Bauchschmerzen eine organische Ursache (Kullmer 2012; Krause et al. 2017). ◘ Tab. 4.10 zeigt mögliche Ursachen chronischer oder rekurrierender Bauchschmerzen und deren Begleitsymptome.

Ein Großteil der Magen-Darm-Beschwerden wird den funktionellen gastrointestinalen Störungen („functional gastrointestinal disorders", FGID) zugerechnet, die in der Rome-Klassifikation definiert sind. Die aktuelle Rome IV-Klassifikation fordert dabei, dass „nach angemessener Diagnostik die Beschwerden keiner anderen Erkrankung zugeordnet werden können" und unterscheidet den Bauchschmerz betreffend folgende Entitäten (Drossman 2016; Hyams 2016; Lu 2018):

- Funktionelle Dyspepsie – mindestens eines der folgenden Kriterien tritt an mindestens 4 Tagen pro Monat seit mindestens 2 Monaten auf:
  - Postprandiales Völlegefühl
  - Vorzeitiges Sättigungsgefühl
  - Epigastrischer Schmerz oder Brennen, nicht assoziiert mit der Defäkation
- Reizdarmsyndrom – Bauchschmerzen treten seit mindestens 2 Monaten an mindestens 4 Tagen pro Monat assoziiert mit mindestens einem der folgenden Kriterien auf:
  - Bezug zur Defäkation
  - Änderung der Stuhlfrequenz
  - Veränderte Stuhlkonsistenz
- Abdominelle Migräne – alle folgenden Kriterien sind mindestens 2-mal in den vergangenen 6 Monaten aufgetreten:
  - Starker periumbilikaler, Mittellinien- oder diffuser Bauchschmerz über mindestens 1 h
  - Wochen oder Monate zwischen den Episoden
  - Schmerz stört bzw. verhindert Alltagsaktivitäten
  - Patientenspezifisch immer gleiche Symptomatik
  - Assoziiert mit Appetitlosigkeit, Übelkeit, Erbrechen, Kopfschmerz, Lichtempfindlichkeit, Blässe (mindesten 2 davon)
- Funktioneller Bauchschmerz, anderweitig nicht spezifiziert –alle folgenden Kriterien sind mindestens 4-mal pro Monat seit mindestens 2 Monaten aufgetreten:
  - Episodischer oder kontinuierlicher Bauchschmerz, der nicht nur in physiologischen Momenten auftritt (z. B. Essen, Menses)
  - Die Kriterien der 3 vorgenannten Störungen werden nicht erfüllt

Das gleichzeitige Vorhandensein mehrerer Entitäten ist möglich. Die Vorstellungen zur Pathophysiologie dieser Störungen haben sich im Laufe der Zeit geändert. Glaubte man

4

◼ Tab. 4.9 Organische Ursachen akuter Bauchschmerzen

Ursache	Mögliche Begleitsymptomatik oder Charakteristika	Diagnostik
Pneumonie	Fieber, Husten, Dyspnoe	Klinik, Labor, Röntgen
Gastroenteritis	Erbrechen, Durchfall, Fieber	Anamnese, Klinik
Hepatitis	Ikterus, Übelkeit, Inappetenz	Labor, Sonografie
Cholangitis	Oberbauchschmerz, Ikterus Akut: Fieber, Sepsis Chronisch: als Komplikation einer chronisch-entzündlichen Darm-erkrankung	Labor, Sonografie, ERCP
Cholezystitis/Cholelithiasis	Kolikartig, Ikterus, Ausstrahlung in die rechte Schulter	Labor, Sonografie
Pankreatitis	Kolikartig, schneidender Schmerz, ausstrahlend in den Rücken, Erbrechen	Labor, Sonografie, ERCP
Invagination Einstülpung eines Darm-abschnittes in den nachfolgenden Junge Kleinkinder	Plötzlicher Beginn, Kind ist nicht zu beruhigen, ununterbrochenes Schreien, vegetative Begleitreaktion, spät: himbeergeleeartiger Stuhl	Palpation (walzenförmiger Tumor), Sonografie
Volvulus Verschlingung des Darmes bei angeborener Malrotation, Briden u. a.	Plötzlicher Beginn, Erbrechen, aufgetriebenes Abdomen, Schock, fehlende Darmgeräusche	Röntgen, Sonografie, Laparoskopie
Meckel-Divertikel Dünndarmausstülpung als Relikt des Ductus omphaloentericus, häufigste Fehlbildung des Darm-trakts	Divertikulitis, u. U. auch Perforation, v. a. wenn ektopes Magen- oder Pankreasgewebe vorhanden, sonst meist asymptomatisch	Laparoskopie
Appendizitis	Subfebril oder febril, Erbrechen, Abwehrspannung im rechten Unter-bauch, Erschütterungsschmerz	Labor, Sonografie
Akute Obstipation	Postprandiale Schmerzen, stechend, Ausstrahlung nach sakral/kokzygeal	Klinik, Sonografie
Harnwegsinfektion	Bei Kleinkindern Fieber, Erbrechen, ab dem Vorschulalter auch Dys- und Pollakisurie, Flankenschmerz bei Nierenbeteiligung	Urin, ggf. Sonografie und Ent-zündungswerte
Nierensteine	Kolikartig, Hämaturie	Urin, Sonografie
Hämolytisch-urämisches Syndrom Oft durch Infektionen mit entero-hämorrhagischen Escherichia coli	Initial blutiger Durchfall, dann Olig-urie bei akutem Nierenversagen, Erbrechen, hämolytische Anämie, Thrombozytopenie	Urin, Labor, Sonografie
Adnexitis	Unterbauchschmerz, oft kurz nach Periode, Krankheitsgefühl, Fieber	Labor, Sonografie
Ovarialzyste, -torsion	Druckschmerz bei tiefer Palpation im linken oder rechten Unterbauch, zyklusabhängige Schmerzen bei Zysten	Sonografie
Inkarzerierte Leistenhernie	Walze unterhalb des Leistenbandes	Sonografie

(Fortsetzung)

◨ **Tab. 4.9** (Fortsetzung)

Ursache	Mögliche Begleitsymptomatik oder Charakteristika	Diagnostik
Hodentorsion	Schmerzen im Skrotum, manchmal aber auch im rechten oder linken Unterbauch, Hoden druckschmerzhaft, vergrößert, blauschwarz verfärbt	Dopplersonografie
Purpura Schönlein-Henoch Vaskulitis	Diffuser Bauchschmerz, Petechien und Suffusionen der lageabhängigen Extremitäten, Arthritis/Arthralgie, Hämaturie, Proteinurie	Klinik, Blutdruck, Urin, ggf. Abdomensonografie zum Ausschluss einer Invagination
Stumpfes Bauchtrauma	Dumpfer Bauchschmerz, Schockzeichen	Anamnese, Labor, Bildgebung
Diabetische Ketoazidose	Kussmaul-Atmung, Erbrechen, Polyurie, Polydipsie, Gewichtsverlust, Exsikkose	Labor

ERCP endoskopisch retrograde Cholangiopankreatikografie

früher noch an eine psychiatrische Genese, gehen heutige Theorien von einer gestörten intestinalen Motilität bei viszeraler Hyperalgesie aus. Auch das intestinale Mikrobiom, Nahrungsmittelunverträglichkeiten, neuroimmunologische Prozesse und genetische Aspekte werden als bedeutsame Faktoren diskutiert (Pohl 2017). Therapeutisch werden oligosaccharidarme Diäten, Pharmako- und Psychotherapien, aber auch Stuhltransplantationen eingesetzt.

Zur Differenzierung funktioneller von somatisch bedingten Bauchschmerzen sollte auf die folgenden Symptome bzw. anamnestischen Auffälligkeiten geachtet werden:

> **Warnsymptome für eine organische Genese von Bauchschmerzen. (Mod. nach Bufler 2011)**
> - Anhaltende Beschwerden im oberen und unteren rechten Quadranten
> - Schluckbeschwerden, Sodbrennen
> - Unbeabsichtigter Gewichtsverlust >10 %
> - Eingeschränktes Körperwachstum
> - Rezidivierendes Erbrechen
> - Chronischer und v. a. nächtlicher Durchfall
> - Hinweise auf gastrointestinalen Blutverlust (Hämokkulttest, sichtbares Blut)

> - Unklares Fieber
> - Auffälliger Untersuchungsbefund (pathologische Resistenz, Hepatomegalie, Splenomegalie, Abwehrspannung)
> - Positive Familienanamnese bezüglich chronisch-entzündlicher Darmerkrankungen, Zöliakie, peptischer Ulzera
> - Arthritis
> - Dysurie, Pollakisurie
> - Verzögerte Pubertät
> - Gynäkologische Auffälligkeiten (Dysmenorrhö, ausbleibende Menstruation)
> - Nächtliche, den Patienten weckende Schmerzen

Verschiedene Autoren konnten zeigen, dass die Behandlung osteopathischer Funktionsstörungen bei Patienten mit Reizdarm zu einer relevanten Besserung führte, signifikant häufiger als nach einer Scheinbehandlung (Attali 2013; Grosjean 2017; Müller 2014). Wir finden und behandeln bei Patienten mit funktionellen Bauchschmerzen regelmäßig Restriktionen der thorakolumbalen Faszien und Organaufhängungen, häufig begleitet von segmentalen Dysfunktionen im thorakolumbalen Übergang und des Zwerchfells.

4

■ **Tab. 4.10** Wichtige Differenzialdiagnosen des chronischen und rekurrierenden Bauchschmerzes

Ursache	Mögliche Begleitsymptomatik oder Charakteristika	Diagnostik
Gastritis	Epigastrische Schmerzen prä-/postprandial, Völlegefühl	Nur 5 % Helicobacter-positiv bei Kindern (s. auch Liem 2010) ggf. C13-Atemtest, Helicobacter-Nachweis im Stuhl, Endoskopie
Nahrungsmittelunverträglichkeiten		Anamnese!
– Laktoseintoleranz, s. Abschn. 4.7 (!) und Fruktosemalabsorption	Diarrhö, Meteorismus	Elimination und Provokation, Atemtests
– Allergien, z. B. Kuhmilch – s. Abschn. 4.7 (!)	Soforttyp: Urtikaria, Rhinorrhö, Dyspnoe, Erbrechen, Schock Spättyp: Reizdarm, Verstopfung, Asthma, Neurodermitis	Labor, stationäre Provokation
– Zöliakie	Voluminöse Durchfälle, Meteorismus, Appetitlosigkeit, Erbrechen, Gedeihstörung	Labor, Endoskopie mit Biopsie
– Histaminintoleranz	Erkältungszeichen ohne Fieber, Hautausschlag, Ödeme, Kopfschmerzen, Herzrasen	Labor, Elimination
– Salizylatintoleranz	Urtikaria, Asthma bronchiale Rhinorrhö	Plazebokontrollierte Provokation
Lymphadenitis mesenterialis	Kolikartig über 10–45 min mit freien Intervallen (peristaltikabhängig)	Sonografie
Chronisch-entzündliche Darmerkrankung – Colitis ulcerosa – Morbus Crohn	Blutig-schleimiger Durchfall, Arthritis, Erythema nodosum, Uveitis, Aphthen, Fisteln, Autoimmunerkrankungen	Familienanamnese, Bildgebung, Labor, Endoskopie, Biopsie
Chronische Obstipation – Habituell	Alle: Stuhlfrequenz ≤ 2-mal/Woche, feste Konsistenz, aktive Retention, schmerzhafte Defäkation, sekundäre Überlaufenkopresis-und diarrhö	Alle: Anamnese, Stuhlkalender, rektale Palpation, Sonografie
– Darmtransportstörungen (neuronale intestinale – Dysplasie, M. Hirschsprung)	Beginn in der Säuglingszeit	Bildgebung, Biopsie
– Metabolisch (z. B. Hypothyreose, zystische Fibrose)	Je nach Grunderkrankung	Labor
Dysmenorrhö	Erbrechen, zyklusassoziiert	ggf. Gynäkologe zum Ausschluss von Myomen etc.
Sexueller Missbrauch	Verhaltensänderungen, z. B. vermehrte Traurigkeit, Ängstlichkeit, Aggressivität, Vermeidungs- oder sexualisiertes Verhalten, Verletzungen	Psychologe oder Kinder- und Jugendpsychiater, ggf. Kindergynäkologe, Kinderschutz-Hotline
Familiäres Mittelmeerfieber, ein autosomal-rezessiv vererbtes, autoinflammatorisches Syndrom	Fieber, Polyserositis (Arthritis, Pleuritis, Peritonitis), Hauterscheinungen, Episoden über 1–3 Tage in variablen Intervallen von Tagen bis Wochen	Klinisch, Mutationsnachweis
Funktionelle gastrointestinale Störungen (Rome IV) – Funktionelle Dyspepsie – Reizdarmsyndrom – Abdominelle Migräne – Funktioneller Bauchschmerz, anderweitig nicht spezifiziert	s. Text	Anamnese, ggf. weitere Labor- und bildgebende Diagnostik

(Fortsetzung)

Tab. 4.10 (Fortsetzung)		
Ursache	**Mögliche Begleitsymptomatik oder Charakteristika**	**Diagnostik**
Psychosomatische Bauch-schmerzen	Kein Anhalt für organische Ursache, evtl. anamnestische Hinweise auf aus-lösenden Konflikt	Anamnese, ggf. weitere Labor- und bildgebende Diagnostik, Evaluation durch Psychologen/ Psychiater

Der erfahrene osteopathisch ausgebildete Arzt/Physiotherapeut behandelt nach genauer Diagnostik

- Funktionsstörungen des Diaphragma thoracis, das Beckendiaphragma, die verspannte Bauchmuskulatur
- Die gestörte Mobilität eines Bauchorgans während der Atemexkursion und die Gleitfähigkeit der Abdominalorgane untereinander. Zum Beispiel ist die Verbindung zwischen Leber und Magen laut Liem eine häufige Ursache von Magenschmerzen und Übelkeit (Liem 2010)
- Die gestörte Motilität, die Eigenbeweglichkeit eines Organs (Fiorino 2017).

Auch Patienten mit organisch bedingten Bauchschmerzen profitieren von der Beseitigung begleitender manualmedizinisch-osteopathischer Dysfunktionen, wenngleich es sich hier um keine kausale Therapie handelt. Je nach Verlauf der Grunderkrankung wird es allerdings in diesem Fall immer wieder zu viszeralen Restriktionen, wie auch zu Verkettungen kommen.

4.3 Manualmedizinische Störungen im Knochen- und Muskelbereich

4.3.1 Osteonekrosen

Unter Osteonekrosen versteht man den Untergang von Knochengewebe der Epiphysen und kurzen Knochen als „Folge einer Hämostase und Thrombose in den Endarterien des subchondralen Knochens" (Matzen 2007). Die ischämische Spongiosa wird trabekelärmer, das Knochengewebe bricht zusammen, die befallene Extremität ist geringer belastbar, oft verbleiben Deformierungen durch Fehlwachstum derselben, zumal wenn die Epiphysenfuge betroffen ist. Um das Krankheitsbild von den septischen Nekrosen abzugrenzen, sprechen wir in diesem

Zusammenhang von *aseptischen Nekrosen*. Die Bedeutung der Erkrankung besteht in der sich später entwickelnden Arthrose des betroffenen Gelenkes (Shah et al. 2015).

Über die Ursachen liegen unterschiedliche Meinungen vor: Diskutiert werden alimentäre, endokrine, traumatische und genetische Faktoren sowie intravasale Koagulationsstörungen unklarer Genese (Stillfried 2014). Risikofaktoren für die Entstehung von Osteonekrosen sind

- Vorangegangene Bestrahlung
- Chemo- oder andere immunsuppressive Therapie
- Tauchen
- Morbus Gaucher
- Eine Sichelzellanämie oder ein systemischer Lupus erythematodes (Kunstreich et al. 2016; Liu et al. 2017; Naseer et al. 2016; Sharareh 2015)

Das Beschwerdebild ist bunt. Die Kinder klagen zu Beginn über diffuse Schmerzen, besonders im Bereich der unteren Extremitäten treten diese belastungsabhängig auf. So wechselt das Befinden des Kindes in typischer Weise zwischen beschwerdefreien und schmerzhaften Phasen. Deshalb besteht bei der Erstvorstellung das Beschwerdebild schon einige Wochen. Dem Untersucher fällt eine Bewegungseinschränkung im Kapselmuster auf, im Bereich der kleinen Gelenke auch eine Schwellung des betroffenen Gelenkes, gelegentlich eine lokale Temperaturerhöhung. Die sonografische Untersuchung zeigt einen Gelenkerguss, Röntgenaufnahmen und MRT offenbaren die verschiedenen Stadien der Erkrankung:

- Initialstadium: Gelenkspaltverbreiterung im Röntgenbild
- Kondensationsstadium: Unregelmäßige Verdichtungszonen der Epiphyse durch nekrotischen Zerfall der Knochenstruktur
- Fragmentationsstadium: Aufhellungs- und Verdichtungszonen nebeneinander und

4

Deformierung der Epiphyse. Komplizierend kann es zur Bildung von Dissekaten kommen, die bei Beschwerdepersistenz gegebenenfalls operativ entfernt werden müssen
- Reparationsstadium: Homogenisierung der Knochenstruktur im Idealfall
- Ausheilungsstadium: Röntgenmorphologische Stadieneinteilung nach Waldenström am Beispiel des Morbus Perthes

Osteonekrosen können in allen Epi- und Apophysen auftreten, wobei Jungen nahezu immer häufiger betroffen sind als Mädchen. Sie können ein- aber auch beidseitig auftreten, gelegentlich auch an verschiedenen Lokalisationen gleichzeitig (Segawa et al. 2001). Osteonekrosen werden meist nach ihren Erstbeschreibern benannt (Stillfried 2014), (Suda 2007), beispielsweise s. ◘ Tab. 4.11.

Für den Manualmediziner ergibt sich die Notwendigkeit, an die Osteonekrosen im Kindesalter als mögliche Differenzialdiagnose zu denken, möglichst eine Frühdiagnose zu stellen und begleitend zu behandeln. Die Diagnostik ist besonders schwierig im Initialstadium, in dem die Funktionsstörung des Gelenkes bereits vorliegt, im Röntgen-, aber auch im MRT-Bild noch kein Nachweis möglich ist. Wiederholte Untersuchungen sind daher unbedingt ratsam.

Therapie Die Therapie der einmal diagnostizierten Nekrose erstreckt sich zunächst auf Entlastungsstrategien, um die Epiphysendestruktion möglichst zu vermeiden. Das erkrankte Kind erhält entlastende Einlagen oder Orthesen bei Erkrankung der unteren Extremitäten. Zusätzlich ist eine Schulsportbefreiung von den belastenden Disziplinen zu veranlassen, z. B. eine Befreiung von Lauf- und Sprungübungen bei Erkrankung der unteren Extremitäten, eine Befreiung von Hang- und Stützübungen bei Befall der oberen Extremitäten. Eine

◘ **Tab. 4.11**   Auswahl einiger im Kindesalter relevanter Osteonekrosen und Insertionstendinosen

Betroffene Struktur	Eigenname	Hauptmanifestationsalter
Osteonekrosen		
Caput humeri	Morbus Haas	Keine spezielle Manifestation
Capitulum humeri	Morbus Panner	6–10 Jahre
Trochlea humeri	Morbus Hegemann	10–18 Jahre
Os lunatum	Morbus Kienböck	Ab 14 Jahren
Wirbelkörper	Morbus Calvé	4–16 Jahre
Wirbelapophysen	Morbus Scheuermann (s. ► Abschn. 4.2.1)	11–13 Jahre
Synchondrosis ischiopubica	Morbus van Neck	4–12 Jahre
Femurkopf	Morbus Calvé-Legg-Perthes (s. ► Abschn. 4.3.2)	4–8 Jahre
Mediale Tibiametaphyse	Morbus Blount	1–3 (infantil) 4–10 (juvenil)
Os naviculare pedis	Morbus Köhler I	2–12 Jahre
Os cuboideum	Morbus Silverskjöld	Keine spezielle Manifestation
Metatarsalköpfchen	Morbus Freiberg-Köhler II	10–18 Jahre
Großzehenbasis, auch Sesambeine betroffen	Morbus Thiemann Morbus Lepoutre	Präpubertät, Pubertät
Insertionstendinosen		
Patellaspitze	Morbus Sinding-Larsen	10–14 Jahre
Tuberositas tibiae	Morbus Osgood-Schlatter (◘ Abb. 4.15)	9–13 Jahre
Kalkaneusapophyse	Morbus Haglund	5–12 Jahre
Basis Os metatarsale V	Morbus Iselin	10–18 Jahre

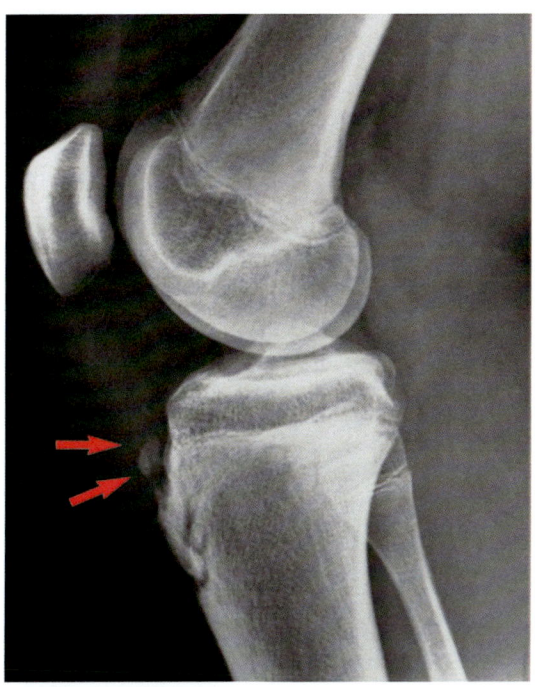

Abb. 4.15   Seitliche Röntgenaufnahme des linken Knies eines 15-jährigen Jungen mit Morbus Osgood-Schlatter. Fragmentierte Tuberositas tibiae *(Pfeile)*. (Hefti 2015a, b)

vollständige Sportbefreiung ist niemals sinnvoll. Eine Infusionstherapie mit Prostazyklinen scheint erfolgreich zu sein, was auch die Theorie einer endokrinen Ätiologie bestätigen könnte. Die Behandlung aller Gelenk- und Muskelfunktionsstörungen schließt sich an, sobald diese Behandlung schmerzfrei möglich ist.

Abhängig vom Alter des Kindes und der Ausprägung der Erkrankung ist in manchen Fällen eine operative Indikation gegeben, z. B. varisierende und valgisierende Eingriffe am proximalen Femur bei Morbus Perthes sowie Azetabuloplastiken und Beckenosteotomien.

Spätestens gegen Ende der Akutbehandlung ist die weitere Manualtherapie angezeigt: Die Beseitigung von Muskeldysbalancen und die Suche nach Verkettungen mit Behandlung der Funktionsstörungen kranial und kaudal des betroffenen Gelenkes. Bei Erkrankung der unteren Extremitäten ist ein Verkürzungsausgleich erforderlich, wenn es zu einer Defektheilung kam. Es bedarf einer krankengymnastischen Langzeitbehandlung, um ein harmonisches Gangbild zu erhalten. Ein typisches Beispiel ist die krankengymnastische Behandlung nach einer Perthes-Erkrankung:

Bei Ausheilung in Coxa-vara-Stellung kommt es infolge der Annäherung von Ursprung und Ansatz des M. glutaeus medius zu einer Insuffizienz desselben mit Trendelenburg-Hinken und verminderter Belastbarkeit. Intensive krankengymnastische Betreuung mit Trainieren der abgeschwächten Muskulatur und die Beachtung der muskulären Dysbalance mit entsprechender Behandlungsstrategie sind wichtig, s. ► Abschn. 4.4.6. Je nach Befund sind dann gegebenenfalls Dehnen des verkürzten M. psoas, der ischiokruralen Muskulatur sowie komplexe Übungsprogramme erforderlich.

4.3.2 **Die untere Extremität**

4.3.2.1 **Achsenabweichungen der unteren Extremitäten**

Achsenabweichungen der unteren Extremitäten sind bei der Untersuchung und Behandlung zu beachten. Sie verändern die myofasziale Spannung und die Statik (Hefti 2015a, b, 2000). Bei der Beurteilung – was ist pathologisch, was physiologisch – sind Kenntnisse der physiologischen Achsenänderung im Hüft-, Knie- und Sprunggelenkbereich während des kindlichen Wachstums erforderlich.

In der Transversalebene zeigt sich bei der Geburt ein großer Femurantetorsionswinkel, der mit der Vertikalisierung des Kindes allmählich abnimmt, bedingt durch dynamische Kräfte beim Gehen und das damit geänderte enchondrale Wachstum der proximalen Femurepiphysenfuge. Die Tibia dreht sich im Verlauf des Kleinkindalters nach außen. Bevor diese beiden Drehungen beendet sind, resultiert im Kleinkindalter ein Gangbild mit innenrotierten Unterschenkeln, ein physiologisches, vorübergehendes Phänomen. Die große Streubreite des Normalen in diesem Alter ist bekannt, differenzialdiagnostische Erwägungen s. ► Abschn. 4.4.5.

In der *Frontalebene* ist beim Neugeborenen und weiter im Säuglingsalter eine Varustendenz von durchschnittlich 15° von Unterschenkel und Kniegelenk deutlich, Folge der intrauterinen „Buddha-Haltung" (Westhoff 2010, 2007, 2002; Kraus 2014). Mit der Vertikalisierung und der damit sich ändernden Druckbelastung kommt es bis zum 3. bzw. 4. Lebensjahr zu einer valgischen Beinachse von etwa 10°; bis zum 8.–10. Lebensjahr ändert sich die Achse auf einen Mittelwert

4

■ **Tab. 4.12**   Differenzialdiagnose bei strukturellen Ursachen der Achsenabweichungen

Strukturelle Ursachen der Achsenabweichungen	Differenzialdiagnostische Erwägungen
Schädigung einer Wachstumsfuge	Traumen, Infektionen, Entzündungen, Tumoren
Posttraumatisch im Diaphysenbereich	Zustand nach Frakturen, besonders häufig Grünholzfrakturen
Adipositasbedingt	Oft Genua valga, dann beiderseits
Rachitische Erkrankungen, Phosphatdiabetes, renale Osteodystrophie	Deformierungen betreffen beide untere Extremitäten und alle Meta- und Diaphysen
Systemerkrankungen, z. B. multiple kartilaginäre Exostosenkrankheit (Westhoff 2014; Rupprecht et al. 2014) Achondroplasie (Rohenkohl et al. 2015), Osteogenesis imperfecta, Marfan-Syndrom, spondyloepiphysäre Dysplasie, metaphysäre Chondrodysplasie, fokale fibrokartilaginäre Dysplasie, fibröse Dysplasie, Morbus Ollier	Deformierungen betreffen Gelenke und Diaphysen (Spranger 2015)
Neurologische Erkrankungen, z. B. infantile Zerebralparese, Spina bifida	z. B. Genu valgum, Pes valgus oder varus bei Paresen
Angeborene Erkrankungen	z. B. Klumpfuß, verbliebene Varusdeformierung des Fußes, Innenrotation und Varisierung des Unterschenkels z. B. Crus varum congenitum, Crus recurvatum valgum congenitum (Huber 2012)
„Idiopathisch"	Meist symmetrische Deformierung, Ursache nicht erkennbar

von 5–7°. Typisch ist für das Kleinkindalter auch der physiologische Knick-Senkfuß, s. ▶ Abschn. 4.3.2.4 (Wirth 2011; Wagner 2013).

In der *Sagittalebene* fällt außerdem beim Neugeborenen zunächst eine leichte Hüft- und Kniebeugekontraktur auf, die im Laufe des Säuglingsalters verschwindet.

Beinachsenentwicklungen sind als pathologisch einzuschätzen,
— wenn die Abweichung ein ungewöhnliches Ausmaß annimmt,
— die Deformierung einseitig ist,
— Schmerzen angegeben werden
— oder das Kind einen außergewöhnlichen Gang oder Hinken entwickelt.

Eine einseitige Achsenabweichung gewinnt auch durch die dabei entstehende funktionelle Beinverkürzung an Bedeutung, s. ▶ Abschn. 4.2.2, sowie die Tatsache, dass Achsenabweichungen immer auch eine präarthrotische Komponente beinhalten.

Zunächst ist nach strukturellen Ursachen der Achsenabweichungen zu fahnden.

Differenzialdiagnostische Erwägungen (Westhoff 2010) bietet ■ Tab. 4.12.

Die Untersuchung richtet sich nach den allgemeinen manualmedizinischen Richtlinien, zusätzlich ist eine orthopädische Messung der Beinachsen erforderlich. Eine Möglichkeit ist die radiologische Bestimmung der Mikulicz-Linie, der Verbindungslinie zwischen Hüftkopfzentrum mit dem Sprunggelenkzentrum, das Kniegelenkzentrum wird dabei medial überschnitten. Zur Differenzierung des Achsenfehlers im Femur und/oder der Tibia wird der mechanische laterale distale Femurwinkel (mLDFA) und der mechanische mediale proximale Tibiawinkel (mMPTA) ermittelt. Röntgenaufnahmen und CT sind dazu erforderlich. Das betrifft die Achsenabweichungen, bei denen eine operative Korrektur geplant werden muss. Für die Verlaufsbeobachtung in der Sprechstunde reicht vorerst, die Innenknöcheldistanz bei Genua valga und den Abstand zwischen den medialen Femurkondylen bei Genua vara beim stehenden Kind zu messen, zu dokumentieren und in Abständen zu kontrollieren, um eine Progredienz rechtzeitig zu registrieren.

Therapie In allen Fällen einer Progredienz, Einseitigkeit, Beeinträchtigung des Ganges und der Statik ist die Therapie orthopädisch operativ, abhängig vom Ausmaß der Fehlstellung und der Ursache der Achsenabweichung. Infrage kommt eine Vielzahl operativer Verfahren wie Derotationsosteotomien sowie die Möglichkeit der Wachstumslenkung durch die temporäre Blount-Klammerepiphyseodese, z. B. beim ausgeprägtem X- oder O-Bein, bei der eine Metallklammer, zeitweise an der Epiphysenfuge angebracht, kurzzeitig das lokale Wachstum behindert. Entscheidend ist es, den richtigen Wachstumszeitpunkt für den Eingriff zu finden und die Klammer rechtzeitig wieder zu entfernen (Spiri 2017; Hasler 2000a, b; Vogt 2014).

Im Kleinkindalter ist ein Zuwarten besonders der Innenrotationskomponenten der Tibia durchaus vertretbar, da die Beinachsen sich noch physiologisch verändern und in den meisten Fällen spontan korrigieren. Die allgemein vertretene Meinung, dass konservative Maßnahmen allein die Achsenentwicklung nicht wesentlich beeinflussen können, ist aus osteopathischer Sicht nicht zutreffend. Vorgeschlagen werden folgende Therapiemöglichkeiten (Möckel 2006; Carreiro 2004; Liem 2010):

- Intraossäre Behandlung von Os sacrum, Os coccygis, Symphyse, Behandlung der unteren Lendenwirbelsäule, Sakroiliakal- und Hüftgelenke
- Behandlung der Beckenbodenmuskulatur und -faszien, M. piriformis, M. psoas
- Intraossäre Behandlung von Tibia, Fibula, Femur, Membrana interossea, Patella
- Fernab sind die Störungen der Diaphragmen, der kranialen duralen Dysfunktionen, die gesamte Wirbelsäule, thorakale und abdominale Viszera zu behandeln

Der Manualmediziner behandelt weiter die gestörten Schlüsselregionen sowie ein Ungleichgewicht der Rumpf- und Extremitätenmuskulatur. Triggerpunkte werden behandelt; es muss jedoch nach diesen gesucht werden, denn die meisten Kinder klagen nicht über Schmerzen! Diaphysendeformierungen, z. B. nach Grünholzfrakturen, können mit myofaszialen Behandlungen sehr gut beeinflusst werden. Letztendlich ist die Behandlung des Fußes als Basis des aufrechten Ganges erforderlich: Gymnastik und eine Beübung der Perzeption der Fußsohle sind gute Ansätze. Ob Einlagenversorgung eine Hilfe ist, bleibt umstritten; sie können die Maßnahmen allenfalls unterstützen. Nachtlagerungsschienen erreichen keine Korrektur. Das gilt auch für spezielle Schuhzurichtungen, wie z. B. eine Innenranderhöhung der Schuhsohle um das Wachstum bei Genu valgum zu beeinflussen. Hier sind die Behandlungserfolge nicht wissenschaftlich belegt.

Das Ziel der konservativen Therapie sollte die Stabilisierung der aufrechten Haltung sein, das Kind sollte die unteren Extremitäten lotgerecht belasten können, um eine unphysiologische Druckbelastung der Wachstumsfugen zu vermeiden. Wenn am Ende einer Behandlungsserie die Beine achsengerecht stehen, ein Beckengeradstand vorliegt und das Lot von der Okziputmitte auf die Mitte der Sakrumkonsole fällt, ist dieses Ziel erreicht.

4.3.2.2 Die Hüftregion

Bei 6 % der muskuloskelettalen Schmerzen bei Kindern ist laut Jäger die Hüftregion betroffen (Jäger 2015). Nach unseren Einschätzungen liegt dieser Anteil höher. Kleinkinder können diese Schmerzen kaum lokalisieren. Sie zeigen bei Befragen auf den Bauch oder den Oberschenkel. Im Schulalter ist die Schmerzlokalisation genauer, die Kinder zeigen auf die Leistenbeuge und in die Höhe des Trochanter major. Regelhaft bei Kleinkindern, und sehr häufig im späteren Kindesalter, kommt es zur Schmerzprojektion auf das Kniegelenk der betroffenen Seite. Die fünf häufigsten Erkrankungen der kindlichen Hüfte („big five") sind die septische Koxitis, die Hüftdysplasie, die Coxitis fugax, der Morbus Perthes und die Epiphysiolysis capitis femoris (Thielemann 2019).

Zunächst ist bei Schmerzen in der Hüftregion nach morphologischen Ursachen zu suchen (◘ Tab. 4.13).

Die Untersuchung des Hüftgelenkes ist in den allgemeinen Untersuchungsablauf einzuordnen. Der Manualmediziner beginnt mit der allgemeinen Übersichtsuntersuchung im Stehen mit Betrachtung der Beinachsen, der Beinlängendifferenzen, Untersuchung der Beckenspannungsphänomene, der myofaszialen Spannungsorientierung in Rückenlage, Ganganalyse. Besonders die Ganganalyse gibt wertvolle Hinweise auf eine Erkrankung im Hüftbereich: Schon- oder Schmerzhinken (das betroffene

4

◘ Tab. 4.13   Differenzialdiagnose bei Schmerzen in der Hüftregion

Strukturerkrankung	Charakteristika und weitere Diagnostik

Arthritis des Hüftgelenkes, auch des Sakroiliakalgelenkes
 	
– Rheumatisch (s. auch ▶ Abschn. 4.2.1, Abschnitt Spondylitis ankylosans)
– Septische Koxitis
 	
  Beim Säugling häufigste Lokalisation, Frühgeborene sind besonders gefährdet
 	
– Begleitarthritis, wie z. B. bei der Purpura Schönlein-Henoch oder dem systemischen Lupus erythematodes, bei Salmonellen- oder Yersinieninfektion
	Schonhaltung, Hinken, Bewegungsschmerz
	Diagnostik: Bildgebung (Erguss schon frühzeitig nachweisbar), Labor (Entzündungsparameter!), Punktion
	– Morgensteifigkeit, evtl. weitere Gelenke betroffen, Fieber oder Augenbeteiligung
	– Zunehmend schlechtes Allgemeinbefinden, Fieber, Schonung des betroffenen Beines
	– Bei Säuglingen oft unspezifische Symptomatik ohne Fieber, aber klinisch progrediente Verschlechterung. Oft Defektheilung infolge Destruktion der Epiphyse! Erregernachweis im Punktat!
	– Je nach Erkrankung
	  Anamnese, Klinik

Osteomyelitis, akut oder chronisch	Schmerzen, Schonhaltung, lokale und ggf. systemische Entzündungszeichen Labor, Bildgebung
Frakturen, Distorsionen	Klopf-, Stauchungsschmerz. Diagnostik über bildgebende Verfahren
Rupturen, Zerrungen und Tendinitiden im Leistenbereich	Zum Beispiel im Adduktorenbereich Anspannungsschmerz der betroffenen Muskeln, Sonografie gibt Aufschluss über Dehiszenzen
Raumforderungen wie Tumoren, Leukämien, Granulome (s. unten Exkurs Langerhans-Histiozytose), kartilaginäre Exostosen (Rupprecht et al. 2014)	Bildgebende Verfahren, ggf. Biopsien
Morbus Gaucher Häufigste lysosomale Speicherkrankheit	Ansammlung von Gaucher-Zellen vor allem in Milz, Leber und Knochenmark. Rezidivierende Knochenschmerzen und jede unklare Hüftkopfnekrose sollten an diese Differenzialdiagnose denken lassen! Bestimmung der β-Glukozerebrosidase-Aktivität im Blut
Vertebragen-neurologische Ursachen (Holmich 2006)	Radikuläre Symptomatik
Intestinale sowie urogenitale Erkrankungen, z. B. Senkungsabszess der Psoasloge, Nierensteine, Erkrankungen der Ureteren	Labor, Bildgebung
Leistenhernie	Tastbefund Druckschmerz in Leistenhöhe, Husten und Niesen verstärken Schmerz und Tastbefund
Osteochondrosis dissecans des Hüftgelenkes	Diagnose radiologisch: Nekroseherd am Hüftkopf, evtl. entstehende „Gelenkmaus"
Pubertäre Hüftsteife	Bewegungseinschränkung der Hüftgelenke im Schema des Kapselmusters, möglicherweise eine hormonelle Störung
Epiphysiolysis capitis femoris	Siehe unten
Morbus Perthes	Unbeeinträchtigter Allgemeinzustand Diagnostik über bildgebende Verfahren s. unten
Coxitis fugax	Siehe unten

(Fortsetzung)

◘ Tab. 4.13 (Fortsetzung)

Strukturerkrankung	Charakteristika und weitere Diagnostik
Medikamentös induzierte Hüftkopfnekrose	Kortikoide! Zytostatika
Formen der Hüftreifungsstörung – Nicht erkannt – Unzureichend behandelt – In manchen Fällen ohne erkennbare Ursache mit Übergang in eine Coxa valga antetorta – Progredient bei neurologischen Erkrankungen	– Schmerzen stellen sich meist erst nach dem 10. Lebensjahr ein – Infolge des erhöhten Tonus der Hüftadduktoren kommt es zu Subluxation/Luxation
Epiphysäre Dysplasie	Autosomal vererbt, verspätet auftretende fragmentierte Epiphysenknochenkerne verschmelzen deformiert. Arthrose, Achsenabweichungen und Wachstumsstörungen sind die Folge, vor allem am Hüftgelenk

Bein wird kurzzeitiger belastet), Versteifungshinken (das Hüftgelenk wird weniger bewegt, die Bewegung wird in allen Bewegungsebenen von der Lendenwirbelsäule übernommen durch Hyperlordose und vermehrte Seitbewegung). Ein Zeichen einer Insuffizienz der stabilisierenden abduzierenden Muskulatur (Glutäen) ist das Trendelenburg-Hinken, das Absinken der gegenseitigen Beckenhälfte bei Einbeinbelastung, sowie das Duchenne-Hinken, die Verlagerung des Schwerpunktes zur Standbeinseite als ein Versuch, das Absinken der Schwungbeinseite zu verhindern (weitere Erörterung des kindlichen Hinkens s. ► Abschn. 4.4.5). Erst nach dieser Übersichtsuntersuchung wendet sich der Manualmediziner der Hüftregion zu:

- Palpation mit der Suche nach vorhandenen Schmerzpunkten in Rückenlage (Azetabulum, Trochanter major)
- Bewegungsausmaß mit Seitenvergleich:
  - Extension – Flexion (bei der Untersuchung der Extension ist die Lendenlordose auszugleichen mittels Thomas-Handgriff (◘ Abb. 4.15), um ein Streckdefizit nicht zu übersehen)
  - Ab-, Adduktion mit Seitenvergleich in Rückenlage (die Abduktion ist nach Patrick-Kubis zu untersuchen) (◘ Abb. 4.16). Allerdings ist die gestörte Abduktion im Patrick-Kubis-Test nicht spezifisch für eine Hüftgelenkstörung; er ist auch bei Funktionsstörungen des Iliosakralgelenkes und bei lumbosakralen Störungen positiv
  - Außen-, Innenrotation (◘ Abb. 4.17 und 4.18)
- Die Bewegungseinschränkung im Kapselmuster (zuerst sind Innenrotation sowie die Überstreckung eingeschränkt) gilt als ein sicherer Hinweis auf eine intraartikuläre Störung. Erster Hinweis ist der harte Bewegungsanschlag, noch bevor es zur Bewegungseinschränkung kommt.
- Eine Bewegungseinschränkung außerhalb des Bewegungsmusters ohne harten Bewegungsanschlag spricht für eine verminderte Verlängerbarkeit/Dehnbarkeit der posturalen Muskulatur. Diese ist anschließend zu prüfen: Schmerz- und Spannungspalpation, isometrische Kraftprüfung, Untersuchung der Verlängerungsfähigkeit. Die meistbetroffenen Muskeln sind der M. psoas, die Hüftadduktoren, die ischiokrurale Muskulatur und der M. piriformis. Nach Triggerpunkten ist zu suchen Es folgt die Analyse des Muskeleinsatzes im Bewegungsstereotyp, s. ► Abschn. 4.4.6
- Prüfung viszeraler, parietaler und vasaler Zusammenhänge
- Als zusätzlicher Test wird ein Impingementtest empfohlen: Durch Flexion, Innenrotation und Adduktion des Hüftgelenks wird ein unspezifischer Schmerz ausgelöst (Holmich 2006). Wir fanden bei den von uns untersuchten Kindern keine spezifische Aussage bei diesem Test
- Als Drehmann-Zeichen, Hinweis auf eine Epiphyseolysis capitis femoris, auch auf Morbus Perthes, bezeichnet man die Tatsache, dass eine Beugung in Mittelstellung des Hüftgelenkes eingeschränkt ist, diese sich aber bei gleichzeitiger Außenrotation verbessert. Auf diesen Test sollte der Untersucher niemals verzichten!

4

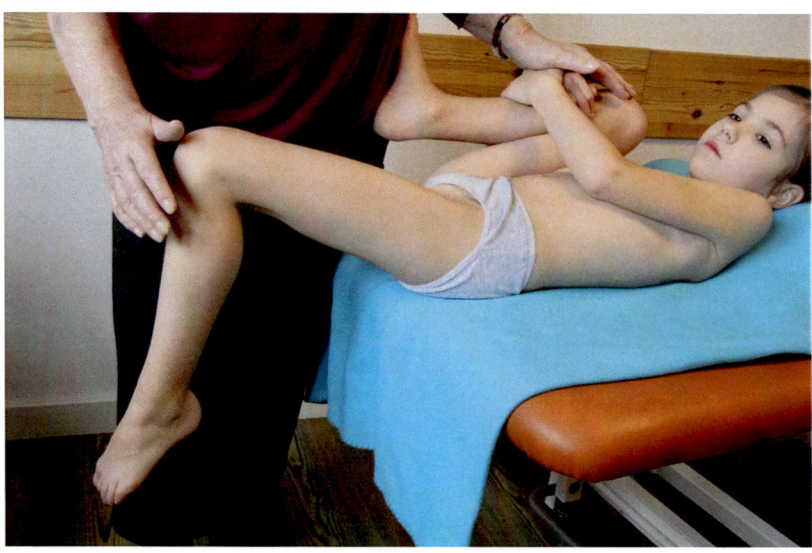

◘ **Abb. 4.16** Modifizierter Thomas-Handgriff zum Ausgleich der Lendenlordose. Ein Extensionsdefizit im linken Hüftgelenk wird deutlich

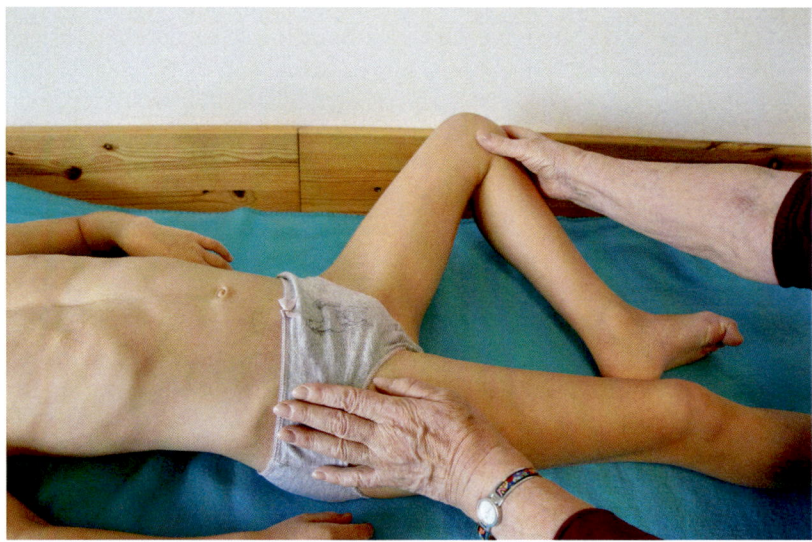

◘ **Abb. 4.17** Untersuchung der Abduktion

Epiphysiolysis capitis femoris Die Epiphysiolysis
capitis femoris ist eine Erkrankung morpho-
logischer Ursache. Sie ist jedoch manualmedizinisch
von großer Bedeutung, betreffend Untersuchung,
Behandlungsplanung und -durchführung. Ein
Übersehen dieser Erkrankung hätte für das Kind
schwerwiegende Folgen. Die Ursache ist eine Dis-
lokation der Schenkelhalsepiphyse zu Beginn
des pubertären Wachstumsschubes infolge
einer Auflockerung der Epiphysenfuge. „Genau
genommen verschiebt sich das Femur an der in situ

verbleibenden Epiphyse vorbei nach kranial und
ventral und dreht sich dabei nach außen" (Matzen
2007), seltener nach ventral. Erkrankungsalter ist
das 10.–14. Lebensjahr, Jungen sind 3-mal öfter
als Mädchen betroffen. Die eigentliche Ursache ist
weiterhin unbekannt (Gekeler 1977; Engelhardt
1984; Wirth 2001; Funk 2014). Es scheint sich um
eine generalisierte Stoffwechselstörung zu handeln
(eine Rolle spielen Somatotropin und Thyroxin),
auch eine Störung des Vitaminstoffwechsels wird
diskutiert (Loder et al. 1995; Rauterberg 1976;

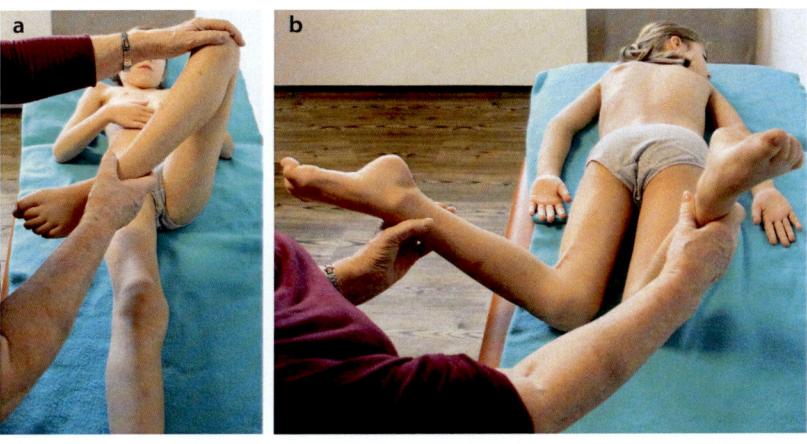

◘ Abb. 4.18 a,b Untersuchung der Hüft-Außen-/Innenrotation (ein genauer Seitenvergleich der Innenrotation ist in Bauchlage möglich)

Weiner 1996). Typisch ist: Viele Kinder sind übergewichtig, oft hochwüchsig, daher sprach man früher von einer „Dystrophia adiposogenitalis", synonym Morbus Fröhlich. Im Vordergrund steht unbestritten ein Missverhältnis von Belastung und Belastbarkeit, eine ungünstige Scherkraftwirkung auf die gestörte Epiphysenfuge. In der Vielzahl der Fälle ist der Krankheitsbeginn schleichend. Ähnlich wie beim Morbus Perthes klagen die Kinder oft über diffuse Knie- und Oberschenkelschmerzen (Manig 2013; Wirth 2011). Sie vermeiden sportliche Belastungen. Ebenfalls wie beim Morbus Perthes ist das Drehmann-Zeichen positiv, die Innenrotation des betroffenen Hüftgelenkes ist eingeschränkt. Wird die Erkrankung bei schleichendem Verlauf erst spät erkannt, findet sich infolge der Schonhaltung relativ schnell eine Umfangsreduzierung des Oberschenkels der betroffenen Seite. In seltenen Fällen kann sich die Epiphyse akut verschieben; der Beginn fällt dann auf ein sportliches Ereignis oder gar ein Trauma. Da das Trauma in der Regel in Art und Intensität nicht adäquat ist, wird ein haftungsbedingter Unfallzusammenhang meist nicht bestätigt (Geiger 2001). Röntgenaufnahmen zeigen erst spät die Veränderungen der Epiphyse, daher ist die MRT-Untersuchung das Mittel der Wahl, um den befürchteten Gleitvorgang möglichst früh zu erkennen (◘ Abb. 4.19a–c).

Früherkennung und -behandlung haben das Ziel, den Gleitvorgang zu verhindern, denn einmal in Fehlstellung manifestiert, ist mit einer bleibenden Deformierung des Hüftkopfes – meist einer Hüftkopfnekrose und Coxa vara – zu rechnen. Damit ändern sich die statischen Verhältnisse entscheidend. Es kommt zum Beckenschiefstand infolge funktioneller Beinverkürzung und zur muskulären Dysbalance, sehr häufig zur Insuffizienz des M. glutaeus medius mit dem sogenannten Trendelenburg-Hinken, ähnlich wie beim Morbus Perthes. Ist es erst einmal zu diesem unerwünschten Zustand gekommen, ist später mit einer Früharthrose des betroffenen Hüftgelenkes zu rechnen.

Entsprechend dieser Gefahren ergibt sich die Behandlungsplanung: Eine frühzeitige operative Therapie zur Fixierung des Hüftkopfes ist erforderlich (Arnold 2002), zumal bereits in der Frühphase der Erkrankung eine Knorpelschädigung am Azetabulum auftreten kann (Leunig et al. 2002). Die Operation wird häufig prophylaktisch beidseitig durchgeführt wegen des Risikos der beidseitigen Erkrankung (jede dritte Erkrankung ist beidseitig!) (Hell 2005; Engelhardt 2002). Operative Korrekturen sind erforderlich, um eine bereits eingetretene Fehlstellung zu korrigieren (Fujak 2012; Hackenbroch 2002; Arnold 2002). Für den Manualmediziner ergeben sich aus dem zuvor Gesagten vielschichtige Aufgaben (Schumann et al. 2016):

- Möglichst frühe Diagnosestellung, sonografischer Nachweis eines Gelenkergusses.
- Begleitende postoperative Beobachtung und Therapie: Zu behandeln sind Gelenkkontrakturen des Hüft-, Kniegelenkes, Funktionsstörungen des Beckens, Verkettungen mit Funktionsstörungen fernab des Geschehens.

4

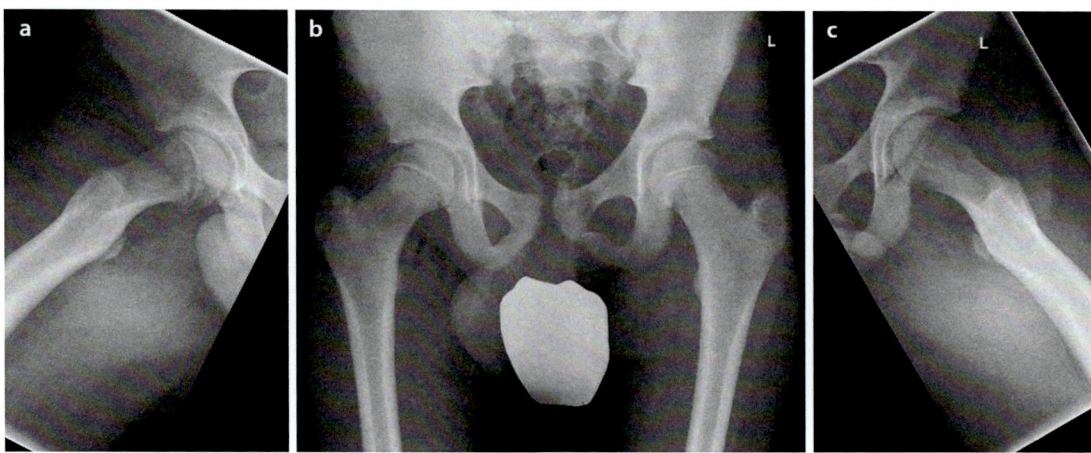

◘ **Abb. 4.19**   **a–c** Epiphyseolysis capitis femoris (ECF). **b** Beckenübersichtsaufnahme bei rechtsseitiger ECF. Im Vergleich mit **a** und **c** wird die Bedeutung der axialen Aufnahme deutlich, **a,c** Röntgenbild der Hüfte rechts und links axial. (Weber 2018)

— Begleitende postoperative Beobachtung und Behandlung der Muskulatur. In der Regel ist die insuffiziente Glutäalmuskulatur durch Anleitung zur Beübung zu behandeln, Verspannungen oder Verkürzungen z. B. des M. psoas, M. tensor fasciae latae, der ischiokruralen Muskulatur sind mit Relaxationstechniken zu behandeln, oft verbunden mit der Behandlung der Triggerpunkte. Zunächst ist der Einzelmuskel zu behandeln, dann das Zusammenspiel der Muskulatur mit einer Wiederherstellung des ungestörten muskulären Stereotyps.
— Ist es bereits zu einer Coxa vara mit funktioneller Beinverkürzung gekommen, ist ein Bein-Längen-Ausgleich zu verordnen.
— Nach sekundären aufsteigenden Dysfunktionen ist zu suchen und diese sind zu behandeln.

Eine begleitende Krankengymnastik ist während der oft jahrelangen Behandlungszeit ständig erforderlich. Hinzu kommt eine Aufklärung von Eltern und Kind, zwar die Hüftgelenke nicht durch belastenden Sport zu überlasten, andererseits aber Gelenke und Muskulatur ständig zu beüben. In der Regel ist eine Befreiung von Lauf- und Sprungübungen im Schulsport nötig, hingegen ist zu zusätzlichem Sport wie Schwimmen und Gymnastik zu raten.

Morbus Perthes Der Morbus Perthes (◘ Abb. 4.20), ebenfalls eine strukturelle Störung von großem manualmedizinischem Interesse, ist eine aseptische Knochennekrose des Hüftkopfkernes mit schleichendem Beginn im Alter von 4–9 Jahren. Knaben sind wiederum häufiger betroffen. Auffällig ist ein unbeeinträchtigter Allgemeinzustand. Die Kinder hinken, vermeiden sportliche Belastungen und klagen über Schmerzen im Kniegelenk oder Oberschenkel, oft nur zeitweise und in Abhängigkeit von Belastungen (Hefti 2006; Manig 2013, 2014; Rosery et al. 2018; Choi 2015; Todd 2015; Willenborg 2013; Strobl 2013).

Die Ätiologie der Erkrankung ist ungeklärt, möglich sind Anomalien der Gefäßversorgung im Hüftkopfbereich oder eine hormonelle Dysbalance in der Wachstumszeit, auch Gerinnungs- und Viskositätsstörungen und genetische Faktoren. Oft wird eine Extrembehandlung einer Hüftluxation im Säuglingsalter als Ursache vermutet („Sekundärperthes").

Erst die genaue Untersuchung des Hüftgelenkes zeigt die typische Bewegungseinschränkung der Hyperextension, Innenrotation und Abduktion im Sinne des gestörten Kapselmusters nach Cyriax (Cyriax 1975, 1969; Sachse 2012); (Krocker 2007), ein sicherer Hinweis dafür, dass die Störung intraartikulär lokalisiert ist. Eindeutig, wenngleich auch nur unspezifisch auf die Hüfterkrankung hinweisend, ist das positive Drehmann-Zeichen (Hefti 2006): Eine 90°-Beugung im Hüftgelenk ist nur bei Abduktion und Außenrotation des

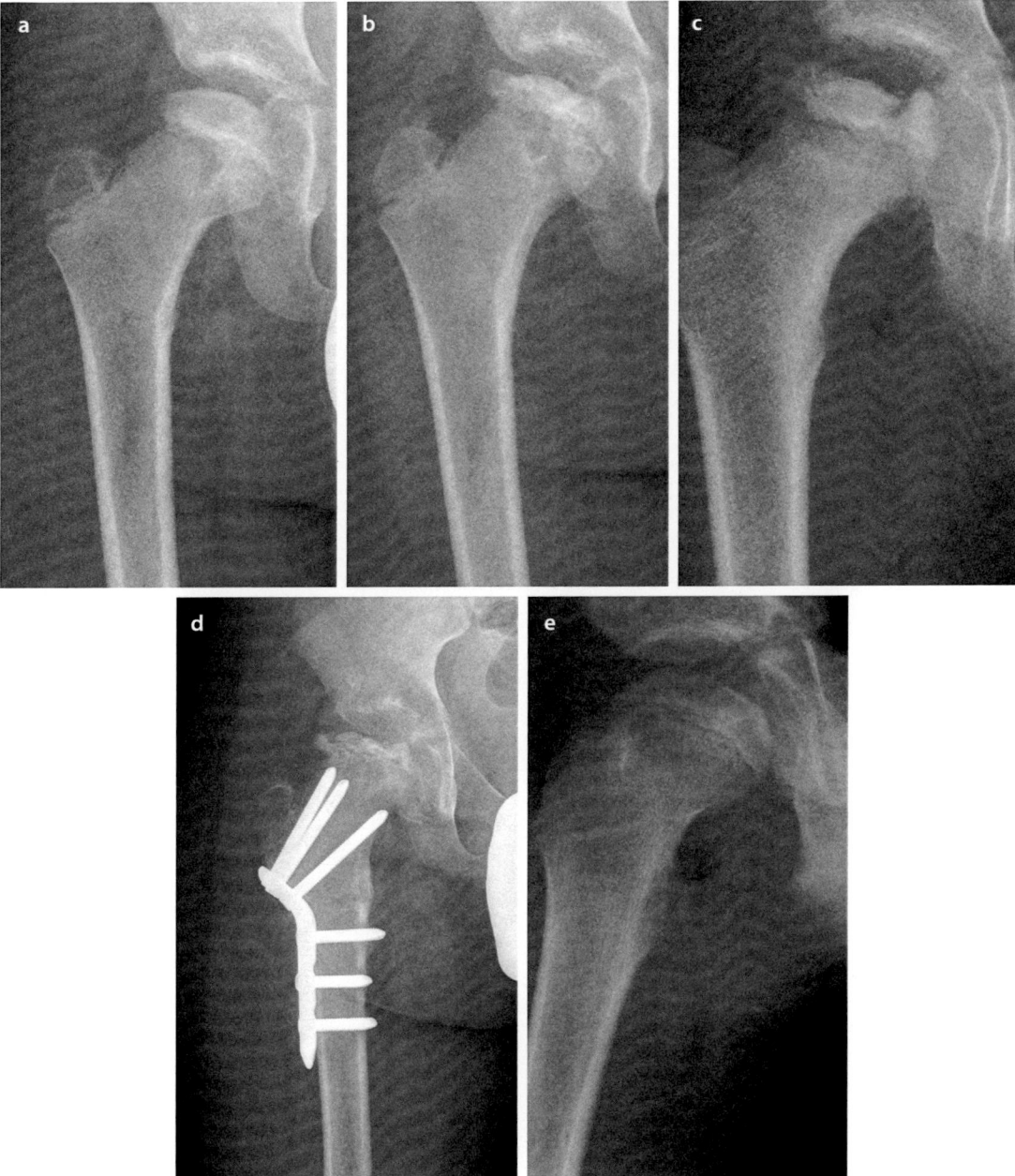

◘ Abb. 4.20 a–e Morbus Perthes: Radiologische Verlaufsstadien des Morbus Perthes nach Waldenström, **a** spätes Initialstadium, **b** Kondensationsstadium, **c,d** Fragmentationsstadium, **e** Reparationsstadium. (Nach (Weber 2018))

Beines möglich. Im Sonografiebild sieht man frühzeitig einen Erguss. Eine röntgenologische Veränderung (Hüftgelenk in 2 Ebenen) wird erst im Krankheitsverlauf deutlich, zunächst mit einer Verbreiterung des Gelenkspalts, später sieht man eine Nekrose und Destruktion des Hüftkopfes. Die Hüftarthroskopie kann in Fällen mit persistierenden unklaren Hüftschmerzen eine diagnostische Hilfe sein (Tiwari 2018).

Eine MRT ist beim geringsten Verdacht am zuverlässigsten. Diese zeigt den eigentlichen Krankheitsverlauf sehr gut: Im Initialstadium sieht man zunächst den verbreiterten Gelenkspalt, später zeigt sich die Epiphyse verdichtet und abgeflacht, danach schollig

4

zerfallen, letztendlich folgt im günstigen Verlauf das Reparationsstadium mit Wiederaufbau (Waldenström-Stadien der Radiologie) s. ▶ Abschn. 4.3.1.

Eine weitere Klassifikation nach Catterall (Catterall 1982) beschreibt deutlicher das Ausmaß der Erkrankung und damit die Notwendigkeit des therapeutischen Vorgehens:
- Nur teilweiser Befall des Hüftkopfes
- Beteiligung von ventralem Teil von medialer Epi- und gering der Metaphyse
- Größere Teile der Epiphyse und Metaphyse sind betroffen und deformiert
- Kompletter Befall von Epi- und Metaphyse, Deformierung.

Die *Prognose* ist mit zunehmendem Stadium schlechter. Ist die Epiphysenfuge selbst mitbetroffen, kann es zu Wachstumsstörungen infolge des vorzeitigen Epiphysenschlusses kommen, meist eine Coxa vara mit der Folge einer späteren Koxarthrose.

Die *Therapie* richtet sich nach der prognostischen Einschätzung der Erkrankung, sie wird intensiver, je mehr prognostisch ungünstige Zeichen bestehen (Hefti 2006; Herring 2011; Nguyen et al. 2012):
- Erkrankungsalter über 7 Jahre
- Subluxation (Lateralisierung des Hüftkopfes)
- Horizontale Einstellung der Epiphysenfuge Dies fördert die Tendenz der Luxationsbewegung
- Verbreiterung der Epiphyse nach lateral, begleitet von einem lateral liegenden, verkalkenden Fragment
- Vergrößerter Abstand zwischen Gelenkpfanne (Köhler-Tränenfigur) und der proximalen medialen Begrenzung der Metaphyse
- Ausbreitung der radiologischen Veränderungen bis zur Metaphyse
- Verkalkungen in der lateralen Epiphyse
- Phänomen der „hinge abduction", hebelndes Bewegen des Hüftkopfes bei Abduktion

Ziel der Therapie ist zunächst der Erhalt der Gelenkkongruenz mit Gelenkzentrierung vom Beginn der Behandlung an, der Erhalt beziehungsweise die Verbesserung der Gelenkbeweglichkeit. Auch hier, wie bei der

Epiphysenlösung, ist an das bis zu 90 %ige Risiko einer kontralateralen Erkrankung zu denken. Entschließt sich der Behandler zur konservativen Therapie, so steht nach kurzzeitiger Ruhigstellung mit Gabe von nichtsteroidalen Antirheumatika (NSAR) die frühzeitige Krankengymnastik im Vordergrund mit dem Ziel, die stets auftretende muskuläre Dysbalance zu behandeln (Drescher 2017). Diese zeigt sich in typischer Verkürzung des M. tensor fasciae latae, des M. piriformis, der Hüftadduktoren, manchmal der ischiokruralen Muskulatur und des M. psoas. Mit der Abschwächung des M. glutaeus maximus und medius sowie der Bauchmuskulatur entsteht der befürchtete Endbefund: Das Hüftgelenk wird außenrotiert, eine funktionelle Beinverkürzung mit Trendelenburg-Hinken infolge Coxa vara bestimmt den weiteren Entwicklungsgang des Kindes ungünstig. Therapeutische Maßnahmen sind Einzelmuskelbehandlung, Stereotypbehandlung, Schwimmen, Reduzierung der Gelenkbelastung notfalls mit entlastender Orthese; Letzteres ist allerdings umstritten (Kohn et al. 1991). Es gilt vorerst ein Schulsportverbot für alle Lauf-und Sprungübungen.

Für den Manualmediziner ergeben sich die Aufgaben wie bei der Epiphysiolysis capitis femoris: Er muss alle Funktionsstörungen behandeln, um weitere Verkettungen zu verhindern. Gelenkkontrakturen sind frühzeitig zu erkennen und zu behandeln. Trotz aller Maßnahmen ist ein ungünstiger Verlauf nicht selten. Bei den Catterall-Gruppen 3 und 4 ist zunächst eine Orthesenversorgung zur Entlastung des Hüftgelenkes indiziert. Eine Verschlechterung zwingt zu operativen Maßnahmen mit Hüft- oder auch Beckenosteotomien mit dem Ziel, die Hüftkopfeinstellung in die Pfanne zu optimieren. Muskel-Pedikel-Knochentransplantationen nach Wachstumsschluss werden mit relativ guten Ergebnissen beschrieben (Cho 2018). Nach der konservativen und operativen Behandlung sind bis zum Wachstumsende ständige Verlaufskontrollen mit weiterer manualmedizinischer Behandlung erforderlich, denn leider heilt die Erkrankung trotz aller Bemühungen oft mit Deformierung des Hüftkopfes aus.

Fallbeispiel

Laurin F., 4 Jahre alt, wird von den Eltern vorgestellt, weil das Kind zeitweilig hinke. Schmerzen werden nicht angegeben. Der mehrfach konsultierte Kinderarzt hätte keine Ursache gefunden, alle Gelenke der unteren Extremität wären frei beweglich gewesen. Laboruntersuchungen waren ohne pathologischen Befund. Bei der orthopädischen Erstuntersuchung des sehr munteren Kindes war das Gangbild nur beim schnellen Gehen auffällig (die Belastungsphase war rechts verkürzt), die Beweglichkeit des rechten Hüftgelenkes leicht eingeschränkt gegenüber links: die Innenrotation war um 10 Grad, die Abduktion um 20 Grad vermindert, ein Schmerz wurde dabei ausgelöst. Sonografischer Befund: Verbreiterung des Gelenkspaltes. Radiologisch: Die rechte Femurkopfepiphyse ist abgeflacht, verbreitert und vermehrt sklerosiert (◘ Abb. 4.21).

Wir diagnostizierten eine Perthes-Erkrankung rechts und behandelten einige Tage mit nichtsteroidalen Antiphlogistika, mit leichten manuellen Traktionen des rechten Hüftgelenkes und beseitigten mehrfach Funktionsstörungen beider Sakroiliakalgelenke und der Kopfgelenke (Mobilisation O/C1 Anteflexion, C2/3 Seitneige beiderseits, zusätzlich osteopathische Therapie des „Ilium outflare" rechts). Die krankengymnastische Betreuung betraf eine ständige Bewegung aller kaudalen Extremitätengelenke, Dehnungsbehandlung der Hüftadduktoren und eine Kräftigung der Glutäen beiderseits. Die Reduzierung der Belastung gelang kaum, da Laurin weitgehend schmerzfrei war. Das Behandlungsergebnis blieb unbefriedigend: Nach 6 Monaten zeigte das Röntgenbild ein Stadium 4 nach Catterel. Daher sahen wir die Indikation zur varisierenden intertrochantären Osteotomie und Beckenosteotomie nach Salter, welche im Universitätszentrum für Orthopädie und Unfallchirugie Dresden, Prof. Dr.med. Schaser, durchgeführt wurde. Das Ziel, die zentrale Einstellung des mittlerweile deformierten Hüftkopfes in die Gelenkpfanne, wurde erreicht. Die Reparation der Epiphyse ist erkennbar (◘ Abb. 4.22):

Nach insgesamt 4 Jahren intensiver Behandlung ist Laurin jetzt belastungsfähig, er besucht die zweite Klasse nach krankheitsbedingter später Einschulung und nimmt – bis auf Spitzenbelastungen – am Schulsport teil. Er hat inzwischen schwimmen gelernt und betreibt diesen Sport mit Freude. Laurin ist schmerzfrei, allerdings schnell ermüdbar. Bei der letzten Untersuchung bestand ein Beckentiefstand rechts von 0,5 cm, mit einer Schuhzurichtung gut ausgleichbar. Abduktion und Innenrotation sind 10 Grad gegenüber links eingeschränkt. Das Röntgenbild zeigt eine plumpe Metaphyse, aber eine gute Zentralisation des Hüftkopfes in die Pfanne. Mit einer weiteren Beinlängendifferenz ist zu rechnen, eine Arthrose des rechten Hüftgelenkes ist später zu erwarten.

Coxitis fugax Die Coxitis fugax tritt im Gefolge von Infekten auf und wird deshalb gern bagatellisierend als „Hüftschnupfen" bezeichnet. Synonyma sind Coxitis simplex, Coxitis serosa, flüchtige Hüftreizung, „transient synovitis", „observation hip", „irritable hip", benigne Koxitis. Sie hat ihren Häufigkeitsgipfel im 3. – 8. Lebensjahr, Jungen sind häufiger betroffen als Mädchen (4:1). Die Ätiologie ist unklar, die Einordnung, ob morphologische oder funktionelle Aspekte im Vordergrund stehen, ist bis jetzt nicht möglich (Nouri et al. 2014). Das Beschwerdebild wird mit Schonung und Antiphlogistika behandelt und klingt oft nach einigen Tagen der Ruhe ab. Die Kinder sind im Allgemeinzustand wenig beeinträchtigt, weigern sich aber, sich auf das erkrankte Bein zu stellen. Selbst kooperative Kinder sind meist außerstande, die Lokalisation der Schmerzen anzuzeigen. Auch hier bringt erst die gezielte Gelenkuntersuchung Hinweis auf das Hüftgeschehen (Bernd 1992). Wie bereits erwähnt, ist die gestörte Innenrotation ein erster Hinweis auf die Hüftgelenkerkrankung. Die weitere Differenzialdiagnostik erfolgt per exclusionem. Laborentzündungsparameter fehlen, das Röntgenbild ist unauffällig und nur bei Verdacht auf entsprechende Differenzialdiagnosen sinnvoll, nur die Sonografie erweist sich als hilfreich. Sie zeigt einen – oft flüchtigen – Erguss sowie eine Kapseldistension (Pellegrin et al. 1997; Ziegler 2004). Dem Manualmediziner obliegt die Aufgabe, bei Bedarf begleitend zu behandeln. Nach eigenen Erfahrungen finden sich immer weitere Funktionsstörungen: Störungen der Iliosakralgelenke, des gleichseitigen Fibulaköpfchens, „Ilium inflare", Triggerpunkte des M.

4

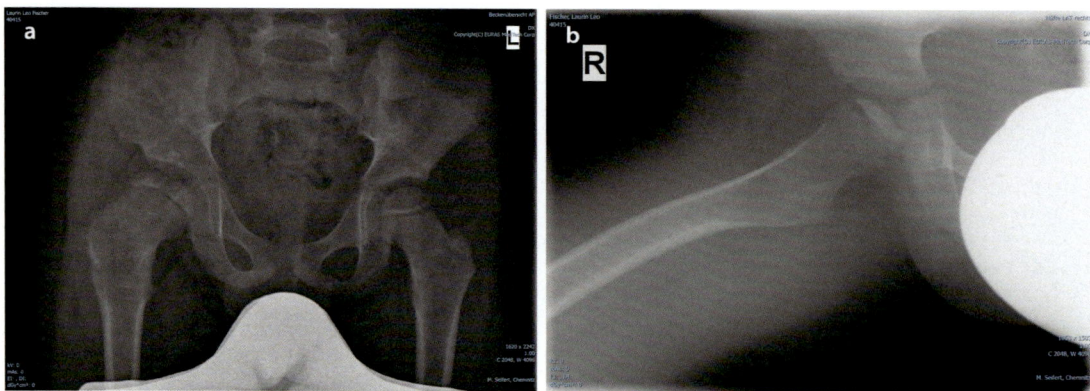

☐ **Abb. 4.21   a,b** Röntgen-Beckenübersicht bei Erstvorstellung: Diagnose Morbus Perthes rechts

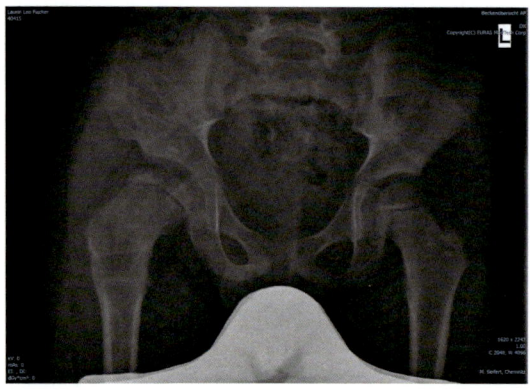

☐ **Abb. 4.22**   Gute Zentrierung des Hüftkopfes in die Gelenkpfanne bei Zustand nach intertrochantärer und Beckenosteotomie

piriformis, Verkürzung des M. rectus femoris (eigene Untersuchungen an 30 Kindern). Mit der Behandlung dieser Funktionsstörungen ist der Schmerz sehr schnell beseitigt. Verbleibende Störungen sind die Ursache für auftretende Rezidive. Der Manualmediziner muss bei jedem Rezidiv erneute differenzialdiagnostische Kontrollen durchführen.

Manualmedizinische Syndrome im Hüftbereich   Eine Vielzahl von Hüftbeschwerden hat im Kindesalter, wie auch im Erwachsenenalter, rein manualmedizinischen Charakter. Es handelt sich um myofasziale Schmerzsyndrome vielfältigster Art, unterschiedlich bezeichnet, entweder nach Ort der Schmerzen, vermuteter Ursache oder dem hauptsächlich befallenen Muskel. Ursachen sind muskuläre Dysbalancen, meist Folgen von Fehl- oder

Überlastung, ebenso Trainingsfehler im Kinderleistungssport, auch Bewegungsmangel. Bei allen myofaszialen Schmerzsyndromen ist die Belastbarkeit im Sport herabgesetzt (Krocker 2007), ein typischer Schmerz bei Anspannung des betroffenen Muskels ist nachweisbar. Bei der Untersuchung kommt es darauf an, den betroffenen Muskel auf Schmerzempfindlichkeit und Triggerpunkte zu prüfen, die isometrische Kraft zu testen, den Einzelmuskel auf Verlängerungsfähigkeit und den muskulären Stereotyp zu beachten (Janda 2000; Krocker 2007). Der Manualmediziner muss auf Verkettungsmuster achten und nach weiteren Funktionsstörungen fahnden. Im Folgenden sind einige Beispiele aufgeführt.

Impingementsyndrome der Hüfte   Sie kommen im Kindesalter seltener als beim Erwachsenen vor, werden oft als Sammeldiagnose benutzt und selten genauer benannt. Operativ orientierte Orthopäden beziehen sich auf rein morphologische Diagnosen: Cam-Impingement (der Schenkelhals stößt bei entsprechenden Bewegungen schmerzhaft an das Labrum), Pincer-Impingement (Übergreifen der Hüftgelenkspfanne über den Hüftkopf, dadurch schmerzhafte Bewegungseinschränkung). Femoroazetabuläres Impingement bezeichnet das Einklemmen der Gelenklippe bei einer Enge zwischen dem Hüftkopf und der Hüftpfanne (Messler et al. 2016; Arnold 2016; Schmaranzer et al. 2016). Als Ischiofemorales Impingement beschreibt Gollwitzer eine Einengung des Raumes zwischen Hamstring-Ansatz und Iliopsoassehne („quadratus femoris space") (Gollwitzer 2014; Ali 2013). Beim Kind und Jugendlichen sind diese Syndrome äußerst selten.

Darüber hinaus findet man in der Literatur eine Vielzahl unterschiedlich genannter Syndrome manualmedizinischen Charakters:

Schmerzsyndrome der Leiste Besonders Fußball spielende Jungen sind betroffen, sie klagen über Leistenschmerzen beim Laufen und Ballspielen. Sonografisch kann eine Muskelruptur ausgeschlossen werden. Man findet bei der isometrischen Untersuchung einen Druckschmerz am Ansatz der kurzen oder auch der langen Adduktoren *("Grazilissyndrom")*. Die Hüftabduktion ist schmerzhaft eingeschränkt. Weitere Befunde sind: Triggerpunkte im betroffenen Muskel, Triggerpunkte der stabilisierenden Muskulatur wie des M. tensor fasciae latae, Druckschmerz am Pes anserinus.

Das *Psoas-Impingement* verursacht ebenfalls Leistenschmerzen, sie werden zuweilen auch in den Bauchraum projiziert. Der M. psoas ist verkürzt, die Hüfte wird in Beugestellung gehalten, die Kinder gehen aus diesem Grund in Vorbeuge und Neigung zur betroffenen Seite. Die Differenzialdiagnose zur Appendizitis ist zu bedenken, daher ist eine Labordiagnostik zur Bestimmung der entzündlichen Parameter erforderlich. Weitere Befunde: Triggerpunkte im M. psoas, M. piriformis, Funktionsstörungen thorakolumbal und des Sakroiliakalgelenkes, Störung der lumbalen Faszien.

Weitere Schmerzsyndrome der Leiste findet man in Verbindung mit dem unteren gekreuzten Syndrom, s. ► Abschn. 4.4.6.

Coxa saltans interna (Schnappende Psoassehne) In manchen Fällen kann die Psoassehne bei Hüftbewegung hörbar über die Eminentia iliopectinea springen und dabei Leistenschmerzen verursachen (Lin 2008). Die Jugendlichen demonstrieren das gerne und verstärken dadurch die Reizung und die Leistenschmerzen. Ursache ist eine vorspringende Eminentia iliopectinea. Im Regelfall findet man Triggerpunkte im M. psoas und eine Verkürzung des Muskels. Je länger die Störung besteht, desto mehr Verkettungen findet man: Funktionsstörungen der Lendenwirbelsäule (LWS), der Sakroiliakalgelenke, des Fibulaköpfchens, der

Sprunggelenke sowie in aufsteigender Kette Störungen der Kopfgelenke. Am Ende ist die Symptomatik so vielschichtig, dass über Ursache oder Wirkung keine sichere Aussage möglich ist.

Subspinales Impingement Gemeint ist ein verfrühter knöcherner Kontakt zwischen Spina iliaca anterior inferior und Schenkelhals mit Irritation des Caput-rectum-Ansatzes des M. rectus femoris. Der Schmerz wird unklar in die Hüftgegend lokalisiert. Als Ursachen werden Überlastung, auch posttraumatische Abrissfrakturen ("sprinter's fracture") diskutiert (Gallagher 1935), ebenso Formvarianten der Spina iliaca anterior inferior. Eine schmerzhafte und eingeschränkte Hüftbeugung und Innenrotation sowie Anspannungsschmerz des M. rectus femoris sind typisch. Der Manualmediziner sollte diese Erscheinung bei sportbegeisterten Jugendlichen im Auge behalten (Gebhart 2014).

Dorsaler Hüftschmerz ("Hamstring-Läsion") Es handelt sich um ein Überlastungssyndrom der rumpfstabilisierenden ischiokruralen Muskulatur (M. biceps brachii, M. semimembranosus und M. semitendinosus) mit dorsalen Schmerzen einer Beckenseite bis über die Glutäalfalte hinaus. Besonders betroffen sind Leichtathletik treibende Jugendliche. Man findet zunächst eine Spannungserhöhung und Triggerpunkte, später Verkürzung der ischiokruralen Muskulatur und über die Spannungserhöhung des M. biceps femoris Funktionsstörungen des Fibulaköpfchens (Krocker 2007) und der Oberschenkelfaszien. Eine muskuläre Dysbalance im Sinne des unteren gekreuzten Syndroms ist in der Regel zu finden.

Piriformissyndrom Schmerzen in einer Gesäßseite dorsal stehen im Mittelpunkt dieses Syndroms. Der Hauptschmerz wird schnell gefunden und auf den M. piriformis lokalisiert und dessen Verspannung/Verkürzung sowie Triggerpunkte gefunden. Eine Irritation des N. ischiadicus ("Piriformisengpass", Engesyndrom im Foramen infrapiriforme) fanden wir bei Kindern in keinem Fall (Assmus 2015). In der Regel handelt es sich um ein komplexes Syndrom mit Funktionsstörung des gleichseitigen

4

Exkurs Langerhans-Zell-Histiozytose

Die Langerhans-Zell-Histiozytose oder auch Histiozytosis X ist eine Systemerkrankung unklarer Genese, bei der es zur Proliferation und Akkumulation dendritischer Zellen, sogenannter Langerhans-Zellen, meist in Form von Granulomen in verschiedensten Geweben kommt.

Am häufigsten betroffen sind
– das knöcherne Skelett (80%),
– die Haut (33 %),
– die Hypophyse (25 %),
– die Leber, Milz, das hämatopoetische System (je 15 % – prognoseverschlechternd!),
– die Lungen (15 %),
– das ZNS (außer Hypophyse) 2–4 %.

Aber auch andere Organe wie Thymus und Schilddrüse oder Sinnesorgane wie Augen und Ohren können befallen sein (AWMF 2017).

Die klinische Präsentation ist dementsprechend vielfältig und reicht von Erscheinungsfreiheit (bei Zufallsbefunden) über Schmerz oder Bewegungseinschränkung (Knochen), Hauterscheinungen bis zum Diabetes insipidus oder einem vorzeitigen Pubertätsbeginn bei Hypophysenbefall (Krooks et al.2018; Zinn 2016). Ist nur ein Gewebe betroffen, spricht man von einer monosystemischen Histiozytose (Jäger 2015).

Die Diagnose wird histologisch und immunhistochemisch gestellt. Bildgebende Maßnahmen geben Auskunft über die Ausbreitung der Erkrankung. Limitierte Verläufe sind ebenso möglich wie chronisch-rezidivierende oder fatale, vor allem bei Multiorganbefall.

Die Therapie ist sehr differenziert je nach mono- oder multisystemischem Befall, Lokalisation und Verlauf. Es kommen neben lokalen medikamentösen (z. B. Kortikoide intraläsional) oder – selten chirurgischen Maßnahmen bei systemischem Befall – vor allem Kortikoide und Zytostatika zum Einsatz. Letzteres auch, wenn sogenannte „special sites" betroffen sind wie Sinnesorgane, Wirbelkörper (mit intraspinaler Komponente), Dens axis und bei kraniofazialer Knochenbeteiligung (AWMF 2017). Bei Therapieversagen werden Stammzelltransplantationen eingesetzt (Kudo 2010).

Sakroiliakalgelenkes, Ansatztendinose am Trochanter major und Iliumfunktionsstörung.

Coxa saltans externa Die Coxa saltans externa gehört ebenso in diesen Formenkreis (Gollwitzer 2014; Matzen 1960). Der M. tensor fasciae latae ist verspannt oder verkürzt, der damit ebenfalls gestörte Iliotibialtrakt schnappt laut über den Trochanter major, eindrucksvoll vom Kind demonstriert. Zunächst ist das laute Schappen nicht mit Schmerzen verbunden bis sich eine Bursitis trochanterica entwickelt und Triggerpunkte im M. tensor fasciae latae dem Kind Schmerzen verursachen.

Die Therapie der myofaszialen Syndrome ist befundabhängig: Relaxationsbehandlung des verspannten Muskels, Faszien-Release, Triggerpunktbehandlung, Tenderpunktbehandlung, Verordnung einer Sportpause. Wenn eine Bursitis das Syndrom begleitet, z. B. eine Bursitis iliopectinea bei der inneren oder eine Bursitis trochanterica bei der äußeren schnappenden Hüfte, so ist eine lokale Schmerzinjektion indiziert. Sehr schnell ist dann die Reintegration der gestörten Muskulatur schmerzfrei möglich, sodass mit Stereotypbehandlung und propriozeptiver Behandlung weiter therapiert werden kann. Die konservative Behandlung ist bis auf wenige Ausnahmen erfolgreich. Die in der Literatur empfohlenen operativen Maßnahmen mit Einkerbungen der betroffenen Faszien als Ultima Ratio gelten ausschließlich für das Erwachsenenalter (Miehlke 2014; Meißner 2011a, b). Im Sinne einer Rezidivprophylaxe sollten die Kinder auch bei Beschwerdefreiheit in mehrmonatigen Abständen kontrolliert werden. Bei Kindern im Leistungssport sollte – wenn irgend möglich – ein Kontakt mit dem trainingsbegleitenden Physiotherapeuten hergestellt werden.

Bursitis trochanterica, synonym Trochantersyndrom Dies kann bei jeder Insertionstendopathie entstehen, betroffen sind am häufigsten die Glutäen. Die Jugendlichen klagen über einen seitlichen Hüftschmerz, einen lateralen Oberschenkelschmerz, seltener über Schmerzen in Höhe der Leistenbeuge. Betroffen kann der M. iliopsoas sein, sowie der M. pectineus, die Mm. obliquus externus und internus abdominis, auch der M. rectus abdominis. Druckschmerz über dem Trochanter, Anspannungsschmerz der betroffenen Muskulatur, Insuffizienz beim Einbeinstand mit positivem Trendelenburg-Zeichen sind typisch (Macke et al. 2017; Harrasser 2017).

■ **Funktionsstörung des Iliosakralgelenkes**
Sie kann vom Kind und Jugendlichen sehr oft als Hüftschmerz demonstriert werden. Eine genaue Schritt-für-Schritt-Befunderhebung schützt den Manualtherapeuten vor Irrtümern.

In der Praxis fällt es nicht immer leicht, zwischen einer Störung im Hüft- und Sakroiliakalgelenk zu differenzieren, zumal die Angabe der Schmerzlokalisation nicht verlässlich ist. Dafür sind einige Anhaltspunkte der ◘ Tab. 4.14 zu entnehmen.

4.3.2.3 Die Knie-Oberschenkel-Region

Kniegelenkschmerzen treten mit zunehmendem Alter immer häufiger auf. Zunächst müssen morphologische Ursachen bedacht und wenn möglich, ausgeschlossen werden (◘ Tab. 4.15).

Bei den weitaus meisten Kniebeschwerden im Kindesalter findet man keine der in ◘ Tab. 4.15 genannten Ursachen. Im Vordergrund stehen *Funktionsstörungen*. Betroffen sind vorwiegend Kinder im Schulalter, oft intensiv Sport treibende Kinder. Betroffen sind aber auch extrem inaktive, auch adipöse Kinder, wenn sie entgegen ihren Gewohnheiten doch mal zu sportlichen Leistungen gezwungen werden. Die Anamnese gibt Hinweise: Sportarten wie Fußball, Hockey, Leichtathletik, Cheerleading prädestinieren zu Kniegelenkbeschwerden, wenn das Training unkontrolliert intensiv durchgeführt wird, Trainingspausen nicht eingehalten werden und eine ausgleichende Gymnastik ausbleibt. Die Kinder klagen über diffuse Knieschmerzen, besonders nach dem Training. Der Schmerz wird manchmal auch genauer angegeben: Schmerzen oberhalb des medialen und lateralen Gelenkspaltes, auch ausstrahlend in den Oberschenkel. Die Schmerzen treten in Abhängigkeit von der Belastung auf, zwingen den Jugendlichen zur Sportpause, rezidivieren bei der Wiederaufnahme des Sportes oft erneut.

Der Manualmediziner ist gut beraten, bei der Untersuchung nicht vom üblichen Untersuchungsablauf abzuweichen. Die allgemeine Übersichtsuntersuchung mit Betrachtung der Beinachsen, der Beinlängendifferenzen, Beckenspannungsuntersuchung, die Ganganalyse, die myofasziale Spannungsorientierung in Rückenlage gehen der Untersuchung des Kniegelenkes

◘ **Tab. 4.14** Differenzialdiagnose der Funktionsstörung bei „Hüftschmerz": Hüft- oder Iliosakralgelenk?

	Hüftgelenk	Sakroiliakalgelenk
Mögliche Schmerz-lokalisation	Leistenbeuge, diffus in der Hüftgegend, Kniegelenk (Utzschneider 2015)	Leistenbeuge, diffus in der Hüftgegend, Sakroiliakalgelenk, lumbal
Zeichen nach Patrick-Kubis (Viererzeichen)	Hüftabduktionsschmerz	Wie beim Hüftgelenk
Druckschmerz	In Höhe des Azetabulums	In Höhe des Sakroiliakalgelenkes
Bewegungs-untersuchung	Im Sinne des Kapselmusters ist zunächst die Innenrotation eingeschränkt und schmerzhaft, erst später im Krankheitsverlauf auch die Abduktion	Freie Hüftbeweglichkeit bis auf die endgradige Abduktion, oft nur hartes Endgefühl bei der Abduktionsuntersuchung
Zusätzliche Tests		– Orientierende Untersuchung über die gebeugte Adduktion im Liegen – Federungsuntersuchungen in Rücken- und in Bauchlage – Federungstest im Kreuzgriff in Bauchlage – Irritationszonen nach Sell – (Christ 2001; Bischoff 2011), (Kayser et al. 2008)

4

Tab. 4.15 Morphologische Ursachen von Knieschmerzen

Ätiologie	Symptomatik und Verlauf	Weiterführende Diagnostik
Traumafolgen	– Frakturen im, ober- und unterhalb des Gelenkes – Bandverletzungen – Meniskusläsionen (Seil et al. 2012) – Osteochondrale Verletzungen, z. B. nach Patellaluxationen (Niemeyer 2012/4)	Bildgebende Verfahren
Entzündliche Erkrankungen	– Juvenile Arthritis (Rietschel 2012) – Lyme-Arthritis (Gaubitz 2014) – Infektion – Osteomyelitis	Punktat, serologisch
Malignome		Bildgebende Verfahren, Punktat, Biopsie
Hoffa-Syndrom (Beyer 2007)	Schmerzhafte Schwellung, fibrotische und chronisch entzündliche Veränderungen des Hoffa-Fettkörpers	Arthroskopische Abklärung
Anlagebedingte Knieschmerzen	Zum Beispiel Scheibenmeniskus, meist lateral, oft ohne Schmerzen, aber auch Gelenkarretierungen	
Poplitealzyste (Baker-Zyste)	Schwellung in der Kniebeuge, meist asymptomatisch und nur bei Raumforderung schmerzhaft	Bildgebende Verfahren
Osteonekrosen	– Morbus Osgood-Schlatter: Betroffen ist die Tuberositas tibiae, oft deutlich prominent. Schmerzen im Sinne einer Insertionstendopathie bei Anspannung des M. rectus femoris (Fußball!) – Sinding-Larsen-Johansson-Syndrom: Betroffen ist der obere Patellapol mit Beschwerden wie bei Morbus Schlatter. Differenzialdiagnose s. unten – Morbus Blount: Betroffen ist die mediale Region der proximalen Tibiaepiphyse. Die infantile Form (2.–4. Lebensjahr) kommt oft doppelseitig vor, möglicherweise genetisch bedingt. Bei der später auftretenden, juvenilen Form ist meist nur eine Seite betroffen. Wegen der Varum-Wachstumstendenz sind operative Korrekturmaßnahmen indiziert	
Rezidivierende Patellaluxation (Oestern et al. 2011; Balcarek 2012; Palmu et al. 2008; Dejour H 1994; Kramer 2011)	Prädisponierende Faktoren wie z. B. die Trochleadysplasie, Patella alta, Achs- oder Rotationsabweichung des Ober-, Unterschenkels und Pes planovalgus et abductus sowie posttraumatische Bandlaxität. Die Luxation wird atraumatisch oder durch geringfügiges Trauma ausgelöst	
Osteochondrosis dissecans (Kutscha-Lissberg et al. 2004; Lützner et al. 2007)	Osteomalazie des subchondralen Knochens, meist den medialen Femurkondylus betreffend, kann zur Ablösung eines osteochondralen Fragments führen („Gelenkmaus")	Bildgebende Verfahren
Plikasyndrom (Hehl 1998; Behnisch-Gärtner 2014; Bellary 2012).	Entzündliche Verdickung und Fibrosierung der Plica suprapatellaris, mediopatellaris oder infrapatellaris, belastungsabhängiger Knieschmerz	Arthroskopische Abklärung

voraus. Es folgt die Untersuchung des beklagten Kniegelenkes in Rückenlage:

- Inspektion der Patellastellung. Steht die Patella mittig? Eine Lateralisation („Patellaschielen") nach lateral kranial spricht für einen pathologischen Muskelzug, s. unten
- Palpation zur Erkennung von Entzündung und Gelenkerguss, Palpation der Ansatzstellen der Muskulatur an distalem Femur, proximaler Tibia, Fibulaköpfchen und Patella
- Untersuchung des Bewegungsausmaßes im Kniegelenk in allen Bewegungsrichtungen. Diese Untersuchung entspricht der am Erwachsenen. Eine deutliche Beugeeinschränkung im Sinne des Kapselmusters nach Cyriax sowie ein schmerzhaftes und hartes Endfedern bei der Extension deutet auf eine Störung des Hauptgelenkes selbst und seiner Kapsel hin (Cyriax 1975).
- Anschließend wird die Patella untersucht: Bei passiven Extensions-/Flexionsbewegungen sollte die ungestörte Patella keine Seitabweichungen zeigen. Ein Schnappen oder Knackgeräusche sprechen für eine gestörte Patellagleitbewegung.
- Untersuchung des Patellaspiels: Bei gestrecktem Bein ist das Knie mit einem kleinen Polster für eine Beugestellung von 10–20 Grad unterlegt. Die Patella wird mit der Daumen-Zeigefinger-Gabel von kranial und kaudal umfasst und nach oben, unten und seitlich bewegt. Der Untersucher prüft Bewegungsausmaß und das End-Spannungsgefühl jeder Bewegungsrichtung. Im pathologischen Fall wird dabei ein Schmerz ausgelöst.
- Untersuchung des Anpressdruckes der Patella nach Zohlen: Das Kind liegt auf dem Rücken, die Beine locker gestreckt, die Muskulatur entspannt. Der Untersucher umfasst die Patella des Kindes von kranial und fordert es zur Anspannung der Oberschenkelmuskulatur auf. Er löst damit im pathologischen Fall einen (Anpress-) Schmerz im Patellagleitlager aus.

Eine sehr praktikable Möglichkeit, die Muskelgruppen des Oberschenkels auf Verkürzung zu untersuchen, wurde von Janda vorgeschlagen (Janda V 2000)):

- **Ausgangstellung des Patienten:** Das Kind setzt sich auf die vordere Bankkante der Fußseite der Untersuchungsbank, umfasst mit beiden Händen das gebeugte Kniegelenk der Gegenseite. Der Behandler führt das Kind sanft aus dieser Stellung heraus in die Rückenlage, der Kopf ist mit einem Kissen unterlegt. Das Kind liegt jetzt so auf der Untersuchungsbank, dass das zu untersuchende Bein frei über der Bank hängt.
- **Ausgangstellung des Untersuchers:** Der Untersucher steht an der Fußseite der Untersuchungsbank.
- **Kontakt:** Er umfasst das gebeugte Bein der Gegenseite und stützt den Fuß des Kindes an seinem Rumpf ab, kontrolliert durch weitere Beugung dieses Beines den Ausgleich der Lordose entsprechend dem Thomas-Handgriff.
- **Ausführung:** In dieser Stellung beobachtet er die Muskulatur des überhängenden Beines (s. ◘ Abb. 4.23):
  - M. psoas: Während im ungestörten Fall sich das Hüftgelenk in Nullstellung darstellt, zeigt es bei Verkürzung des M. psoas eine deutliche Beugestellung, vorausgesetzt die Lendenlordose ist akkurat ausgeglichen.
  - M. rectus femoris: Im Normalfall erreicht der Oberschenkel die Waagerechte, der Unterschenkel hängt senkrecht herab. Im Fall einer Verkürzung ist das nicht der Fall, das Knie steht höher, ein rechter Kniewinkel wird nicht erreicht. Der Versuch, den Unterschenkel in die Senkrechte zu bringen, wird mit einem Heben des Kniegelenkes beantwortet. Erklärung: der 2-gelenkige verkürzte Muskel zieht das Hüftgelenk in die Beugestellung.
  - M. tensor fasciae latae: Im ungestörten Fall liegt der Oberschenkel in Mittelstellung, im Falle der Verkürzung des Muskels ist der Oberschenkel leicht abduziert und im Muskelverlauf sind harte Einziehungen deutlich sichtbar. Ein Adduktionsversuch verstärkt das Phänomen.
  - M. adductor brevis: Im ungestörten Fall ist eine passiv geführte Abduktion des Oberschenkels bis ca. 20 Grad möglich. Im Falle einer Verkürzung bewegt sich das Becken mit. Die langen Hüftadduktoren werden, wenn erforderlich, in Rückenlage mit gestrecktem Bein untersucht.

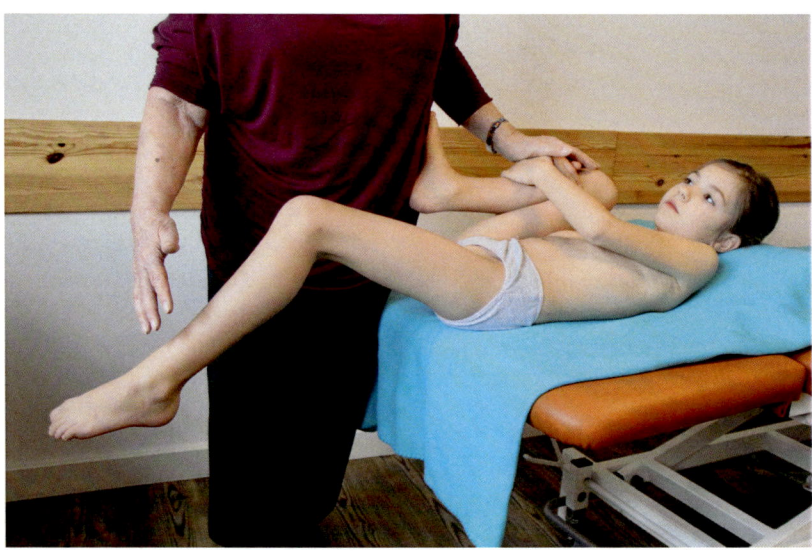

▣ **Abb. 4.23**   aus dieser Untersuchungsstellung ist eine Verkürzung des M. psoas und des M. rectus femoris links erkennbar

Femoropatellares Schmerzsyndrom Synonyme sind *vorderer Knieschmerz, Chondropathia patellae*. Ursache ist die Abweichung der patellaren Bewegungsbahn auf der Trochlea bei der Kniebeugebewegung unter Belastung sowie der muskulär bedingt erhöhte Patellaanpressdruck (Biesenbach 2014). Prädisponierende Faktoren sind Achs- und Rotationsfehler der unteren Extremität, Patellainstabilität und Trochleaachsenveränderungen (Robinson et al. 2007; Behnisch-Gärtner 2014; Haim 2006; Naslund et al. 2006; Günther 2003). Mit der Bezeichnung *Chondropathia patellae* wird allerdings eine Knorpelschädigung suggeriert, die keineswegs von vornherein vorliegt (Thomee 1999; Günther 2003), weshalb diese Erkrankung vorerst in die Reihe der rein manualmedizinischen Syndrome und Krankheiten einzureihen ist.

Besonders fußballspielende Jungen sind betroffen. Sie klagen über unscharf lokalisierte Schmerzen um die Kniescheibe herum, bisweilen bis in die Tuberositas tibiae hinein. Die Schmerzen verstärken sich in hockender oder knieender Position, auch beim Treppensteigen. Beim Treppabsteigen wird sogar in manchen Fällen ein Giving-way-Phänomen ausgelöst, ein kraftloses Einknicken des Kniegelenkes mit Sturzgefahr, Zeichen einer Insuffizienz des M. quadriceps. Entscheidend ist die Fehlfunktion des Patellofemoralgelenkes mit typischer muskulärer Dysbalance: Verkürzung des M. rectus femoris, des M. tensor fasciae latae und/oder des M. adductor brevis, meist begleitet von einer Abschwächung des M. vastus medialis. Damit ist ein Zug der Patella nach lateral und kranial verbunden („Patellaschielen"). Der sogenannte Quadrizeps-(Q-)Winkel ist eine Beschreibung dieses Valguskraftvektors.

Typische Befunde sind:

- Beugeschmerz im Stand. Eine einseitige Kniebeuge ist infolge der Insuffizienz des M. quadriceps schmerzhaft oder nicht möglich.
- Das Zeichen nach Zohlen ist positiv.
- Verschiebeschmerz der Patella in allen Bewegungsrichtungen.
- Typische oben beschriebene muskuläre Dysbalance. Ob diese regelmäßig gefundene typische muskuläre Dysbalance die Ursache des Leidens darstellt oder ob das Bewegungsmuster schmerzbedingt reflektorisch verändert wird, ist allerdings nicht geklärt.
- Triggerpunkte im M. tensor fasciae latae, M. tibialis anterior, M. glutaeus medius und minimus auf der betroffenen Seite.

Begleitende Befunde:

- Verkürzung des M. psoas und der ischiokruralen Muskulatur
- Tenderpunkte am Kniegelenk, dann nur lateral
- Funktionsstörungen der Sakroiliakalgelenke und lumbal (oft L3/4)

Therapie des femoropatellaren Schmerzsyndroms:

Mit einer Patellabandage oder Taping sowie Sportpause wird der Schmerz schnell reduziert, Schmerzmedikamente sind kaum erforderlich. Die Behandlung der verkürzten Muskulatur ist erforderlich, sie muss sanft durchgeführt werden. Entsprechend der Befunde sind postisometrische Anwendungen das Mittel der Wahl. Anschließend ist nach myofaszialen Verkettungen zu fahnden und zu behandeln. Ohne die weitere krankengymnastische, auch eine sensomotorische Behandlung, und ohne Überprüfung des Sportverhaltens kommt es unweigerlich zu Rezidiven. Kommt es im Gefolge des Leidens zu einer Veränderung des subpatellaren Knorpels – der eigentlichen Chondropathie, besser Chondromalazie –, dann sind die manualmedizinischen Behandlungsmöglichkeiten ausgeschöpft. Erst die MRT gibt Aufschluss über das Ausmaß eines Knorpelschadens. Operative Maßnahmen sind dann erforderlich, z. B. die operative Versetzung beziehungsweise Vorverlagerung der Tuberositas tibiae.

Instabilität der Patella Das unharmonische Gleiten der Patella bei der Kniebeugebewegung stellt eine erhebliche Beeinflussung der Stabilität des Kniegelenkes dar. Die betroffenen Kinder sind im Alltag deutlich beeinträchtigt. Fast immer weicht die Patella nach lateral ab, entsprechend der häufigen bereits beschriebenen Muskeldysbalance. Die Ätiologie ist vielfältig (◘ Tab. 4.16).

Der Manualmediziner untersucht das Kniegelenk im Rahmen der Ganzkörperuntersuchung und findet seine Verdachtsdiagnose bestätigt bei folgenden Befunden:
— Verstärktes Patellaspiel nach lateral, besonders bei Überstreckung des Kniegelenkes
— Schmerzhafte Patellaverschieblichkeit (Zeichen nach Zohlen) im schmerzhaften Intervall

◘ Tab. 4.16 Mögliche Ursachen erhöhter Patellainstabilität

Ätiologie der Patellainstabilität	Symptomatik und Verlauf
Patellaluxation bei angeborenen Störungen mit erhöhter Gelenklaxizität: – Achondroplasie, – Arachnodaktylie – Multiple epiphysäre Dysplasien – Trisomie 21 – Marfan-Syndrom – Angeborene Dysplasie der Patellagleitbahn, selten als alleinige Störung	Patellaluxation meist beidseitig. Bereits im Säuglingsalter ist die Beuge- und Streckfähigkeit behindert, oft mit Knirschgeräuschen verbunden. Die Patella steht hoch ("Patella alta"), und lateral, im axialen Röntgenbild ab dem 2. Lebensjahr sichtbar. Das Kniegelenk steht in Valgusstellung, der Unterschenkel ist außenrotiert.
Traumafolgen	Kniegelenktraumen mit Verletzungen des medialen Halteapparates (Retinaculum patellae mediale) können zu Instabilitäten führen. Auch ohne weitere Traumen treten danach die Patellaluxationen rezidivierend auf, besonders bei Kindern mit allgemeiner Hypermobilität. Die Reluxationsrate liegt bei Kindern höher als beim Erwachsenen (Popkin et al. 2018) und wird wiederum begünstigt von anatomischen Risikofaktoren wie Trochleadysplasie, Patella alta, übermäßige Tibiatuberculum-Lateralisation, erhöhte Patellaneigung (Parikh et al. 2018)
Habituelle Patellainstabilität und –luxation	Tritt auf bei Kindern mit – Allgemeiner Bandlaxität – Genua valga – Torsionsauffälligkeiten: Femurkondylenachse innenrotiert oder Tibiakopfaußenrotation, angeboren oder auch als Traumafolge, oft keine Ursache erkennbar – Muskulärer Dysbalance der Becken-Bein-Muskulatur

4

- Patella alta, besonders deutlich im Röntgenbild
- Achsenabweichungen: Genu valgum, Unterschenkelaußenrotation
- Muskuläre Dysbalance, s. oben
- Axiale Röntgenaufnahmen mit Kniebeugung in 30, 60 und 90 Grad lassen die Dysplasie des Gleitlagers erkennen. Der normal weiter ventral stehende laterale Femurkondylus steht im pathologischen Fall in gleicher Höhe wie der mediale Kondylus. Als Zeichen der habituellen Patellaluxation gilt außerdem eine Kippung und Verbreiterung der Patella nach lateral.

Die *Therapie* der Patellainstabilitäten ist zunächst konservativ: Beseitigung der muskulären Dysbalance, Versuch der Faszienbehandlung des Unterschenkels zur Minderung der Außenrotation. Spätestens nach 3 Rezidiven ist eine Derotationsosteotomie zu planen (Nelitz 2018; Matzen 2007).

Patellaspitzensyndrom Das Patellaspitzensyndrom ist eine Insertionstendinose des Patellabandes (Müller 2012). Diese Bezeichnung wird oft als Sammeldiagnose für Schmerzen unterhalb des Kniegelenkes benutzt. Der Manualmediziner sollte die morphologischen Ursachen ausschließen, z. B. die Apophysitis am unteren Patellapol, der sogenannte Morbus Sinding-Larson-Johanson, sowie den Morbus Osgood-Schlatter, die Apophysitis im Bereich der Tuberositas tibiae bei Jungen und Mädchen in der schnellen Wachstumsphase, s. oben. Die Ultraschalluntersuchung bringt Klarheit. Es handelt sich beim Patellaspitzensyndrom oft um ein sportbedingtes Überlastungssyndrom, meist bei Leichtathleten, deshalb auch bezeichnet als „jumper's knee". In typischer Weise sind Kinder im Schulalter betroffen, sie klagen über Schmerzen beim Gehen und Laufen und lokalisieren den Schmerz ziemlich genau unterhalb der Kniescheibe. Bei der Untersuchung steht das Symptom der schmerzhaften Anspannung des M. quadriceps im Vordergrund: Am mit überhängenden Unterschenkeln sitzendem Kind kann der Unterschenkel nur unter Schmerzen angehoben werden, besonders bei Anspannung gegen den Widerstand des Behandlers verstärkt sich der Schmerz. Eine Kniebeuge unter Belastung ist schmerzbedingt nicht möglich. Die Insertionsstelle des Patellabandes an der Tibia ist druckschmerzhaft, manchmal bereits verdickt tastbar. Typische manualmedizinische Untersuchungsbefunde sind:

- Muskelbefunde mit Verspannung des M. rectus femoris, auch der Hüftadduktoren, selten eine Verkürzung wie beim femoropatellaren Syndrom
- Triggerpunkte im M. rectus femoris, M. adductor magnus, seltener M. vastus lateralis und M. vastus medialis
- Selten Funktionsstörungen im proximalen und distalen Tibiofibulargelenk und im Iliosakralgelenk im Sinne der Verkettung

Die *Therapie* der Wahl im akuten Stadium ist primär die Verordnung einer Trainingspause, im weniger schmerzhaftem Fall nur die Reduzierung der Belastung (Weinert 2017). Eventuell sind Sklerosierungsinjektionen oder Stoßwellentherapie (Horer 2012) angebracht. Zu Beginn der manuellen Behandlung steht die Triggerpunktbehandlung im Vordergrund, Versorgung mit einer Patellabandage sowie Relaxationstechniken der verspannten Muskulatur (Rio et al. 2015), speziell postisometrische Relaxation. Liegt bereits ein Verkettungssyndrom vor, dann ist wie oben beschrieben weiter zu verfahren. Am Ende jeder Behandlung ist der motorische Stereotyp zu untersuchen und komplex zu behandeln, (s. ▶ Abschn. 4.4.6.4).

Tractus-iliotibialis-Band-Syndrom Dieses Syndrom der Überlastung des M. tensor fasciae latae und damit des Tractus iliotibialis tritt ebenfalls bei Leichtathletik treibenden Jugendlichen auf, besonders bei Läufern. Ausstrahlende Fasern über dem lateralen Femurkondylus werden beim Gehen, noch stärker beim Laufen, schmerzhaft angespannt. Hier findet sich ein Druckschmerz maximal bei 30° Kniegelenkflexion.

Befunde:
- Verspannung/Verkürzung des M. tensor fasciae latae
- Triggerpunkte im M. tensor fasciae latae, M. rectus femoris, M. vastus lateralis

Erst im späteren Verlauf entwickelt sich die typische muskuläre Dysbalance der Oberschenkelmuskulatur. Dann entspricht das Beschwerdebild dem des femoropatellaren Syndroms

Die *Therapie* erstreckt sich auf die Behandlung der gefundenen Triggerpunkte, der verspannten/verkürzten Muskulatur sowie des gestörten Stereotyps. Zur Rezidivprophylaxe gehört vor der Wiedereingliederung in den Laufsport die Überprüfung des Trainings und der Beschaffenheit des Sportschuhs.

Ansatztendinose am Pes anserinus Diese Insertionstenopathie ist ebenfalls fehl- oder überlastungsbedingt und betrifft den Ansatz der Mm. sartorius, gracilis und semitendinosus medial am Tibiakopf. Unterhalb des medialen Kniegelenkspaltes tastet man anteromedial das schmerzhafte Pes anserinus, verstärkt bei Kniebeugung, Hüftadduktion und Innenrotation gegen Widerstand. Eine Bursitis kann sich entwickeln.

Es finden sich folgende weitere Befunde:
- Triggerpunkte der Mm. sartorius, gracilis und semitendinosus, der langen und kurzen Hüftadduktoren
- Verspannung/Verkürzung der oben genannten Muskeln
- Im Rahmen der Verkettungen Funktionsstörungen im oberen und unteren Sprunggelenk sowie im proximalen Tibiofibulargelenk

Die Therapie entspricht der der bisher genannten Überlastungssyndrome.

Meniskopathien Traumatische Meniskusverletzungen sind die Domäne der Chirurgie, wenngleich das operative Vorgehen heute weitaus schonender abläuft. Nur Teile des verletzten Meniskus werden entfernt.

Als Scheibenmeniskus wird eine anlagebedingte Verdickung des lateralen Meniskus bezeichnet. Die Kinder klagen in den meisten Fällen nicht über Schmerzen.

4.3.2.4 Die Fußregion

Im Laufe des Wachstums verändert sich das Fußskelett physiologisch. Beim Kleinkind

ist zunächst noch kein Längs- oder Quergewölbe erkennbar (Staheli et al. 1987); (Vanderwilde 1988; Schmidt 2003; Schuh 2011). Das obere Sprunggelenk, der gesamte Rückfuß, steht in Valgusstellung, erkennbar im Stand am medial vortretenden Os naviculare („Doppelknöchel"). Das Längsgewölbe ist mit einem Fettpolster ausgefüllt, als Spitzy-Fettkörper bezeichnet. Bei der Betrachtung des Kindes von dorsal sieht man beim physiologisch valgisierten Rückfuß, dass sich dieser beim Zehenspitzenstand durch Anspannung des M. tibialis posterior varisiert, ein sicheres Zeichen für eine gute Muskelfunktion des Fußes!

Bis zum 5. Lebensjahr stabilisieren sich die Muskulatur und der Bandapparat des Fußes und die Valgusstellung des Rückfußes reduziert sich. Man kann jetzt das Fußlängs- und -quergewölbe erkennen. Während des weiteren Wachstums ändert sich die Fußform kaum noch (Meißner 2011a, b). Man spricht vom „physiologischen Knick-Senkfuß", wenn eine Valgusstellung des Rückfußes erkennbar ist, diese sich aber beim Spitzenstand bis zur Varusstellung verändert, Schmerzen treten hier nicht auf. Der aufmerksame Untersucher sollte aber danach fragen, um morphologische Ursachen frühzeitig zu erkennen. Auch ohne Schmerzangabe, bei verändertem Verhalten des Kindes, z. B. Schmerzhinken oder auch veränderter Aktivität des Kindes mit Vermeiden der Belastung (Herring 2008), ist an eine strukturelle Ursache zu denken.

Folgende Fußfehlformen sollen kurz vorgestellt werden:

Angeborener Klumpfuß Der angeborene Klumpfuß (Pes equinovarus congenitus) ist charakterisiert durch eine Spitzfuß-, eine Hohlfuß-, eine Supinations- und eine Vorfußadduktionsstellung (Wirth 2011). In unterschiedlichem Ausmaß besteht genetisch bedingt eine Talushypoplasie 2013, ein „Missverhältnis von roten und weißen Muskelfasern sowie Bindegewebsneubildungen im Bereich der Sehnengleitgewebe der langen Fußmuskeln" (Matzen 2007; Salzmann 2013). Der Talokalkaneal-Winkel, normal 30–40 Grad, ist entsprechend dem Ausmaß der Deformierung vermindert, die Wadenmuskulatur verkürzt je nach Schweregrad, von

4

der flexiblen Klumpfußhaltung bis zur rigiden, kaum korrigierbaren Form (Wirth 2011; Diméglio et al.1995; Romkes 2006).

Hohlfuß und Hohlballenfuß – beide Formen werden um das 5. Lebensjahr deutlich – sowie der *Spitzfuß* sind oft erste Zeichen einer bestehenden neurologischen Erkrankung, z. B. der spinalen Heredoataxie, hereditären senso-motorischen Neuropathie und der Friedreich-Ataxie (Salzmann 2013; Wirth 2011). Über den sogenannten *idiopathischen Spitzfuß* s. ▶ Abschn. 4.4.5. Angeborene Deformitäten sind der *Sichelfuß*, der *Hackenfuß*, *Metatarsus primus varus* und der *Serpentinenfuß*.

Sichelfuß (Metatarsus adductus) Beim Neu-geborenen kann die physiologische intra-uterine Plantarflexion und Varusstellung persistieren, sie verschwindet in den ersten Lebenswochen. Bleibt dieser Vorgang aus und ist die Sichelfußstellung passiv nicht ausgleich-bar, muss redressierend behandelt werden. Im Vordergrund stehen dann intraossäre und Faszientechniken. Meist bestehen Achsen-abweichungen von Hüfte, Knie, Tibia sowie der Tarso-Metatarsal-Gelenke, welche Korrekturen erforderlich machen.

Angeborener Hackenfuß (Pes calcaneus congenitus) Möglicherweise Folge einer intrauterinen Raum-not erscheint das Neugeborenenfüßchen mehr oder weniger dorsalextendiert. Redressionen sind das Mittel der Wahl, nur in seltenen Extremfällen ist eine Orthese in Korrekturstellung erforderlich.

Knick-Plattfuß/Knick-Senkfuß Diese Fußfehlform ist eine der häufigsten Ursachen, die Eltern in die kinderorthopädische Sprechstunde führt. Den Eltern fällt das fehlende Längsgewölbe auf. Eine zusammenfassende Übersicht zur Differenzial-diagnostik hierzu gibt ▢ Tab. 4.17.

Therapie der angeborenen Fußfehlformen Bereits am 1. Lebenstag wird konservativ mit orthopädisch-redressierenden Maßnahmen behandelt. Eine operative Korrektur ist im Wachstumsverlauf besonders dann erforderlich, wenn die Füße des Kindes nicht belastbar sind und Schmerzen verursachen (Döderlein 2004; Dobbs 2006; Senst 2010; Wirth 1994; Eberhardt 2013). Je nach Ausmaß der Erkrankung ist eine

zusätzliche Orthesen- und Schuhversorgung erforderlich (Hien 2003).Verschiedene Versionen dynamischer Unterschenkel-Fuß-Orthesen und auch die Ringorthese werden verordnet. Begleitende manualtherapeutische Maßnahmen schließen sich an: Behandlung der regelmäßig zu findenden myofaszialen Verkettungen mit Funktionsstörungen der Fibulaköpfchen, Iliosakralgelenke, Kopfgelenke. Von Beginn an ist eine begleitende Faszientherapie sinnvoll, z. B. die Balanced-ligamentous-Tension-Techniken am Fuß und an der Membrana interossea cruris (Carreiro 2004). Danach folgt eine ständige aktive – bei Kleinkindern spielerische – Krankengymnastik zur Aufrechterhaltung des Fußlängsgewölbes, unterstützt durch eine senso-motorische Behandlung und – umstritten – eine Einlagenversorgung.

Speziell bei der Therapie des Klumpfußes ist zunächst die orthopädisch konservative Therapie das Mittel der Wahl (Ponseti 1997, 1996, 1963), (Bensahel 1987), beginnend ab dem ersten Lebenstag. Oft folgt eine operative Maßnahme, auch in den folgenden Wachstumsphasen. Bei einem Klumpfußrezidiv oder nach unzureichender Behandlung geht das Kind spitzfüßig und außenrotiert, Folge der Vorfußadduktion. Später entsteht oft eine Genu-valgum-Stellung. Infolge der funktionellen Verkettung entstehen Funktions-störungen im Becken und meist auch der zervikothorakalen und kraniozervikalen Schlüsselregionen, welche der Manualtherapeut zu behandeln hat. Im Vordergrund dieser Behandlung steht immer wieder die des M. gastrocnemius, des M. tibialis posterior und der Zehenbeuger, um Muskelverkürzungen zu verhindern, gegebenenfalls nach Behandlung mit Botulinumtoxin. Erstaunlicherweise klagen die Kinder selten über Schmerzen; Triggerpunkte finden sich hauptsächlich im M. gastrocnemius und M. tibialis posterior. Klumpfußeinlagen werden unterstützend ver-ordnet.

Die Behandlung des muskelinsuffizienten Knick-Plattfußes ist primär konservativ: Fußmuskeltraining, sensomotorische Fazili-tation nach Janda, auch Spiraldynamik, myo-fasziale Behandlung der Muskulatur, z. B. der Waden- und Ballenmuskulatur (Pfaff 2014), funktionelle Therapie mit orthopädisch-sensomotorischen Einlagen. Der Nutzen von

▣ Tab. 4.17   Differenzialdiagnostik des Knick-Platt- und Knick-Senkfußes

Fußdeformität	Untersuchung	Grundkrankheit/Therapie
Physiologischer Knick-Plattfuß des Kleinkindes, synonym: flexibler Knick-Senkfuß, statischer Plattfuß	– Passiv ist eine manuelle Korrektur möglich (Supination des Rückfußes, Pronation des Vorfußes) – Im Zehenstand: Varisierung des Rückfußes – Im Sitzen am hängenden Fuß: Längsgewölbe deutlich – Anheben der Großzehe führt zur Varisierung der Ferse und Ausbildung des Längsgewölbes (Jack's Test)	Keine Prophylaktisch ist eine häusliche Fußgymnastik ratsam (Wirth 2011; Wagner 2013), z. B. Barfußlaufen auf unebenem Boden, Fußspiele mit Greif- und Hüpfübungen
Angeborener Knick-Plattfuß, synonym Talus verticalis, Pes planovalgus congenitus Angeborene Deformität des Fußes mit Luxation des Talonavikular- und des Talokalkanealgelenkes. Der Vorfuß ist abduziert und extendiert (Arbab 2013). Der Talokalkaneal-Winkel ist vergrößert	– Passive Korrekturgriffe ohne Effekt – Beschwielung entsprechend der Belastung – Im Zehenstand: Keine Varisierung des Rückfußes – Im Extremfall stempelartig konvex („Schaukelfuß")	Orthopädische Therapie erforderlich, s. unten
Statischer kindlicher Knick-Plattfuß, synonym Knick-Plattfuß, Knick-Senkfuß, Pes planovalgus infantum	– Weicher Fuß, passive Korrektur möglich – Zehenstand nicht möglich oder unsicher und ohne Varisierung des Rückfußes	– Überlastung durch Adipositas – Insuffizienz der Muskulatur – Habituelle Bandlaxität Therapie: Krankengymnastische Übungstherapie, auch zeitweilige Detorsionseinlagen mit Varisierung des Rückfußes und Pronation des Vorfußes
Neuromuskulärer Knick-Senkfuß	Entsprechend der Grundkrankheit	– Allgemeine Hypotonie, z. B. bei Marfan-, Down-, Ehlers-Danlos-Syndrom – Hereditäre Neuropathien – Periphere Parese M. tibialis posterior (infektiös, traumatisch) – Infantile Zerebralparese ("peroneal spastic flatfoot") – Spina bifida (Auer-Grumbach 1999).
Knick-Senkfuß mit Schmerzangabe im unbelasteten Zustand	Differenzialdiagnostische Abklärung (Arthritis, Tumor, Infektion)	Therapie: Entlastung, je nach Ursache
Entzündlicher Plattfuß als Insertionstendopathie der Fibularisansätze	Druckschmerz am Muskelansatz, Pronationsschmerz, Entzündungsparameter	Überlastung, daher früher "Lehrlingsplattfuß" Therapie antiphlogistisch, Entlastung

Einlagenversorgungen ist umstritten (Correll 2004; Götz 2013; Radl 2012).

Auch bei der Therapie der neuromuskulären Fußdeformierungen steht das Ziel im Vordergrund, Muskelverkürzungen und sekundäre Gelenkkontrakturen zu vermeiden, auch hier sind Verkettungen häufig.

Bei jeder Therapie der Fußdeformitäten ist das Körpergewicht als disponierender Faktor zu beachten und gegebenenfalls korrigierend zu beeinflussen.

Kompartmentsyndrome im Unterschenkel Sie kommen im Jugendalter als Trauma- oder auch als Überlastungsfolge vor.

4

Beim **Tibialis-anterior-Syndrom** klagen die Jugendlichen über belastungsabhängige Schmerzen im Extensorenbereich des Unterschenkels infolge einer Enge der Extensorenloge am Unterschenkel im tibialen Fach des Ligamentum cruciforme, eng verbunden mit Spannungszuständen der Membrana interossea und der Faszia cruris. Betroffen sind der M. tibialis anterior, der M. extensor hallucis longus und der M. extensor digitorum longus. Die Muskulatur ist verhärtet, druckdolent und dehnungsschmerzhaft. Die Jugendlichen klagen über extreme Schmerzen bei der Dorsalflexion der Zehen und beim Abrollvorgang des Fußes.

Tibialis-posterior-Dysfunktion Diese Entität ist in den letzten Jahren in den Vordergrund des Interesses gerückt.

Differenzialdiagnostisch wird es vom reinen Kompartmentsyndrom, einer faszialen Enge im Ansatz an der Membrana interossea, getrennt gesehen (Leumann et al. 2007; Frey 1990). Die Tibialis-posterior-Dysfunktion bei Kindern wird in unserem Krankengut häufiger beobachtet als bisher angenommen, daher widmen wir diesem Syndrom eine größere Aufmerksamkeit (◘ Abb. 4.24). Es hat seine Ursache in Überlastungen beim Leistungssport; Adipositas und Mikrotraumen spielen eine Rolle. Auch kann sich beim angeborenen Knick-Plattfuß das Krankheitsbild durch chronische Überlastung der medialen Stabilisatoren entwickeln. Der M. tibialis anterior verläuft in der Flexorenloge

hinter dem medialen Malleolus zusammen mit den Mm. flexor hallucis und digitorum longus, er ist der wichtigste Stabilisator des inneren Längsgewölbes des Fußes. Das Krankheitsbild wird entsprechend seiner Ausprägung in 4 Stadien eingeteilt: Stadium 1 mit Tenosynovitis, Stadium 2 mit passiv ausgleichbarer Fußfehlstellung, 3 und 4 fixierte, passiv nicht korrigierbare Fehlstellung (Mosier 1998; Leumann et al. 2007).

Bei der klinischen **Untersuchung** finden sich:

- Schmerzen im Muskelverlauf, besonders in Höhe der Loge und distal am breitgefächerten Muskelansatz am Os naviculare. Entzündliche Zeichen können das Krankheitsbild begleiten.
- Sonografie: Oftmals Erguss in der medialen Loge.
- Verlust der Funktion des M. tibialis posteror, die Anhebung des inneren Fußgewölbes führt zum Absenken des Fußlängsgewölbes. Diese Plattfußstellung wirkt sich auf die vermehrte Valgusstellung der Ferse aus, in deren Folge der Vorfuß verstärkt abduziert wird („too many toes sign").
- „heel rise sign": Im Zehenstand fehlt die Varisierung des Rückfußes, Zeichen einer muskulären Insuffizienz.
- In der aufsteigenden Kette werden die Peronealsehnen und der M. gastrocnemius überlastet, die Tragefunktion des Fußes ist gestört. Weitere aufsteigende Verkettungen entstehen.
- Triggerpunkte sind im Muskelverlauf zu finden.

Differenzialdiagnostisch muss an ähnliche Beschwerdebilder gedacht werden:

- Insuffizienz der Innenbänder des Sprunggelenkes: Deutliche Aufklappbarkeit im oberen Sprunggelenk, die Druckschmerzen sind auf den Bandansatz lokalisiert (Mosier 2005).
- Posteriores Impingement des oberen Sprunggelenkes, Druckpunkte liegen hinter dem medialen Malleolus.
- Plantarfaszitis, gekennzeichnet durch Druckdolenz im Faszienverlauf.
- Fehlbildungen wie z. B. eine tarsale Koalition. Eine MRT gibt Aufschluss.

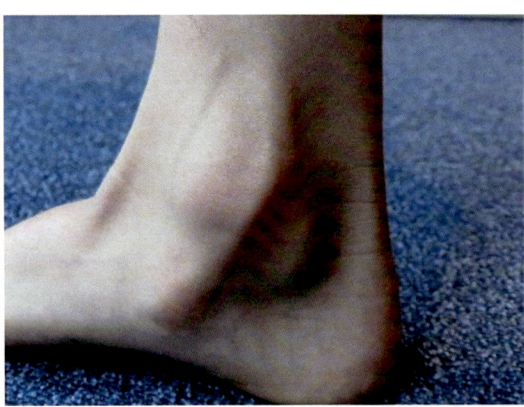

◘ **Abb. 4.24** Tibialis-posterior-Syndrom im Stadium 1. (Mit freundlicher Genehmigung von Dr. Peter Henning)

Therapie: Unbehandelt oder zu spät behandelt droht die Entwicklung eines Pes planovalgus abductus, daher ist eine stadiengerechte Therapie erforderlich. Zu Beginn der Erkrankung (der Rückfuß ist passiv noch korrigierbar, Stadien 1 und 2) kann konservativ behandelt werden: Faszientechniken, Behandlung der Entzündung, Triggerpunktbehandlungen und Spiraltherapie werden empfohlen sowie Anheben des medialen Fußgewölbes zur Entlastung desselben mit Einlagen oder Orthese und Behandlung der häufigen Befunde im Krankheitsverlauf:

- Funktionsstörungen im Becken
- Funktionsstörungen in Unterschenkel Membrana interossea und Fibulaköpfchen
- Muskuläre Dysbalance im Sinne eines unteren gekreuzten Syndroms, s. ▶ Abschn. 4.4.6.2

In den Stadien 3 und 4 mit knöcherner Fixation ist die operative Therapie bis hin zur Arthrodese in Extremfällen indiziert (Imhoff 2004). Postoperativ ist nach allen Therapieformen die Diagnostik und Behandlung weiterer Funktionsstörungen angezeigt; ein systematischer muskulärer und sensomotorischer Aufbau ist erforderlich.

Tibiakantensyndrom Darunter verstehen wir unspezifische Unterschenkelschmerzen während des Laufsports. Eine tibiale Stressfraktur ist differenzialdiagnostisch auszuschließen. Die Schmerzen setzen gewöhnlich mit dem Laufen ein und lassen während des Laufens nach. Meist sind falsche Laufstereotype die Ursache; eine systematische Änderung des Bewegungsablaufes und Einlagenversorgung mit Stoßdämpferfunktion gelten als Therapiemittel der Wahl. Auch sollten die Jugendlichen nach Trainingsneubeginn das Laufen auf harten Fußbodenbelägen vorerst vermeiden.

„Wachstumsschmerzen" Dieses Phänomen soll bei 30 % aller Kinder zwischen 3 und 6 Jahren auftreten. Eine Ursache ist nicht bekannt, es handelt sich um ein flüchtiges Syndrom. Da diese Schmerzen in besonderen Wachstumsphasen gehäuft auftreten, wurde ein Zusammenhang mit dem Wachstumsprozess gesehen, möglicherweise eine regionale Minderdurchblutung der Wachstumsfugen infolge hormoneller Schwankungen in der Nacht. In typischer Weise klagen die Kinder nach einer kurzen Einschlafphase über Beinschmerzen, lokalisieren das meist auf die Unterschenkel, häufig die Tibiakante. Das Kind steht nicht unter Leidensdruck und ist am nächsten Morgen vergnügt und munter, nur die Eltern sind müde. Bei uns hat sich die elterliche Zuwendung bewährt, verbunden mit Berührungen der vom Kind angegebenen Schmerzareale im Sinne einer Fazilitation. Bei sehr ausgeprägtem Schmerz kann Ibuprofen gegeben werden, hilft dann üblicherweise auch. Da auch Knochentumoren mit nächtlichen Beinschmerzen einhergehen können, sollte immer nach der exakten Schmerzlokalisation gefragt werden. Wachstumsschmerzen haben typischerweise wechselnde Lokalisationen. Wird immer die gleiche Stelle als schmerzhaft angegeben, sollte sicherheitshalber ein Röntgenbild angefertigt werden.

Fußschmerzen Kinder klagen selten über Fußschmerzen. Diese werden oft erst bemerkt, wenn das Kind durch Hinken oder Schonen auffällig wird. Bei angeborenen Fußfehlformen mit extrem auffälligem Gangbild klagen die Kinder erstaunlicherweise selten über Schmerzen. Zunächst müssen morphologische Ursachen ausgeschlossen werden: Frakturen, Entzündungen, rheumatische Erkrankungen, Tumore, Nekrosen sowie Distorsionen mit Weichteilverletzungen. Erst danach wird weiter manualmedizinisch untersucht. Diese Untersuchung entspricht der am Erwachsenen, es wird auf die Literatur verwiesen (Sachse 2012).

Rezidivierende Distorsionen Häufig suchen Schulkinder die Sprechstunde auf mit der Bitte um eine Befreiung vom Schulsport. Sie knicken bei jeder Gelegenheit mit den Füßen um, meist in Varusrichtung, die Knöchelgegend ist schmerzhaft, auch bei intakten Seitenbändern. Ursache ist eine muskuläre Insuffizienz, oft gepaart mit lokaler Hypermobilität, die zu dieser Unsicherheit führt, besonders beim Stand, beim Gehen auf unebenen Wegen oder bei Sprung-und Laufübungen. Bei der Untersuchung wird die Standunsicherheit deutlich, wenn man das Kind auffordert, sich in den Zehenstand zu begeben: Die zu erwartende Varisierung des Rückfußes bleibt aus. Hinzu kommt, dass der Zehenstand

4

ungern durchgeführt wird, da Schmerzen im Rück- und Vorfußbereich auftreten. Man findet regelhaft eine Funktionseinschränkung im unteren Sprunggelenk. Als Therapie empfiehlt sich zunächst eine leichte Orthese, um Rezidive zu vermeiden, die Beseitigung der Funktionsstörungen sowie die Verordnung der sensomotorischen Fazilitation nach Janda, verbunden mit einem eigenen häuslichen Übungsprogramm. Auch im Kleinkindalter kann man bereits Standunsicherheiten finden. In diesem Fall sollen die Eltern das Kind möglichst viel auf unebenen Wegen barfuß laufen lassen, um die Fußmuskulatur zu beanspruchen und die Propriozeption der Fußsohle zu fördern. Eine Sportbefreiung auf Dauer ist nicht sinnvoll.

Die Metatarsalgie, Schmerzen im Vorfuß beim Abrollvorgang und beim Zehenstand, tritt meist im späteren Schulalter auf. Eine aseptische Nekrose eines Metatarsalköpfchens (Morbus Köhler) ist radiologisch auszuschließen (Stillfried 2014). Man findet bei der typischen Metatarsalgie Funktionsstörungen der Zehengrundgelenke 2 und 3 und der Junktionen der Metatarsalköpfchen, des gleichseitigen Fibulaköpfchens, oft auch Triggerpunkte im M. flexor digitorum longus und brevis, immer verbunden mit einer schmerzhaften Verspannung des gesamten Quergewölbes. Die Therapie beschränkt sich auf die Beseitigung dieser oft rezidivierenden Funktionsstörungen, vorübergehend eine Einlagenversorgung mit retrokapitaler Abstützung, eine Entlastung des Vorfußes mit sogenannter Schmetterlingsrolle im Schuh und danach eine fußmuskelkräftigende Krankengymnastik, auch Spiraldynamik. Unbehandelt ist mit weiteren Rezidiven zu rechnen. In diesem Fall ist heranwachsenden Mädchen vom Tragen von „high heels" abzuraten!

Differenzialdiagnostisch ist eine *Morton-Neuralgie* auszuschließen, eine Neuralgie im distalen Versorgungsbereich des N. tibialis infolge kleiner Neurinome. Meist sind die Digitalnerven D3 und 4 betroffen im Sinne eines Engesyndroms. Manualmedizinische Maßnahmen bleiben ohne Erfolg, eine chirurgische Entfernung ist erforderlich.

Die sogenannte Marschfraktur, eine metatarsale Ermüdungsfraktur überlasteter Füße, kommt bei Kindern selten vor, eher bei Jugendlichen im Leistungssport (Laufsport, Sprungdisziplinen).

Fersenschmerzen, dorsal oder plantar, sind im Kindesalter meist durch schmerzhafte Triggerpunkte ausgelöst, besonders nach intensiver sportlicher Betätigung (Laufen, Springen). Betroffen sind der M. abductor hallucis (medialer Fersenschmerz) und der M. flexor digitorum brevis (Schmerz medial-distal des Fersenbeins) (Travell 1998). Selten besteht eine Entzündung der Sehnenplatte der Fußsohle (plantare Faszitis). Als Therapie empfiehlt sich die Triggerpunkt- und Faszienbehandlung in Verbindung mit abstützenden Einlagen.

Unter der Sammelbezeichnung Achillodynie werden von vielen Autoren die dorsalen Fersenschmerzen zusammengefasst. Es handelt sich um verschiedene Formen einer Insertionstendopathie des M. gastrocnemius, sonografisch erkennbar (Hein 2015; Lopes 2012; Haglund-Akerlin 1993; Smart et al.1970; Paavola 2002; Krutsch et al. 2015; Geyer 2005). Im chronischen Stadium kann eine spindelförmige Auftreibung der Sehne und des peritendinösen Gewebes deutlich sein. Ursache ist ebenfalls eine Überlastung, besonders im Schulalter. Bei der Untersuchung fällt ein Druckschmerz des Sehnenansatzes auf, ein schmerzhafter Zehenstand sowie ein Schmerz bei der Untersuchung auf Verlängerung des M. gastrocnemius. Oft sieht man eine Schwiele an der dorsalen Seite der Ferse und Druckstellen des Schuhs (Gabel 2014; Harrasser 2017). Die sonografische Untersuchung deckt in seltenen Fällen eine Bursitis sub- oder retroachillaea auf. Eine *Gastrocnemiusruptur,* an typischer Stelle weiter proximal, muss ebenfalls sonografisch ausgeschlossen werden; ein Beispiel s. ◘ Abb. 4.25.

Zur *Therapie* der Achillodynie ohne Anhalt für Sehnenruptur gehört die Reduzierung der sportlichen Belastung, eine kurzzeitige Einlagenversorgung mit Weichbettung der Fersen, bei Entzündungszeichen die kurzzeitige Verabreichung von nichtsteroidalen Antiphlogistika. Kryotherapie ist oft nur 1–2 Tage erforderlich. Weiterhin ist das Tragen fersenfreier Schuhe zu verordnen und die verkürzte Gastrocnemiusmuskulatur mit postisometrischen Techniken (Müller 2011) zu

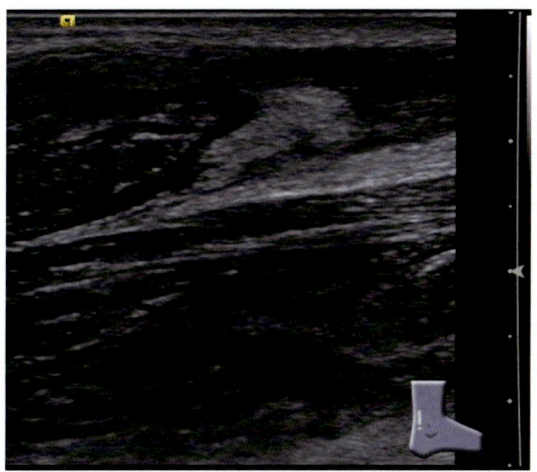

Abb. 4.25 Im sagittalen Ultraschall eindeutige Konturirregularität im Bereich der Ruptur. Das Hämatom ist organisiert und imponiert hyperechogen. (Aus Weber 2018)

behandeln. Die lokale Applikation eines Nitrosprays (2-mal täglich 2 Hub) kann die regionalen Durchblutungsverhältnisse positiv beeinflussen. Manualtherapeutisch besteht Behandlungsbedarf: In der Regel findet man Funktionsstörungen des Fibulaköpfchens, der Metatarsalgelenke sowie des gegenseitigen Sakroiliakalgelenkes. Je größer die Kinder werden, desto häufiger findet man Tenderpunkte, die ebenfalls zu behandeln sind (Jones 2005a, b; Rennie 2008; Hoppenfeld 1976). Ein *Fersensporn* wie beim Erwachsenen ist bei Kindern eine Seltenheit, meist handelt es sich um eine plantare Insertionstendinose des ansetzenden M. quadratus plantae mit entsprechenden Triggerpunkten (Müller 2012).

Unter **Apophysitis calcanei** versteht man die Nekrose der Kalkaneusapophyse, meist zur Zeit eines Wachstumsschubes mit kurzzeitigen Schmerzen (Lohrer 2015). Die manualmedizinische Betreuung entspricht der der Achillodynie: Antiphlogistische Therapie im Bedarfsfall, Entlastung der Ferse mit einem Fersenkissen, postisometrische Relaxationstherapie des M. gastrocnemius und des M. quadratus plantae sowie Faszien-Release der Plantaraponeurose.

Knochennekrosen am Fuß, s. Abschn. 4.2.6 und ▪ Tab. 4.18.

4.3.3 Die obere Extremität

4.3.3.1 Die Schulterregion

Schmerzen im Schulter-Nacken-Bereich kommen im Kindesalter wesentlich seltener vor als im Erwachsenenalter. Zunächst sind strukturelle Ursachen auszuschließen (Buchmann 2009, 2010; Dragu 2009).

Differenzialdiagnostische Erwägungen bietet ▪ Tab. 4.19.

Ausgeprägte manualmedizinische Syndrome wie beim Erwachsenen findet man im Kindesund frühen Jugendalter nicht. So tritt z. B. ein Syndrom der oberen Thoraxapertur, wie bei Buchmann für Erwachsene beschrieben (Buchmann 2009), im Kindes- und Jugendalter in dieser Form nicht auf, so die eigenen Erfahrungen bei 121 Kindern mit Schulterschmerzen im Alter von 10–17 Jahren. Es ist anzunehmen, dass diese Syndrome sich erst später etablieren.

▪ **Tab. 4.18** Knochennekrosen am Fuß	
Lokalisation	**Eigenname**
Os naviculare pedis	Morbus Köhler I (Stillfried 2014)
Großzehenbasis	Morbus Thiemann
Metatarsalköpfchen 2–4	Morbus Freiberg-Köhler II Häufigste Nekrose am Fuß, Mädchen sind mehr betroffen als Knaben. Entlastende Einlagen oder Schuhzurichtungen sowie Sportbefreiung bringen schnelle Erleichterung der Beschwerden. Nur in seltenen Fällen ist eine Osteotomie notwendig (Stillfried 2014)
Os cuboideum	Morbus Silverskjöld

4

◻ Tab. 4.19 Differenzialdiagnose des Schulterschmerzes

Verletzungsfolgen	Frakturen, Luxationen (Edmonds 2014) Traumatische Sehnenverletzungen, Wurzelausrisse Radiologische Diagnostik
Entzündliche Erkrankungen aus dem rheumatischen Formenkreis	Alle Gelenke der Schulter können befallen sein, auch die Muskulatur und Bursen Serologische Diagnostik
Entzündliche Erkrankungen nicht-rheumatischer Genese	Zum Beispiel bakterielle Entzündungen, Virusinfektionen, Tuberkulose, Vaskulitiden, akute Myositis, Osteomyelitis, Schultergelenkempyem, Sterno- und Akromioklavikular-Arthritis, zervikale Spondylodiszitis, Bursitiden (bakteriell und nichtbakteriell), alle Formen des Lupus erythematodes Serologische und radiologische Diagnostik
Impingementsyndrome	Siehe Text
Schulterinstabilitäten	Glenohumeral-, Akromioklavikular-, Sternoklavikulargelenk, Bandinstabilitäten Marfan-Syndrom Habituelle Schulterluxation Klinische Untersuchung, MRT
Raumfordernde Prozesse	Malignome, Exostosen, Halsrippen, Klippel-Feil-Syndrom Zervikaler Bandscheibenvorfall, Syndrom des engen Spinalkanals, zervikales epidurales Hämatom, Meningeome, Enchondrome Diagnostik: Bildgebende Verfahren
Schulterschmerzen im Rahmen weiterer Krankheiten	Zum Beispiel Klippel-Feil-Syndrom (s. ▶ Abschn. 4.2.4.4), Osteogenesis imperfecta, Enchondromatose, fibröse Dysplasie, McCune-Albright-Syndrom (mit Pubertas praecox), Pannikulitis Pfeiffer-Weber-Christian (meist mit Pankreatitis)
Schulterschmerzen bei viszeralen Erkrankungen	Lunge, Herz, Pleura, Mediastinum, Gallenblase Internistische Diagnostik
Zervikaler Bandscheibenvorfall	Im Kindesalter absolute Seltenheit! Klinische Diagnostik: Segmentale Schmerzausbreitung, Reflexausfall, Parese/Schwäche des "Kennmuskels" MRT
Knochennekrosen, s. ▶ Abschn. 4.3.1	Caput humeri – Morbus Haas

Impingementsyndrome Sie gehören im Kindesalter zu den Seltenheiten. Die für die Impingementsyndrome im Erwachsenenalter noch häufig benutzten Bezeichnungen „Periarthropathia humeroscapularis" oder „Schulter-Arm-Syndrom" sind auf das Kindesalter keineswegs übertragbar. Die Bezeichnung Impingementsyndrom sollte sich auf die schmerzhaften Tendopathien der Rotatorenmanschette mit strukturellem Hintergrund beschränken. Zum Beispiel entsteht ein *subakromiales Engesyndrom* nach einem Trauma der Schulter durch Spornbildung des Akromions oder der Klavikula, auch im Rahmen von Fehlbildungen, z. B. Hakenform des Akromions. Die sich entwickelnde Beeinträchtigung des M. supraspinatus und der Bursa subacromialis führt zum „painful arc" (schmerzhafte Abduktion in unterschiedlichem Ausmaß zwischen 60 und 120 Grad) und positivem Neer-Test (forcierte Flexion und Innenrotation bei fixierter Skapula lösen den Schulterschmerz aus), (Brkic 2015; Beirer 2017). Die sogenannte *Pulley-Läsion* ist eine Schädigung der langen Bizepssehne, die in Zusammenhang mit einer Verletzung der Subskapularissehne und/oder der fixierenden Schulterligamenta ihr Lager im Sulcus bicipis humeri verlässt. Beweisend sind positive Subskapulariszeichen sowie ein lokaler Druckschmerz über der Bizepsrinne, synonym a*nterosuperiores Impingement* (Held 2008).

Tendopathien der Rotatorenmanschette sind trauma- oder überlastungsbedingt. Typischerweise stehen Schmerzen bei Beanspruchung des überlasteten Muskels im Vordergrund der

Beschwerden, oft diffus, auch ausstrahlend im typischen Referred-pain-Bereich als triggerpunktassoziierte Schmerzen (Travell 1998). Das betrifft Kinder im Schulalter, besonders bei einseitig belasteten Kindern. Intensiv Sport treibende Kinder klagen über bewegungsabhängige Schmerzen bei Sportarten wie Tennis, Golf, Handball, Faustball, Volleyball, Kugelstoßen im Sinne eines Überlastungssyndroms. Trainingsfehler sind häufige Ursachen, auch unkontrolliertes Hanteltraining der Jugendlichen in Fitnesszentren. Andererseits tritt das gleiche Erscheinungsbild bei inaktiven und untrainierten Kindern auf, wenn sie sich im Rahmen des Schulsports betätigen müssen.

Immer ist der Isometrietest und die Dehnung der betroffenen Muskulatur schmerzhaft: Ist der M. infraspinatus betroffen, so besteht ein isometrischer Schmerz bei Außenrotation der Schulter sowie in Innenrotationsendstellung. Bei Beeinträchtigung des M. subscapularis ist die Anspannung in Innenrotation sowie die Enddehnung in Außenrotationsstellung mit einem Schulterschmerz verbunden. Tendopathien des M. supraspinatus verursachen einen Schmerz beim isometrischen Abduktionstest. Die Tendopathien der langen Bizepssehne, ebenfalls trauma- oder überlastungsbedingt, gehören ebenfalls in diesen Formenkreis. Auch in diesem Fall besteht ein Anspannungsschmerz des Muskels: Supination gegen Widerstand bei proniertem, dem Körper in 90°-Ellenbogenbeugung anliegendem Arm (Yergason-Test), sowie Muskel-Sehnen-Verlängerungsschmerz in maximaler Innenrotation und Retroversion. Typische Triggerpunkte sind bei allen Tendopathien die Regel: Triggerpunkte der betroffenen Muskulatur und der stabilisierenden Muskeln, z. B. M. trapezius, pectoralis major und minor (Müller 2012).

Manualmedizinischer Untersuchungsablauf beim kindlichen Schulterschmerz Grundsätzlich ist bei der Untersuchung in der Reihenfolge zu verfahren:
- Übersichtsuntersuchung im Stehen mit General Listening
- Ganganalyse
- Regionale Übersichtsuntersuchung
- Spezielle Untersuchung der gestörten Schulterregion: Gelenke, Muskulatur, Faszien
- Untersuchung der Region mit Palpation der inneren Organe und deren Aufhängungen
- Suche nach Verkettungsmustern

Wir verweisen auf unsere Ausführungen der Untersuchungspraxis beim Kind (Seifert et al. 2017).

Bei Jugendlichen jenseits der Pubertät werden die Schulterschmerzen dem des Erwachsenen ähnlich. Je länger der Zustand anhält, desto mehr Strukturen beteiligen sich an der Störung, wie an folgenden Beispielen aufgezeigt werden soll (◘ Tab. 4.20).

Im Sinne einer Verkettung entstehen **Schulterschmerzen bei thorakaler Hochatmung.**

Atemstörungen treten im Kindesalter bei Herz-, Lungen- oder Zwerchfellerkrankungen auf. Man findet sie auch bei Muskelerkrankungen, Paresen oder als Verletzungsfolgen (Pneumothorax, Wirbelfrakturen, Rippenverletzungen). Unter den pulmonalen Erkrankungen seien die Mukoviszidose und das kindliche Asthma besonders hervorgehoben. Auffällig ist immer, dass außer den Hauptatemmuskeln (Diaphragma thoracis, Mm. intercostales, Bauchmuskulatur am Ende der Ausatmung) zusätzlich die sogenannten Atemhilfsmuskeln eingesetzt werden (Pars descendens M. trapezius, M. levator scapulae, M. pectoralis, M. scalenus, M. serratus, M. sternocleidomastoideus, kurze Nackenstrecker). Dieses Erscheinungsbild, die thorakale Hochatmung (Buchmann 2011) führt zu Fehlbelastung und Überlastung einzelner Muskelgruppen mit triggerpunktinduzierten Schulterschmerzen. Im Rahmen der Verkettungen findet man Funktionsstörungen im Schultergürtel, Tenderpunkte im vorderen und hinteren Rippenbereich, Dysfunktionen der zervikothorakalen Faszien. Am Ende ist das „Primat" der Störung nicht zu erkennen. Die Dysfunktionen beeinflussen sich gegenseitig und schaukeln sich auf, oft schmerzbedingt; der Schmerz ist dem Kind oft unbewusst, wenn er nicht eine gewisse Intensität übersteigt.

Sinnbildlich zeigt sich die muskuläre Fehlbelastung beim Asthmaanfall eines Kindes. Es steht oder sitzt mit hochgezogenen Schultern („thorakale Hochatmung"), die Arme zur Stabilisierung gestreckt aufgestützt. Sichtbar angespannt werden die Mm. trapezii, levatores

4

> ◘ **Tab. 4.20**   Charakteristika bei Tendopathien verschiedener Schultermuskeln

Betroffener Muskel	Schmerzausstrahlung, Befunde	Begleitbefunde
M. supraspinatus Triggerpunkte oberhalb der Spina scapulae	Tiefer Schmerz in der mittleren Deltaregion Schmerz bei aktiver Abduktion und Abduktion gegen Widerstand. Dehnungsschmerz in Adduktion	Verspannung des M. supraspinatus. Triggerpunkte M. pectoralis major, M. levator scapulae. Selten Tenderpunkte obere Rippen Funktionsstörungen 1. Rippe, zervikothorakal, Kopfgelenke
M. infraspinatus Triggerpunkte unterhalb der Spina scapulae und am medialen Scapularand	Schmerz in der vorderen Deltaregion, Schmerz bei aktiver und isometrischer Außenrotation. Dehnungsschmerz bei Innenrotation	Verspannung M. infraspinatus, Triggerpunkte M. deltoideus. Selten Tenderpunkte vordere Rippen Funktionsstörungen zervikothorakal, Klavikula, Kopfgelenke, Verspannung Thoraxfaszie, Diaphragma thoracis
M. subscapularis Triggerpunkte in der Fossa subscapularis	Schmerz in der hinteren Deltaregion bis über die Skapula, Rückseite des Oberarms, sehr selten bis zum lateralen Epikondylus. Isometrischer und aktiver Innenrotationsschmerz (Schürzengriff) Dehnungsschmerz bei Außenrotation	Verspannung des M. subscapularis Triggerpunkte M. latissimus dorsi Selten dorsale Tenderpunkte der oberen Rippen, Funktionsstörungen der Thoraxfaszien, des Akromioklavikulargelenkes, des Diaphragma thoracis
M. subclavius Triggerpunkte unterhalb der Klavikula	Diffuser Schmerz über der Vorderseite der Schulter ohne Ausstrahlung	Spannung der vorderen Halsfaszien. Funktionsstörungen des Hyoid Selten Tenderpunkte vorderer Thorax und Schulter
M. biceps Triggerpunkte Vorderseite Oberarm	Schmerz über der Vorderseite des Oberarms bei isometrischer und aktiver Beugung des Ellenbogengelenkes Dehnungsschmerz bei Überstreckung des Ellenbogengelenkes	Funktionsstörungen des Akromioklavikulargelenkes und zervikothorakal Faszienstörung vorderer Thorax und Hals, oromandibuläre Dysfunktionen Kaum Tenderpunkte vordere Schulter

scapulae, scaleni, sternocleidomastoidei, supraspinati und die Nackenstrecker. Das Zwerchfell steht tief, ist wenig beweglich. Nach dem Asthmaanfall verbleiben Triggerpunkte in den genannten Muskeln mit Schmerzen in den betroffenen Muskeln und entsprechendem Ausstrahlungsschmerz wie oben beschrieben. Man findet in typischer Weise Funktionsstörungen zervikothorakal, thorakal, an den Rippen und in den Sternoklavikulargelenken. Nicht immer wird dem Zusammenhang zwischen Fehlatmung und Schulterschmerz die genügende Aufmerksamkeit gewidmet.

Verkettung von Schulterschmerzen und oromandibulärer Dysfunktion Im Prinzip kann jede morphologische und funktionelle Störung sich über Verkettungen im Schulterbereich manifestieren. Der Manualmediziner findet Funktionsstörungen wie oben beschrieben, behandelt diese und bemerkt nach kurzer Zeit erneute Schmerzrezidive, auch nach erfolgreicher Behandlung. Erst die erneute Schritt-für-Schritt-Untersuchung führt das Augenmerk des Untersuchers auf die Störung im oromandibulären System (s. ▶ Abschn. 4.1.2 die oromandibuläre Dysfunktion), sei es ein Zahngranulom oder z. B. eine Aufbissdysfunktion mit Muskelverspannung und Kiefergelenkblockierung. Zusammenhänge mit gestörter Statik im Beckenbereich, HWS-Funktionsstörung oder oromandibulärer Dysfunktion sind häufig. Sie wurden auch von Biedermann beschrieben (Biedermann 2007).

**Manualmedizinische Behandlung der Schulter-
schmerzen** Nach Abgrenzung von struktureller
und funktioneller Pathologie wird das gesamte
manualmedizinische Behandlungsrepertoire
eingesetzt, bei struktureller Erkrankung
begleitend, bei funktioneller Pathologie primär.
Man beginnt befundentsprechend mit der
Relaxation relevanter Triggerpunkte, behandelt
die diagnostizierten Gelenkstörungen der HWS,
BWS, zervikothorakal und gegebenenfalls der
Kiefergelenke. Voraussetzung ist die Über-
windung der akuten und besonders schmerzhaften Phase mit kurzzeitiger antiphlogistischer
Behandlung und gegebenenfalls Sportbefreiung
von belastenden Hang- und Stützübungen. Ein
myofasziales Release der Faszienketten schließt
sich an sowie ein Release von thorakalem,
zervikothorakalem Diaphragma und, wenn
erforderlich, Rückschnelltechniken („recoil")
am Thorax sowie die Behandlung der (bei
Kindern selten vorhandenen) Tenderpunkte.
Keineswegs sind sämtliche Funktionsstörungen
in einer Behandlungssitzung zu behandeln,
zunächst nur die schmerzrelevanten. In der
nächsten Sitzung, nach erneuter Untersuchung,
wird in der bewährten Reihenfolge Gelenk –
Muskel – Faszien weiterbehandelt. Immer
sind Rezidive sowie Verkettungsstörungen in
der Armkette und am Thorax bis zur Becken-
region behandlungsbedürftig. Am Ende der
Behandlungsserie steht die Prophylaxe von
Schmerzrezidiven: Die Behandlung der myofaszialen Dysbalancen (s. ▶ Abschn. 4.4.6)
sowie die krankengymnastische Betreuung
zur Koordination der Armbewegungen und
der Atmung. Jugendlichen kann man auch ein
Eigenprogramm zeigen wie beim Erwachsenen:
Selbstmobilisation von BWS, Rippen und
Zwerchfell (Hiecke 2006). Im Falle einer Atem-
stereotypstörung ist die klassische Atemtherapie
nach K. Knauth, A. Schaarschuch und E.
Gindler zu empfehlen.

4.3.3.2 Die Unterarm-Ellenbogen-Region

Auch im Fall von Schmerzen im Ellenbogen-
Unterarm-Bereich ist zunächst der Ausschluss
struktureller Störungen unerlässlich. Es gelten
die gleichen Kriterien wie bei der Differenzialdiagnose der Schultererkrankungen. ◘ Tab. 4.21
gibt hierzu einen Überblick.

**Manualmedizinische Untersuchung bei Schmerzen
der Ellenbogenregion** Eingefügt in den manualmedizinischen Untersuchungsablauf wird die
Ellenbogenregion untersucht:

- Beweglichkeit der Beugung und Streckung
  sowie Pronation und Supination im Seiten-
  vergleich. Die Bewegungseinschränkung in
  der Reihenfolge Beugung-Streckung weist
  den Behandler auf die Störung im Gelenk
  selbst und dessen Kapsel hin (Cyriax 1975;
  Sachse 2012)
- Untersuchung des Gelenkspiels des
  Humeroulnargelenkes und des Radioulnar-
  gelenkes
- Prüfung auf Spannungsveränderung der
  Muskulatur:
  - Hand- und Fingerextensoren (M. extensor
    carpi radialis longus et brevis, M. ext.
    digitorum communis, M. ext.carpi ulnaris)
  - Hand- und Fingerbeuger (M. flexor
    carpi radialis, M. palmaris longus, M.
    flexor carpi ulnaris, M. flexor digitorum
    superficialis et profundus
  - Pronatoren (M. pronator teres)
  - Supinatoren (M. supinator)
- Prüfung auf Triggerpunkte
- Prüfung auf Spannungsveränderungen
  der Unter- und Oberarmfaszien sowie der
  Membrana interossea
- Prüfung auf Tenderpunkte (Olekranon, beide
  Epikondylen, Processus coronoideus) (Buch-
  mann 2010)
- Suche nach Verkettungen

Epicondylopathia radialis humeri Dieses
Krankheitsbild gehört zu den typischen
manualmedizinischen Syndromen und kommt
im Kindesalter selten, im Alter der heranwachsenden Jugendlichen etwas häufiger
vor. Die Ursache ist eine Überlastung oder
inkoordinierte Belastung der Hand- und
Fingerextensoren beim Sport, daher die
Bezeichnung „Tennisellenbogen" (Hollinger
2016; Schneider et al. 2018) oder auch bei
anderen Tätigkeiten mit Über- oder Fehlbelastung. So kommt es gar nicht so selten vor,
dass Kinder, die ein Musikinstrument erlernen,
schon zu Beginn über Schmerzen im Ellenbogen klagen, besonders beim Erlernen von
Violine, Cello und Klavier. Erfahrene Musik-
lehrer wissen, dass die höchst komplexen
Bewegungsabläufe ein geduldiges Üben

4

◼ **Tab. 4.21** Differenzialdiagnose des Ellbogen- und Unterarmschmerzes

Strukturerkrankung	Differenzialdiagnostik
Traumafolgen	Frakturen, Luxationen, traumatische Sehnenverletzungen Radiologische Diagnostik: Bei der Beurteilung des Röntgenbildes sind die altersentsprechend noch sichtbaren Epiphysenfugen zu berücksichtigen
Entzündliche Erkrankungen aus dem rheumatischen Formenkreis	Zum Beispiel die rheumatische Kubarthritis Lupus erythematodes Klärung über serologische Diagnostik
Entzündliche Erkrankungen nichtrheumatischer Genese	Bakterielle und virale Entzündungen, Tuberkulose, Vaskulitiden, akute Myositis, Osteomyelitis, Bursitis olecrani
Raumfordernde Prozesse	Malignome, Exostosen, Halsrippen Zervikaler Bandscheibenvorfall, Syndrom des engen Spinalkanals, Diagnostik bildgebende Verfahren
Knochennekrosen s. ▶ Abschn. 4.3.1	Capitulum humeri – Morbus Panner Trochlea humeri – Morbus Hegemann
Osteochondrosis dissecans (Labs 2013)	Zu Beginn uncharakteristische Schmerzen und Schonhaltung. Bei Loslösen einer „Gelenkmaus" Gelenkarretierungen. Im Röntgenbild erst spät erkennbar, die MRT erlaubt die Sicherstellung der Diagnose und Einschätzung der Ausdehnung Arthroskopie (Frank 2011)
Ligamentäre Ellenbogeninstabilität (Geyer 2013)	Posttraumatisch Idiopathisch Man unterscheidet die posterolaterale, die mediale und die kombinierte mediale und laterale Instabilität Diagnostik: klinische Untersuchung und bildgebende Verfahren
Überlastungsschäden (Klauser et al. 2002)	Zum Beispiel bei Sportkletterern als „climber's elbow" mit Mikrotraumatisierung des N. ulnaris und dessen Nervenscheide, chronisch entzündliche Vernarbungen des M.-flexor-digitorum-communis-Ursprungs, Verdickungen der Palmaraponeurose (Veränderungen wie beim Morbus Dupuytren) Tennis- und Golferellenbogen s. unten

erfordern, um inkoordinierte Bewegungsabläufe zu vermeiden. Auch im Rahmen der extensiven Tastaturnutzung von Mobiltelefonen, Spielekonsolen und Computern kann es zu einer Überlastung kommen.

Der Übergang von rein funktionellen Störungen zu strukturellen Veränderungen ist möglich: *„Wird die tolerable Dehn- und Zugbelastbarkeit der Sehnenfasern überschritten, kann durch den repetitiven Stress ein tendinöser Riss resultieren. Dieser führt im weiteren Verlauf zu …. histologischen Veränderungen"* (Thiele 2013; Kraushaar 1999).

Die Jugendlichen klagen über Schmerzen am radialen Epikondylus und dessen Umgebung, manchmal ausstrahlend zur Dorsalseite des Unterarms bis zum Mittelfinger, besonders bei Greif- und Haltebewegungen bei gestrecktem Ellenbogen.

Typische Krankheitszeichen sind:

- Umschriebener Druckschmerz über dem radialen Epikondylus und Umgebung
- Schmerz bei isometrischer Extension des Handgelenks (M. extensor carpi radialis longus, brevis, M. extensor carpi ulnaris, M. brachioradialis)
- Schmerz bei isometrischer Extension der Finger (M. extensor digitorum communis)
- Dehnungsschmerz bei passiver Flexion des Handgelenks und gestrecktem Ellenbogen
- Gestörtes Gelenkspiel Ellenbogengelenk, Radioulnargelenk, seltener Handgelenke, Akromioklavikulargelenk
- Tenderpunkte im Bereich der Hand- und Fingerextensoren und im M. anconaeus, Processus coronoideus
- Mögliche Verkettungen:
  - Aufsteigende Gelenkkette Daumensattelgelenk → radialer Epikondylus → C6.
  - Muskelketten: Fingerstrecker → Handstrecker → M. anconaeus →

M. triceps brachii → M. deltoideus → M. supraspinatus (Buchmann 2010).
— Weitere Verkettungen zu den Kopfgelenken sind bekannt

Epicondylopathia ulnaris humeri auch „Golferellenbogen"

Die Jugendlichen klagen über Schmerzen am ulnaren Epikondylus und Umgebung, manchmal ausstrahlend in die Volarseite des Unterarms bei Greif- und Haltebewegungen.
Typische Befunde sind:
— Umschriebener Druck- und Klopfschmerz über dem ulnaren Epikondylus
— Schmerz bei isometrischer Flexion des Handgelenks (M. flexor carpi radialis, M. palmaris longus, M. flexor carpi ulnaris)
— Schmerz bei isometrischer Flexion der Finger (M. flexor digitorum superficialis et profundus)
— Gestörtes Gelenkspiel Ellenbogengelenk, Handgelenke, Akromioklavikulargelenk
— Tender- und Triggerpunkte im M. flexor digitorum profundus, superficialis und im M. anconaeus, M. flexor carpi radialis, M. palmaris longus
— Seltene Gleitfähigkeitsstörungen der Armnerven in der Regio cubitalis bzw. des N. ulnaris dorsal sind möglich
— Verkettungen: Flexorengruppe des Unterarms → Aponeurosis musculi bicipitis brachii → M. biceps brachii → Lig. coracoclaviculare – M. trapezius pars descendens → C1–C4 → Os occipitale (Buchmann 2010). Weitere Verkettungen zu den Kopfgelenken sind immer möglich

Therapie der Epikondylalgien Nach der Therapie der Triggerpunkte werden die Funktionsstörungen von Ellenbogen-, Hand- und Schultergelenk behandelt, anschließend die verspannten/verkürzten Muskeln. Bei uns hat sich in diesem Zusammenhang die postisometrische Relaxationstherapie bewährt, bei Kindern und Jugendlichen mit wesentlich besserem Erfolg als bei Erwachsenen, da hier die Chronizität der Erkrankung bei Weitem nicht die Rolle spielt. Des Weiteren werden die gestörten Faszien behandelt, wie auch gegebenenfalls vorhandene Tenderpunkte und Verkettungen. In der Behandlungszeit sind Pausen der auslösenden Belastung einzulegen. Koordinationsübungen und propriozeptive neuromuskuläre Fazilitation stellen am Behandlungsende die Rezidivprophylaxe dar. Sklerosierungsinjektionen, Botulinumtoxininjektionen oder die operative muskuläre Entlastung wie beim Erwachsenen (Knobloch et al. 2012) sind im Kindes- und Jugendalter irrelevant.

Das Kubitaltunnelsyndrom, synonym Sulcusulnaris-Syndrom Dieses Beschwerdebild, gekennzeichnet durch Par- oder Hypästhesie an der Ulnarseite des Unterarms bis zum 5., teilweise auch zum 4. Finger, hat seine Ursache in der Kompression des N. ulnaris in seinem Verlauf im Kubitaltunnel des Ellenbogens, gebildet aus dem retrokondylären Sulkus, dem Ligamentum arcuatum und den Faszien zwischen den Flexorenköpfen (M. flexor carpi ulnaris). Ursache kann eine traumabedingte Enge im Kubitalkanal sein, auch überlastungsbedingte Faszienschwellungen nach übermäßigen Hang- und Stützübungen. Die betroffenen Kinder klagen über Schwierigkeiten beim Schreiben, wenn ein Schmerz im Ulnarisbereich und eine ulnare Halteschwäche hinzukommen (Spies et al. 2017). Betroffen sind dann die vom Ramus profundus des N. ulnaris innervierten Mm. interossei und M. adductor pollicis. Hinweise auf ein Kubitaltunnelsyndrom ist das *Froment-Zeichen:* Ein Papier kann nicht zwischen Daumen und Zeigefinger gehalten werden, ohne dass es zu einer Beugung im Daumenendglied kommt (Schuh et al. 2018; AWMF-Leitlinie 2017).

Klärung bringt die Elektroneurografie. Manualtherapeutische Möglichkeiten bietet eine Faszien-Release-Therapie, im Notfall die operative Dekompression des Nervs. Die Kinder erhalten eine Sportbefreiung von Stütz- und Hangübungen, weitere einseitige Belastungen sind zu vermeiden.

4.3.3.3 Die Handregion

Vorangestellt sei der Ausschluss struktureller Krankheiten (◻ Tab. 4.22).

Insertionstendopathien Auch hier geht es um die Fehl- oder Überlastung einzelner Muskeln oder deren Ansätze, vorwiegend bei Sport und

4

◫ Tab. 4.22 Differenzialdiagnose struktureller Erkrankungen bei Schmerzen im Bereich von Hand und Handgelenk

Traumafolgen	Frakturen im Bereich von Hand und Unterarm, Luxationen, traumatische Sehnenverletzungen Radiologische Diagnostik. Bei der Beurteilung des Röntgenbildes sind die altersentsprechend noch sichtbaren Epiphysenfugen zu berücksichtigen
Entzündliche Erkrankungen aus dem rheumatischen Formenkreis	Alle Gelenke können betroffen sein Kollagenosen Klärung über serologische Diagnostik
Entzündliche Erkrankungen nichtrheumatischer Genese	Fasciitis palmaris (meist im Rahmen einer Kollagenose, Veränderungen wie beim Morbus Dupuytren) Erregerbedingte Osteomyelitis
Sehnenscheidenentzündungen	Am häufigsten überlastungsbedingte Entzündungen der Unterarm-Strecksehnenscheiden und ihrer Umgebung (Tendovaginitis und Paratendovaginitis) – Druckschmerz im Sehnenverlauf – Schmerzhaftigkeit bei Anspannung – Schmerzverstärkung bei maximaler Dehnung der Sehnen (Flexion des Handgelenks bei Faustschluss) – „Schneeballknirschen" bei klassischer Paratenonitis
Strukturelle Engpasssyndrome von Fingersehnen im Sehnenscheidenbereich Überschneidung mit Entzündung	Oft befallen: M. abductor pollicis longus und M. extensor pollicis brevis im 1. Strecksehnenfach: M. Quervain (Ritu 2014): – Druckschmerz über dem Sehnenfach – Anspannungsschmerz – Sehnendehnungsschmerz (Finkelstein-Zeichen)
Osteochondrosis dissecans (Labs 2013)	Das Radiokarpalgelenk ist am häufigsten betroffen. Bei Loslösen einer „Gelenkmaus" Gelenkarretierungen Bildgebende Verfahren
Neurogene Erkrankungen	Zum Beispiel hereditäre Neuropathien, „Schreibkrampf"– eine fokale Handdystonie (Dengler 2004), s. unten
Systemerkrankungen	Zum Beispiel Myositis ossificans, radioulnare Synostose, Madelung-Deformität, Osteomalazie, Knochentumoren (z. B. Osteoidosteom, Chondro-, Fibro-, Osteosarkom), Knochenmetastasen, Infiltrate bei Leukosen und malignen Lymphomen, hereditäre Hyper- und Hypophosphatasie, Osteogenesis imperfecta, Enchondromatose (Morbus Ollier), renale Osteopathie, primärer und sekundärer Hyperparathyreoidismus, Marmorknochenkrankheit (Morbus Albers-Schönberg), Osteopetrose, eosinophiles Granulom, Ostitis cystoides bei Sarkoidose (Morbus Jüngling), ischämische Knochenläsionen bei Sichelzellanämie, Homozysteinurie, Marfan-Syndrom, fibröse Dysplasie, Morbus Gaucher, Morbus Addison. Hypopituitarismus mit schmerzhaften Flexionskontrakturen, Dermatomyositis
Knochennekrosen s. 4.3.1	Os scaphoideum – Morbus Preiser Os lunatum – Morbus Kienböck Bildgebende Diagnostik
Ganglien	Meist Zufallsbefund, selten begleitende Entzündungsreaktion und Verdrängungserscheinungen
Schnellender Finger	Engesyndrom der Fingerbeugesehnen in Höhe des Grund- oder Mittelgelenkes durch Enge des Ringbandes. Bei Kindern ist fast ausschließlich der Daumen betroffen: – Tastbares Sehnenknötchen – Streckbehinderung, passiv auslösbar mit deutlichem Schnappen
Engesyndrome von N. medianus, N. ulnaris, Ramus profundus des N.radialis	Siehe unten, Differenzialdiagnostik radikulärer Ursachen, Messung der Nervenleitgeschwindigkeit, Elektromyografie (EMG)
Raumfordernde Prozesse	Malignome, gutartige Tumoren, Exostosen Bildgebende Diagnostik

Hobbybetätigungen wie Holzschnitzen, Hand-arbeiten, Spielen eines Musikinstrumentes mit falsch und unökonomisch erlernten Bewegungsabläufen und dem extensiven Gebrauch der modernen elektronischen Geräte. Die Kinder klagen über Schmerzen beim Sport beziehungsweise beim Musizieren (Klavier-spielen), später auch bei anderen Tätigkeiten.

Typische Befunde:

— Lokale Druckschmerzhaftigkeit des betroffenen Sehnenansatzes

— Anspannungsschmerz bei isometrischer Untersuchung des betroffenen Muskels und Dehnungsschmerz, z. B. des M. brachioradialis (Styloiditis radii)

Engesyndrome (Buchmann 2010; Berlit 2007; Mumenthaler 2005a, b) Sie gehören zu den strukturell bedingten Erkrankungen, werden aber immer von manualmedizinischen Befunden begleitet, sind daher bei Unter-suchung und Therapie manualmedizinisch zu berücksichtigen. Engesyndrome können bedingt sein durch raumfordernde Prozesse, z. B. Exostosen, Bursen, aber auch Faszien-spannungen oder Muskelverkürzungen im Rahmen von Überlastungen. Zum Beispiel sind jugendliche Leistungssportler (Kletterer, Tennisspieler, Barrenturner) betroffen. Neuro-logische Diagnostik (Elektromyografie) sichert die Diagnose.

— Proximales Medianuskompressionssyndrom (Enge in Höhe des M. pronator teres oder der Aponeurose des M. flexor digitorum superficialis): Die Betroffenen klagen über Schmerzen im Unterarm, auch Sensibili-tätsminderungen im Medianusbereich. Anspannung des M. pronator teres (gestreckter Ellenbogen, pronierte Hand) provoziert den Schmerz

— Distales Medianuskompressionssyndrom (Karpaltunnelsyndrom): Die Jugendlichen klagen über Schmerzen im radialen Unter-arm-Hand-Bereich, Taubheitsgefühl im Medianusversorgungsgebiet, Schwächegefühl beim Zugreifen. Das Beklopfen des Nervs in Höhe des Retinakulums löst Schmerz und/oder Dysästhesien im Medianusgebiet aus (Hoffmann-Tinel-Zeichen) (Assmus 2015)

— Sulcus-ulnaris-Syndrom (Kubitaltunnelsyndrom), oft Folge von Ellenbogentraumen, verursachen Hyp- bis Anästhesie im ulnaren Versorgungsgebiet, im ausgeprägten Fall motorische Aus-fälle („Krallenhand"). Die Untersuchung ergibt eine Schwäche der Beugung und Ulnarduktion der Hand, Daumen und Klein-finger können nicht zueinander gebracht werden

— Ulnariskompressionssyndrom in der Guyon-Loge (Enge zwischen Os pisiforme und Os hamatum durch ödematöse Hand-schwellung): Funktionsstörungen im Bereich der Handwurzel, auch Entzündungen, verursachen motorisch und/oder sensibel Störungen des N. ulnaris

— Supinatorlogensyndrom: Der Ramus pro-fundus des N. radialis kann durch einen verspannten/verkürzten M. supinator beein-trächtigt sein, auch bei schlecht verheilten Radiusfrakturen oder -luxationen ist diese Enge denkbar. Man findet einen Palpations-schmerz unterhalb des radialen Epicondylus humeri, sensible Störungen im Versorgungs-gebiet. Pronation bei flektiertem Handgelenk provoziert den Schmerz

„Schreibkrampf" Obwohl den dystonen fokalen Bewegungsstörungen zugeordnet, handelt es sich oft um eine muskuläre Fehlsteuerung außerhalb einer Dystonie. Kinder mit senso-motorischer Dyskybernese (s. ▶ Abschn. 4.4.2) sind betroffen. Eine psychosomatische Kom-ponente spielt ganz sicher eine Rolle.

Manualmedizinische Untersuchung der Handregion und das Vorgehen bei der Behandlung Derselben widmen wir uns nach der allgemeinen Übersichts-untersuchung. Wir verweisen auf das Lehrbuch Extremitätengelenke – Manuelle Untersuchung und Mobilisationsbehandlung für Ärzte und Physiotherapeuten (Sachse 1983; Schildt-Rudloff 2011):

— Untersuchung der aktiven Beweglichkeit der Finger und des Daumens in allen Bewegungs-richtungen, des aktiven großen und kleinen Faustschlusses im Seitenvergleich

— Untersuchung der aktiven Beweglich-keit des Radiokarpalgelenkes (Flexion und Ulnarduktion) im Seitenvergleich

— Untersuchung der aktiven Beweglich-keit des Mediokarpalgelenkes (Extension und Radialduktion). Die aktive

4

Untersuchungsbewegung wird passiv bis zum Stopp weitergeführt und das Endgefühl beurteilt
- Untersuchung des Gelenkspiels, wenn sich aus der vorherigen Untersuchung Hinweise ergaben
- Prüfung auf Spannungsveränderung der Hand-und Fingermuskulatur. Besonders ist auf Schmerzen an den Muskelansätzen bei aktiver Anspannung zu achten
- Prüfung auf Trigger- und Tenderpunkte
- Suche nach myofaszialen Spannungen, z. B. der Membrana interossea, des Karpalbandes, der Unterarmfaszien
- Suche nach Verkettungen ulnar oder radial proximal mit weiteren Befunden im Ellenbogen-, Oberarm- und oromandibulären Bereich

Die manualmedizinische *Therapie* ist bei Kindern meist erfolgreich: Beseitigung von Blockierungen sowie Entspannung durch Behandlung der Muskulatur und der Faszien (Burke 2007; Keilani et al. 2007).

4.3.4   Enchondromatosen

Enchondrome sind intraossäre, gutartige Tumoren des Knorpels. Am häufigsten finden sie sich in den Diaphysen der Phalangen und den Metaphysen langer Röhrenknochen. Während letztere in aller Regel keine Symptome verursachen, können Patienten mit phalangealen Enchondromen über Schmerzen klagen. Erstsymptom ist aber meist eine schmerzlose, knochenhart imponierende Masse an Finger oder Zeh. Pathologische Frakturen, Wachstumsstörungen, Skelettdeformierungen und auch die Transformation in Chondrosarkome sind möglich. In diesen Fällen werden operative Interventionen notwendig.

Treten multiple Enchondrome auf, spricht man von einer Enchondromatose oder auch dem Morbus Ollier. Ein familiäres Auftreten ist beschrieben, in der Regel tritt der Morbus Ollier aber mit einer Häufigkeit von 1:100.000 sporadisch auf (Amary 2011). Die Verteilung der Enchondrome ist asymmetrisch, meist überwiegend oder sogar ausschließlich unilateral. In der Kombination von Enchondromen mit Hämangiomen spricht man vom Maffucci-Syndrom (Silve 2006).

Bildgebende Verfahren sichern die Verdachtsdiagnose (◻ Abb. 4.26). Aussagen zur Prognose sind schwierig; ein früher Beginn scheint häufiger mit einem schwereren Verlauf zu korrelieren.

4.3.5   Arthrogryposis multiplex congenita

Die Bezeichnung Arthrogryposis multiplex congenita (◻ Abb. 4.27) umfasst eine heterogene Gruppe von Erkrankungen, bei denen angeborene Gelenkkontrakturen im Vordergrund stehen. Periphere Gelenke sind in Beuge- oder Streckstellung versteift, oft symmetrisch vorkommend (Lulu 2017; Hall 1997). Die Erkrankung kann alle Extremitätengelenke betreffen (84 %), aber auch auf eine Extremität beschränkt sein. Die Erscheinungsbilder sind vielgestaltig, oft kombiniert mit Pterygien, Gaumenspalten, Hüftluxationen (Bradish 2015). Klumpfüße und Skoliosen sind auffällig therapieresistent und erreichen mit zunehmendem Alter oft groteske Deformierungen. Die Erkrankungsformen treten mit einer Häufigkeit von 1:3000 auf (Hardwick 2002).

Es finden sich nach Johannesmeyer (Johannesmeyer 2017):
- An der *oberen Extremität* Kontrakturen mit innenrotiert-adduzierten Schultern, gestreckten Ellenbogen, flektierten und ulnardeviierten Handgelenken und gebeugten Fingern mit adduzierten Daumen
- An der *unteren Extremität* Kontrakturen mit Hüftaußenrotation, -flexion und -abduktion, Knieflexion und Fußfehlformen, meist Klumpfüße
- An der *Wirbelsäule* oft progrediente, neuromuskuläre Skoliosen (30 %)
- Meist normale Intelligenz, keine fazialen Dysmorphien
- Abgeschwächte oder fehlende Muskeleigenreflexe
- Keine sensorischen Defizite
- Reduzierte Muskelmasse
- Weniger Hautfalten an Gelenken, dafür vermehrte Grübchen über Gelenkstreckseiten

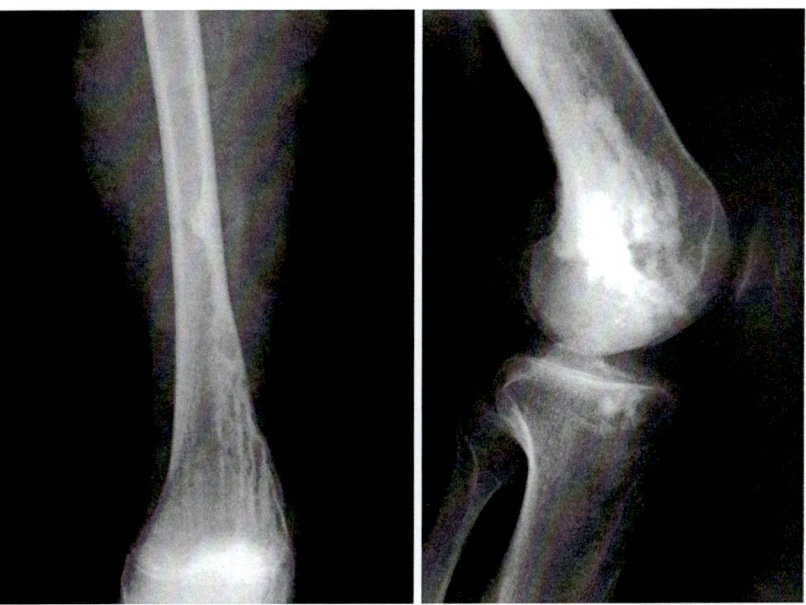

Abb. 4.26 Röntgenaufnahmen (a.-p.- und seitlich) von Femur bzw. Kniegelenk mit multiplen Enchondromen bei Morbus Ollier. (Aus Park 2015))

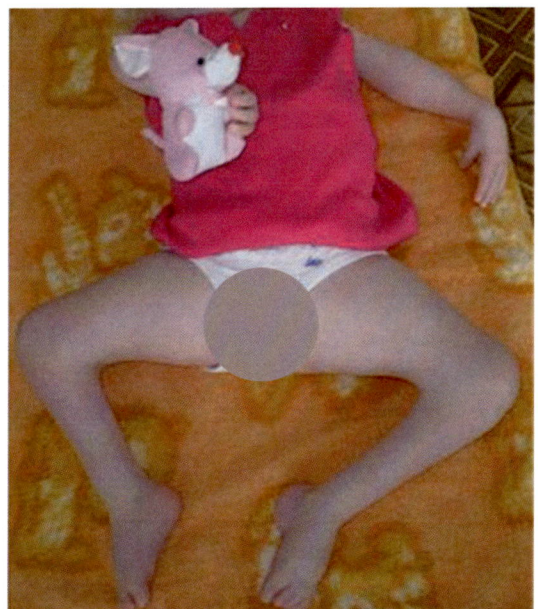

Abb. 4.27 Hüft-, Knie und Fußkontrakturen bei Arthrogryposis multiplex congenita bei einem 4-jährigen Kind. (Aus van Bosse 2015)

Therapie Die Therapie ist vielgestaltig, entsprechend den unterschiedlichen Erscheinungsformen der Arthrogryposis. Im Vordergrund steht die Verbesserung beziehungsweise der

Erhalt der Gelenkbeweglichkeit: Dehnungstechniken der verkürzten Muskulatur, Faszientechniken der Extremitäten, frühzeitige manuelle Redressionen. Im Säuglingsalter sollte das bewegungsarme Kind so viel wie möglich zu Eigenbewegungen animiert werden. Eine operative Korrektur der kontrakten Gelenke ist meist nicht zu vermeiden, der Erfolg jedoch mit Rezidiven belastet.

4.4 Regionsübergreifende strukturelle und manualmedizinische Störungen

4.4.1 Zentralnervöse Störungen

Die Definition von Tonuserhöhung (z. B. Spastik) und Tonuserniedrigung (z. B. schlaffe Lähmung) setzt eine einheitliche Auffassung des Begriffes „Muskeltonus" voraus. Dieser Begriff wird seit über 150 Jahren verwendet, um die posturale Dauerspannung eines Skelettmuskels zu bezeichnen. Der Tonus der Skelettmuskulatur wird beim Menschen in Ruhe durch passive Muskeldehnungen geprüft. Der ruhende Skelettmuskel des Menschen weist keine spontane EMG-Aktivität auf. Selbst

4

schnelle, aufgezwungene Muskeldehnungen führen beim Gesunden nicht zu einer während der Dehnungsphase anhaltenden EMG-Aktivität (Noth 1999). Lediglich zu Beginn sehr rascher Dehnungen kommt es zu einer vorübergehenden, phasischen Dehnungsantwort im Muskel. Wird Muskeltonus als reflektorischer Widerstand des nicht voraktivierten Muskels auf großamplitudige, schnelle Muskeldehnungen aufgefasst, gäbe es beim Gesunden in diesem Sinne keinen physiologischen Muskeltonus.

Wird wie in der Physiologie der Begriff „Muskeltonus" als kontraktile Spannung von in posturale Aufgaben eingebundener Skelettmuskulatur aufgefasst, ließe sich eventuell der Palpationsbefund zur Quantifizierung heranziehen. Erfahrungsgemäß liefert die alleinige Palpation von strukturell-pathologisch verändertem Muskeltonus jedoch keine sicher reliablen Resultate.

4.4.1.1 Syndrome mit Tonuserhöhung

Der *spastische Muskeltonus* ist durch einen erhöhten, geschwindigkeitsabhängigen Dehnungswiderstand des willkürlich nichtaktivierten Muskels gekennzeichnet. Da der Gesunde keinen reflektorischen Dehnungswiderstand zeigt, ist der spastische Muskeltonus leicht zu diagnostizieren. Bei Patienten, die noch in der Lage sind, natürliche Bewegungsabläufe zu vollziehen, ist dieser reflektorische Dehnungswiderstand jedoch nicht für die Bewegungsverlangsamung verantwortlich, sodass neben der Parese der betroffenen Muskeln andere Faktoren wie Kontrakturen oder ein nichtreflektorischer Dehnungswiderstand von transformierten Muskelfasern als Ursache diskutiert werden muss.

Kennzeichen der spastischen Parese sind:
- Herabsetzung der Kraft mit Einbuße der Feinmotorik
- Spastische Tonuserhöhung
- Gesteigerte Eigenreflexe, evtl. mit Kloni
- Abschwächung bzw. Aufhebung der Fremdreflexe
- Auftreten pathologischer Reflexe (z. B. Babinski)

Die Pathophysiologie des gesteigerten, reflektorischen Dehnungswiderstandes ist noch nicht eindeutig geklärt. Die lange Zeit diskutierte Hyperaktivität der γ-Schleife konnte ebenso

wie die Sprouting-Hypothese als Ursache ausgeschlossen werden. Weiter gilt jedoch, dass α- und γ-Motoneurone eines normalen Muskels durch ein zentrales Kommando gleichzeitig erregt werden, sodass die Länge der Muskelspindeln auch während der konzentrischen Kontraktionen in einem optimalen Empfindlichkeitsbereich gehalten werden (Servoassistant-Hypothese, Matthews 1964). Derzeitig werden prä- oder postsynaptische Membranveränderungen an α-Motoneuronen oder Interneuronen als möglich Ursachen der spastischen Tonuserhöhung untersucht.

Die Kombination physiotherapeutischer Verfahren und Manueller Medizin sowie Pharmakotherapie zur *Behandlung der spastischen Störungen* hat folgende Ziele:

Man   Med/Physiotherapie Aufgabe der Manuellen Medizin in der Therapie des spastischen Syndroms ist die Behandlung von sekundärer Funktionspathologie. Viele Patienten mit spastischen Paresen unterschiedlichster Genese klagen über Schmerzen im muskuloskeletalen System, die manualmedizinisch gut therapierbar sind (z. B. postisometrische Relaxation). Darüber hinaus unterliegen die nicht spastisch gelähmten Muskeln völlig anderen Stereotypien im Vergleich zum Gesunden. Dies führt in Abhängigkeit von Ausmaß und Schweregrad der spastischen Parese zu interindividuell sehr unterschiedlichen Verteilungsmustern zwischen abgeschwächter und verspannter Muskulatur. Aufgabe der Manuellen Medizin ist es also auch, diese patientenspezifischen Muster zu diagnostizieren und zu behandeln. Eine Änderung des Stereotyps ist jedoch oftmals nicht möglich.

Physiotherapeutische Maßnahmen im weitesten Sinne werden heute als Therapie der ersten Wahl bei spastischer Parese angesehen. Diese Techniken haben folgende Behandlungsziele:
- Vermeidung sekundärer Komplikationen
- Vermeidung und Behandlung von Muskelkontrakturen
- Verminderung der Muskelhypertonie
- Training von Körperhaltung und von automatisch durchgeführten Bewegungen sowie die Auslösung willkürlich intendierter

und kontrollierter komplexer Bewegungen durch die Einführung taktiler, akustischer, vestibulärer und visueller Rückmeldung
- Letztendlich sachgerechte Anpassung technischer Hilfen

Zum Einsatz kommen weiterhin die Verfahren nach Vojta, Bobath, Techniken der propriozeptiven neuromuskulären Fazilitation (PNF), Myofeedback und Lokomotionstraining. Da kontrollierte Studien fehlen, ist es nicht möglich, eine wissenschaftlich fundierte Empfehlung zu geben, ob eine der aufgeführten Methoden den anderen bei der Behandlung spastischer Patienten im Kindes- oder Erwachsenenalter überlegen ist.

Pharmakotherapie Ziele der Pharmakotherapie sind:
- Spasmen und Kloni reduzieren
- Erleichterung von Pflege- und Hygienemaßnahmen
- Funktionelle Verbesserung („daily activity")

Zum Einsatz kommen im Zentralnervensystem (ZNS) wirksame Antispastika, die die insuffiziente motorische Hemmung verbessern (Baclofen, Benzodiazepine) oder die pathologische gesteigerte Erregung hemmen (Tizanidin, Memantine, Tolperison). Als gemeinsame Nebenwirkung aller dieser Medikamente sind Sedierung, Benommenheit, Übelkeit, Muskelschwäche und Schwindel zu nennen. Deshalb sollten diese Medikamente im Kindesalter nur in schweren Fällen eingesetzt werden. Im peripheren Nervensystem (PNS) wirksame Medikamente beeinträchtigen die neuromuskuläre Übertragung (Botulinumtoxin i.m.) oder die Muskelkontraktion (Dantrolen). Botulinumtoxin bietet den Vorteil der lokalen Applikation (Wissel et al. 1999; Edwards et al. 2015; Yiannakopoulou 2017), eingesetzt z. B. beim Adduktorenspasmus im Rahmen einer infantilen spastischen Zerebralparese, über Langzeitverläufe ist jedoch wenig bekannt.

Selektive dorsale Rhizotomie Derzeit liegen nur widersprüchliche Studien zum Einsatz dieser operativen Methode zur Spastikreduktion von Kindern mit infantiler spastischer Zerebralparese vor. Mehrere Arbeiten (D'Aquino et al. 2018; Rumberg et al.

2016; Vermeulen und Becher 2015) führten zu nicht einheitlichen Schlussfolgerungen. Insgesamt ist derzeitig die Effektivität einer so eingreifenden Methode bei Kindern mit spastischer Parese nicht ausreichend belegt, muss im Einzelfall entschiedsen und kann nicht generell empfohlen werden.

Die *Dystonie* ist durch anhaltende Muskelkontraktionen gekennzeichnet, die häufig zu abnormalen Haltungen führt. Der Begriff Torsionsdystonie wurde eingeführt, um den beiden charakteristischen klinischen Merkmalen des Leidens, den drehenden-ziehenden (torquierenden) Körperverzerrungen und dem Wechsel von Hypo- und Hypertonie gerecht zu werden. Unter idiopathischer Torsionsdystonie versteht man heute die generalisierte Form der Dystonie, die im Kindes- und Jugendalter typischerweise am Fuß beginnt. Oftmals ist die Familienanamnese positiv. Die im Erwachsenenalter auftretenden umschriebenen Dystonien werden heute als fokale Dystonie bezeichnet.

Repetitive Bewegungen oder abnorme Haltungen bei der Dystonie sind Folge tonischer (langsamer), klonischer, phasischer (schneller) oder rhythmischer Muskelkontraktionen. Ein typisches Merkmal ist das Auftreten oder die Exazerbation bei Bewegungen. Myoklonische oder tremoröse Aktivierungsmuster kommen oft hinzu. Der Begriff der Dystonie sollte auf Zustände abnormer *Haltungen* beschränkt bleiben. Für Krankheitsbilder mit verzerrenden und repetitiven *Bewegungen* wird der Begriff *Athetose* bevorzugt, wobei eine Abgrenzung nicht wirklich möglich ist. Athetose wird heute von vielen als eine distale Dystonie begriffen. Die Klassifikation der Dystonien ist in ◘ Tab. 4.23 dargestellt.

Das Manifestationsalter der Dystonie hat einen entscheidenden Einfluss auf die Prognose. Je früher im Leben eine fokale Dystonie auftritt, desto wahrscheinlicher ist mit einem Übergreifen auf andere Körperregionen zu rechnen. Weniger als 3 % aller Dystoniker haben eine vollausgebildete generalisierte Form. Spontane Remissionen sind selten. Lediglich beim Tortikollis kann man in bis zu 10 % der Fälle mit einer Remission rechnen.

Bei der idiopathischen Torsionsdystonie finden sich abgesehen von dem dystonen

4

◻ Tab. 4.23 Klassifikation der Dystonien, nach (Ceballos-Baumann 2005)

Nach Ätiologie

1. Primär	Sporadisch, heredität
2. Sekundär	Degenerativ, vaskulär, medikamentös, metabolisch

Nach Alter

1. Infantile Form	0–12 Jahre
2. Juvenile Form	3–20 Jahre
3. Adulte Form	>20 Jahre

Nach Topik

1. Fokal	Eine Körperregion, z. B. Blepharospasmus
2. Segmental	Zwei benachbarte Körperregionen, z. B. Tortikollis und oromandibuläre Dystonie
3. Multifokal	Zwei oder mehrere nicht benachbarte Körperregionen
4. Generalisiert	Mehrere nicht benachbarte Körperregionen einschließlich mindestens einer der unteren Extremitäten
5. Hemidystonie	Eine Körperseite an unterer und oberer Extremität betroffen

Syndrom keine weiteren klinischen Auffälligkeiten. Die gängigen neurologischen Zusatzuntersuchungen einschließlich der Bildgebung bleiben unauffällig.

Dystone Symptome treten oftmals in Kombination mit anderen extrapyramidalen Symptomen im Rahmen der infantilen Zerebralparese auf und werden gelegentlich übersehen.

Therapie der Dystonien: Manualtherapie, Physiotherapie und selektive dorsale Rhizotomie entsprechen der Behandlung der spastischen Erkrankungen, ebenfalls die pharmakologischen Anwendungen. Im Hinblick auf die pharmakologische Therapie stellt die L-Dopa-sensitive Dystonie *(Segawa-Syndrom)* eine besondere Form dar. Sie beginnt im Kindesalter und wird gelegentlich als Zerebralparese fehldiagnostiziert. Da sie unter L-Dopa symptomfrei werden kann, sollte bei jedem Kind mit einer isolierten dystonen (oft als „spastisch" verkannten) Gangstörung ein

Therapieversuch mit L-Dopa durchgeführt werden.

Der *Rigor* als weitere Form der Tonuserhöhung ist im Kindesalter eine Rarität.

4.4.1.2 Syndrome mit Tonuserniedrigung

Kleinhirnschädigung Typische Zeichen einer Kleinhirnschädigung (neozerebelläre Anteile) sind:

- Hypotonie der posturalen Muskulatur
- Verlust des elastischen Widerstandes bei passiven Muskeldehnungen
- Fehlende koordinierte Haltefunktion eines distalen Extremitätensegmentes bei raschen alternierenden Bewegungen

Dabei wird die kleinhirninduzierte Hypotonie der Muskulatur als Verlust der raschen, fast automatischen, aber doch von der willkürlichen Kontrolle der Motorik abhängigen kompensatorischen Aktivität auf Änderungen der Muskellast („load compensation") verstanden (Noth 1999). Unter normalen Bedingungen werden passiv induzierte Bewegungen durch angepasste Muskelkontraktionen in ihrem Bewegungsausmaß muskulär begrenzt. Das kleinhirngeschädigte Kind kann diese sogenannte „stiffness control" nicht leisten, hier erfolgt die (oft schmerzhafte) Bewegungsreduzierung erst durch die Sehnen, Bänder und die anatomische Barriere des Gelenks. Im Rahmen der infantilen Zerebralparese tritt die kleinhirninduzierte Muskelhypotonie meist im Zusammenhang mit ataktischen Symptomen auf (s. unter infantile ataktische Zerebralparese).

[Anmerkung: Janda und auch Sachse fassen die in der Manuellen Medizin klinisch bedeutsame Hypermobilität pathophysiologisch als funktionelle Störung dieser „stiffness control" auf.]

Die Pathophysiologie der posturalen Tonusverminderung bei Kleinhirnläsionen ist noch nicht endgültig geklärt. Eine derzeit favorisierte Hypothese postuliert eine Erregbarkeitsabnahme der γ-Motoneurone und damit eine Abnahme der unter posturalen Bedingungen vorhandenen segmentalen Erregung der α-Motoneurone (Noth 1999).

Die Prüfung einer solchen zerebellären Hypotonie erfolgt ab dem Kleinkindalter, indem ein Unterarm des Kindes durch den Untersucher passiv mehr oder minder schnell hin und her bewegt wird. Die Probe ist positiv, wenn es dem Kind nicht gelingt, den induzierten Bewegungsausschlag im Handgelenk muskulär zu begrenzen.

Schlaffe Lähmungen

a. **Zentrale schlaffe Lähmung**

Eine Unterbrechung der Pyramidenbahnfasern verhindert, dass die Stimuli der Willkürmotorik von der motorischen Rinde die Vorderhornzellen erreichen können. Die Folge ist eine schlaffe Lähmung der von diesen Zellen versorgten Muskulatur. Erfolgt die Unterbrechung plötzlich, werden die Dehnungsreflexe unterdrückt und die Lähmung imponiert zunächst als schlaff. Erst nach Tagen werden die Dehnungsreflexe wieder aktiv und die Lähmung wird spastisch. Der genaue Hintergrund dieses Prozesses ist nicht bekannt.

Klinisch ist von Bedeutung, dass eine isolierte Unterbrechung der Pyramidenbahnfasern, z. B. in der Brodman Area 4 und an der Basis der Medulla oblongata, zu einer zentralen schlaffen Lähmung führt. Da aber die Fasern der Pyramidenbahn sonst immer mit extrapyramidalen Fasern zusammenlaufen, resultiert bei Schädigung meist eine spastische Lähmung. Liegt der Schädigungsort im Bereich der Vorderhörner (z. B. spinale Muskelatrophie) resultiert ebenfalls eine schlaffe Lähmung.

Im Rahmen z. B. der infantilen Zerebralparese kann es zu einem Nebeneinander von spastischer und zentraler schlaffer Lähmung kommen, was jedoch sehr selten ist. Der Begriff der hypotonen Zerebralparese sollte vermieden werden (Michaelis und Niemann 2017), da sich oft eine progrediente neurologische Erkrankung hinter der „Muskelhypotonie" verbirgt.

b. **Periphere schlaffe Lähmung**

Eine schlaffe Lähmung ist Folge einer Unterbrechung der motorischen Einheit. Der Schädigungsort kann im Bereich der vorderen Wurzeln, im Plexus oder auch im peripheren Nerven selbst liegen. Es fehlt dann der betroffenen Muskulatur sowohl

die willkürliche als auch die reflektorische Innervation. Das Syndrom der peripheren schlaffen Lähmung setzt sich wie folgt zusammen:

- Herabsetzung der groben Kraft
- Hypo- bzw. Atonie der Muskulatur
- Hypo- oder Areflexie
- Degenerative Muskelatrophie

Abgesehen vom Hinzukommen sensibler Ausfälle, die auf eine Schädigung im Bereich des Plexus oder des peripheren Nerven hinweisen, lässt sich durch die elektromyografische Untersuchung zumeist differenzieren, ob es sich um eine Schädigung im Vorderhornbereich, im Bereich der vorderen Wurzeln, des Plexus oder im peripheren Nerven handelt. Schlaffe Lähmungen im Kindesalter sind in vielen Fällen genetisch bedingt (z. B. hereditäre Muskel- oder Nervenerkrankungen), häufiger aber traumatischer Natur (z. B. Ulnarisschädigung bei Ellenbogenfraktur). Die neurophysiologische Beurteilung ist unerlässlich. Definitionsgemäß lassen sich periphere schlaffe Lähmungen nicht in eine infantile Zerebralparese einordnen.

4.4.1.3 Infantile Zerebralparese (ICP)

Die infantilen Zerebralparesen stellen kein einheitliches Krankheitsbild dar. Sie bilden einen Symptomkomplex, der eine Gruppe von *statischen* Enzephalopathien umfasst, die nach (Hagberg und Hagberg 1993) charakterisiert sind durch:

- Eine neurologisch klar definierte Störung – Spastik, Dystonie, Dyskinesie, Ataxie
- Entstehung vor dem Ende der Neonatalperiode
- Fehlende Progredienz des zugrunde liegenden Prozesses
- Häufig, aber nicht zwingend, assoziierte Störungen wie Lernbehinderung, geistige Behinderung, Sehstörungen und Epilepsie

Ausgeschlossen sind damit Erkrankungen des Gehirns, die progredienter Natur sind. Es wird angestrebt, Krankheitsbilder wie die sensomotorische Integrationsstörung, das sogenannte „minimale zerebrale Dysfunktionssyndrom (MCD)" oder die verschiedenen

4

„Aufmerksamkeitsdefizitsyndrome" nicht in die infantilen Zerebralparesen zu einzuordnen.

International hat sich die Klassifikation nach Hagberg (Hagberg und Hagberg 1993) durchgesetzt:

- Spastische Zerebralparese
  - Spastische Hemiplegie
  - Bilaterale spastische Zerebralparese
  - Beinbetont (Diplegie, Beine > Arme betroffen), ca. 60 %
  - Komplett (Tetraplegie, Arme > Beine betroffen), ca. 20 %
  - Tri-betont (Beine und ein Arm > anderer Arm betroffen), ca. 10 %
  - Spastisch–dyskinetisch, ca. 10 %
- Dyskinetische Zerebralparese
  - Vorwiegend dyston
  - Vorwiegend athetoid
- Ataktische Zerebralparese
  - Nichtprogressive kongenitale zerebelläre Ataxie

Die spastischen Formen sind die weitaus häufigsten. Die spastische Hemiparese ist dominant bei den Reifgeborenen, die spastische Diplegie bei den Frühgeborenen. Infolge der intrazerebralen Blutungen bei den sehr kleinen Frühgeborenen scheint die spastische Hemiparese in dieser Gruppe zuzunehmen. Dyskinetische und ataktische Formen machen die Minderzahl aus und finden sich eher bei Reifgeborenen.

Als Ursache der infantilen Zerebralparese werden genetische und früh pränatale Schädigungen einer perinatalen Entstehung gegenübergestellt. Die früher sehr kontroverse Debatte wird durch den Einsatz der neueren bildgebenden Verfahren ein wenig entschärft. Man nimmt heute an, dass bei Reifgeborenen mit *bilateralen* spastischen infantilen Zerebralparesen Läsionen des Gehirns vorherrschen, die im dritten Trimenon entstehen. Kernspintomografisch werden periventrikuläre Leukomalazien mit konsekutiver Ventrikelerweiterung nachgewiesen. In etwa 20 % der Fälle ist die Entstehung peri- oder neonatal zuzuordnen (hypoxisch-ischämische Enzephalopathie mit kortiko-subkortikaler Schädigung parasagittal oder im Bereich der Basalganglien/Thalamus). Bei Frühgeborenen finden sich überwiegend Läsionsmuster des frühen 3. Trimenons, d. h. kernspintomografisch stellen sich die Äquivalente einer periventrikulären Leukomalazie

oder Marklagerreduktionen nach Blutungen dar. Für die spastischen *Hemi*plegien ist eine strukturelle Läsion des Gehirns in etwa zwei Drittel der Fälle verantwortlich. Bei den Reifgeborenen sind das zu 50 % Infarkte im Stromgebiet der A. cerebri media, zu 50 % periventrikuläre unilaterale Gliosen. Beim Frühgeborenen finden sich vorwiegend läsionelle Ursachen in Form unilateraler porenzephaler periventrikulärer Marklagerreduktionen nach ventrikulären Blutungen. Bei wahrscheinlich mehr als 50 % der Reifgeborenen mit *dyskinetischer* infantiler Zerebralparese findet man bilaterale Schädigungen des Thalamus und der Basalganglien, die typischerweise hypoxisch-ischämisch entstehen. *Choreoathetoide* Zerebralparesen nach Kernikterus sind heute sehr selten geworden. Bei der *ataktischen* infantilen Zerebralparese bleibt die Ursache meist unklar, angeschuldigt werden genetische Aberrationen. Bei ca. 30–40 % der Kinder findet man in der MRT eine zerebelläre Hypoplasie.

Da eine sicher ätiologische Zuordnung der infantilen Zerebralparese nicht möglich ist, bleibt die Diagnose im Wesentlichen eine klinische. Die Störung des Gehirns zeigt in den ersten Wochen und Monaten, oft sogar Jahren, noch ein klinisch unspezifisches Bild. Erst bei Fortschreiten der Gehirnentwicklung prägt sich das typische klinische Bild aus. Transitorische neurologische Zeichen wie Tonus- und Haltungsasymmetrien, fluktuierende ataktische und dyskinetische Zeichen erschweren in den ersten Lebensjahren die Diagnosestellung. Daneben bedarf der Ausschluss eines progredienten Prozesses einer gewissen Beobachtungsdauer.

Diskutiert wird, die Diagnose einer Zerebralparese frühestens mit 3 Jahren, idealerweise mit 5 Jahren zu stellen (Krägeloh-Mann 1999). Natürlich ist bei einem eindeutigen klinischen Bild und bei klarer Ätiologie auch eine frühere Diagnosestellung möglich.

Therapie Die infantile Zerebralparese ist eine persistierende, keine progrediente Erkrankung und damit eine Behinderung. Therapie der Zerebralparese meint deswegen Optimierung vorhandener Möglichkeiten, nicht Heilung (Niethard und Carstens 2009). Jede Behandlung einer infantilen Zerebralparese ist immer eine Langzeittherapie mit interdisziplinärer Ausrichtung. Herausragende Bedeutung nimmt dabei die

Physiotherapie ein. Zum Einsatz kommen u. a. die Verfahren nach Vojta, nach Bobath und PNF-Techniken. Da ähnlich wie bei der Behandlung spastischer Paresen anderer Ätiologie kontrollierte Studien fehlen, ist es nicht möglich, eine wissenschaftlich fundierte Empfehlung zu geben, ob eine der aufgeführten Methoden den anderen bei der Behandlung der infantilen Zerebralparese überlegen ist. Der Stellenwert der Manuellen Medizin liegt in der Prävention funktioneller Störungen der motorisch gestörten Kinder und in der Behandlung manifester sekundärer funktioneller Störungen im muskuloskeletalen System.

Manualmedizinische Befunde bei ICP: Sie sind entsprechend der vielfältigen Erscheinungsformen mannigfaltig.
- Funktionsstörungen der Kopfgelenke
- Th1–Th8
- Sakroiliakalgelenke
- Oberes und unteres Sprunggelenk
- Fibulaköpfchen
- Ilium anterior/posterior

Manipulative Techniken sind meist die Methode der Wahl, weniger kommen die Relaxationsmobilisationen zur Anwendung, da das betroffene Kind häufig nicht in der Lage ist, dem Atem- und Blickkommando zu folgen. Des Weiteren können die Methoden des Unwinding sowie Atlastherapie zur Anwendung kommen, letztere mit dem Effekt der – wenn auch nur vorübergehenden – Tonusregulierung.

4.4.2 Sensomotorische Störungen

Dies ist ein Sammelbegriff für verschiedene Arten des „Andersseins" eines Kindes im Vergleich zu Gleichaltrigen. Es kann sich um motorische Auffälligkeiten handeln, um abweichende Verhaltensweisen oder Abweichungen der Sprachentwicklung, bei Schulkindern um Defizite im Lernbereich. Besorgte Eltern möchten eine Diagnose und die Beseitigung der Auffälligkeit, damit ihr Kind mit gleichaltrigen Kindern mithalten kann. Daher liegt die Erstkonsultation wegen dieser Auffälligkeiten sehr häufig in der Zeit vor der Einschulung des Kindes. Zunächst sind strukturelle Erkrankungen auszuschließen, z. B. Spastik und Ataxie, des Weiteren Stoffwechselstörungen und das sich entwickelnde Aufmerksamkeitsdefizitsyndrom.

Danach ist die Frage nach einer Entwicklungsstörung zu klären. Wir verweisen auf den ▸ Abschn. 3.1 und differenzieren die *entwicklungsbedingten sensomotorischen Störungen* (Michaelis 2010):
- Individuelle Auffälligkeit, auch vorübergehend
- Entwicklungsverzögerung. Ursachen können z. B. Krankheiten sein mit längerer Bettruhe. Nach Ablauf der Erkrankung kann das Kind das Defizit aufholen
- Entwicklungsstörung. Diese ernst zu nehmende Erscheinung betrifft sowohl den afferenten, den zentral verarbeitenden Teil und letztendlich den motorischen Schenkel des sensomotorischen Systems, d. h. Störungen der Afferenz (Sehen, Hören, Fühlen, Perzeption der Peripherie wie Gelenke, Muskeln, innere Organe usw.) bedingen eine Störung der Wahrnehmung und zentralen Verarbeitung, nachfolgend ein verändertes Bewegungsmuster und auch eine veränderte Verhaltensweise des Kindes. Die Erscheinung besteht ständig und ohne Remission, im ICD 10 F80–F89, (AWMF 2011). In diesem Fall ist eine Behandlung – manualmedizinisch und/oder osteopathisch – notwendig.

Die Ursachen einer Entwicklungsstörung sind vielfältig, in dieser Frage überschneiden sich Struktur- und Dysfunktionsstörung (Farmer 2016; Polatajko 2005). In vielen Fällen ist eine Ursache nur zu vermuten: Frühgeburtlichkeit, Hypoxiezustände prä-, intra- und postnatal mit Störung des Zentralnervensystems und präpartale Traumen der Mutter. Geburtshilfliche Eingriffe wie Sectio caesarea und Vakuumextraktion geben bei der Erhebung der Anamnese Hinweise auf intrapartale Komplikationen, sie selbst sind jedoch nicht als Ursache der sensomotorischen Störung anzuschuldigen. In vielen Fällen ist eine Ursache nicht erkennbar. Über den Zusammenhang von Tonusasymmetriesyndrom – KiSS – und sensomotorischer Störung s. unten.

Das ungeschickte Kind, die sensomotorische Dyskybernese Es handelt sich um ein Erscheinungsbild, das der Manualmediziner sehr häufig zu behandeln hat. Vor Jahrzehnten nicht ernst genommen, rückte es erst in den letzten Jahren in den Vordergrund (Coenen

4

1992, 1996a, b, 2001, 2006, 2010). Die im 2. und 3. Lebensjahr zunächst „niedlichen" ungeschickten Kinder fallen zunehmend auf, weil sie viele Verrichtungen nicht so gut beherrschen wie ihre Altersgenossen. Sie hüpfen nicht so geschickt, sie reißen jede Tasse um, stoßen sich an Gegenständen, fallen häufiger hin. In der ICD-10 werden sie unter den umschriebenen Entwicklungsstörungen motorischer Funktionen klassifiziert (F82.x).

Betroffen ist auch oft die Sprachentwicklung. Auffällig ist meist ebenso die Feinkoordination: Die Kinder malen nicht so gut wie Gleichaltrige und verweigern sich dementsprechend, spielen statt mit kleinen Bau- oder Bastelsteinen lieber mit Autos oder Puppen ohne feine Detailarbeit, z. B. Anziehen der Puppe, Öffnen von Knöpfen usw. Im Kindergarten verweigern die Kinder die Teilnahme an sportlichen Wettspielen in dem Bewusstsein, mit Gleichaltrigen nicht mithalten zu können. Die Kenntnis um das Unvermögen, zu guten Ergebnissen im Sport zu kommen, macht den Kindern Kummer. Sie isolieren sich, sondern sich ab, können aber auch aggressiv sein, beißen z. B. andere Kinder. Die Kinder lernen nur nach langem Üben – und oft mit Frustration und Ängsten – das Radfahren, Schwimmen und Balancieren. Einmal erlernt ist die Durchführung der Fertigkeiten ungeschickt, unkoordiniert und undosiert. Die Einschätzung des Risikos, der Dosierung der einzusetzenden Kräfte und die Bewegungsplanung sind gestört, sodass Stürze, Verletzungen und Beschädigung des Spielzeugs vorprogrammiert sind. Kurz vor der Einschulung verstärkt sich diese Verhaltensweise, deshalb ist dies der häufigste Zeitpunkt für die Erstvorstellung in der manualmedizinischen Sprechstunde, da die Eltern sich um das schulische Fortkommen ihres Sprösslings Sorgen machen, zumal ihnen nun auffällt, dass auch die Feinkoordination gestört ist: Malen, Schreiben und Basteln. Die Defizite werden mit der Einschulung immer offensichtlicher, für Kind und Eltern gleichermaßen frustrierend. Die Kinder werden undiszipliniert, unkonzentriert, leicht ablenkbar und versuchen sich dann manchmal auf andere Weise hervorzutun und werden zum „Klassenkasper und Pausenclown". In manchen Fällen, aber

keineswegs obligat, geht diese Verhaltensweise mit kognitiven Schwierigkeiten einher, auch mit Dyskalkulie, Lese-Rechtschreib- oder Konzentrationsstörungen. Jedoch ist ein Zusammenhang mit dem Aufmerksamkeits-Defizit-Syndrom und der Legasthenie keineswegs bewiesen, eine Koinzidenz der Symptome ist ohne ätiologischen Zusammenhang (Buchmann 2004). Das Krankheitsbild ist so vielschichtig, dass es als solches lange Zeit keine Anerkennung fand. Kinder mit diesen Auffälligkeiten waren abgestempelt und wurden links liegen gelassen. Sie erreichten das Klassenziel trotz normaler Intelligenz nicht. Janda (Janda 1979, 2000) beschrieb schon sehr früh diese Auffälligkeiten bei Erwachsenen, er erkannte die Rolle des Zentralnervensystems bei der Ausarbeitung motorischer Stereotype im Sinne des sensomotorischen Regelkreises. Er beschrieb ungeschickte Erwachsene, die niemals zwei Dinge zu gleicher Zeit verrichten können, beim Wandern stehen bleiben müssen, um sich zu unterhalten, gleichzeitig ein gestörtes Gleichgewicht hätten. Janda bezeichnete diese Erscheinung als „minimal brain dysfunction" (geringfügige Hirndysfunktion). Coenen prägte unserer heutigen Denkweise entsprechend die Bezeichnung sensomotorische Dyskybernese (Coenen 1992, 2006, 2009) als eine gestörte Datenverarbeitung in Hirnstamm und Mittelhirn und erwähnt, ähnlich wie Janda zuvor, die Kombination von kognitiven und psychosozialen Teilleistungsstörungen bei Kleinkindern. Die Bezeichnung *KiDD* (kopfgelenkinduzierte Dyspraxie und Dysgnosie) stammt von Biedermann, der voraussetzte, dass das Erscheinungsbild eine direkte Folge einer unbehandelten oder nicht erfolgreich behandelten Kopfgelenkstörung im Säuglingsalter ist (Biedermann 1999; Sacher 2003). Die Kausalzusammenhänge werden noch diskutiert. Unbestritten ist, dass ein Großteil der Kinder schon im Säuglingsalter Entwicklungsabweichungen zeigten, viele deshalb wegen Funktionsstörungen („KiSS") und Entwicklungsabweichungen in Behandlung waren.

Fest steht, dass es sich bei der sensomotorischen Dyskybernese (s. ◻ Tab. 4.24) um eine Störung der Verarbeitung und

◘ **Tab. 4.24** Sensomotorische Dyskybernese

Symptome	Obligat	Fakultativ
Gestörte Grob-motorik	Zum Beispiel gestörter motorischer Stereotyp, d. h. die Bewegungsausführung ist ungeschickt, d. h. unökonomisch Verzögertes Lernen motorischer Leistungen (z. B. im Sport oder beim Erlernen eines Musikinstrumentes) Sprachdefizite	In manchen Fällen bestehen nur einzelne Störkomponenten „Haltungsschwäche", muskuläre Dysbalancen
Gestörte Fein-motorik	Schriftbild ungeordnet Zeilen werden nicht oder schlecht eingehalten Basteln und Zeichnen unterhalb der Altersnorm Knöpfen, Schuhe schließen werden spät erlernt	Verzögerte Sprachentwicklung Sprechstörungen Bissauffälligkeiten, z. B. offener Biss, Kreuzbiss (Sacher 2012; Falkenau 1989)
Unruhe		Oft vorhanden
Unkonzentriert-heit	Konzentrationsstörungen, auch Ablenkbarkeit, Nervosität, Vergesslichkeit, schneller Leistungsabfall bei früher Ermüdbarkeit	In unterschiedlicher Ausprägung vorhanden
Dyskalkulie, Legasthenie	Kein sicherer Zusammenhang	Selten
Entwicklungs-verzögerung im Säuglingsalter		Häufig
Psychische Auf-fälligkeiten	Alle Varianten möglich: Aggressivität, Rückzugsverhalten	Störungen der Wahrnehmung
Neurologische Auffälligkeiten	Keine	Korrelation mit Störungen im visuellen System sollen vorkommen „Defizite können sich gegenseitig bedingen" (Friedrich 2011)

Integration sensorischer Daten handelt mit der Folge gestörter Körperkontrolle und Raumorientierung; letztendlich sind die Stütz- und Zielmotorik mangelhaft. Dabei spielt die gestörte Propriozeption eine entscheidende Rolle (Wuttke 2017a, b), d. h. Funktionsstörungen der Kraniozervikalregion, aber auch anderer Schlüsselregionen. Dies ist bisher jedoch noch nicht wissenschaftlich belegt.

Somit ist die sensomotorische Dyskybernese in vielfältigen Erscheinungsformen zu finden. Immer betreffen die Störungen mehr oder weniger die Raumorientierung, Körperwahrnehmung und die Stütz-und Zielmotorik.

Sicherung der Diagnose Eine auffällige Anamnese ist zu beachten; die Kinder mit sensomotorischer Dyskybernese zeigen in der Regel Entwicklungsauffälligkeiten. Mit dem „Movement Assessment Battery of Children" (M-ABC-2) steht ein validierter und empfohlener Test zur Diagnostik dieser Kinder zu Verfügung, leicht und schnell durchführbar auch unter Praxisbedingungen.

Eine allgemeine manualmedizinische Befunderhebung ist erforderlich. Prinzipiell ist das Kind – ob Säugling, Klein- oder Schulkind – vollständig im programmierten Ablauf zu untersuchen, begonnen mit der allgemeinen Übersichtsuntersuchung, weiter zur regionalen, am Ende zur gezielten Untersuchung der Funktionsstörungen (Seifert et al. 2017). Anschließend erfolgt die Ganganalyse, bei der sich ein unharmonisches Gangbild zeigt mit fahrigen Bewegungen, übermäßiger Mitnahme des Schultergürtels, viele Varianten sind möglich. Zeichen einer Ataxie, Spastik oder Dystonie gehören nicht in das Krankheitsbild und

4

verpflichten den Untersucher, weiter neurologisch zu untersuchen oder untersuchen zu lassen. Des Weiteren folgt nun die Durchführung einiger *motokybernetischer Tests* wie von Coenen vorgeschlagen (Coenen 2006):

- Langsitz
- Hochsteigen/Abspringen von hüfthoher Liege
- Einbeinstand auf fester Unterlage
- Einbeinstand auf weicher Unterlage (Untersuchungsliege)
- Einbeinhüpfen (ohne Ball)
- Einbeinhüpfen mit Hochwerfen und Auffangen eines Balles
- Hampelmannsprung
- Schersprung
- Balance auf Therapiekreisel beidbeinig
- Balance auf Therapiekreisel einbeinig
- Purzelbaum
- Seitliches Hüpfen
- Fersengang vorwärts/rückwärts
- Wechselschritthüpfen
- Seiltänzergang auf einer Linie
- Drehtest

Die Tests werden altersgemäß abgewandelt. Sie geben einen guten Überblick über Körperkontrolle und Bewegungsqualität. Abweichungen, inkomplette und nichtaltersgerechte Durchführung werden als Störung bewertet. Die Koordinationstests können in der Sprechstunde keineswegs alle durchgeführt werden, zumal Kinder mit Defiziten sich schnell verweigern. Kleinkinder unter 4 Jahren sollten entsprechend den Angaben der Mütter eingeschätzt werden: Kann das Kind Roller fahren, Treppen steigen (altersgerechte Stufen vorausgesetzt)? In der Sprechstunde sollte man versuchen, das Kleinkind auf einem Bein hüpfen und den Einbeinstand durchzuführen zu lassen.

Therapie Ausgehend von der Überlegung, dass ein gestörtes Afferenzmuster die Bewegungssteuerung ungünstig beeinflusst, ist die manuelle Beseitigung der Funktionsstörungen, insbesondere in den Schlüsselregionen, das Mittel der Wahl. Der Einsatz von Manueller Medizin ist in der für dieses Krankheitsbild vorliegenden S3-Leitlinie empfohlen. Seit Jahren ist der Einfluss des Nackenrezeptorenfeldes auf das

Gleichgewicht bekannt (Hülse 1988; Brodal 1974; Frederickson 1965). Im Vordergrund steht daher folgerichtig die Behandlung der funktionsgestörten Kraniozervikalregion einschließlich der oromandibulären Region sowie die Atlasimpulsbehandlung nach Arlen (Coenen 2010). Letztere übt über den Fingerstoß auf den Atlasquerfortsatz einen Impuls auf das sensible suboccipitale Rezeptorenfeld aus mit dem Effekt der Verbesserung von Gleichgewichtsfunktion, Bewegungseinschätzung und -planung; außerdem rechnen wir mit einem ausgleichenden Einfluss auf die quergestreifte Muskulatur. Wir sind uns der Empirie dieser Methode bewusst. Je nach Erscheinungsbild ist die Behandlung mit Ergotherapie, sensorischer Integration sowie Trainingsbehandlung im visuellen und auditiven System zu ergänzen.

In der Leitlinie werden diesbezüglich als ergotherapeutische Verfahren „neuromotor task training" (NMT) und „cognitive orientation to daily occupational performance" (CO-OP; deutsch: Kognitive Orientierung bei der alltäglichen Betätigungsausführung) empfohlen.

4.4.3 ADHS und Bewegungssystem

Störungen der Aufmerksamkeit, der Emotionen und des Verhaltens sind im Kindes- und Jugendalter ähnlich häufig wie die motorischen Störungen. Etwa die Hälfte der Kinder mit einer Aufmerksamkeitsdefizit-Hyperaktivitätsstörung (ADHS) hat auch eine umschriebene Entwicklungsstörung motorischer Funktionen (F82). Wahrscheinlich liegen die immer vermuteten ätiologische Zusammenhänge mit den ebenfalls recht häufigen manualmedizinischen Störungen in diesem Lebensalter darin begründet. Oftmals werden reaktive psychische Symptome bei zugrunde liegender manualmedizinischer Störung postuliert.

Klassifikation Eine eigenständige Verschlüsselung manualmedizinischer Syndrome ist in der ICD-10 nicht enthalten, meist werden Kodierungen aus dem Kapitel M verwendet. Der größere Teil der kinderneuropsychiatrischen Störungen wird im Kapitel V der ICD-10 (F80-F89, F90-F98)

verschlüsselt. Ein Zusammenhang mit manual-medizinischer Störungen wird oftmals vermutet mit den folgenden Diagnosen:
- Umschriebene Entwicklungsstörungen des Sprechens und der Sprache (F80)
- Umschriebene Entwicklungsstörungen schulischer Fertigkeiten (F81, Legasthenie und Dyskalkulie)
- Umschriebene Entwicklungsstörung motorischer Funktionen (F82)
- Kombinierte umschriebene Entwicklungs-störungen (F83)
- Hyperkinetische Störungen (F90), einschließlich der Aufmerksamkeits-störungen (F90.0) (ADHS)
- Kombinierte Störung des Sozialverhaltens und der Emotionen (F92)
- Emotionale Störung des Kindesalters (F93), vor allem die Schulphobie (F93.1)
- Enuresis und Enkopresis (F98.0/1)

Hyperkinetische Störungen (ADHS, F90) Die hyperkinetische Störung oder Aufmerksam-keitsdefizit Hyperaktivitätsstörung (ADHS) ist mit einer **Prävalenz** von 3–6 % eine der häufigsten Erkrankungen im Kindes- und Jugendalter, viele der Patienten weisen die Symptome bis in das Erwachsenenalter auf (August et al. 1996; Rohde et al. 1999; Wender 2002). Jungen sind deutlich häufiger betroffen als Mädchen (Anderson et al. 1987). In Deutschland fanden Brühl et al. auf der Basis von Elternurteilen für Kinder im Alter von 6–10 Jahren eine Prävalenz nach DSM-IV-Kriterien von 6 % für eine Aufmerksamkeits-defizit-Hyperaktivitätsstörung und für eine hyperkinetische Störung nach ICD-10 von 1,3 % (Brühl et al. 2000). Die Erkrankung ist charakterisiert durch *3 typische Symptome:*
- Aufmerksamkeitsdefizit
- Impulsivität
- Motorische Hyperaktivität

Die beiden Kardinalsymptome „Aufmerksam-keitsdefizit" und „Hyperaktivität" sollten in mehr als einer Situation (zu Hause, im Klassen-raum, in der Sprechstunde/Klinik) vorkommen. Lernstörungen und motorische Ungeschick-lichkeit treten mit großer Häufigkeit koinzident auf, Bestandteil der eigentlichen Diagnose einer hyperkinetischen Störung nach ICD-10 sind sie jedoch nicht (Dilling et al. 1993). Verschiedene andere Störungen können zusätzlich vorhanden sein: Hyperkinetische Kinder sind oft achtlos und neigen zu Unfällen und – eher aus Unacht-samkeit als vorsätzlich – zu Regelverletzungen. Ihre Beziehungen zu Erwachsenen sind oft von Distanzlosigkeit und einem Mangel an normaler Vorsicht und Zurückhaltung geprägt. Bei anderen Kindern sind sie unbeliebt und können isoliert werden. Eine kognitive Beein-trächtigung kann vorkommen, spezifische Ver-zögerungen der motorischen und sprachlichen Entwicklung sind überproportional häufig (Dilling et al. 1993). Die charakteristischen Ver-haltensprobleme sollten früh, d. h. vor dem 6. Lebensjahr, begonnen haben und von längerer Dauer sein. Bei Vorschulkindern sollte nur ein extremes Ausmaß zu dieser Diagnose führen. Gefordert wird zunehmend als Voraussetzung der Diagnose ein IQ >85, allerdings ist dies nicht in der aktuell gültigen S3-Leitlinie enthalten.

Die *Pathophysiologie* der Störung ist wie die vieler Störungen im Kindes- und Jugend-alter multifaktoriell bedingt (Buchmann und Häßler 2004). Heute wird von einer grund-legenden Dysfunktion im kortikostriatalen Netzwerk ausgegangen, d. h. sowohl gerichtete und gehaltene Aufmerksamkeit als auch Ent-scheidungsfindung, Bewegungsvorbereitung und Bewegungsausführung sind beein-trächtigt. Dafür sprechen eine Vielzahl von volumetrischen MRT-Studien (Castellanos et al. 1996; Filipek et al. 1997; Mataro et al. 1997; Steere und Arnsten 1995; Hynd et al. 1991; Berquin et al 1998), Positronen-emissionstomografien (PET) (Lou et al. 1989), Einzelphotonen-Emissionscomputertomografien (SPECT) (Sieg et al. 1995), funktionelle Magnet-resonanztomografien (fMRT) (Ernst et al. 1989; Teicher et al. 2000) und Elektroenzephalo-grafien (EEG) (Clarke et al. 2002; Brandeis et al. 1998; Pliszka et al. 2000; Niedermeyer und Naidu 1997; Shibata et al. 1999; van Leeuwen et al. 1998; Buchmann et al. 1999a, b, c). Daneben existieren eine Reihe neuropsycho-logischer Modelle des ADHS (Tannock 1998). Dabei gehen alle neuropsychologischen Modelle davon aus, dass dem ADHS funktionelle Störungen in frontalen und präfrontalen Regionen sowie in den Verbindungen zum limbischen System über das Striatum zugrunde liegen, was sich mit den oben zitierten MRT- und EEG-Studien deckt.

4

Biedermann (Biedermann 1993a, b, 1996) ist es zu danken, einen empirischen Zusammenhang von manualmedizinischen Kopfgelenkstörungen und motorischen sowie Entwicklungsauffälligkeiten bei Säuglingen gefunden und beschrieben zu haben – die kopfgelenkinduzierte Symmetriestörung KiSS. Dieses Konzept wurde dann übertragen auf sich später angeblich daraus entwickelnde hyperkinetische Störungen – das sogenannte KiDD-Syndrom = kopfgelenkinduzierte Dysgnosie und Dyspraxie. Allerdings ist die evidenzbasierte Datenlage zu dieser Hypothese sehr dünn.

Da motorische Störungen sowohl klinisch als auch neurophysiologisch bei ADHS nachweisbar sind, untersuchten wir eine genau definierte Stichprobe hinsichtlich eines eventuellen Zusammenhanges zwischen *funktionellen Störungen des Bewegungssystems* (Kopfgelenksstörung O/C1/C2/C3 oder Störung der sphenobasilären Synchondrose, SBS) und den ADHS-Symptomen „Hyperaktivität" und „Konzentrationsstörung" (Buchmann und Häßler 2004). Dies erfolgte im Rahmen einer neurophysiologischen Studie. Bei etwa der Hälfte unserer Stichprobe fanden sich manualmedizinisch keine Störungen in den untersuchten Regionen. Damit ist ein kausaler Zusammenhang zwischen Störungen der Kopfgelenke beziehungsweise SBS-Störungen und den beiden ADHS-Hauptsymptomen unwahrscheinlich. Es fanden sich in unserer, allerdings kleinen, Stichprobe auch keine statistisch signifikanten Zusammenhänge zwischen den gefundenen manualmedizinischen Funktionsstörungen und der Ausprägung der ADHS-Symptome. Da etwa die Hälfte der untersuchten Kinder Kopfgelenkdysfunktionen oder SBS-Störungen aufwies, ist zu vermuten, dass aufgrund der hohen Prävalenz des ADHS (August et al. 1996; Wender 2002) und der wahrscheinlich auch recht hohen Prävalenz manualmedizinischer Funktionsstörungen bei diesen Kindern es sich um reine Koinzidenzen handelt (Buchmann und Häßler 2004).

Da in der *Therapie des ADHS* die medikamentöse Behandlung von hyperkinetischen Störungen in den letzten Jahren zugenommen hat, werden in Fach- und Laienpresse die verschiedenen therapeutischen Ansätze kontrovers diskutiert (Schubert et al. 2001). Einigkeit besteht bezüglich der Notwendigkeit einer multimodalen Therapie. Die Säulen einer solchen Therapie bestehen in:

- Aufklärung und Beratung der Eltern sowie des sozialen Umfeldes (Kindergarten, Schule)
- Elterntraining und Interventionen in der Familie
- Wenn möglich, Interventionen in Kindergarten und Schule
- Verhaltenstherapie (Token-System, Spieltraining) und kognitive Therapie (Selbstinstruktionstraining, Selbstmanagement)
- Biofeedback (Heinrich et al. 2004)
- Pharmakotherapie (z. B. Methylphenidat, Lisdexamfetamindimesilat, Guanfacin, Buspiron)
- Störungsspezifische Therapie komorbider Störungen
- Jugendhilfemaßnahmen, wenn obige Maßnahmen weder ambulant noch stationär greifen und bereits dissoziale Auffälligkeiten in frühem Alter bemerkbar werden

Eine individuell an Kind und Familie angepasste Therapie setzt also die genaue Diagnostik der Störung am Kind (Fremdbeurteilungsbögen, testpsychologisch, neurophysiologisch) und der familiären Verhältnisse sowie des Umfeldes (Kindergarten/Schule) voraus. Die manualmedizinische Behandlung von funktionellen Störungen des Bewegungssystems dieser Kinder fügt sich in die Therapie komorbider Störungen ein (Buchmann und Häßler 2004). Die Kompensationsfähigkeit von ADHS-Kindern gegenüber Stressoren aller Art ist sehr gering, weshalb unter klinischen Gesichtspunkten die manualmedizinische Behandlung gefundener Störungen des Bewegungssystems für das einzelne betroffene Kind durchaus hilfreich sein kann.

4.4.4 Schwindel

Schwindel ist im allgemeinen Sprachgebrauch wenig differenziert,

> „sodass alle Symptome, von leichter Unsicherheit beim Gehen oder Stehen über Kollapsneigung bis zum anfallsartigen Drehschwindel unter diesen Begriff fallen. Eine „Schwindelwahrnehmung" entsteht aufgrund eines Konflikts zwischen unterschiedlichen Meldungen aus verschiedenen Sinnesorganen. Treffen differente Informationen

aus verschiedenen Sinneskanälen in
den Zentren des Orientierungs- und
Gleichgewichtssystems ein, wird dieses
„dismatch" als Erregungsmuster an die
Hirnrinde weitergeleitet. Dort entsteht dann
die Schwindelwahrnehmung" (Ilbeygui 2016).

Visuelle und vestibuläre Afferenzen sowie propriozeptive Reize aus dem Bewegungssystem spielen dabei eine große Rolle. Störungen dieser Systeme, aber auch der sie integrierenden Hirnstrukturen, führen zum Symptom Schwindel.

Klagen über Schwindel sind im Kleinkind- und jüngeren Kindesalter selten, sei es, weil er tatsächlich nur selten vorkommt, oder auch, weil die Kinder ihn nur unzureichend beschreiben können. Ab etwa 8–10 Jahren artikulieren Kinder häufiger Schwindelzustände und sind dann auch in der Lage, zwischen Schwank- und Drehschwindel zu unterscheiden (Casani 2015).

Zunächst gilt es für den Manualmediziner, strukturelle Ursachen zu bedenken (s. ◻ Tab. 4.25). Diese Erkrankungen gehören gegebenenfalls in die Hände des Facharztes für Neurologie oder HNO-Heilkunde und nicht in die manualmedizinische Sprechstunde!

Der **orthostatische, auch Sekundenschwindel,** begegnet dem Manualmediziner in der Sprechstunde häufiger. Er betrifft meist junge, schlanke Mädchen zwischen 14 und 18 Jahren und hat eine kardiovaskuläre Ursache (mangelhafte Blutdruckregulation). Die Mädchen klagen beim schnellen Erheben aus dem Liegen, der Hock- oder Sitzstellung über eine kurzbestehende Unsicherheit mit Ohnmachtsgefühl. Auch Synkopen sind möglich.

Der vertebragene Schwindel, auch zervikogener Schwindel Diese Schwindelform tritt schon bei Schulkindern auf, wenngleich wesentlich seltener als beim Erwachsenen. Die Kinder fühlen sich unsicher „wie auf dem Karussell", zeitweilig besteht Übelkeit. Eine Schwindelrichtung kann nicht angegeben werden. Erst nach eingehendem Befragen ist ein Zusammenhang zwischen Schwindelgefühl und Kopfbewegung erkennbar. Die allgemeine Untersuchung ergibt keine neurologischen Ausfälle, aber in charakteristischer Weise die Schwindelabhängigkeit von der Kopfhaltung (Eder 1982; Hauswirth 2008). Es soll nicht verschwiegen werden, dass es

kritische Stimmen gibt, die den vertebragenen Schwindel als „Mythos" oder „Verlegenheitsdiagnose" bezeichnen (Wiest 2013). Nach manualmedizinischen Erkenntnissen handelt es sich um eine Funktionskrankheit, s. ▶ Kap. 3. Bewegungseinschränkungen der Halswirbelsäule sind in diesen Fällen obligat.

Typische manualmedizinische Befunde:
- Funktionsstörungen CO–C2
- Triggerpunkte und Verspannungen der subokzipitalen Nackenmuskulatur (Bauer-Delto 2014; Hölzl 2014)
- Triggerpunkte des M. trapezius, des M. sternocleidomastoideus und des M. masseter
- Funktionsstörungen der Kraniomandibularregion
- Osteopathische Befunde: Dysfunktionen des Os sphenoidale, Os occipitale (in der Folge Spannungszustände im Foramen jugulare), der Ossa temporalia, Strains (Möckel 2006)

Über die Ursache und den Zusammenhang von Schwindel und Dysfunktionen der Kraniozervikalregion bestehen in der manualmedizinischen Literatur keine Zweifel (von Heymann 2015; Hülse 1998; Kohl et al. 2016). Unbestritten bestimmen nicht nur Afferenzen aus dem optischen System und dem Vestibularapparat die Wahrnehmung von Stellung und Bewegung des Körpers in Raum und Zeit, sondern außerdem spielt die propriozeptive Information aus der Region C1–C3, den somatischen Afferenzen aus den Muskelspindeln und dem Kraniomandibularsystem eine entscheidende Rolle.

» „Die obere HWS ist somit nicht nur ein Organ besonderer motorischer Beweglichkeit, sondern auch ein wichtiges Sinnesorgan der Raumorientierung. Widersprüchliche Meldungen der genannten Sinnesorgansysteme führen zur Empfindung einer Gleichgewichtsstörung" (von Heymann 2015).

Aus diesen Überlegungen heraus sind die Kinder bei Verdacht auf zervikogenen Schwindel, z. B. nach Traumen, einer zusätzlichen speziellen Untersuchung zu unterziehen:
- Zum Ausschluss einer okulären propriozeptiven Ursache das Abdeckmanöver eines Auges. Man achtet auf mögliche Bewegungen des nichtabgedeckten Auges

4

□ Tab. 4.25   Strukturelle Ursachen von Schwindel. (Mod. nach Herkenrath) (Herkenrath 1999)

Ursache	Symptomatik/Charakteristika	Weitere Diagnostik
Peripher vestibulär – Labyrinthitis	– Im Rahmen einer akuten oder chronischen Otitis media, auch Mastoiditis. Dauerschwindel, Erbrechen, progredienter Hörverlust, Ausfallnystagmus zur gesunden Seite	– HNO-Untersuchung
– Vestibulärneuritis/ Vestibularausfall	– Schwindel >24 h – Kann als Begleiterscheinung bei Meningitis, Tumoren in Pons und Kleinhirn oder bei Schädelbasisfrakturen auftreten – Bei der bilateralen Vestibulopathie besteht ein Schwankschwindel mit Gang- und Standunsicherheit, verstärkt in Dunkelheit und auf unebenem Grund (Strupp 2013), positiver Romberg-Test (deutlich vermehrtes Schwanken nach Augenschluss)	– Anamnese, Hörprüfung – Progrediente Hörstörungen und Ausfall der Nn. VIII, VII erfordern die weitere neurologische Tumordiagnostik mit MRT, Elektroneurografie und Elektronystagmografie
– Benigner paroxysmaler Lagerungsschwindel, Irritation der vestibulären Bogengänge, z. B. durch Kanalolithen	– Sekunden bis wenige Minuten dauernd, ausgelöst durch Lagewechsel des Kopfes. Keine neurologischen Symptome!	– Provokation, Behandlung mit Korrekturübungen nach Brandt-Daroff
– Morbus Menière	– Anfallsartiger Drehschwindel mit Schwerhörigkeit und Tinnitus über Minuten bis Stunden, initiale Aura möglich, oft mit Erbrechen. Im Kindesalter sehr selten!	– Anamnese, Hörprüfung, ggf. Bildgebung
– Trauma – Ischämie, degenerativ	– Je nach Traumalokalisation – Tinnitus	– Bildgebung, Stoffwechseldiagnostik
Zentralnervensystem – Multiple Sklerose	– Doppelbilder und andere Sehstörungen, Fatigue, Sensibilitäts-, Koordinationsstörungen	– Liquor, MRT, evozierte Potenziale
– Tumoren, z. B. Schwannom	– Kopfschmerzen, Übelkeit, Hirnnervenstörungen, Ataxie	– Bildgebung
– Fokale Epilepsie	– Paroxysmaler Schwindel	– EEG
– Migräne, s. ▶ Abschn. 4.1.3	– Kopfschmerzen, Aura, Erbrechen, Licht-/Lärmempfindlichkeit	– Anamnese
– Okulär	– Sehstörungen	– Augenärztliche Untersuchung
– Meningitis, Enzephalitis	– Fieber, Kopfschmerzen, Erbrechen	– Labor, Liquor, Bildgebung
– Ischämie, degenerativ	– Dauerschwindel, Tinnitus, weitere neurologische Symptome	– Bildgebung, Stoffwechseldiagnostik
Diverses – Angst	– Psychische Präsentation, Hyperventilation	– Psychoexploration
– Hypotension	– Blutdruck, Synkope	– Blutdruckmessung
– Medikamente, Drogen	– Antihistaminika, Sedativa, Antiepileptika	– Anamnese, Drogenscreening, Medikamentenspiegel

(„Einstellbewegungen"). So kann leicht ein latentes oder manifestes Schielen als Ursache erkannt oder ausgeschlossen werden.
- Betrachtung eines vorhandenen Nystagmus mit der Frenzel-Brille.
- Untersuchung nach Hautant zum Nachweis der Schwindelabhängigkeit von der

Kopfbewegung: Das Kind sitzt angelehnt auf einem Stuhl, beide Arme horizontal ausgestreckt, die Augen geschlossen. Während der Behandler den Kopf des Kindes in die Rotation führt, beobachtet er ein Abweichen der Arme. Der Hautant-Test kann im Fall einer Durchblutungsstörung einer A. vertebralis zu synkopalem Schwindel führen, bei Kindern eher unwahrscheinlich.

— Der De Klejn-Test dient der Objektivierung der Obstruktion der A. vertebralis einer Seite, indem der Kopf des Patienten in Rückenlage, den Kopf überhängend, in Reklination und Rotation geführt wird und somit die rotationsgegenseitige Arterie gedrosselt wird. Nystagmus und Übelkeit sind der Beweis. Dieser Test ist heute wegen der möglichen Komplikationen verlassen.

Die *manuelle Therapie* ergibt sich aus dem manualmedizinischen Verständnis dieser Schwindelform als die Therapie der Wahl (von Heymann 2015): Manuelle Behandlung der diagnostizierten Funktionsstörungen der kraniozervikalen Region, der kraniomandibulären Region inklusive Behandlung der Triggerpunkte und myofaszialen Verspannungen (Hülse 2004; Konrad 1990). Atlasimpulstechnik, Weichteiltechniken mit Traktionen, postisometrische Relaxationstechnik der HWS und Jones-Technik ergänzen schonend die Therapie. Aus osteopathischer Sicht ist die Behandlung der diagnostizierten Strains sowie die Behandlung der dysfunktionellen Ossa temporalia, occipitalia und sphenoidalia sinnvoll.

4.4.5 Das auffällige Gangbild

Einer der häufigsten Gründe, weswegen besorgte Eltern ihr Kleinkind in der orthopädischen Sprechstunde vorstellen, ist ein auffälliges Gangbild. Die Eltern können das oft nicht genau beschreiben, empfinden den Gang nur abweichend vom Gang anderer Kinder und möchten abklären lassen, ob eine Krankheit die Ursache ist und ein Handlungsbedarf besteht.

Zunächst ist es wichtig zu erfragen, seit wann die Auffälligkeit besteht, vom Beginn des Laufenlernens oder erst später, z. B. nach Sturz oder Verletzung. Zu beachten ist, dass in der Lauflernphase jedes Kind Unsicherheiten zeigt, breitbeinig steht und geht, gleichgewichtsuchend die Arme rudernd abduziert. Jede Kopfdrehung erschwert in dieser Lebensphase die Erhaltung des Gleichgewichts. In der weiteren Entwicklung stellt sich Gangsicherheit ein, das Kind läuft ohne Unterstützung allmählich sicherer und harmonischer.

Der Gang ist einer der wichtigsten motorischen Stereotype (Bewegungsmuster) und bildet sich in charakteristischer Weise in den ersten 4 Lebensjahren aus (Janda 1979, 2000). Ein gesundes Kind hat bereits ab dem 4. Lebensjahr einen oft charakteristischen Gang mit harmonischer Mitbewegung der oberen Extremitäten.

Die Ganganalyse ist prinzipiell Teil jeder manualmedizinischen Untersuchung. Sie gewinnt zunehmend an Bedeutung (Will 2002; Amelung 2005; Klöpfer-Krämer 2012; Müller 2005; Mittlmeier 2005/8; Sander 2012). Modern, komfortabel und genau ist die Ganganalyse auf dem Laufband, verbunden mit einem Laufbandergometer mit einer integrierten, kalibrierten Messsensormatrix (Lauenroth et al. 2018). Im praktischen Alltag lässt der Manualmediziner das Kind, nur mit Unterhose oder Windelhöschen bekleidet, eine kleine Strecke gehen, notfalls an der Hand der Mutter, besser aber allein. Er gewinnt bereits bei dieser einfachen Übersichtsuntersuchung die ersten Hinweise auf Abweichungen vom „Normalen":

— Der Untersucher beobachtet, wie harmonisch das Gangbild erscheint.

— Gibt es Hinweise für Gleichgewichtprobleme? Gleichgewichtsgestörte Kinder rudern mit den Armen, sie schwanken und sind nicht in der Lage, auf einer Linie zu gehen.

— Wie harmonisch sind die Mitbewegungen der Arme? Normal werden beide Arme symmetrisch im Gehrhythmus bewegt. Im pathologischen Fall wird eine Seite nicht mitbewegt (Parese?). Ausfahrende und überschießende Hand-Arm-Bewegungen, verbunden mit breitbeinig-unsicherem Gang, weisen auf eine neurologische Störung hin (Titulaer 2013; Meinck 2018; Lang 2016; Klein 1998).

— Beobachtung der Schrittlänge: Eine verkürzte Schrittlänge kann auf Schmerzen hinweisen, sie kann auch Folge der eingeschränkten Beweglichkeit von Hüfte, Knie oder Fuß sein.

— Hören des Auftrittsgeräusches, normal im Rhythmus seitengleich. Ein stampfendes Geräusch entsteht bei Koordinationsstörungen. Das verkürzte Auftrittsgeräusch einer Seite spricht für die verminderte Belastbarkeit dieser Seite, deren Gründe im weiteren Untersuchungsgang abzuklären sind.

— Beobachtung der Muskulatur und Faszien. Verspannungen zeigen sich während der Bewegung.

— Hinweise auf regionale Einschränkungen:
  — Beobachtung der Becken- und Rumpfbewegung während des Gehens. Normal macht das Becken keine Mitbewegungen. Die unbelastete Beckenseite sollte nicht absinken (Trendelenburg-Zeichen), der Rumpf sollte keine Seitbewegung durchführen. Brustwirbelsäule und Thorax rotieren bei jedem Schritt im ungestörten Fall leicht mit und ermöglichen somit die harmonische Pendelbewegung der Arme, die Bewegungen sind symmetrisch.
  — Die Bewegung der Hüftgelenke sollte symmetrisch sein.
  — Die Bewegung der Kniegelenke sollte symmetrisch sein.
  — Der Abrollvorgang der Füße wird beobachtet. Die Betrachtung der abgetragenen Schuhe des Kindes kann einen Hinweis auf die gestörte Abrollfunktion des Fußes geben, z. B. sind die Innenseiten der Schuhspitzen besonders lädiert bei Gang mit innenrotierten Beinen, die Innenseiten der Absätze sind mehr abgetragen bei Valgusstellung der Sprunggelenke.

Alle Abweichungen sind zu beachten, die betreffende auffällige Region wird anschließend eingehend untersucht.

Ein Gehen mit innenrotierten Beinen wird am häufigsten bemerkt. Eine gewisse Innenrotation der Beine vom Hüftgelenk abwärts ist im Kleinkindalter physiologisch. Sie ist bedingt durch die physiologische Antetorsion des Schenkelhalses, welche sich von einem Antetorsionswinkel von 30 Grad bei Geburt im Wachstumsverlauf auf einen Winkel von 14 Grad zum Zeitpunkt der Pubertät reduziert (Matzen P 2007; Schönecker 2004, 2001; Harrasser 2012, 2017). Um zu einem idealen Gelenkschluss zu kommen, reagiert der Körper des Kindes mit einer Gesamteinstellung der Beine in Innenrotation. Diese physiologische Innenrotation stellt keine Präarthrose dar, sie verringert sich im Normalfall im Wachstumsverlauf und bedarf keiner Therapie. Jedoch sind differenzialdiagnostische Erwägungen dann erforderlich, wenn die Innenrotation einseitig oder so stark ist, dass das Kind häufig über die Großzehen stolpert. In diesem Fall sieht man einen verstärkten Abrieb der Innenseiten der Schuhspitzen. Es kann sich um Folgen einer nicht oder nicht ausreichend behandelten Hüftdysplasie handeln. Das Röntgenbild gibt darüber Aufschluss. Differenzialdiagnostisch ist außerdem an ein Ilium inflare zu denken.

In manchen Fällen betrifft die Innenrotation der Beine nur die Unterschenkel: Im Stand erscheint die Patella mittig stehend, der Unterschenkel ist bis zur Malleolengabel und zum Vorfuß innenrotiert. Hier liegen in den meisten Fällen myofasziale Spannungen vor, die relaxierend zu behandeln sind. Auch Tibiaspannungen sind ursächlich bekannt (Lampert 2000). Kinder mit diesen Erscheinungen klagen übrigens sporadisch über Schmerzen im Bereich der Tibiakanten, von Laien als „Wachstumsschmerzen" bezeichnet, s. ▶ Abschn. 4.3.2.

Eine Gangstörung bei neurologischen Erkrankungen ist zu beachten. Bei vorliegender Spastik der unteren Extremitäten sind die Kniegelenke und Hüftgelenke gebeugt und je nach Stärke der Spastik die Füße in Spitzfußstellung, als „Kauergang" bezeichnet. Der Gang ist kleinschrittig und oft unsicher, die Mitbewegung der Arme unharmonisch. Besonders unsicher ist der Gang bei ataktischer Komponente: Er ist breitbeinig, begleitet von ausfahrenden und überschießenden Hand-Arm-Bewegungen. Bizarr schraubende, wurmförmige langsame Bewegungen der oberen Extremitäten finden sich bei Athetosen. Gangunsicherheiten beobachtet man bei polyneuropathischen Patienten mit gestörter Tiefensensibilität, eine Rarität im Kindesalter!

Unverkennbar ist der Gang bei *Paresen*:
— Bei Abschwächung der Fußheber wird die Fußspitze in der ersten Gangphase nicht angehoben, die Ferse kann nicht primär aufgesetzt werden. Das befallene Bein wird zirkumduziert, da dieses Bein jetzt funktionell zu lang ist.
— Das betrifft auch den Gang bei Schwäche der Glutäen, bei der das Becken der kontralateralen Seite nicht angehoben werden kann, diese Seite senkt sich im Sinne des positiven Trendelenburg-Zeichens („Watschelgang").
— Bei einer Schwäche des M. quadrizeps kann das Kniegelenk in der ersten Gangphase nicht gestreckt werden, das Kind verlagert daher in dieser Gangphase das Schwergewicht auf die andere Seite und schwingt das betroffene Bein nach vorn.

Zehengang Ein regelmäßiger Vorstellungsgrund bei Kinderarzt, Orthopäde und Manualmediziner ist der sogenannte Zehengang. Die Bezeichnung Zehengang ist unrichtig, denn die Kinder belasten vorwiegend den Vorfuß, die Zehen berühren in ganzer Länge den Boden. Im Stand wird der Fuß plantigrad belastet. Beim Gehen berührt die Ferse nicht die Unterlage, sodass ein physiologischer Abrollvorgang nicht gewährleistet ist. Die Spitzfußstellung verstärkt sich, je schneller das Kind geht oder läuft, auch bei erhöhtem Erregungsniveau. Das Gangbild kann intermittierend oder nur beim Barfußlaufen vorkommen. Die Kinder selbst fühlen sich nicht behindert, die Gangbesonderheit wird von den Eltern, der Kindergärtnerin oder vom Sportlehrer bemerkt.

Der Zehengang kann in der Lauflernphase gesunder Kinder vorübergehend vorkommen. Bleibt er bestehen, so ist er als pathologisch zu betrachten und einer genauen neurologischen Diagnostik zu unterziehen. Dies gilt ebenso, wenn er sekundär auftritt. ◘ Tab. 4.26 gibt einen Überblick über die Differenzialdiagnose der möglichen strukturellen Ursachen.

Auch nach eingehender Diagnostik verbleibt eine Gruppe Kinder, bei denen eine neurologische Ursache nicht gefunden wird; es handelt sich um das Erscheinungsbild des idiopathischen Spitzfußes. In der Literatur finden sich dafür unterschiedliche Bezeichnungen: „idiopathischer" oder „habitueller Spitzfuß", „idiopathischer" oder „habitueller Zehengang", „toe walking", „passagerer Spitzfuß", „dynamischer Spitzfuß", „intermittierender Zehengang" (Sala et al. 1999; Shulman et al. 1997). Wir verwenden hier ebenfalls den Begriff Zehengang, da er im medizinischen Sprachgebrauch, selbst im Englischen („toe walking"), üblich ist.

Dieses Erscheinungsbild ist nicht harmlos, denn der Zehengang ändert die Statik gravierend: Knie- und Hüftgelenke werden in Beugestellung belastet, die Folge sind Hyperlordose der Lenden- und Halswirbelsäule. Der Gang ist kleinschrittig, das Gleichgewicht gestört, die Wadenmuskulatur ist im Kleinkindalter niemals verkürzt. Folgeschäden im Wachstumsverlauf mit Funktionsstörungen der betroffenen Regionen sind die Regel (Bernhard 2010; Korinthenberg 2004). Bei längerem Bestehen kann sich eine Achillessehnenverkürzung einstellen, die das Gangbild weiter fixiert. Anders herum führt eine Achillessehnenverkürzung wiederum zum Zehengang.

Über die Ursachen ist das letzte Wort noch nicht gesprochen (Kornbrust 2001). Viele Autoren beobachteten einen Spitzfußgang bei Kleinkindern in der Lauflernphase bis zum 2. Lebensjahr und hielten dies für eine vorübergehende, „normale" Erscheinung (Colbert 1958; Hall 1967; Jahrling 1999; Weber 1978; Furrer 1982; Thelen 1987). Eine spontane Verbesserung des Gangbildes ist möglich, Engström fand eine spontane Normalisierung bei 80 % der Kinder mit einem Zehengang bis zum Alter von 10 Jahren, allerdings solle auf Komorbiditäten geachtet werden (Engström 2018). Als Ursache wird auch eine Normvariante diskutiert, eine vorübergehende Angewohnheit, daher die verharmlosende Bezeichnung „passager" (Kalen 1986). Ein verkürzter M. gastrocnemius bei freier Beweglichkeit des oberen Sprunggelenkes wird von manchen Autoren diagnostiziert (Eberhardt 2013), der Zehengang aber nach Muskelbehandlung meist unverändert gefunden (Hall 1967; Heisel 2007). Letztendlich scheint eine genetische Komponente vorzuliegen (Pomarino 2012, 2009). Aus eigenen Erfahrungen können wir die Häufung in der Familienanamnese bestätigen (ca. 16 %). Außerdem fanden wir auffällig häufig oromandibuläre Dysfunktionen, eine kieferorthopädische Behandlung war entweder geplant oder bereits eingeleitet. Wir fanden unterschiedliche Bissanomalien, z. B. Kreuzbiss, Retrognathie, ventral oder seitlich offenen Biss und immer eine dysfunktionelle Mundöffnung oder -schließung. Bei allen Kindern war eine Asymmetrie des Gesichtes mehr oder weniger deutlich mit Inkongruenz der Augen- und Mundachse, außerdem bestanden muskuläre Dysbalancen der Kau- und der mimischen Muskulatur.

Entsprechend der bisher noch ungesicherten Ursachen des idiopathischen Zehenspitzengangs ergeben sich für den Manualmediziner therapeutische Ansätze aus der Befunderhebung: Der verspannte M. gastrocnemius wird mit Entspannungstechniken behandelt, der verkürzte Muskel mit Dehnungstechniken, im Ausnahmefall kommt Botulinumtoxin zum Einsatz, kombiniert mit Nachtlagerungs-

4

◘ Tab. 4.26 Differenzialdiagnose des Zehengangs	
Ursache	**Symptome/Charakteristika**
Spastik Zerebral-/Hemiparese	Permanente Spitzfußstellung mit Innenrotation, Kniebeugung, Hüftadduktion, Muskeltonus und Muskeleigenreflexe gesteigert, positive Pyramidenbahn-zeichen (z. B. Babinski), verkürzte, je nach Ausmaß der Erkrankung atrophische Wadenmuskulatur
Tethered Cord (s. ► Abschn. 4.2.4)	Sekundäres Auftreten, Sensibilitätsstörungen, Blasen-/Mastdarmstörungen
Dystonien (s. ► Abschn. 4.4.1)	Dystone Gangstörung, Muskelhypertonie der Wadenmuskulatur, Spitzfuß
Segawa-Syndrom L-Dopa-responsive Sonderform der Dystonien (s. ► Abschn. 4.1.7)	Beginn meist im 6./7.Lebensjahr mit dystonen Gangstörungen (vermehrte Innenrotation, Spitzfuß), Muskelhypertonie, Reflexe normal oder gesteigert, später Tortikollis, Halte- (kein Ruhe-)Tremor Typisch: Tageszeitlich erhebliche Unterschiede, morgens gebesserte, abends oder nach körperlicher Belastung stärkere Symptomatik! Therapeutisch mit L-Dopa gut beeinflussbar, ggf. Testdosis; wirkt binnen Stunden!
Hereditäre motorisch-sensible Neuropathie	Progrediente motorische und sensible Polyneuropathie, symmetrische distal betonte Paresen und Atrophien der Muskulatur, oft mit mäßiggradigen Sensibilitätsstörungen, abgeschwächten Muskeleigenreflexen und Fußdeformitäten (Hohlfußbildung als Erstsymptom!)
Spinale Raumforderung	Zehengang mögliches Erstsymptom, häufiger progrediente Skoliose
Peronäuslähmung	Fußheberschwäche, Sensibilitätsstörung, Zirkumduktionsgang, später Spitzfußausbildung
Progressive Muskeldys-trophien	Wadenpseudohypertrophie, grobe Kraft und Muskeleigenreflexe abgeschwächt, Kreatinkinasebestimmung bei jedem sekundären Zehengang erforderlich!
Postinfektiös	Passager über einige Tage nach viralen Luftwegsinfekten (Myositis?)
Nutzung einer „Gehfrei"-Lauf-lernhilfe	In einer Untersuchung von Kornbrust hatten 60 % aller Zehengänger regelmäßig eine Gehfrei-Lauflernhilfe benutzt gegenüber nur 12 % der plantigrad laufenden Kinder (Kornbrust 2001)
Kompensatorisch	Einseitig bei Beinlängendifferenz zum Erreichen eines Beckengradstandes
Idiopathischer Zehengang	s. Text!

schienen unter Mitnahme von Sprung- und Kniegelenken. Funktionsstörungen der Extremitätengelenke, des Beckens und aller Schlüsselregionen sind zu beseitigen. Insbesondere sind oromandibuläre Störungen prinzipiell zu behandeln, Verkettungstests (s. dort) ermitteln hier oft einen Zusammenhang. Begleitende physiotherapeutische Maßnahmen, z. B. Therapie nach Bobath, Vojta oder Propriozeptive neuromuskuläre Faszilitation (PNF) sorgen für die Erhaltung der verbesserten Muskel- und Gelenkfunktion und damit die Veränderung des motorischen Stereotypes. Eine Versorgung mit sensomotorisch wirkenden Fußeinlagen nach Pomarino und Jahrling wird empfohlen

(Pomarino 2012); (Jahrling 2000; Ohlendorf 2008, 2014a, b; Natrup et al. 2004).

Eine wichtige Abweichung vom üblichen Gangbild ist das Schmerzhinken. Die schmerzhafte Extremität wird zeitlich kürzer belastet, man hört das beim Gehen des Kindes mehr als man es visuell wahrnimmt. Nicht immer ist das Kind in der Lage, den Ort der Schmerzen zu benennen oder zu zeigen, daher ist die genaue Beobachtung des Gangbildes unerlässlich. Das schmerzhafte Gelenk wird geschont, die Auftrittszeit dieser Extremität ist vermindert, das betroffene Gelenk wird vermindert bewegt. Die Folge ist ähnlich wie bei

Das Kind Tobias L. wurde in unserer Praxis mit 9 Jahren wegen eines Zehenganges und auffälliger Ungeschicktheit vorgestellt. Die Mutter berichtet, dass dieser Zehengang seit der ersten Laufphase mit 15 Monaten bestünde, die weitere Entwicklung wäre regelrecht gewesen. Bei der Erstuntersuchung fiel eine Asymmetrie des Gesichtes auf, das Gangbild war typisch kleinschrittig und ohne Fersenbelastung, die Arme wurden asymmetrisch mitbewegt. Im Stand waren beide Füße plantigrad aufgestellt. Koordinationsteste ergaben eine Unsicherheit beim Einbeinhüpfen und Hampelmann. Die neurologische Untersuchung war ohne Auffälligkeit. Weitere Befunde: muskelinsuffiziente Knickfüße, der M. gastrocnemius war beiderseits gut verlängerbar bis auf einen

Unterschenkel-Fuß-Winkel von 70 Grad.

Komorbidität: Auffällig war eine kraniomandibuläre Dysfunktion mit asymmetrischem Aufbiss, seitlich offenem sowie Kreuzbiss, Deviation bei der Mundöffnung, Funktionsstörungen O/C1 Anteflexion, C2/3 Seitneige beiderseits. Wir fanden keine Triggerpunkte im kraniomandibulären Bereich. Der behandelnde Kieferorthopäde beobachtete eine „Durchbruchstörung der Milchmolaren im Oberkiefer und des linken 2. Milchmolaren im Unterkiefer" und überwies das Kind zum Kieferchirurgen, welcher die Prämolaren operativ freilegte und mit einer Platte fixierte, später den Zahn 24 extrahierte. Die weitere kieferorthopädische Behandlung brachte eine gute Bisseinstellung; die Mundöffnung war jetzt ohne Deviation möglich. Die

Behandlung ist noch nicht abgeschlossen.

Unter der wiederholten begleitenden Behandlung mit Manualtherapie der Kopfgelenke, Atlastherapie, osteopathischer Behandlung der immer wieder rezidivierenden Strains und Behandlung der Kiefergelenke sowie der Iliosakralgelenke änderte sich zunächst nichts am Gangbild. Erst 3 Monate postoperativ verringerte sich die Vorfußbelastung. Unter weiterer manualmedizinischer Behandlung hat sich das Gangbild normalisiert, bis auf einen geringen Zehengang bei sehr schnellem Laufen. Wir erkennen an diesem Beispiel den Zusammenhang zwischen Ganganomalie und kraniomandibulärer Dysfunktion, in diesem Fall war eine strukturelle Störung die Ursache (◘ Abb. 4.28).

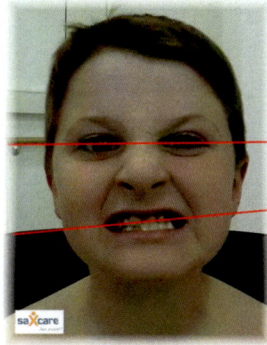

◘ **Abb. 4.28** Gesichtsasymmetrie, gestörte Bisslage, Kreuzbiss, seitlich offener Biss

Paresen die Ausweichbewegung mit Hebung der gleichseitigen Gesäßseite oder auch die Zirkumduktion des betroffenen Beines.

Letztendlich kann die **psychische Beschaffenheit** den Gang des Kindes wie beim Erwachsenen beeinflussen: der Gang des unbeschwerten Kindes ist beschwingt, zum Teil hüpfend, im depressiven Fall schleppend und langsam.

4.4.6 Die auffällige Haltung/ muskuläre Dysbalancen

Wie das auffällige Gangbild ist auch die auffällige Haltung ein häufiger Grund, weshalb besorgte Eltern ihr Kind beim Manualmediziner vorstellen, sei er Orthopäde oder Kinderarzt. Am häufigsten wird die auffällige Haltung in der Zeit eines Wachstumsschubes bemerkt. Zum Beispiel unterliegen Kinder zur Zeit der Pubertät einem besonderen, allgemeinen Wachstumsschub, beginnend in den unteren Extremitäten. Die Muskulatur hält in dieser Zeit mit dem Längenwachstum nicht Schritt, muskuläre Dysbalancen werden deutlich, dies in Abhängigkeit von den sportlichen Anforderungen an den Bewegungsapparat. Eine ausgeglichene sportliche Betätigung, möglichst beginnend in der Zeit weit vor der Pubertät, kann diese Fehlentwicklung verhindern. Störungen im Sinne eines unkoordinierten Zusammenspiels treten auf bei Unterforderung des Systems, also Bewegungsmangel (Beyer 2003), aber auch bei zu großer Belastungsdosierung, wie es leider bei hohen und einseitigen

4

Anforderungen im Kinderleistungssport vorkommt. Die Knochen sind in der Zeit der Pubertät im Bereich der Epi- und Apophysen besonders gefährdet, wie im Abschn. 4.2.6 erwähnt wurde. Hinzu kommt in dieser Zeit die Verfestigung einer schon vorher bestehenden „schlechten", meist „schlaffen" Haltung, kombiniert mit unzureichendem Zusammenspiel der Muskulatur und Ungeschicklichkeit.

Differenzialdiagnostische Überlegungen zur „auffälligen Haltung" s. ◻ Tab. 4.27.

Im praktischen Alltag untersucht der Manualmediziner das Kind zunächst in der Übersicht im Stand.

Abgesehen von den Fällen mit strukturellen Ursachen gibt die Blickdiagnose oft von vornherein Aufschluss. Dabei müssen individuelle Unterschiede berücksichtigt werden. Ein Hohlrundrücken mit kräftiger Brustkyphose und Lendenlordose, häufig beim pyknischen Habitus, ist nicht pathologisch, wenn das seitliche Lot, gefällt vom äußeren Gehörgang, die Höhe der Ossa navicularia trifft und das dorsale Lot, gefällt von der Medianlinie des Okziput, die Mittellinie des Sakrums und die Linie zwischen den Füßen erreicht. Besteht keine Seitabweichung der Wirbelsäule und ist die Beweglichkeit der einzelnen Wirbelsäulenabschnitte frei, so kann man von einer konstitutionellen Variante ausgehen. Das gilt auch für den Flachrücken mit

geringen Wirbelsäulenschwingungen, häufig beim asthenischen Habitus. Eine Möglichkeit, sich über die allgemeine posturale Situation des Kindes zu informieren, ist der *Bregma-Test:*

Der Untersucher steht hinter dem Kind, er legt eine Hand fazilitierend in Höhe des Bregma und fordert das Kind auf, diese Hand in Richtung Decke zu schieben. Dabei soll die Fußsohle weiter den Bodenkontakt halten. Zusätzliche Bewegungen des Kopfes, der Schultern und der Muskeln des orofazialen Systems zeigen eine unzureichende Aufrichtbarkeit an. Im Idealfall richtet sich die gesamte Wirbelsäule unter Verminderung der Schwingungen derselben auf, ebenso das Becken, die Gesamtspannung ist deutlich erhöht (Best 2018).

Dieser Test ist bereits bei Kindern ab dem 9. Lebensjahr durchführbar. Wir nutzen ihn auch zur Behandlungskontrolle nach Körperwahrnehmungsschulung wie z. B. der sensomotorischen Fazilitation nach Janda.

Die schlaffe Haltung Knaben, etwas seltener Mädchen, im pubertären Alter fallen durch eine schlaffe Haltung auf, oft ein Zeichen für pubertäre Konflikte, Unsicherheit bei der Suche nach der eigenen Identität. Hängende Mundwinkel, schlechte Laune, „keine Lust" sind typisch. Die Schultergelenke sind weit ventral

◻ **Tab. 4.27**   Differenzialdiagnose der auffälligen Haltung

Ursache	Diagnostik
Schmerzschonhaltung bei lokaler Erkrankung	Das Kind steht in typischer Fehlhaltung, die Hand oft auf der schmerzhaften Stelle, gebeugt z. B. bei Bauchschmerzen. Bei Gelenkschmerzen der unteren Extremität wird die kranke Seite weniger belastet. Weitere Labor- und radiologische Diagnostik
Allgemeine Erkrankung	Das Kind ist lustlos und weinerlich, spielt nicht und zeigt im Stehen keinerlei Ausdauer, deutliche Bewegungsarmut
Skoliose	Schon bei der manualmedizinischen Übersichtsuntersuchung fällt die Seitabweichung der Wirbelsäule auf. Bei Vorneige zeigt sich der „Rippenbuckel", s. ▶ Abschn. 4.2.3
Muskelerkrankungen, z. B. Muskeldystrophie, Myasthenie, Myotonie	Hyperlordose, Muskelschwäche!
Allgemeine Hypermobilität	Schlaffe Haltung, eine aktive Rumpfaufrichtung ist möglich, sie ist aber gegen Widerstand nur kurz zu halten
Psychische Verfassung	Man sieht dem Kind die Lustlosigkeit an. Es ist nicht ablenkbar. Schmerzangabe meist polylokulär. Vorsichtige Erhebung der Anamnese führt zur Verdachtsdiagnose. Das Weitere muss dem Facharzt überlassen werden

vor der seitlichen Lotlinie, Knie- und Hüft-gelenke in Beugestellung, eine ausgeprägte Bewegungsunlust liegt vor. Diese Erscheinung ist nicht zu verwechseln mit der schlaffen Haltung eines kranken Kindes oder bei Krankheiten mit Muskelschwäche. Im Falle der schlaffen pubertären Haltung ist die Wirbelsäule auf Anforderung durchaus gut aufrichtbar, wenn man die Ermahnung durch fazilitierende Reize unterstützt. Der Ausweg aus dieser Situation ist der Ratschlag, eine Sportart regelmäßig zu betreiben ohne Zwang und ohne Leistungsdruck.

Übergänge zu muskulären Dysbalancen sind fließend. Wir verstehen darunter ein Ungleich-gewicht von Muskelgruppen mit Hemmung der vorwiegend phasischen Muskulatur, andere (Muskeln vom posturalen Typ) sind reversibel strukturell verkürzt („Muscle tightness"). Dabei handelt es sich nicht um eine rein muskuläre Ver-spannung, sondern um eine Mitbeteiligung des bindegewebigen (faszialen) Anteils, „ein Muskel-zustand, der im standardisierten Test die Beweg-lichkeit des Gelenks nicht endgradig zulässt, einen harten Anschlag bei Endfederung zeigt und bei dem sich auch nach Proberelaxation keine weiche Endfederung einstellt" (Schildt-Rudloff 2014; Schulze 2004). In diesen Fällen hat der Manualmediziner genau zu untersuchen und entsprechend zu behandeln, da muskuläre Dys-balancen die Rumpfstatik verändern und Aus-löser von Beschwerden sind.

Zur Diagnostik der muskulären Dys-balancen geht der Manualmediziner schritt-weise vor:

- Beachtung der Auffälligkeiten bei der Unter-suchung im Stand und bei der Beobachtung des Ganges: Abweichungen von der Lotlinie, sichtbare Verspannungen, asymmetrische Mitbewegungen, Ausweichbewegungen
- Palpation eines Muskelbündels auf Span-nungserhöhung in entspannter Ruhestellung
- Palpation des Muskelbündels mit Spannungs-erhöhung während langsamer Verlängerung, danach in der Endstellung der Verlängerung. Am Ende der Palpation kann der Manual-mediziner einschätzen, ob es sich um eine reflektorische Verspannung oder um eine funktionelle Verkürzung („reversibel strukturelle Verkürzung") handelt, letztere unter Mitbeteiligung des Bindegewebes.

Diese Differenzierung ist für die Dosierung der Therapie wichtig.
- Schmerzprovokation durch isometrische Anspannung und Suche nach Triggerpunkten
- Einschätzung der herabgesetzten Muskelkraft durch Anspannung eines Muskelbündels (Kraftreduktion in den Einstufungen nach Janda von 0–5). Diese verminderte Muskel-kraft betrifft sowohl die phasische als auch die posturale Muskulatur! Die Aussagekraft dieser Untersuchung ist wichtig für die Differenzierung von Strukturpathologien des Muskels.
- Gezielte Untersuchung von Muskeldys-balance und Inkoordination nach Janda (Stereotypuntersuchung).

Die nachfolgend beschriebenen Syndrome sind ernst zu nehmende muskuläre Dysbalancen, nach Janda „muskuläre Syndrome horizontaler Verkettung" (Janda 2000, 1986).

4.4.6.1 Oberes gekreuztes Syndrom

Das obere gekreuzte Syndrom (◧ Abb. 4.29) ist eine häufig auftretende muskuläre Dys-balance im Schultergürtel, bei Kindern im Schulalter zu beobachten und vom sogenannten „Haltungsfehler" oder der schlaffen Haltung zu differenzieren. Typisches Erscheinungsbild:
- Dorsal: Reversible strukturelle Verkürzung der oberen Schulterblattfixatoren. Die Muskulatur ist im Tonus erhöht, sie ist nicht ausreichend verlängerbar. Bei der Unter-suchung kann ein Schmerz ausgelöst werden
- Ventral: Reversible strukturelle Verkürzung der Mm. pectorales, gleicher Palpations-befund
- Dorsal: Abschwächung (Hemmung) der unteren Schulterblattfixatoren . Man palpiert einen geringeren Tonus
- Ventral: Abschwächung (Hemmung) der tiefen Halsbeuger

Schon bei der ersten Betrachtung des Kindes fällt dem Manualmediziner die typische Haltung auf: Der Kopf erscheint vorgeschoben, das Kinn weiter ventral, die Halswirbelsäule in Hyper-lordose, die Schultern hoch- und nach ventral gezogen (◧ Abb. 4.30).

Ursachen sind oft nozizeptive Afferenzen aus Muskeln und Gelenken. Das obere gekreuzte

4

Oberes gekreuztes Syndrom

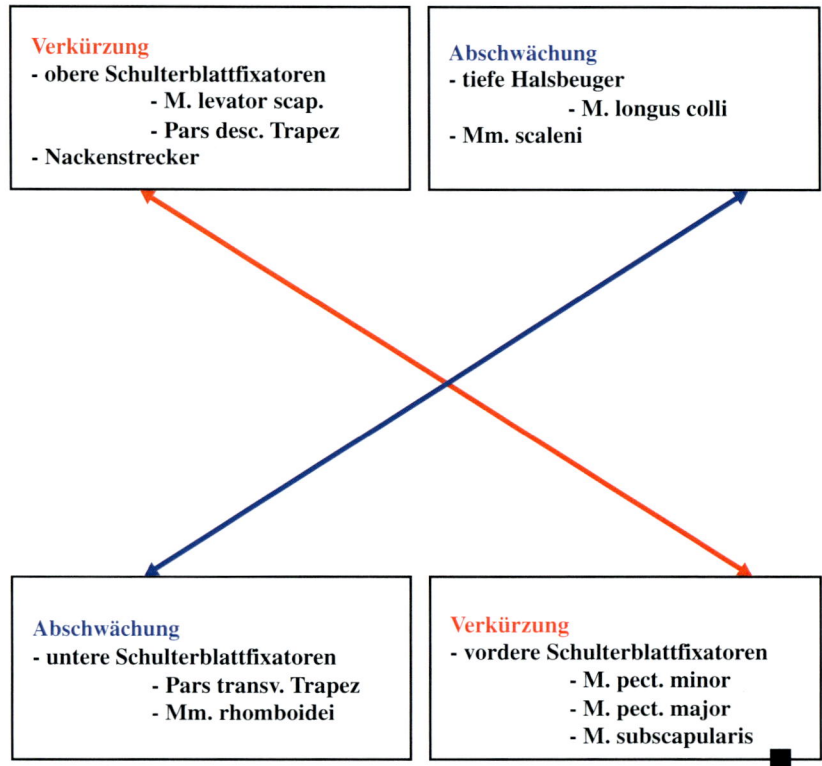

Verkürzung
- obere Schulterblattfixatoren
    - M. levator scap.
    - Pars desc. Trapez
- Nackenstrecker

Abschwächung
- tiefe Halsbeuger
    - M. longus colli
- Mm. scaleni

Abschwächung
- untere Schulterblattfixatoren
    - Pars transv. Trapez
    - Mm. rhomboidei

Verkürzung
- vordere Schulterblattfixatoren
    - M. pect. minor
    - M. pect. major
    - M. subscapularis

◻ **Abb. 4.29**   Oberes gekreuztes Syndrom

Syndrom kann im Rahmen von Verkettungen entstehen oder auch Folge einer thorakalen Hochatmung bei Ventilationsstörungen sein (Kohl et al. 2017). Betroffen sind Kinder mit Bewegungsarmut, aber auch Sport treibende Kinder mit unausgewogenem Trainingsprogramm. In Folge kommt es zu Nackenschmerzen, Schmerzen im Hinterkopf, Kopf- und Gesichtsschmerzsyndromen, Verminderung der mechanischen Belastbarkeit des Bewegungs- und Stützapparats sowie vor allem Änderung der Bewegungsabläufe bis zum geänderten motorischen Stereotyp, s. unten (Buchmann 2008; Casser 2013; Kohl et al. 2017). In der Regel werden diese Krankheitsbilder als Zervikalsyndrome, zervikozephale beziehungsweise zervikobrachiale Syndrome bezeichnet. In typischer Weise klagen betroffene Schüler in den späten Unterrichtsstunden über Schmerzen im Nacken- und Hinterkopfbereich. Es kommt aber auch vor, dass das betroffene Kind sich keiner Schmerzen oder Spannungsgefühle bewusst ist und die Diagnose bei der

Untersuchung im Rahmen anderer Beschwerden gestellt wird. Man hüte sich, in diesem Fall Aussagen über Ursache und Wirkung zu machen, Spekulationen bei der Erstuntersuchung führen nicht weiter und verunsichern die Eltern. Unabhängig davon gibt es beim oberen gekreuzten Syndrom weitere typische behandlungsbedürftige Befunde. Wir fanden in unserem Krankengut bei Kindern mit oberem gekreuztem Syndrom:

- Funktionsstörungen der Kopfgelenke, des zervikothorakalen Übergangs, der 1.–3. Rippen
- Oromandibuläre Dysfunktionen
- Triggerpunkte im M. trapezius und M. levator scapulae
- Immer Verspannungen des M. masseter und M. pterygoideus lateralis
- Seltener Iliumfunktionsstörungen und Störungen der Sprunggelenke
- Osteopathisch: Strain-Muster unterschiedlicher Art
- Störungen im Diaphragma thoracis

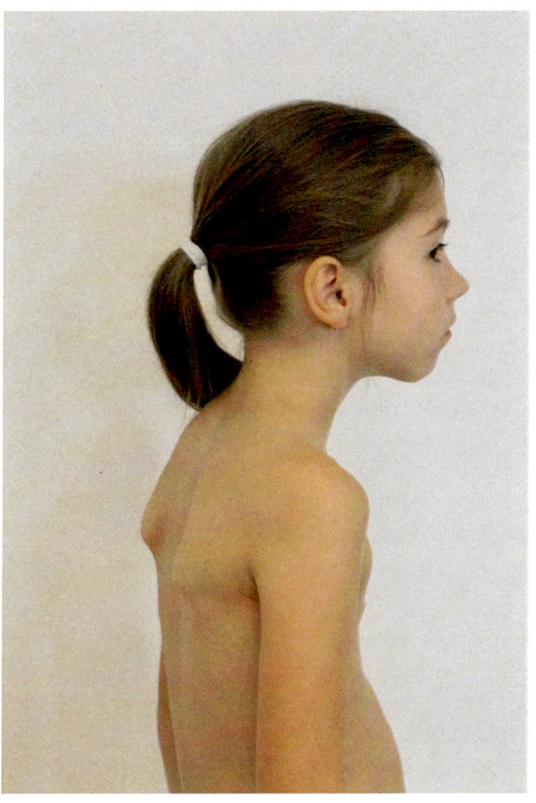

◨ Abb. 4.30   Oberes gekreuztes Syndrom

Bei dieser Vielfalt von Symptomen und dem Schmerzgeschehen handelt es sich nicht um eine Anhäufung von manualmedizinischen Einzelbefunden, sondern um eine manualmedizinische Krankheit mit Behandlungserfordernis!

4.4.6.2 Unteres gekreuztes Syndrom

So nannte Janda die muskuläre Dysfunktion im Beckenbereich. Wie beim oberen gekreuzten Syndrom wird die Verdachtsdiagnose bereits bei der ersten Übersichtsuntersuchung durch Blickdiagnose gestellt (◨ Abb. 4.31).

Entsprechend dieser Befunde steht das Kind in Hyperlordose, die Hüftgelenke und Kniegelenke sind gebeugt, das Becken gekippt (◨ Abb. 4.32).

Weitere Befunde:
- Hypermobilität der Lendenwirbelsäule, entweder in Zusammenhang mit einer allgemeinen oder auch lokalen Hypermobilität bei Spondylolisthesis
- Dehnungsschmerz der Beckenbänder, vor allem der Ligamenta iliolumbale, iliosacrale und lumbosacrale

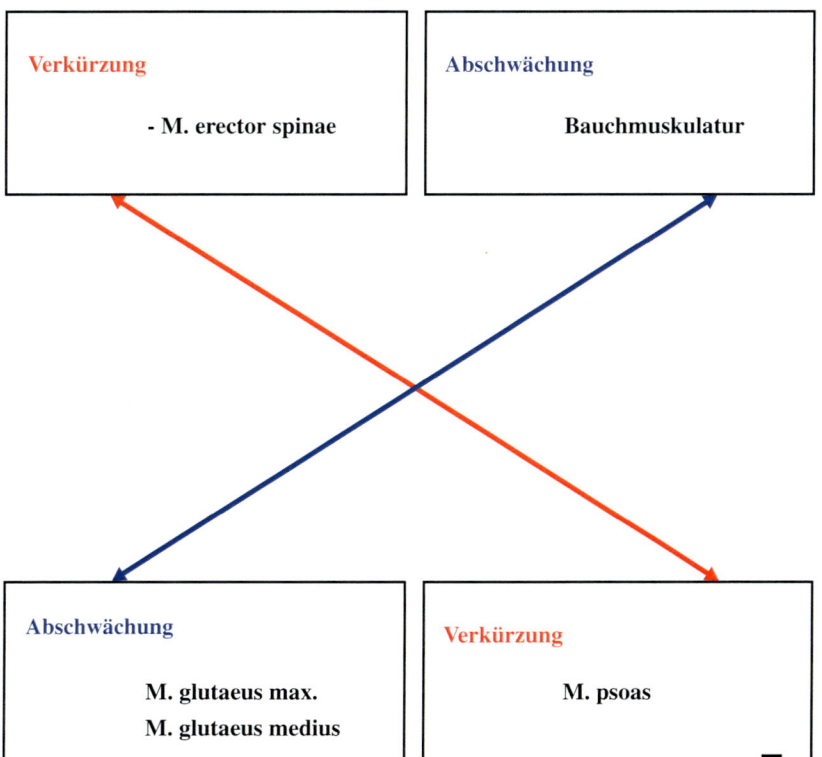

◨ Abb. 4.31   Unteres gekreuztes Syndrom

4

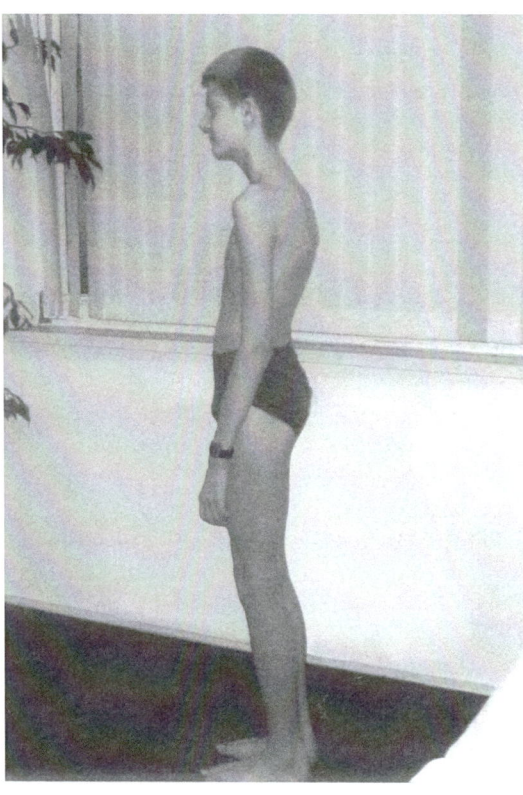

◻ Abb. 4.32   Unteres gekreuztes Syndrom

– Triggerpunkte im M. psoas, M. erector spinae, seltener M. quadratus lumborum, in den Glutäen und im M. piriformis
– Osteopathische Befunde: Ilium Outflare, Funktionsstörungen L5/S1 und der Sakroiliakalgelenke
– Oromandibuläre Dysfunktionen
– Dysfunktion der Kopfgelenke, insbesondere C2/3
– Funktionsstörungen der unteren Extremität
– Viszerofasziale Verschieblichkeitsstörungen der Blasenaufhängungen und des Zökums (Buchmann 2012).

4.4.6.3   Etagensyndrom

Das Etagensyndrom ist ein Erscheinungsbild schwerer muskulärer Dysbalancen; beim Kind ist es kaum, beim Jugendlichen selten zu finden. Die Dysbalancen sind ein Zeichen für körperliche Inaktivität und Bewegungsarmut. Bei der Betrachtung und Palpation von dorsal sind Etagen von Spannung und solche mit Hypotonus zu erkennen:

– Subokzipital: Verspannung (kurze Nackenstrecker, oberer Anteils des M. trapezius, M. levator scapulae)
– Obere Thoraxregion: Hypotrophe untere Skapulafixatoren (Mm. rhomboidei, M. serratus lateralis, unterer Anteil des M. trapezius)
– Untere Thoraxregion: Verspannung des M. erector spinae und M. quadratus lumborum
– Becken bis Kreuzbein: Hypotone Glutäen und lumbosakraler M. erector spinae
– Dorsale Oberschenkel: Verspannte ischiokrurale Muskulatur

Die Haltung des Kindes ist schlaff.

4.4.6.4   Gestörter dynamischer motorischer Stereotyp

Unter dem Begriff dynamischer motorischer Stereotyp nach Janda (Janda 2000; Zichner 1998) verstehen wir ein Aktivierungsmuster bei Bewegung, individuell und während der Kindesentwicklung erlernt, im Rahmen der Neuroplastizität aber störbar. Propriozeptive Reize, besonders nozizeptive Reize, können das Bewegungsmuster ändern. Der Manualmediziner untersucht ausgesuchte typische Bewegungsmuster und achtet auf dynamische Besonderheiten, z. B. pathologische Ausweichbewegungen. Er achtet zweitens auf die zeitliche Aktivierungsabfolge der Muskeln und deren Abweichung vom „Normalen". Normal, also nicht pathologisch, ist die kraftschonende ökonomische Reihenfolge der Aktivierung, der physiologische Einsatz der phasischen sowie der stabilisierenden posturalen Muskulatur. Somit wird die Qualität von Bewegungsdynamik und -stabilisierung eingeschätzt, (Schildt-Rudloff 2013, 2014).

Die ursprünglich von Janda aufgestellte ideale Reihenfolge aller an der Bewegung beteiligten Muskeln ist im manualmedizinischen Praxisalltag (ohne Elektromyografie, EMG) nicht sicher einzuschätzen. Entscheidend ist die frühe Aktivierung des Hauptmuskels und die dynamische Kontraktion eines stabilisierenden Muskels (Schildt-Rudloff 2014; Harke 2013; Schulze 2004). Der Manualmediziner diagnostiziert Abweichungen der Aktivierungsreihenfolge unterschiedlicher Art

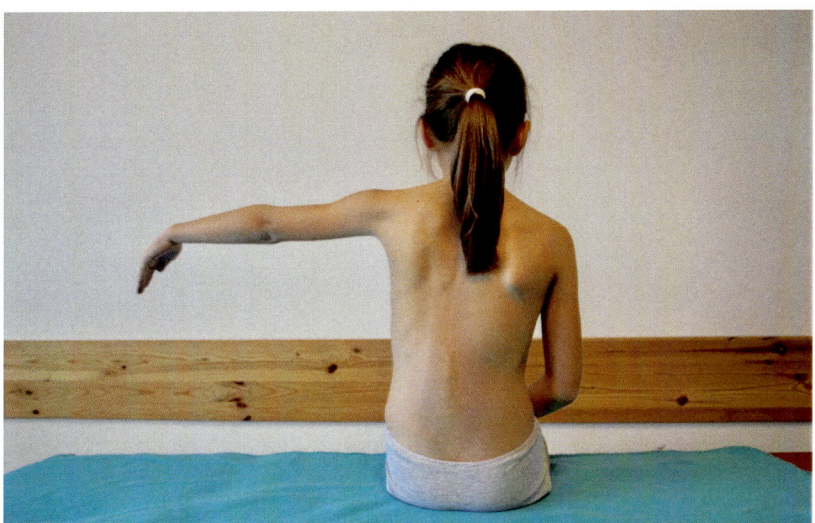

Abb. 4.33   Armabduktion

und unterschiedlicher pathologischer Bedeutung und bezeichnet dies als Inkoordination, laut Lewit „Störungen der Schaltverbindung im zentralen motorischen System" (Lewit 1997). Die manualmedizinische Diagnostik dieser Inkoordination spielt eine entscheidende Rolle bei der Behandlungsplanung und -durchführung und hat inzwischen im Sporttraining Eingang gefunden.

■ **Beispiel Armabduktion (■ Abb. 4.33):**
Janda definierte als ideale Aktivierungsreihenfolge:
– Ipsilateral M. deltoideus und M. supraspinatus
– Kontralateral M. trapezius (statisch)
– Ipsilateral M. trapezius
– Kontralateral M. quadratus lumborum und Mm. peronei (Beyer 2014)

Der Manualmediziner registriert die Reihenfolge der anspannenden Muskeln am sitzenden Patienten während der Armabduktion und beurteilt diese als normal, eine andere Reihenfolge als wenig oder hochpathologisch abweichend, wenn z. B. die stabilisierenden Muskeln der kontralateralen Seite zuerst innerviert werden. Dabei beobachtet man eine mögliche Ausweichbewegung, z. B. wird im pathologischen Fall die Armabduktion durch eine Seitabweichung des Rumpfes eingeleitet, wenn der kontralaterale M. quadratus lumborum zuerst aktiviert wird und danach die weiteren Muskeln

folgen. In diesem Fall einer schweren muskulären Dysbalance bringt ein ständiges Üben der Armabduktion nichts, wenn nicht zuerst dieser M. quadratus lumborum gedehnt wird und der abgeschwächte und zu spät aktivierte Muskel, z. B. der M. deltoideus, in den Bewegungsablauf durch Fazilitation eingebunden wird.

■ **Beispiel Hüftextension in Bauchlage (■ Abb. 4.34):**
Ideale Aktivierungsreihenfolge (ÄMM Berlin 2014):
– Ipsilateral M. gluteus maximus
– Ipsilateral ischiokrurale Muskulatur
– Kontralateral M. erector spinae lumbal
– Ipsilateral M. erector spinae lumbal
– Kontralateral M. erector spinae thorakolumbal
– Ipsilateral M. erector spinae thorakolumbal
– Schultergürtelmuskeln beiderseits

Ein pathologischer Ablauf der Aktivierungsreihenfolge wäre z. B. der Beginn der Bewegung mit Anspannung des kontralateralen und dann des ipsilateralen M. erector spinae mit einer typischen Ausweichbewegung in Hyperlordose der Lendenwirbelsäule. Ebenfalls wäre ein Aktivierungsbeginn mit Anspannung der Trapeziusmuskulatur mit Anheben der Schultern pathologisch und behandlungsbedürftig.

■ **Beispiel Hüftabduktion (■ Abb. 4.35):**
Untersuchung in Seitenlage. Ideale Reihenfolge (ÄMM Berlin 2014):

4

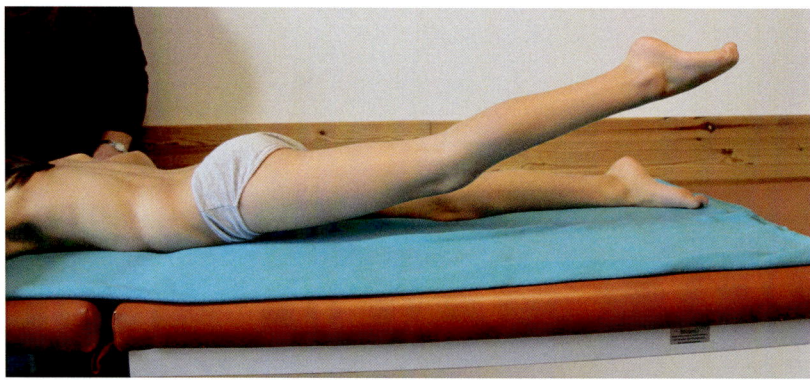

▫ Abb. 4.34   Hüftextension

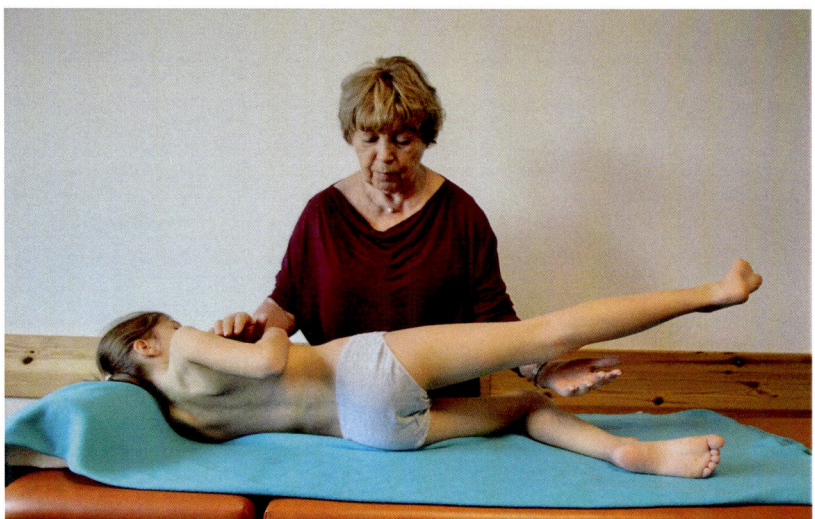

▫ Abb. 4.35   Untersuchung der Hüftabduktion

– Ipsilateral M. gluteus medius
– Ipsilateral M. tensor fasciae latae
– Ipsilateral M. quadratus lumborum
– Ipsilateral M. iliopsoas
– Ipsilateral M. rectus femoris
– Bauchmuskulatur

Eine deutlich pathologische Reihenfolge wäre eine primäre Ausweichbewegung in Hyperlordose (M. quadratus lumborum), Außenrotation des Beines (M. rectus femoris), Beugung des Hüftgelenkes (M. iliopsoas).

■ **Beispiel Aufrichten von der Rückenlage zum Sitzen (▫ Abb. 4.36):**
Ideal wäre
– Bauchmuskulatur
– M. iliopsoas

Im pathologischen Fall (auch bei nicht sachgerechter Durchführung) beginnt die Bewegung mit einer Hyperlordose durch Anspannung des M. iliopsoas.

■ **Beispiel Kopfvorbeuge in Rückenlage (▫ Abb. 4.37)**
Wie alle anderen Stereotypuntersuchungen unterliegt dieser Test genau festgelegten Kriterien. Im Idealfall wird zunächst die kurze Halsbeugemuskulatur aktiviert, die Haltedauer sollte 20 s möglich sein.

Im pathologischen Fall sieht man die frühzeitige Anspannung des M. sternocleidomastoideus mit vorgeschobenem Kinn als Ausweichbewegung (▫ Abb. 4.38):

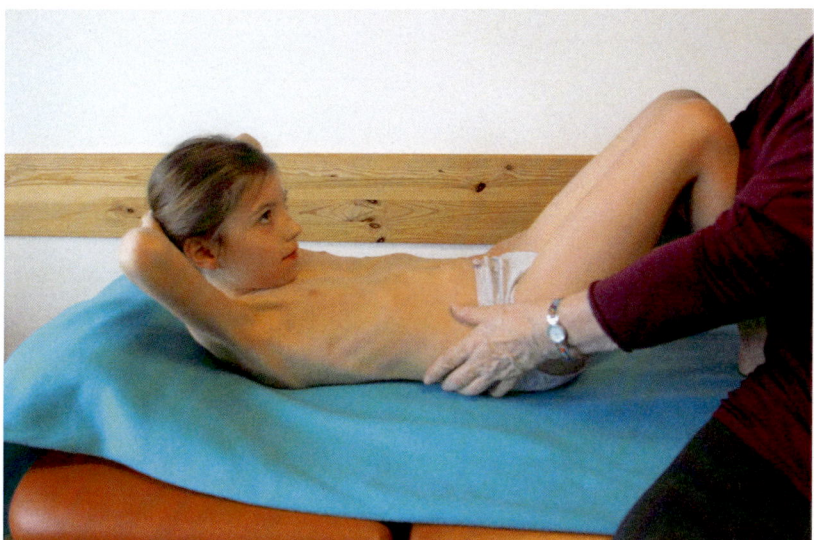

◨ **Abb. 4.36** Untersuchung des Aufsetzens

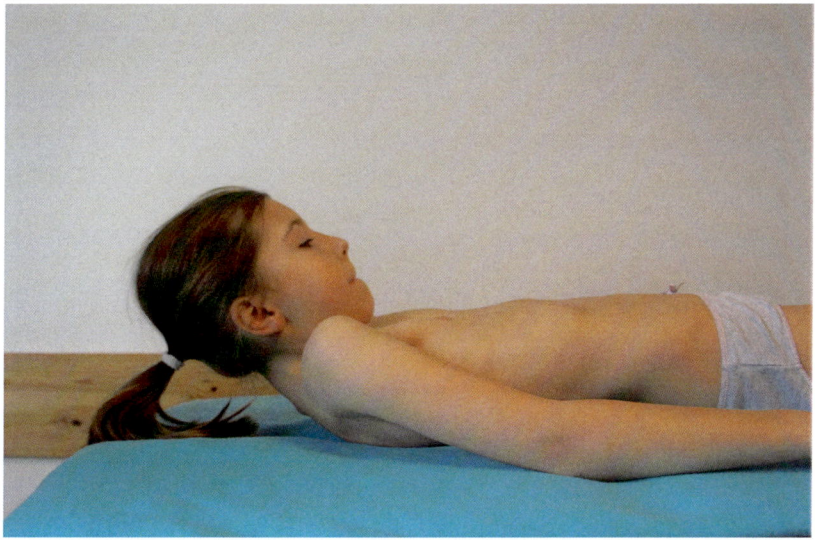

◨ **Abb. 4.37** Anheben des Kopfes

▪ **Beispiel Liegestütz (◨ Abb. 4.39)**
Die deutliche Anspannung der unteren Schulterblattfixatoren ist das Hauptkriterium für die ideale Bewegung. Typische Ausweichbewegungen bei der Durchführung des Liegestützes zeigen den gestörten Stereotyp an:
- Schultern werden hochgezogen (M. trapezius)
- HWS und LWS sind lordosiert (M. erector spinae, M. sternocleidomastoideus)
- Scapulae in Flügelstellung und lateralisiert (Schulterblattfixatoren ungenügend)

Therapie Die Therapie ist befundabhängig und manualtherapeutisch versierten Physiotherapeuten zu überlassen. Dabei gilt die Regel, Gelenkstörungen vor Muskeln zu behandeln mit Ausnahme der primären Relaxationsbehandlung der Triggerpunkte. Störungen der Schlüsselregionen sind zu berücksichtigen. Es folgt die Dehnungsbehandlung der reversibel verkürzten Muskulatur („Dehnung vor Kräftigung"). Danach ist die sensomotorische Reintegration der gehemmten Muskulatur erforderlich: Über

4

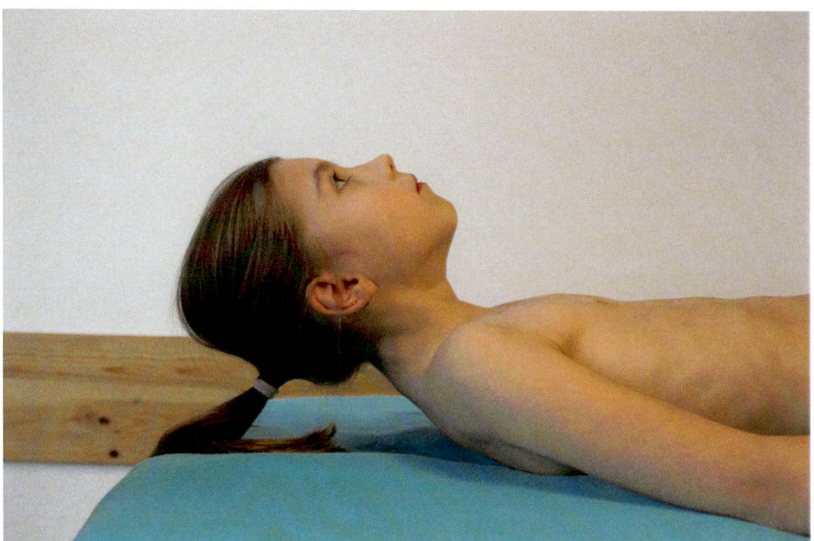

■ **Abb. 4.38**   Anheben des Kopfes, pathologische Stereotypie

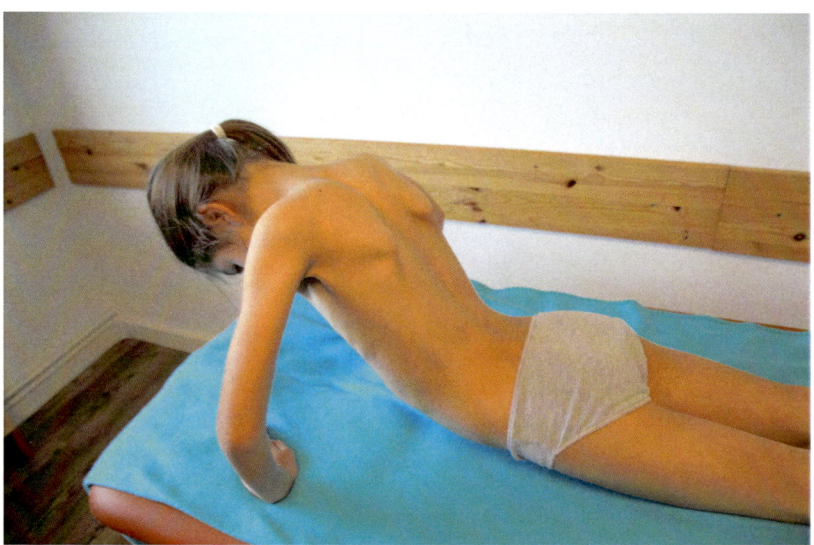

■ **Abb. 4.39**   Liegestütz, pathologische Ausführung

Methoden der Afferenzverstärkung (Berühren, Kratzen) wird der betreffende Muskel während der Durchführung der Übung fazilitiert und so der Bewegungsablauf normalisiert. Zur Rezidivprophylaxe ist weiteres Training – Stereotypschulung, Automatisierung ökonomischer Stereotype – besonders das Erlernen eines Eigenprogramms, unabdinglich, was bei Kindern die Mitarbeit der Eltern erfordert.

Literatur

AWMF (2011) Arbeitsgemeinschaft der Wissenschaftlichen Medizinischen Fachgesellschaften (2011). S3-Leitlinie: Definition, Diagnose, Untersuchung und Behandlung Bei umschriebenen Entwicklungsstörungen motorischer Funktionen (UEMF)

AWMF (2017) Arbeitsgemeinschaft der Wissenschaftlichen Medizinischen Fachgesellschaften. Langerhanszell-Histiozytose (LCH) im Kindesalter. ► https://www.awmf.org/uploads/tx_szleitlinien/025-015l_S1_Langerhanszell-Histiozytose_LCH_2017-09.pdf

AWMF S1-Leitlinie 025/015 ▶ https://www.awmf.org/uploads/tx_szleitlinien/025-015l_S1_Langerhanszell-Histiozytose_LCH_2017-09.pdf. „Langerhanszell-Histiozytose (LCH) im Kindesalter", Stand 06/2017., (AWMF, das Portal der wissenschaftlichen Medizin, 2017).

Abdel-Wanis ME, Kawahara N, Tomita K (2001) Die Assoziation der Neurofibromatose 1 und der Wirbelsäulenverformung mit primärem Hyperparathyreoidismus und Osteomalazie: Kann Melatonin eine Rolle spielen? J Orthop Sci 6:193–198

Abu-Arafeh I et al (2010) Prevalence of headache and migraine in children and adolescents: a systematic review of population-based studies. Dev Med Child Neurol 52(12):1088–1097

Akpinar S, Gogus A, Talu U et al (2003) Surgical management of the spinal deformity in Ehlers-Danlos syndrome type VI. Genet Med 12(2):135–140

Ali AM, Teh J, Whitwell D et al (2013) Ischiofemoral impingement: a retrospective analysis of cases in a specialist orthopaedic centre over a four-year period. Hip Int 23(2013):263–268

Alonso-Blanco C et al (2011) Prevalence and anatomical localization of muscle referred pain from active trigger points in head and neck musculature in adults and children with chronic tension-type headache. Pain Med 12(10):1453–1463

Amary MF, Damato S, Halai D et al (2011) Ollier disease and Maffucci syndrome are caused by somatic mosaic mutations of Idh1 and Idh2. Nature Genet 43(2011):1262–1265

Amelung P, Seidel W (2005) Die instrumentierte Ganganalyse im Rahmen eines manualmedizinisch orientierten Diagnostik- und Therapiesettings im Krankenhaus bei Patienten mit Schmerzerkrankungen des Bewegungssystems. Man Med 43(6):404–413

Aerztegesellschaft Man Med Berlin ÄMM Berlin (2014) Kursbegleitheft Ä2a für Ärzte, In Skriptenreihe Berlin

Anderson JC, Williams S, McGee R, Silva PA (1987) Dsm-III disorders in preadolescent children. Prevalence in a large sample from the general population. Arch Gen Psychiatry 44(1):69–76

Anderson KJ (2009) Mastoiditis. Pediatr in Rev 30(6):233–234

Anissipour AK, Hammerberg KW, Caudill A et al (2014) Behavior of Scoliosis during growth in children with osteogenesis Imperfecta. J Bone Joint Surg Am 96(2014):237–243

Arbab D, Rath B, Quack V, Lüring C, ingart M (2013) Talus Verticalis. Aktuelle Diagnose- und Therapieoptionen. Der Orthopäde 2013(6):402–408

Arnold I, Guttke T (2016) Pericoxale Schmerzsyndrome – Nicht immer einfach zu diagnostizieren. Ursachen Und Therapeutische Aspekte. Zeitschrift für Orthopädie und Rheuma 1(16):9–14

Arnold P, Jani L, Schoeder-Boersch H, Soloniewicz A (2002) Therapieregime und Ergebnisse bei der Epiphyseolysis capitis femoris juvenilis acuta. Der Orthopäde 2002(9):866–870

Arruda MA et al (2010) Frequent headaches in the preadolescent pediatric population: a population-based study. Neurology. 74(11):903–908

Assmus H, Antoniadis G, Bischoff C (2015) Karpaltunnel-, Kubitaltunnel- und seltene Nervenkompressionssyndrome. Dtsch Ärztebl Int 112:14–26

Attali TV, Bouchoucha M, Benamouzig R (2013) Treatment of refractory irritable bowel syndrome with visceral osteopathy: short-term and long-term results of a rrandomized trial. J Dig Dis 14(12):654–661

Auer-Grumbach M, Wagner K, Fazekas F, Löscher WN, Strasser-Fuchs S, Hartung HP (1999) Hereditäre motorisch-sensible Neuropathien (Charcot-Marie-Tooth Syndrom) und verwandte Neuropathien. Aktuelle Klassifikation und Genotyp-Phänotyp-Korrelationen. Der Nervenarzt 12:1052–1061

August GJ, Realmuto GM, MacDonald AW, Nugent SM, Crosby R et al (1996) Prevalence of ADHD and comorbid disorders among elementary school children screened for disruptive behavior. J Abnorm Child Psychol 24(5):571–595

AWMF-Leitlinie (2017) Diagnostik und Therapie des Kubitaltunnelsyndroms (Kuts). ▶ http://www.awmf.org

Ayesh EE, Jensen TS, Svensson P (2008) Effects of intra-articular Ketamine on pain and somatosensory function in temporomandibular joint Arthralgia patients. Pain 137(2):286–294

Bächli H (2017) Das Dandy-Walker-Syndrom. Neuroradiol Scan 07(02):117–128

Bachli H, Wasner M, Hefti F (2002) Intraspinal-malformations. Tethered cord syndrome. Orthopäde 31:44–50

Badtke GZ (1991) The role of manual therapy in treatment of headache. Arztl Fortbild (Jena) 85(1–2):49–51

Balague F, Dudler, Nordin (2003) Low-back pain in children. Lancet 361:1403–1404

Balcarek P, Frosch K-H (2012) Die Patellaluxation im Kindes- und Jugendalter. Arthroskopie 4:266–274

Barral J-P, Mercier P (2005) Lehrbuch der viszeralen Osteopathie. Urban & Fischer, München

Battiata AP, Pazos G (2004) Grisel's syndrome: the two-hit hypothesis – a case report and literature review. Ear Nose Throat J 83(8):553–555

Bauer-Delto A (2014) Kontroverse Debatte. Zervikaler Schwindel: Gibt's den überhaupt? ▶ www.springermedizin.de, in Fortbildungsveranstaltung für HNO-Ärzte | Kongressbericht | Onlineartikel

Behnisch-Gärtner CM, Berger N (2014) Chronische Knieschmerzen bei Kindern und Jugendlichen. Der Orthopäde 9(43):758–763

Behnke J, Mursch K, Christen HJ, Markakis E (1996) Differentialdiagnose und Therapie kindlicher Rückenschmerzen mit radikulären Symptomen oder Nervendehnungsschmerz. Monatsschrift Kinderheilkunde 3(11):1252–1256

Bein-Wierzbinski W (2018a) Kieferdysfunktion bei Kindern mit KiSS und KiDD – Ursache einer CMD?, in Manualmedizin – ein interdisziplinäres Konzept. Berlin, 08–10. März

4

Bein-Wierzbinski W (2018b) Kraniomandibuläre Dysfunktion Bei Kindern Mit Funktionsstörungen Im Zervikookzipitalen Übergang. Man Med 56(2018):433–439

Beirer M, Imhoff AB, Braun S (2017) Impingement-Syndrome der Schulter. Der Orthopäde 4(2017):373

Bellary SS, Lynch G, Housman B et al (2012) Medial plica syndrome: a review of the literature. Clin Anat 25(4):423–428

Bensahel H, Csukonyi Z, Desgrippes Y, Chaumien J (1987) Surgery in residual clubfoot: one-stage medioposterior release „À La Carte". J Pediatr Orthop 25(7):145–148

Berger MY, Gieteling MJ, Benninga MA (2007) Chronic abdominal pain in children. BMJ 334(7601):997–1002

Berlit P (2007) Klinische Differenzialdiagnose peripherer Nervenkompressionen. Fortschr Neurol Psychiatr 75:560–578

Bernateck M, Fischer MJ (2008) Störfähigkeit des kraniomandibulären Systems. Prospektive kontrollierte Studie bei Patienten mit Komplex-regionalem Schmerzsyndrom. Man Med 46:407–411

Bernd L, Niethard FU, Graf J, Kaps HP (1992) Die flüchtige Hüftgelenksentzündung (Coxitis fugax). Z Orthop 130:529–535

Bernhard MK, Neef M, Merkenschläger A (2010) Idiopathischer Zehenspitzengang – Eine wichtige kindliche Gangvariante. Orthop Praxis 46(7):349–354

Berquin PC, Giedd JN, Jacobsen LK, Hamburger SD et al (1998) Cerebellum in attention-deficit hyperactivity disorder: a morphometric MRI study. Neurology 50(4):1087–1093

Best N, Best S, Bocker B, Aurich M (2018) Der Bregma-Test (Bt) – Ein orientierender Test zur Abschätzung der Störungen der allgemeinen sensomotorischen Fähigkeiten im tiefen stabilisierenden System. Man Med 27(02):e1–e1

Beyer L (2007) Der Hoffa-Fettkörper – Corpus adiposum infrapatellare. Man Med 2007(6):427–436

Beyer L (2014) Motorische Stereotype in der Manuellen Medizin, Entwicklung und Gebrauch eines Begriffs. Man Med 52(4):314–320

Beyer L (2015) Man Med in Leitlinien zur Behandlung von Rückenschmerz. Man Med 53:263

Beyer L (2003) Theoretische Grundlagen der Verkettung von Symptomen in der Manuellen Medizin. Man Med 41(1):268–271

Biedermann H (1993a) Das KiSS-Syndrom der Neugeborenen und Kleinkinder. Man Med. 31:97–107

Biedermann H (1999a) Das KiDD-Syndrom: ADS als funktionell-sensorische Störung. Enke, Stuttgart

Biedermann H (2007) Interaktion von HWS mit Kau- und Kieferapparat. ManMed 45:247–254

Biedermann H (1993b) Das KISS-Syndrom der Neugeborenen und Kleinkinder. Man Med. 31:97–107

Biedermann H, Koch L (1996) Zur Differentialdiagnose des KiSS-Syndroms. Man Med. 34:73–81

Biedermann R (2014) Orthopädisches Management der Spina bifida. Der Orthopäde 43(7):603–610

Biesenbach S (2014) Der vordere Knieschmerz. Man Med 2:111–122

Bischoff H (2011) Irritationspunkte und Ihre Anatomie. Man Med 49(4):29–35

Blasco PA, Allaire JH (1992) Drooling in the developmentally disabled: management practices and recommendations. Consortium on drooling. Dev Med Child Neurol 34(10):849–862

Blazek O, Streda A, Cermak V, Skallova O (1986) The incidence of Morbus Scheuermann in sportsmen./ Incidence De La Maladie De Scheuermann Chez Des Athletes De Haut Niveau. J Sports Med Phys Fitness 26:55–59

Bluestone CD, Klein JO (1995) Otitis media in infants and children. Book, Philadelphia

Bluestone CD, Sylvan SE, Kenna MA (1996) Pediatric otonaryngeology. Book, Sounders 388–583

Bogduk N, und Govind J (2009) Cervicogenic headache: an assessment of the evidence on clinical diagnosis, invasive tests, and treatment. Lancet Neurol 8(10):959–68

Bonafé L, Giunta C, Hasler C, Janner M et al (2013) Osteogenesis imperfecta: Klinik, Diagnose und Management vom Kindes- bis ins Erwachsenenalter. Schweiz Med Forum 13(46):925–931

Boricean ID, Bărar A (2011) Understanding ocular Torticollis in children. Oftalmologia 55:10–26

Bosma JF (1986) Anatomy of the infant head. Johns Hopkins University Press, Baltimore

Bradish C (2015) The hip in Arthrogryposis. J Child Orthop 2015(9):459–463

Brandeis D, van Leeuwen TH, Rubia K, Vitacco D et al (1998) Neuroelectric mapping reveals precursor of stop failures in children with attention deficits. Behav Brain Res 94(1):111–125

Brenner R, Taurman R (2017) Angeborene Bindegewebserkrankungen mit skelettalem Phänotyp. Grundlagen. Orthopädie und Unfallchirurgie 12(02):131–153

Brenner R, Vetter U, Bollen A et al (1994) Bone resorption assessed by Immunoassay of urunary cross-linked collagenpeptides in patients with Osteogenesis Imperfecta. J Bone Miner Res 9:993–997

Brkic M, Froemel D, Meurer A (2015) Klinische Untersuchung der Schulter. Man Med 1(2015):63–76

Brodal A (1974) Anatomy of Ther Vestibularnuclei and their connections. In: Kornhuber HH (Hrsg) Vestibular system. Springer, Berlin

Brühl B, Döpfner M, Lehmkuhl G (2000) Der Fremdbeurteilungsbogen für hyperkinetische Störungen (FBB-HKS) – Prävalenz hyperkinetischer Störungen im Elternurteil und psychometrische Kriterien. Kindheit und Entwicklung 9(2000):115–125

Brunner R, Gebhard F (2002) Neurogenicspinal deformities. Conservative and surgical treatment of spinal deformities. Orthopäde 31:51–57

Buchmann J, Gierow W, Häßler F, Fegert (1999a) Continous-processing-related event-related oscillations of the brain in children with ADHD compared with a reference group. J European Child & Adolescent Psychiatry 8(suppl. 2):II/148

Buchmann J, Gierow W, Häßler F, Fegert J (1999b) Event-related potentials and continous-processing – related oscillations of the brain in children with ADHD compared with a control group. Clin Neurophysiol 110(suppl. 2):2390–2391

Buchmann J, Gierow W, Häßler F, Fegert J (1999c) Ereigniskorrelierte Potentiale und bei der Informationsverarbeitung auftretende Oszillationen des Gehirns von hyperkinetischen Kindern mit Aufmerksamkeitsdefizit im Vergleich zu einer Kontrollgruppe. Klin Neurophysiol 1999(30):205

Buchmann F, Häßler F (2004) Aufmerksamkeits-Defizit-Hyperaktivitätssyndrom (ADHS) – Manualmedizinische, neurophysiologische und kinderneuropsychiatrische Befunde. Man Med 42:195–202

Buchmann J (2010) Neurophysiologische Grundlagen von Tonuserhöhung und -abschwächung – Ausgewählte Krankheitsbilder, *Kursskripte* Man Med bei Kindern, Ärztegesellschaft. Man Med Berlin 46–50

Buchmann J, Arens U, Harke G, Smolenski U, Kayser R (2009) Differenzialdiagnostik manualmedizinischer Syndrome der oberen Thoraxapertur („Schulter-Arm-Schmerz") unter Einbeziehung osteopathischer Verfahren. Man Med 2009(6):403–417

Buchmann J, Smolenski U, Arens U, Harke G, Kayser R (2008) Kopf- und Gesichtsschmerzsyndrome. Manualmedizinische Differenzialdiagnose unter Einbeziehung osteopathischer Anschauungen – Teil I. Man Med 46:82–92

Buchmann J, Arens U, Harke G, Kayser R, Smolenski U (2011) Differenzialdiagnostik manualmedizinischer Syndrome des Thorax und des Abdomens unter Einbeziehung osteopathischer Verfahren. Man Med 2011(4):244–260

Buchmann J, Arens U, Harke G, Smolenski U (2012b) Manualmedizinische Syndrome Bei unteren Rückenschmerzen: Teil II, Differenzialdiagnostik und Therapie unter Einbeziehung osteopathischer Verfahren. Man Med 50:475–484

Bufler P, Groß M, Uhlig H (2011) Chronische Bauchschmerzen bei Kindern und Jugendlichen. Dtsch Arztebl Int 108(17):295–304

Bundesärztekammer (2010) Nationale Versorgungsleitlinie zum Kreuzschmerz. Dtsch Arztbl 106(7):B2193–196

Burton AK, Clarke RD, McClune TD, Tillotson KM (1996) The natural history of low back pain in adolescents. Spine (Phila Pa 1976) 28, 21(20):2323–2328

Callewaert BL, De Paepe AM (2008) Fortschritt in der Pathogenese des Marfan-Syndroms und verwandter Krankheiten. Von der Klinik zum Labor und zurück. Medizinische Genetik 20(1):6–17

Carreiro JE (2004) Pädiatrie aus osteopathischer Sicht – Anatomie, Physiologie, Krankheitsbilder. Elsevier, Urban & Fischer

Carstens C (1999) Die neuromuskuläre Skoliose. Der Orthopäde 1999(7):622–633

Casani A, Dallan I, Navari E et al (2015) Vertigo in childhood: proposal for a diagnostic algorithm based upon clinical experience. Acta Otorhinolaryngol Ital 35(3):180–185

Casser HR, Graf M, Kaiser U (2013) Schmerzen an der Wirbelsäule. Praktische Schmerzmedizin Springer, Berlin

Castellanos FX, Giedd JN, Marsh WL, Hamburger SD et al (1996) Quantitative brain magnetic resonance imaging in attention-deficit hyperactivity disorder. Archives of General Psychiatry 53(7):607–616

Castelli S et al (1993) Magnesium in the prophylaxis of primary headache and other periodic disorders in children. Pediatr Med Chir 15(5):481–488

Castillo Morales R (1998) Die orofaziale Regulationstherapie. Pflaum, München

Catterall A (1982) Legg-Calve-Perthes disease. In: Churchill (Hrsg) Livingstone. Springer, Edinburgh

Ceballos-Baumann AO (2005) Dystonien. In: Ceballos-Baumann AO, Conrad B (Hrsg) Bewegungsstörungen in der Neurologie. Georg Thieme, Stuttgart

Chen H (2017) Neural tube defects. In: Atlas of genetic diagnosis and counseling. Springer, New York

Chenot JF (2010) Qualitätsindikatoren für die Versorgung von Patienten mit Rückenschmerzen. Der Schmerz 24(3):213–220

Choi H, Steinberg M, Cheng E (2015) Osteonecrosis of the femoral head: diagnosis and classification systems. Curr Rev Musculoskelet Med 8:210–220

Christ B, Günther J, Frölich E, Huang R, Flöel H (2001) Morphologische Grundlage des Sellschen Irritationspunktes für das Iliosakralgelenk. Man Med 124(5):2268–2277

Ciftdemir M, Copuroğlu C, Ozcan M et al (2012) Nonoperative treatment in children and adolescents with Atlantoaxial rotatory subluxation. Balkan Med J 29(3):277–280

Cinalli G, Spennato P et al (2005) Chiari malformation in Craniosynostosis. Child Nerv Syst 21(10):889–901

Clarke AR, Barry RJ, McCarthy R, Selikowitz M et al (2002) EEG evidence for a new conceptualisation of attention deficit hyperactivity disorder. Clin Neurophysiol 113(7):1036–1044

Cobb JR (1948) Outline for the study of Scoliosis. Am Acad Orthop 5:261

Coenen W (1992) Die Behandlung der sensomotorischen Dyskybernese bei Säuglingen und Kindern durch Atlastherapie nach Arlen. Orthop Praxis 28:386–392

Coenen W (1996a) Die sensomotorische Integrationsstörung. Man Med 34:141–145

Coenen W (1996b) Manualmedizinische Diagnostik und Therapie bei Säuglingen. Man Med 34:108–113

Coenen W (2006) Gleichgewichtsstörung bei Kindern mit sensomotorischer Dyskybernese. Man Med 44:413–418

Coenen W (2009) Man Med bei Kindern – Eine entwicklungsneurologische Indikation. Man Med 39:195–201

Coenen W (2010) Die Atlastherapie nach Arlen. Extracta orthopaedica 28(4):386–392

Colbert EG, Kögler B (1958) Toe walking in childhood Schiziphrenia. J pediatr 53:219–220

Cornips EM, Razenberg FG, van Rhijn LW (2010) The lumbosacral angle does not reflect progressive tethered cord syndrome in children with spinal dysraphism. Childs Nerv Syst 26(12):1757–1764

Correll J, Berger N (2004) Kindliche Fußfehlformen. Grenzen der normalen – Behandlung des Pathologischen. Monatsschrift Kinderheilkunde 2004(11):1253–1266

Cyriax J (1975) Textbook of orthopaedic medicine. Bailliere Tindal edn. Bd 1: Diagnosis of Soft Tissue Lesions, London

4

Cyriax J (1969) Textbook of orthopaedic medicine. Baillière Tindal, London

D'Aquino D, Moussa AA, Ammar A, Ingale H et al (2018) Selective Dorsal Rhizotomy for the treatment of severe spastic cerebral palsy: efficacy and therapeutic durability in GMFCS Grade IV and V children. Acta Neurochirurgica 160(4):811–821

De Luca GC, Bartleson JD (2010) When and how to investigate the patient with headache. Semin Neurol 30(2):131–144

de Pellegrin M, Fracassetti D, Ciampi P (1997) Coxitis Fugax. Die Rolle der bildgebenden Verfahren. Orthopäde 32(26):858–867

De Paepe AM (2010) The revised ghent nosology for the Marfan syndrome. J Med Genet 47:476–485

Dean JCS, Loeys B (2018) Marfan syndrome and related disorders. In: Kumar D, Elliott P (Hrsg) Cardiovascular genetics and genomics. Springer, Cham, S 592

Deichmüller I (2011) Das Grisel Syndrom – Eine wichtige Differenzialdiagnose des kindlichen Schiefhalses. Kinder Jugendarzt 42(11):618–623

Dengler R (2004) Schiefhals, Lidkrampf, Schreibkrampf, Generalisierte Dystonie. Ist es die Psyche oder eine neurologische Erkrankung? MMW – Fortschritte der Medizin 48:44–46

Dhroove G, Chogle A, Saps M (2010) A million-dollar work-up for abdominal pain: is it worth it?. J Pediatr Gastroenterol Nutr 51(5):579–583

Dilling H, Mombour W, Schmidt MH, Schulte-Markwort E (1993) Internationale Klassifikation psychischer Störungen, Kapitel V (F), Klinisch-Diagnostische Leitlinien, 2 Aufl. Huber, Bern

Diméglio A, Bensahel H, Souchet P (1995) Classification of clubfoot. J Pediatr Orthop B 4:129–136

DiMeglio A, Canavese F, Charles YP (2011) Growth and adolescent idiopathic scoliosis. When and how much? J Pediatr Orthop 31(1):28–36

Dobbs MB, Purcell DB, Nunley R, Morcuende JA (2006) Early results of a new method of treatment for idiopathic congenital vertical talus. J Bone Joint Surg Am 88:1192–1200

Döderlein I, Wenz W, Schneider U (2002) Der Knickplattfuß. Springer, Heidelberg

Döderlein L (2004) Das operative Management bei spastischen Fußdeformitäten. Der Orthopäde 2004(10):1152–1162

Dodick DW (2010) Pearls: headache. Semin Neurol 30(1):74–81

Doshi J, Anari S, Zammit-maempel I et al (2007) Grisel syndrome: a delayed presentation in an asymptomatic patient. J Laryngol Otol 121(8):800–802

Dragu A, Lang W, Unglaub F, Horch R (2009) Thoracic-Outlet-Syndrom. Differenzialdiagnose und chirurgische Therapieoptionen. Der Chirurg 2009(1):65–76

Drescher W, Niemeier A, KnobeM, Pufe T, Tohidnezhad M (2017) Hüftkopfnekrose: Frühe Diagnose erhöht die Chance auf Gelenkerhalt. Orthopädie & Rheuma 4(2017):43–51

Drossman D (2016) Funktionelle Magen-Darm-Erkrankungen: Geschichte, Pathophysiologie, klinische Merkmale und Rom IV. Gastroenterologie 2016(150):1262–1279

Du Y, Knopf H, Zhuang W et al (2011) Pain perceived in a national community sample of German children and adolescents. Eur J Pain 15(6):649–657

Dußler E, Raab P, Kunz B, Kirschner S, Witt E (2002) Mandibuläre Mittellinienverschiebungen und Asymmetrien des Halte- und Bewegungsapparates bei Kindern und Jugendlichen. Man Med 2002(2):116–119

Eberhardt O, Wirth T, Fernandez FF (2013) Minimal-invasive Therapieverfahren angeborener Fußdeformitäten im Säuglingsalter. Der Orthopäde 2013(12):1001–1007

Eder M, Tilscher H (1982) Schmerzsyndrome der Wirbelsäule. Grundlagen, Diagnostik, Therapie. In Die Wirbelsäule in Forschung und Praxis Bd 81. Hippokrates-Verlag, Stuttgart

Edmonds E, Roocroft J, Parikh S (2014) Spectrum of operative childhood intra-articular shoulder pathology. J Child Orthop 8(2014):337–340

Edwards P, Sakzewski L, Copeland L, Gascoigne-Pees L et al (2015) Safety of Botulinum toxin type a for children with nonambulatory cerebral palsy. Pediatrics 136(5):895–904

Egger (2016) Nichtradiographische axiale Spondyloarthritis. Der Weg zu einer neuen (frühen) rheumatischen Erkrankung. Man Med 8:200–205

Ehmer U, Hohoff A, Schupp W, Zöller K, Kahl HJ, Gey W (2001) Leitfaden zur kinderärztlich-kieferorthopädischen Untersuchung', ed. by Berufsverband der Kinder- und Jugendärzte, Berufsverband der Deutschen Kieferorthopäden (BDK)

El-Metwally A, Mikkelsson M, Stahl M et al (2008) Genetic and environmental influences on non-specific low back pain in children: a twin study, 47. Everett Cr, Patel Rk'. Eur Spine J 17:502–508

Engel K, Seidel W, Niemier K, Beyer L (2018) Myofasziale Dysfunktion in der S2k-Leitline spezifischer Kreuzschmerz. Man Med 2016, June 56(3):215–221

Engelhardt P (2002) Epiphyseolysis capitis femoris und die „gesunde" gegenseitige Hüfte. Der Orthopäde 2002(9):888–893

Engelhardt P (1984) Juvenile Hüftkopflösung und Koxarthrose Stuttgart, Bücherei Des Orthopäden; Bd. 39, Enke Verlag

Engström P, Tedroff K (2018) Idiopathisches Zehen-Walking: Prävalenz und Naturgeschichte von der Geburt bis zum 10. Lebensjahr. Journal für Knochen- und Gelenkchirurgie 100(8):640–647

Erichsen H (1999) Wirbelsäule und Kiefergelenk – Intensive Wechselwirkungen. Man Med 53:163–166

Ernst A, Freesmeeyer W (2007) Funktionsstörungen im Kopf-Halsbereich. Für Mediziner und Zahnmediziner. Thieme, Stuttgart

Ernst A, Seidl O, Todt I (2003) Wirkmechanismen manueller Medizin an der Halswirbelsäule. HNO 51(9):759–768

Esposito P, Plotkin H (2008) Surgical treatment of Osteogenesis Imperfecta: current concepts. Curr opin pediatr 2008(20):52–57

Evers S (2007) Kopfschmerz – Roter Faden bei zervikogenem Ursprung. Neurotransmitter 2007(2):62–66

Falkenau HA (1989) Sprachentwicklungsverzögerung durch Kopfgelenkblockierung. Manuelle Med 27:8–10

Farmer M, Echenne B, Bentourkia M (2016) Study of clinical characteristics in young subjects with developmental coordination disorder. Brain Dev 38:538–547

Fegert E (2012) Resch Psychiatrie und Psychotherapie des Kindes- und Jugendalters. Springer, Tic-Störungen und Tourette-Syndrom

Feigl G et al (2007) Die Bedeutung der Fascia stylopharyngea bei intraoralen Blockadetechniken. Schmerz 21:28–34

Fernandez P, Weinstein SL (2007) Natural history of early onset Scoliosis. J Bone Joint Surg Am 89A(1):21–33

Filipek PA, Semrud-Clikeman M, Steingard RJ, Renshaw PF et al (1997) Volumetric MRI analysis comparing subjects having attention-deficit hyperactivity disorder with normal controls. Neurology 48(3):589–601

Fink M et al (2007) Einsatz der physikalischen Therapie bei der Behandlung der kraniomandibulären Dysfunktion. Man Med 45:255–260

Fiorino K, Sood M (2017) Pädiatrische Motilitätsstörungen. Pädiatrie & Pädologie 52(4):176–76

Fischer MJ, Riedlinger K, Gutenbrunner C, Bernateck M (2009) Influence of the temporomandibular joint on range of motion of the hip joint in patients with complex regional pain syndrome. J Manipulative Physiol Ther 32(5):364–371

Fleischer S, Hess M, Lieberman J (2017) Globus Pharyngis: Gezielte Muskeldehnung gegen den Kloß im Hals. HNO-Nachrichten 2017(47):36–41

Flutter J (2014) Atmungserkrankung Mundatmung, Vortrag Im Rahmen der 5. Kieler Kinder-Konferenz, 14./15. März, Kiel

Foden N, Ellis M, Shepperd K et al (2013) A feeling of a lump. BMJ 348(2013):195

Forssell H et al (2007) Differences and similarities between a typical facial pain and trigeminal neuropathic pain. Neurology 69(14):1451–1459

Frank CB, Wieser M, Grützner PA, Englert S, Vetter SY (2011) Arthroskopie des Ellenbogengelenks in der Unfallchirurgie. Trauma und Berufskrankheit 2011(4):280–285

Frederickson JM, Schwarz D, Kornhuber HH (1965) Convergence and interaction of vestibular and deepsomatic afferents upon neurons in the vestibular nuclei of the cat. Acta Otolarybol 61:168

Freesmeyer M, Ch Wurst T, Uberrueck T, Scholz T, Knosel, Schulz S, Settmacher U (2009) Intraoperative identification of a neuroendocrine tumour diagnosed by 68Ga-DOTATOC PET but undetectable by surgical palpation or conventional imaging. Nuklearmedizin 48:N50–N51

Freesmeyer WB (1987 und 1998) Funktionelle Befunde und deren Wechselwirkungen im orofacialen System. Hanser, Wien

Freesmeyer WB, Hofmann M (2007) Funktionsstörungen im Kopf- Halsbereich: Für Mediziner und Zahnmediziner. Thieme, Stuttgart

Freesmeyer WB (1993a) Klinische Funktionstherapie. Hanser, München

Freesmeyer WB (1993b) Zahnärztliche Dysfunktionstherapie. Hanser, München

Freire-Maia N, Chautard EA, Opitz JM et al (1973) The Poland syndrome – clinical and genealogical data, dermatoglyphic analysis, and incidence. Hum Hered 23:97–104

Frey C, Shereff MJ, Greenridge M (1990) Vaskularity of the posterior Tibial Tendon. JBJS Am 72:884–888

Friedrich M, Göbel M, Seidel EJ (2011) Korrelation von Haltungsasymmetrien und visuellen Defiziten. Man Med 49:11–18

Frisch H (2007) Programmierte Untersuchung am Bewegungsapparat. Programmierte Therapie am Bewegungsapparat. Springer, Berlin

Froemel D, Meurer A (2013) Leitlinie zur idiopathischen Skoliose im Wachstumsalter. Orthopädie & Rheuma 2:20–22

Fujak A, Müller K, Legal W, Legal H, Forst R, Forst J (2012) Langzeitergebnisse der Imhäuser-Osteotomie Bei Epiphyseolysis capitis femoris lenta. Der Orthopäde 2012(6):452–458

Fujita M et al (2014) Oral sumatriptan for migraine in children and adolescents: a randomized, multicenter, Placebo-controlled, Parallel Group study. Cephalalgia 34(5):365–375

Funk JF, Lebek S (2014) Epiphyseolysis capitis femoris. Der Orthopäde 2000/9 43:742–749

Furrer F, Deonna T (1982) Persistent toe walking in children. A comprehensive clinical study of 8 cases. Herv Paediatr Acta 37:301–316

Gabel M (2014) Fersenschmerz: So deuten Sie die Beschwerden richtig. Orthopädie & Rheuma 1:19–20

Gallagher JR (1935) Fracture of the anterior inferior spine of the ileum: Sprinter's fracture. Ann Surg 102:86–88

Gallelli L et al (2014) Effects of Acetaminophen and Ibuprofen in children with migraine receiving preventive treatment with magnesium. Headache 54(2):313–324

Garten H (2000) Applied Kinesiology als funktionelle Neurologie. Man Med 38:120–164

Gatti D, Antoniazzi F, Prizzi R et al (2005) Intravenous neridronate in children with Osteogenesis Imperfecta: a randomized controlled study. J Bone Miner Res 20:758–763

Gaubitz M, Dressler F, Huppertz HI, Krause A (2014) Diagnostik und Therapie der Lyme-Arthritis. Empfehlungen der Kommission Pharmakotherapie der DGRH. Zeitschrift für Rheumatologie 2014(5):469–474

Gaul C (2008) Differenzialdiagnose des Gesichtsschmerzes. Neuro Transmitter 2008(10):32–36

Gebhart C (2014) Subspinales Impingement des Hüftgelenks. Arthroskopie 2:93–97

Geiger C, Wich M, Ekkernkamp A, Arnold P, Ostermann W (2001) Epiphyseolysis capitis femoris im Adoleszentenalter nach fraglichem Trauma, Kriterien

4

der Zusammenhangsbegutachtung. Trauma und Berufskrankheit 1:75–78

Geyer M (2005) Achillodynie. Der Orthopäde 2000/9, 7:677–681

Geyer M, Schoch C, Harnoß T (2013) Therapiemöglichkeiten der chronischen ligamentären Ellenbogeninstabilität. Arthroskopie 2013(3):197–206

Glorieux FG (Hrsg) (2007) Guide to Osteogenesis Imperfecta for pediatricians and family practice physicians. Md: Osteogenesis Imperfecta Foundation Gaithersburg, S 17–19

Göbel H, Heinze A, Heinze-Kuhn K (2006) Vorbeugung und Akutbehandlung der Migräne. Der Schmerz 2006(6):541–556

Goldman RD, Meckler GD (2015) Intranasal Sumatriptan for migraine in children. Can Fam Physician 61(5):435–437

Gollwitzer H (2014) Ischiofemorales Impingement. Diagnostik und therapeutischer Algorithmus. Arthroskopie 27:98–101

Goncalves DA et al (2010) Headache and symptoms of temporomandibular disorder: an epidemiological study. Headache 50(2):231–241

Goncalves DA et al (2009) Temporomandibular symptoms, migraine, and chronic daily headaches in the population. Neurology 73(8):645–646

Götz J, Grifka J, Baier C (2013) Die Behandlung des kindlichen Knick-Senk-Fußes durch Schuheinlagen. Eine wissenschaftlich fundierte Therapie? Der Orthopäde 42(1):6–11

Graumann-Brunt S (2006) Logopädie in Handbuch der pädiatrischen Osteopathie. In: Möckel E, Mitha N (Hrsg) Urban & Fischer, München

Greenman P (1996) Principles of manual medicine, 2 Aufl. Williams & Wilkins, Baltimore

Grisel P (1930) Enucléation De L'atlas Et Torticollis Naso-Pharyngien. La Presse Med. 1930(38):50–53

Grosjean D, Benini P, Carayon P (2017) Managing irritable bowel syndrome: the impact of microphysiotherapy. J Complement Integr Med 2017 Mar 16:14(2):

Guggisberg D, Hadj-Rabia S Viney C et al (2004) Skin markers of occult spinal dysraphism in children: a review of 54 cases. Arch Dermatol 140:1109–1115

Günther K-P, Thielemann F, Bottesi M (2003) Anterior knee pain in children and adolescents. Diagnosis and conservative treatment. Orthopäde 32(2):110–118

Gutzeit K (1981) Der vertebrale Faktor im Krankheitsgeschehen. Man Med 19:66

Gutzeit K (1957) Die Wirbelsäule aus Sicht des Internisten. Z Ärztl Fortbild 51(51):1064–1069

Haas NP, Hoppe JD, Scriba PC (2009) Wissenschaftliche Bewertung osteopathischer Verfahren. Bekanntgabe der Herausgeber. Dtsch Ärztebl 106(46):2325–A34

Hackenbroch M, Kumm D, Rütt J (2002) Dynamische Schraubenfixation bei der Epiphyseolysis capitis femoris juvenilis, Therapieergebnisse. Der Orthopäde 2002(9):871–879

Hagberg B, Hagberg G (1993) The origins of cerebral palsy. In: David TJ (Hrsg) Recent advances in paediatrics. Churchill Livingstone, Edinburgh, S 67–83

Haglund-Akerlin Y, Erikson E (1993) Range of motion, muscle torque and training habits in runners with and without Achilles Tendon problems. Sports traumatol, Arthroskopy 1993(1):195–199

Haim A, Yaniv M, Dekel S, Amir H (2006) Patellofemoral Pain Syn- Drome: validity of clinical and radiological features. Clin Orthop Relat Res 451:223–228

Hall E, Salter B, Bhalla K (1967) Congenitaö Short Tendo Calcaneus. J Bone Joint Surg 49:695–697

Hall JG (1997) Arthrogryposis multiplex congenita: etiology, genetics, classification, diagnostic approach and general aspects. J Pediatr 6B Orthop 6(3):159–66

Hardwick JCR, Irvine GA (2002) Obstetric care in arthrogryposis multiplex congenita. BJOG;Blackwell Science. 109(11):1303–1304

Harke G (2013) Muskulatur Im Brennpunkt. Muskelschmerz, Haltung und Sensomotorik. Man Med 51(2):117–122

Harrasser N, Banke I, Prodinger P, Gollwitzer H, von Eisenhart-Rothe R, Gerdesmeyer L (2017) Trochanterschmerzen und Instabilität im Hüftgelenk. Orthopädie & Rheuma 20(3):23–26

Harrasser N, Rauch A (2012) Hüftschmerzen: Die Fallstricke der Röntgendiagnostik. Orthopädie & Rheuma 15.Jahrgang

Harrasser N, von Eisenhart-Rothe R et al (2017) Wenn die Ferse zum „Kreuz" wird. Zeitschrift Orthopädie & Rheuma > Ausgabe 1/2017

Hasler CC (2000a) Beinlängendifferenzen. Orthopäde 29:766–774

Hasler CC (2000b) Beinlängendifferenzen. Behandlungsbedürftigkeit und Bedeutung von verkürzenden Operationen. Der Orthopäde 2000(9):766–774

Hasler CC, Laer L (2000) Pathophysiologie posttraumatischer Extremitäten der unteren Extremitäten im Wachstumsalter. Orthopäde 29:757–769

Hauswirth J (2008) Zervikogener Schwindel: Diagnose und manual-therapeutische Behandlung. Man Ther 12:80–93

Hefti F (2015a) Kinderorthopädie in der Praxis. Springer, Berlin

Hefti F (2015b) Knee and lower leg. In: Pediatric Orthopedics in Practice. Springer, Heidelberg

Hefti F (2002) Kongenitale Fehlbildungen an der Wirbelsäule. Der Orthopäde 2002(1):34–43

Hefti F (2006) Morbus Perthes In: Kinderorthopädie in der Praxis. springer, Berlin, S 201–2015

Hefti F, Brunazzi M, Morscher E (1994) Spontanverlauf bei Spondylolyse und Spondylolisthesis. Orthopäde 23:200–227

Heimkes B (2016) Die großen Apophysen. Funktionelle Beanspruchung und Bedeutung. Orthopäde. Springer, Heidelberg

Hein T, Janssen P, Grau S (2015) Risikofaktoren in der Entstehung von Achillessehnenbeschwerden im Laufsport. OUP 2015(1):18–26

Heinrich H, Gevensleben H, Freisleder FJ, Moll GH, Rothenberger A (2004) Training of slow cortical potentials in attention-deficit/hyperactivity disorder: evidence for positive behavioral and neurophysiological effects. Biological psychiatry 55(7):772–775

Heinrich M, Morris L, Gaßmann J und Kröner-Herwig B (2007) Kopfschmerzhäufigkeit und Kopfschmerztypen bei Kindern und Jugendlichen – Ergebnisse einer epidemiologischen Befragung. Akt Neurol 34:457–463

Heisel J (2007) Neurologische Differentialdiagnostik. Thieme, Stuttgart

Held M (2008) Anterosuperiores Impingement der Schulter als Folge von Pulleyläsionen: Verletzungsmuster und arthroskopische Therapie. Eine prospektive Untersuchung. In: Dissertation zum Erwerb des Doktorgrades der Medizin an der Medizinischen Fakultät der Ludwig-Maximilians-Universität zu München

Hell A (2005) Epiphyseolysis capitis femoris und Übergewicht. Der Orthopäde 2005(7):658–663

Hellmann D, Giannakopoulos NN, Blaser R, Eberhard L (2011) Long-term training effects on masticatory muscles. J Oral Rehabil 38:912–920

Herkenrath P (1999) Schwindel. In: Michalk D, Schönau E (Hrsg) Differentialdiagnose Pädiatrie. Urban & Schwarzenberg, Baltimore

Herring JA (2011) Legg-Calve-Perthes disease at 100: a review of evidence-based treatment. J Pediatr Orthop 31(Suppl 2):137–140

Herring J, (2008) The orthopedic examination: clinical application. In: J Tachdjian's pediatric orthopaedics. Philadelphia

Heymann von W, Könecke A, Gorzny F (2010) Kraniomandibuläre Dysfunktion, assoziierte Heterophorie und auditive Verarbeitungs- und Wahrnehmungsstörungen. Man Med 48:112–124

Heymann von W, Locher H, Böhni U, Habring M (2012) Neuroanatomie Teil II, Fakten und Hypothesen zu Faszien, Dura und Hirnstamm. Man Med 50:6–15

Heymann von W, Smolenski UC (2011) Die kraniomandibuläre Dysfunktion (CMD). Man Med 5:347–360

Hien NM (2003) Einlagen- und Schuhversorgung bei Fußdeformitäten. Der Orthopäde 2003(2):119–132

Hockstein N, Samadi D, Gendron K et al (2004) Sialorrhea: a management challenge. Am Fam Physician 69:2628–2635

Hollinger B, Burkhart K (2016) Der Tennisellenbogen – Diagnose oder Symptom bei Instabilität? Orth Unfallchirurgische Praxis 3:124–130

Holmich M, Dienst M (2006) Differentialdiagnose von Hüft- und Leistenschmerzen. Symptome und körperliche Untersuchungstechnik. Der Orthopäde 1:8

Hölzl M (2014) Gibt es einen zervikalen Schwindel? 48. Fortbildungsveranstaltung für Hals-Nasen-Ohrenärzte (Mannheim 31. Oktober)

Hopf C (1997) Einflußnahme auf das Verhalten progredienter Skoliosen mit manuellen Techniken, Stellungnahme zu dem Artikel von J. Meißner: Man Med (1996) Man Med 34:148–170

Hopf C, Sandt E, Heine J (1989) Die Progredienz unbehandelter idiopathischer Skoliosen im Röntgenbild. RöFo 151:311–316

Hoppenfeld S (1976) Physical examination of the spine and extremities. Appleton and Lange, Norwalk

Horer H et al (2012) Extracorporeal shock wave therapy for patients suffering from recalcitrant Osgood-Schlatter-disease. Sportverletz Sportschaden 2012(26):218–222

Hoyer Kuhn H, Semler O (2013) Osteogenesis imperfecta: Neues zur Pathogenese und Therapie. Pädiatrie Hautnah 28–32

Huber S, Schuh A, Schraml A (2012) Crus valgum congenitum: Konservatives Vorgehen führt oft zum Erfolg. MMW – Fortschritte der Medizin 10:60–62

Hugger A, Göbel H, Schilgen M (Hrsg) (2006) Gesichts- und Kopfschmerzen aus interdisziplinärer Sicht. Springer, Heidelberg

Hugger A et al (2007) Therapy of temporomandibular joint pain: recommendations for clinical management. Schmerz 21(2):116–130

Hülse M (1988) Zervikale Gleichgewichtsstörung. In: Wolff HD (Hrsg) Die Sonderstellung des Kopfgelenkbereichs. Springer, NewYork

Hülse M, Holzl M (2004) The efficiency of spinal manipulation in otolaryngology. A retrospective long-term study. HNO 52:227–234

Hülse M, Losert-Bruggner B (2009) Die kraniomandibuläre Dysfunktion. Eine nicht beachtete Pathologie des sog. HWS-Schleudertraumas. Man Med 1:7

Hülse M, Neuhuber WL, Wolff HD (1998) Der kranio-zervikale Übergang. Springer, Heidelberg

Hyams J, Di L, Saps M et al (2016) Childhood functional gastrointestinal disorders: child/adolescent. Gastroenterology 150:1456–1468

Hynd GW, Semrud-Clikeman M, Lorys A, Novey E et al (1991) Corpus callosum morphology in attention deficit-hyperactivity disorder: morphometric analysis of MRI. J Learn Disabil 24(3):141–146

Ilbeygui R (2016) Zervikogener Schwindel, Mythos und Wahrheit. Man Med 1/2016

Imhoff A, Zollinger-Kies H (2004) Fusschirurgie. Thieme, Stuttgart ISBN 9783131238511

Ingram D (1989) Phonological disability in children. Whurrpublishers, Jersey

Jäger AB (2015) Differenzialdiagnose kindlicher Hüftbeschwerden – Ein Fallbeispiel. Orth u. Rheuma 18(5):24–25

Jahnke V (1986) Globusgefühl und unklare Schluckbeschwerden. In: Ganz H, Schätzle W (Hrsg) HNO Praxis Heute. Springer, Berlin

Jahrling L (1999) Propriozeptive Einlagen. In: Vortrag der 33. Jahrestagung der Frankfurter Bildungsgemeinschaft für Orthopädie-Schuhtechnik e.V., Mainz

Jahrling L (2000) Propriozeptive Einlagen für Spastiker. Orthopädieschuhtechnik Sonderheft Propriozeption 52–54

Jakobson R (1969) Kindersprache, Aphasie und allgemeine Lautgesetze. Suhrkamp, Frankfurt a. M.

Janda V (1979) Der Prozess des motorischen Lernens als Basis einer Behandlung unvollkommen ausgebildeter oder gestörter Bewegungsfertigkeiten. Z Physiotherapie 32:317–323

Janda V (1986) Manuelle Muskelfunktionsdiagnostik. Muskeltest, Untersuchung verkürzter Muskeln, Hypermobilität, 2. Aufl. Volk und Gesundheit, Berlin

Janda V (2000) Manuelle Muskelfunktionsdiagnostik, 4. Aufl. Urban & Fischer, München

4

Johannesmeyer D, Estes R (2017) Arthrogryposis. In: Eltorai A, Eberson C, Daniels A (Hrsg) Orthopedic surgery clerkship. Springer, Cham

Johannsen HS (2008) Stottern im Kindesalter, Prävention und Frühtherapie. Monatsschrift Kinderheilkunde 2008/9

Johnson H, King J, Reddihough DS (2001) Children with Sialorrhea in the absence of neurological impairment. Child Care Helath Dev. 2001(27):591–602

Johnston MM, Jordan SE, Charles AC (2013) Pain referral patterns of the C1 to C3 nerves: implications for headache disorders. Ann Neurol 74(1):145–148

Jones GT, Macfarlane GJ (2005a) Epidemiology of low back pain in children and adolescents. Arch Dis Child 90(3):312–316

Jones LH (2005b) Strain-counterstrain. Urban & Fischer, München

Kalamir A et al (2012) Intraoral myofascial therapy for chronic myogenous temporomandibular disorder: a randomized controlled trial. J Manipulative Physiol Ther 35(1):26–37

Kalen V, Adler N, Bleck EE (1986) Elektromyography of Idiopatic toe walking. J pediatr orthop 6:31–33

Kalicke T et al (2004) Infantile spondylolysis with Spina Bifida Occulta in athletes. Sportverletz Sportschäden 18:204–208

Kamal S, Lye R, Strang F (1983) Arnold-Chiari malformation. J Neurosurg 58:183–187

Kaps HP, Badke A (2005) Die Entwicklung der Wirbelsäule bei traumatischer Querschnittlähmung im Kindes- und Adoleszentenalter. Der Orthopäde 2005(2):128–136

Karch D, Boltshauser E, Groß-Selbeck G, Pietz J, Schlack HG (2005) Manualmedizinische Behandlung des Kiss-Syndroms und Atlastherapie nach Arlen. Stellungnahme Der Gesellschaft für Neuropädiatrie E.V. Kommission zu Behandlungsverfahren bei Entwicklungsstörungen und zerebralen Bewegungsstörungen. Man Med 43:100–105

Kares H (2007) Craniomandibuläre Dysfunktionen (CMD) bei Kindern und Jugendlichen. KomplementIntegrMed 1:26–30

Karkos PD, Benton J, Leong SC et al (2007) Grisel's syndrome in otolaryngology: a systematic review. Int J Pediatr Otorhinolaryngol 71(12):1823–1827

Kassenärztliche Bundesvereinigung, Arbeitsgemeinschaft der Wissenschaftlichen Medizinischen Fachgesellschaften, Bundesärztekammer, Nationale Versorgungsleitlinie nicht-spezifischer Kreuzschmerz, In Arbeitsgemeinschaft der Wissenschaftlichen Medizinischen Fachgesellschaften Bundesärztekammer, 2017

Kassenärztliche Bundesvereinigung, Arbeitsgemeinschaft der Wissenschaftlichen Medizinischen Fachgesellschaften, Bundesärztekammer 2017 S2k-Leitlinie spezifischer Kreuzschmerz, Programm für nationale Versorgungsleitlinien, Träger AWMF, Registernummer: 033-051 Stand vom Dezember 2017. Arbeitsgemeinschaft der Wissenschaftlichen

Medizinischen Fachgesellschaften. Dtsch Arztebl Int 114(51–52):2017

Kayser R, Mahlfeld K, Heyde CE et al (2006) Tight hamstring syndrome and extra- or intraspinal diseases in childhood: a multicenter study. Eur Spine J 15:403–408

Kayser R, Moll H, Harke G (2008) Sakroiliakalgelenk. Diagnostik und Behandlung einer sakroiliakalen Dysfunktion – Technikvorstellung. Man Med > Ausgabe: 2 / 2008

Keilani MY, Paternsoto-Sluga T, Fialka-Moser V et al (2007) Konservative Ansätze beim Karpaltunnelsyndrom. Phys Med Rehab Kuror 17:275–280

Kiltz U, Baraliakos X, Braun J (2017) Patienten mit axialer Spondyloarthritis haben nicht „nur" Rückenschmerzen. Orthopädie & Rheuma 20(6):25–29

Kim I, Oakes WJ (2019) Clinical presentations of the occult spinal dysraphisms. In: Tubbs R, Oskouian R, Blount J, Oakes W (Hrsg) Occult spinal dysraphism. Springer

Klauser A, Frauscher F, Hochholzer T, Helweg G, Kramer J, zur Nedden (2002) Diagnostik von Überlastungsschäden bei Sportkletterern. Der Radiologe 10:788–798

Klein C, Vieregge P (1998) Nichtepileptische paroxysmale Bewegungsstörungen. Der Nervenarzt > Ausgabe: 2/2018

Klekamp J (2014) Skoliosen und Tethered Cord – Diagnostik und Therapieverlauf. Orthopaedic and trauma Germany

Klimo P, Rao G, Brockmeyer D (2007) Congenital anomalies of the cervical spine. Neurosurg Clin N Am 18(3):463–478

Klöpfer-Krämer I, Augat P (2012) Instrumentelle Ganganalyse-, Messverfahren und Indikationen. Trauma und Berufskrankheit

Knobloch K, Stadermann S, Vogt P (2012) Innovative multimodale Therapie der chronischen lateralen Epikondylitis. Obere Extremität 2012(3):158–165

Koeneke C (2010) Craniomandibuläre Dysfunktion – Interdiszilinäre Diagnostik und Therapie. Könecke, Quintessenz, Berlin

Kohl A, Ankermann T, Möller P, Harke G (2016) Arthromyofasziale Ventilationsstörung. Reversible restriktive Ventilationsstörung und Schwindel bei funktioneller Diagnose: Orbitotemporales Syndrom mit segmentaler Verkettung. Man Med Ausgabe 2/2017

Kohl A, Ankermann T, Möller P, Harke G (2017) Arthromyofasziale Ventilationsstörung. Reversible restriktive Ventilationsstörung und Schwindel bei funktioneller Diagnose: Orbitotemporales Syndrom mit segmentaler Verkettung. Man Med Ausgabe 2/2017

Kohn D, Wirth CJ, John H (1991) The function of the Thomas Splint. An experimental study. Arch Orthop Trauma Surg 111:26–28

Könecke C et al (2005) Tinnitus bei craniomandibulärer Dysfunktion. Man Med 43:414–417

Konrad K, Gereneser F (1990) Manual treatment in patients with vertigo. Manual Med 28:62–64

Kopp S, Hirsch H, Sebald WG, Plato G, Langbein U, Graf H (2002) Manuelle Therapie und Kieferorthopädie: Funktionsbefunde im kraniomandibulären System (CMS) bei Kindern im Alter von 5–9 Jahren. Man Med 5:297–305

Kopp S, Ohlendorf S (2014) Funktionelle Interdependenzen zwischen Kieferlage und motorischer Kontrolle von Haltung und Bewegung, 1. Teil: absteigende Funktionsketten. Man Med 52(6):509–520

Kopp S, Ohlendorf D (2016) Funktionelle Interdependenzen zwischen Kieferlage und motorischer Kontrolle von Haltung und Bewegung, 2. Teil: aufsteigende F-Ketten. Man Med 2016:219–226

Kopp S, Plato G, Bumann A (1989) Die Bedeutung der oberen Kopfgelenke bei der Ätiologie von Schmerzen im Kopf-, Hals-, Nackenbereich. Dtsch Zahnärztl Z 44:966–967

Kopp S, Plato G, Sebald WG (1997) Chronischer Schmerz im craniomandibulären System aus interdisziplinärer Sicht. In: Glockmann E, Schumann D (Hrsg) Aspekte der regionalen Schmerzausschaltung in der Zahnheilkunde. Hoechst Marion Roussel, Bad Soden

Kopp S, Plato G, Sebald W, Graf H, Langbein U (1999) Interdisziplinäres Management von Patienten mit chronischen Schmerz. Zahnärzteblatt Brandenburg 10:6–10

Kopp S, Sebald WG, Plato G (2000a) Erkennen und Bewerten von Dysfunktionen und Schmerzphänomenen im kraniomandibulären System. Man Med 2000(6):329–334

Kopp S, Sebald WB, Plato G (2000b) Kraniomandibuläre Dysfunktion. Man Med 335–341

Korbmacher H, Eggers-Stroeder G, Koch L, Kahl-Nieke B (2004) Wechselwirkung zwischen Gebissanomalien und Erkrankungen des Halte- und Bewegungsapparates. J Orofac Orthop 65:190–203

Korbmacher H, Eggers-Stroeder G, Koch L, Kahl-Nieke B (2003) Wechselwirkungen zwischen Gebissanomalien und Erkrankungen des Halte- und Bewegungsapparats eine Literaturübersicht. J Orofacial Orthopedics/Fortschritte der Kieferorthopädie 2004(3):190–203

Korbmacher H, Koch L, Eggers-Stroeder G, Kahl-Nieke B (2006) Interdisziplinäre Betrachtung eines manualtherapeutischen Patientengutes. Man Med 1(1):12–16

Korinthenberg R (2004) Differenzialdiagnose des Zehenganges. Kinder- und Jugendarzt 1:21–29

Kornbrust A (2001) Zehengang bei Kindern – Häufigkeit, Ursachen und Behandlung mit Propriozeptiven Einlagen. Inauguraldissertation der Justus-Liebig-Universität Gießen

Krägeloh-Mann I (1999) Ätiologie und Pathophysiologie der infantilen Zerebralparese. Thieme, Stuttgart

Krämer J (1997) Bandscheibenbedingte Erkrankungen. Thieme, Stuttgart

Kramer J (2011) Vorderer Knieschmerz – Ein Fall Für die MRT. Extracta orthopaedica 2011(3):6–8

Kraus T, Steinwender G (2014) Kindliche Beinachsen und Füße in ihrer physiologischen Entwicklung. Pädiatrie & Pädologie 49:8–13

Krause L, Neuhauser H, Hölling H, Ellert U (2017) Kopf-, Bauch- und Rückenschmerzen bei Kindern und Jugendlichen in Deutschland – Aktuelle Prävalenzen und zeitliche Trends. Monatsschrift Kinderheilkunde 165(5):416–426

Kraushaar BS, Nirschl RP (1999) Tendinosis of the elbow (Tennis Elbow). Clinical features and findings of histological, immunohistochemical, and electron microscopy studies. J Bone Joint Surg Am 81:259–278

Krocker B (2007) Hüftgelenkassoziierte Sportverletzungen – Funktionelle Dekompensationsmuster. Funktionelle Pathogenese, Klinik und Therapie. Man Med 107–112

Krooks J, Minkov M, Weatherall AG (2018) Langerhans cell histiocytosis in children: diagnosis, differential diagnosis, treatment, sequelae, and standardized follow-up. J Am Acad Dermatol. 78(6):1047–1056

Kropp P (2004) Psychologische Schmerzdiagnostik bei Kindern. Der Schmerz 1:61–74

Krutsch W, Weishaupt P, Zeman F, Loibl M, Neumann C, Nerlich M, Angele P (2015) Sport-specific trunk muscle profiles in soccer players of different skill levels. Arch Orthop Trauma Surg 135:659–665

Kudo K, Ohga S, Morimoto A et al (2010) Improved outcome of refractory langerhans cell histiocytosis in children with hematopoietic stem cell transplantation in Japan. Bone marrow transplant 45(5):901–916

Kulis A, Goździalska A, Drąg J, Jaśkiewicz J, Knapik-Czajka M, Lipik E, Zarzyck D (2015) Participation of sex hormones in multifactorial pathogenesis of adolescent idiopathic scoliosis. Int Orthop 39:2742

Kullmer U, Gehring (2012) Somatische Differenzialdiagnosen chronischer Bauchschmerzen. Monatsschr Kinderheilkd 160:32–39

Kunert W (1975) Wirbelsäule und Innere Medizin. Enke, Stuttgart

Kunstreich M, Kummer S, Laws H et al (2016) Osteonecrosis in children with acute lymphoblastic leukemia. Haematologica 101(11):1295–1305

Kutscha-Lissberg F, Singer P, Vécsei V, Marlovits S (2004) Osteochondritis Dissecans des Kniegelenks. Der Radiologe 8

Kyu-Jin C, Kyung-bald P, Taek-Rim Y (2018) Knochentransplantation des M. Pedicle mit dem vorderen Drittel des am Trochanter major angebrachten Gluteus medius zur Behandlung der Osteonekrose des Femurkopfes. Internationale Orthopädie 42(10):2335–2341

Labs K, Möckel G (2013) Osteochondrosis Dissecans am Ellenbogen. Orthopädie & Rheuma 2013(2):36–39

Lahme J, Reiter R (2006) Bewegungssystem und Kausystem – Spannungsfeld zwischen Orthopäde und Zahnarzt. Man Med 17–19

Lambers J, Heise C, Kopp S (2016) Der Relaxbogen® als neues Therapiemittel bei Bruxismus und CMD. Eine Pilotstudie. Man Med > Ausgabe 4/2016

Lambertz J, Weingart V, Allescher HD (2006) Dysphagie. 2006 | ReviewPaper, Humanmedizin kompakt

4

Lampert C, Thomann B, Brunner R (2000) Tibiale torsions-fehler. Der Orthopäde > Ausgabe: 9/2000

Land C, Rauch F, Munns C et al (2006) Vertebral morphometryin children and adolescents with Osteo-genesis Imperfecta: effect of intravenouspamidronate treatment. Bone 39:901–906.

Lang K, Prüß H (2016) Antikörperassoziierte neuro-psychiatrische Erkrankungen. Neurologie & Psychiatrie 7–8

Lasanianos NG, Triantafyllopoulos GK, Pneumaticos SG (2015) Klippel-Feil-syndrome. In: Lasanianos N, Kanakaris N, Giannoudis P (Hrsg) Trauma and orthopaedic classifications. Springer, London

Latalski M, Danielewicz-Bromberek A, Fatyga M, Kröber M, Zwolak P (2017) Aktuelle Einblicke in die Ätiologie der jugendlichen idiopathischen Skoliose. Archive der Orthopädie und Unfallchirurgie 137(10):1327–1333

Lauenroth A, Laudner K, Schulze S, Delank K et al (2018) Laufbandbasierte Gangreferenzdaten für gesunde Probanden. Abhängigkeit von funktionellen und morphologischen Parametern. Man Med 2

Leboeuf-Yde C, Kyvik KO (1998) At what age does low back pain become a common problem? A study of 29,424 individuals aged 12–41 years. 86. Lewit K (2006) Man Med. Spine (Phila Pa 1976) 28(23):228–234

Leboeuf-Yde C, van Dijk J, Franz C, Hustad SA, Olsen D, Pihl T, Robech R, Skov Vendrup S, Bendix T, Kyvik KO (2002) Motion palpation findings and self-reported low back pain in a population-based study sample. J Manipulative Physiol Ther 25:80–87

Lechner KH (2008) Kritische Betrachtungen zur Therapie von CMD-Patienten. Man Med 46:386–388

Lehmann HW, Winterpacht Mundlos S, A et al (1994) Ehlers.Danlos syndrome Typ VII: phenotype and genotype. Arch Dermatol Res 286:425–428

Lehwald N, Krausch M, Franke C et al (2007) Sandifer syndrome – a multidisciplinary diagnostic and therapeutic challenge. Eur J Pediatr Surg 17(3):203–206

Lentze M (1999) Bauchschmerzen. In: Michalk D, Schönau E (Hrsg.). Differentialdiagnose Pädiatrie. Urban & Schwarzenberg, München

Leumann A, Merain M, Wiewiorski M, Hintermann B, Valderrabano V (2007) Behandlungskonzepte der chronischen Dysfunktion der Tibialis-Posterior-Sehne. Schweiz. Zeitschrift Sportmedizin und Sport-traumatologie 55(1):19–25

Leunig M, Fraitzl C, Ganz R (2002) Frühe Schädigung des azetabulären Knorpels bei der Epiphyseolysis capitis femoris. Therapeutische Konsequenzen. Der Ortho-päde (9):894–899

Lewit K (1972) Wirbelsäule und innere Organe. Man Med 10(10):37–41

Lewit K (1997) Man Med im Rahmen der medizinischen RehabilitationBarth, 7. Aufl. Leipzig, Heidelberg

Lewit K (1999) Motion palpation: it's time to accept the evidence. J Manipulative Physiol Ther 22:260–261

Lewit K (2001) Muskelfazilitations- und Inhibitions-techniken in der manuellen Medizin. Teil I: Mobilisation. Man Med 18:102–110

Lewit K, Kobesova A, Lepsikova M (2010a) Das tiefe stabilisierende System der Wirbelsäule. Seine Bedeutung für funktionelles Denken. Manuelle Med 22(6):440–446

Lewit K, Kobesova A, Lepšíková M (2010b) Man Med 2016

Lippold C, Bos L, Hohoff A, Danesh G, Ehmer U (2003) Interdisziplinäre Untersuchung zu orthopädischen und kieferorthopädischen Befunden bei Vorschul-kindern. J Orofacial Orthop/Fortschritte der Kiefer-orthopädie 5(5):330–340

Lisson JA, Heckmann K (2008) Die Rolle der orofazialen Dyskinesien bei „offenem Biss". Sprache Stimme Gehör 2008(32):57–63

Liu L, Zhang Q, Sun W et al (2017) Corticosteroid-induced osteonecrosis of the femoral head: detection, dia-gnosis, and treatment in earlier stages. Chin Med J (Engl) 130(21):2601–2607

Locher H, von Heymann W (2015) Die hypomobile segmentale Dysfunktion der LWS (Blockierung) als spezifische Ursache von Kreuzschmerzen. Man Med 53:264

Loder RT, Wittenberg B, de Silva G (1995) Slipped capitalfemoral eiphysis associated with endocrine disorders. J Pediatr Ortop 15:349–356

Loeys BL, Dietz HC, Braverman AC, Callewaert BL, De Backer J, Devereux RB, Hilhorst-Hofstee Y et al (2010) The revised Ghent nosology for the Marfan syndrome. J Med Genet 47:476–485

Lohrer H, Nauck T (2015) Pilotuntersuchung. Extra-korporale Stoßwellentherapie zur Behandlung calcanearer apophysärer Osteochondrosen? Ortho-pädische Nachrichten 3

Lohse-Busch H (2002) Man Med bei kindlichen muskulo-skelettalen Schmerzen. Man Med 1:32–40

Lollert A (2018) Knochenschmerzen und Frakturen? Auch an Morbus Gauchier denken! 54. Jahrestagung der European Sciety of Paediatric Radiology. Shire, Berlin

Lonstein J (1987) Idiopathic scoliosis. In: Lonstein J, Bradford D, Al Winter R et al. (Hrsg) Moe'S textbook of scoliosis and other spinal deformities. Saunders, Philadelphia

Lopes AD, Hespanhol MLC, Yeung SS et al (2012) What are the main running-related musculosceletal injuries? Sports Med 42:891–905

Lopes PG, Castro ES, Lopes LH (2002) Trigeminal neuralgia in children: two case reports. Pediatr Neurol 26(4):309–310

Lou HC, Henriksen L, Bruhn P, Borner H, Nielsen JB (1989) Striatal dysfunction in attention deficit and hyperkinetic disorder. Arch Neurol 46(1):48–52

Lu P, Saps M (2018) Fortschritte in der Bewertung und Behandlung von funktionellen Bauchschmerzen. Pediatric Drugs 20(3):235–247

Lulu Ma, Xuerong Yu (2017) Arthrogryposis multiplex congenita: classification, diagnosis, perioperative care, and anesthesia. Frontiers of Medicine > Ausgabe 1/2017

Lützner J, Mettelsiefen J, Günther KP, Thielemann F (2007) Therapie der Osteochondrosis dissecans des Knie-gelenks. Der Orthopäde 2007(9):871–880

Macke C, Krettek C, Brand S (2017) Tendinopathien der Hüfte. Der Unfallchirurg > Ausgabe 3/2017

Magoun HIS (1976) Osteopathy in the Cranial Field, 3. Aufl. Journal Printing Company, Kirksville

Malfait F, Wnstrup RJ, De Pape A (2010) Clinical and genetic aspects of Ehlers-Danlos syndrome, Classic Type. Genet Med 2010(12):597–605

Manig M, Perthes M (2014) Monatsschrift Kinderheilkunde. Orthopäde 162:980–988

Manig M, Perthes M (2013) Diagnostische und therapeutische Prinzipien. Orthopäde 42:891–904

Mansilla-Ferragut P et al (2009) Immediate effects of Atlanto-Occipital joint manipulation on active mouth opening and pressure pain sensitivity in women with mechanical neck Pain. J Manipulative Physiol Ther 32(2):101–106

Marini JC, Blissett AR (2013) New genes in bone development: what's new in osteogenesis Imperfecta. J Clin Endocrinol Metab 98:3095–3103

Martínez-Lage JF, Morales T, Fernandez Cornejo V (2003) Inflammatory C2-3 subluxation: a Grisel's syndrome variant. Arch Dis Child 88(7):628–629

Martins J, Almeida S, Nunes P, Prata F et al (2015) Grisel syndrome, Acute otitis media, and temporomandibular reactive arthritis: a rare association. Int J Pediatr Otorhinolaryngol 79(8):1370–1373

Marx G (2000) Über die Zusammenarbeit mit der Kieferorthopädie und Zahnheilkunde in der Manuellen Medizin. Man Med 6(6):342–345

Mataro M, Garcia-Sanchez C, Junque C, Estevez-Gonzalez A, Pujol J (1997) Magnetic resonance imaging measurement of the caudate nucleus in adolescents with attention-deficit hyperactivity disorder and its relationship with neuropsychological and behavioral measures. Arch Neurol 54(8):963–968

Matthews PPC (1964) Muscle spindles and their motor control. Physiol Rev 1964(44):219–288

Matthiaß HH (1987) Die transkutane Elektrostimulation zur Behandlung der Skoliose und Standortbestimmung. Med Orthop Techn 5:184

Matussek J, Dingeldey E, Benditz A, Rezai G, Nahr K (2015) Konservative Behandlung der idiopathischen Skoliose, Beeinflussung der Rumpfasymmetrie mit Cheneau-Korsettarchetypen K. Deutsche Gesellschaft für Orthopädie und orthopädische Chirurgie (DGOOC), Berufsverband der Ärzte für Orthopädie (BVO), DGOU Leitlinie Skoliose. Der Orthopäde > Ausgabe: 11/2015

Matzen P (2007) (Hrsg) Kinderorthopädie. Elsevier, München

Matzen PF, Polster J (1960) Der Symptomenkomplex der „Hüft-Lenden-Strecksteife". Arch Orthopadisch Unfall Chir 51:399–409

May A, Diener C (2007) Apparative Zusatzdiagnostik bei Kopfschmerzen – Was ist wirklich nötig?. InFo Neurologie & Psychiatrie 9(2):53–56

McCaw ST (1992) Leg length inequality. Implications for running injury prevention. Sports Med 14(6):422–429

Meinck H-M, Balint B (2018) Vom Stiff- Man-Syndrom zu den Stiff-Person-Spektrum-Erkrankungen. Der Nervenarzt > Ausgabe: 2/2018

Meißner J (1996) Einflußnahme auf das Verhalten progredienter Skoliosen mit manuellen Techniken, Vortrag im Workshop "Man Med – Behandlungskonzepte bei Kindern", Trier 1995. Man Med 34:148–170

Meissner J (1992) Skoliosebehandlung und Atlastherapie. Orthop Praxis 6:397–403

Meißner T (2011a) Kindliche Fußdeformitäten. Ab dem Grundschulalter wächst sich nichts mehr aus. Deutscher Kongress für Orthopädie und Unfallchirurgie (DKOU), Berlin

Meißner T (2011b) Schnappende Hüfte, schmerzende Leiste. Seltene Form der Coxa saltans aufspüren, basierend auf: Siebert Ch et al: Tipps und Tricks für den Sportmediziner. Springer 2004, Extracta orthopaedica 4

Melzer J, Rißling JK, Petermann F (2015) Sprachdiagnostik im Vorschulalter. Monatsschrift Kinderheilkunde 163(1):58–66

Mense S (2008) Muskelschmerz: Mechanismen und klinische Bedeutung. Dtsch Arztebl 105(12):214–219

Mertensmeier I, Diedrich P (1992) Der Zusammenhang von Halswirbelsäulenstellung und Gebissanomalien. Fortschr Kieferorthop 53:26–32

Messler J, Seller M, Rüther W, Seitz S (2016) Femoroacetabuläres Impingement. Zeitschrift für Orthopädie und Rheuma 1(16):26–30

Metz E (1976) Manuelle Therapie in der Inneren Medizin. Z Physiother 28:83–94

Michaelis R, Niemann G (2010) Entwicklungsneurologie und Neoropädiatrie, 4. Aufl. Thieme, Stuttgart

Michaelis R, Niemann GW (2017) Entwicklungsneurologie und Neuropädiatrie: Grundlagen, Diagnostische Strategien, Entwicklungstherapien und Entwicklungsförderungen. Thieme, Stuttgart

Miehlke W, Schmitt H (2014) Extraartikuläres Weichteil-Impingement des Hüftgelenks Arthroskopie 2. Springer, Berlin

Million A, Million N (2016) Kieferorthopädische Risikokinder. Praktischer Ansatz für die interdisziplinäre Erkennung und Therapie. Man Med 2016(54):227–234

Mills MV et al (2003) The use of osteopathic manipulative treatment as adjuvant therapy in children with recurrent acute otitis media. Arch Pediatr Adolesc Med 157(9):861–866

Mitha N (2006) Osteopathische Behandlungen bei Sprachstörungen. In: Möckel, E. Mitha N (Hrsg) Handbuch der pädiatrischen Osteopathie. Urban & Fischer, München

Mittlmeier T, Rosenbaum D (2005) Klinische Ganganalyse. Der Unfallchirurg

Mizher A, Rüegg A (2016) Erhebliche Wirbelsäulenschäden schon durch kleine Beinlängendifferenzen. Manuelle Med 54:150–155

Mizher A, Rüegg A, Walthard P, Hasler T (2012) Instabilität der Wirbelsäule. Man Med 50:211–216

Mladenow K (2017) Frühkindliche Skoliosen. Z Orthopädie Rheumatologie 5(17):315–322

Möckel E, Mitha N (2006) Handbuch der pädiatrischen Osteopathie. Elsevier, München

Moll H, Bischoff P, Graf M, Beyer WF, Harke G, Beyer L (2010) Die reversible hypomobile artikuläre Dysfunktion – Die Blockierung. Man Med 48:426–434

Mosier SM, Lucas SR, Pomeroy G, Manoli A et al (1998) Pathology of thetibialis anterior tendon in thetibialis anterior tendon insufficiency. Foot Ankle Int 19:520–524

4

Mosier SM, Valderrabano V, Hitermann B (2005) Diagnostik und Therapie der medialen Sprunggelenksinstabilität. Arthroskopie 18:112–118

Mulleman D, Philippe P, Senneville E et al (2006) Streptococcal and enterococcal spondylodiscitis (Vertebral Osteomyelitis). High incidence of infective endocarditis in 50 cases. J Rheumatol 33:91–97

Müller A, Franke H, Resch K et al (2014) Effectiveness of osteopathic manipulative therapy for managing symptoms of irritable bowel syndrome: a systematic review. J Am Osteopath Assoc 114(6):470–479

Müller K, Kreutzfeldt A, Schwesig R, Müller-Pfeil J, Bandemer-Greulich U, Schreiber B, Bahrke U, Fikentscher E (2003) Hypermobilität und chronischer Rückenschmerz. Man Med 2:105–109

Müller R, Linz W, Buchmann J (2011) Manualtherapie bei Insertionstendinosen. MMW – Fortschritte der Medizin 2011(1–2):34–36

Müller R, Linz W, Buchmann J (2012) Manualtherapie bei Insertionstendinosen. MMW – Fortschritte der Medizin 2011(1–2):34–36

Müller T (2005) Klinische Ganganalyse. Unfallchirurg 108:613

Müller-Wachendorff J (1961) Untersuchungen über die Häufigkeit des Auftretens von Gebissanomalien in Verbindung mit Skelettdeformierungen mit besonderer Berücksichtigung der Skoliosen. J Orofac Orthop 22(4):399–408

Multerer C, Döderlein L (2009) Skoliose im Kindes- und Jugendalter. Aktuelle Grundlagen der Diagnostik und Therapie, Monatszeitschr Kinderheilkunde

Multerer C, Döderlein L, Kienzle C (2011) Skoliose bei Kindern und Jugendlichen effektiv behandeln. Extracta orthopaedica 4(3):29–38

Mumenthaler M, Bassett C, Daetwyler C (2005a) Neurologische Differenzialdiagnostik. Thieme, Stuttgart

Mumenthaler M, Bassetti C, Daetwyler C (2005b) Neurologische Differenzialdiagnostik. Thieme, Stuttgart

Myers TW (2004) Anatomy trains. Urban & Fischer, München

Naseer Z, Bachabi M, Jones L et al (2016) Osteonecrosis in sickle cell disease. South Med J 109(9):525–530

Naslund J, Naslund UB, Odenbring S, Lundeberg T (2006) Comparison of symptoms and clinical findings in subgroups of individuals with patellofemoral pain. Physiother Theory Pract 22:105–118

Natrup J, Ohlendorf D, Fischer F (2004) Auswirkungen neurologischer Einlagen auf die Körperstatik. Orthopädieschuhtechnik Sonderheft Einlagen 56–63

Nebel R (2014) Einfluss von Zahnveränderungen auf die Körperhaltung. Effekt der Orientierung im äußeren Raum. Man Med 2014(5):390–401

Needham R, Chockalingam N, Dunning D, Healy A et al (2012) The effect of leg length discrepancy on pelvis and spine kinematics during gait. Stud Health Technol Inform 176:104–107

Nelitz M (2018) Femoral Derotation Osteotomien. Aktuelle Beiträge zu muskuloskeletaler Medizin 11(2):272–279

Neuhuber WL (2005) Funktionelle Neuroanatomie des kraniozervikalen Übergangs. In: Wolff HD (Hrsg) Die obere Halswirbelsäule. Springer, Berlin

Newcomer K, Sinaki M (1996) Low back pain and its relationship to back strength and physical activity in children. Acta Paediatr 85:1433–1439

Nguyen NA, Klein G, Dogbey G et al (2012) Operative versus nonoperative treatments for Legg-Calve-Perthes disease: a meta-analysis. J Pediatr Orthop 32:697–705

Niedermeyer E, Naidu SB (1997) Attentiond deficit hyperactivity disorder (ADHD) and frontal-motor cortex disconnection. Clin Electroencephalogr 28(3):130–136

Niemier K, Ritz W, Seidel W (2007) Der Einfluss muskuloskelettaler Funktionsstörung auf chronische Schmerzsyndrome des Bewegungssystems. Schmerz 21(2):139–145

Niemeyer P, Langenbrunner S, Schmal H, Salzmann G, Südkamp NP (2012) Osteochondrosis dissecans und osteochondrale Verletzungen des Kniegelenks bei Kindern und Jugendlichen. Arthroskopie 4:243–251

Niemier K (2015) Man Med in der Behandlung von Rückenschmerzen. Eine kritische Bestandsaufnahme. Man Med 53(6):424–446

Nieschalk M, Schmäl D (2006) Gesichtsschmerzen aus HNO-Sicht. In: Hugger A, Göbel H, Schilgen M (Hrsg) Gesichts- und Kopfschmerzen aus interdisziplinärer Sicht. Springer, Heidelberg

Niethard FU, Carstens C (2009) Kinderorthopädie. Stuttgart: Thieme

Noth J (1999) Muskeltonus: Neurophysiologische Grundlagen und pathologische Abweichungen. Klin Neurophysiol 1999(30):69–80

Nouri A, Walmsley D, Pruszczynski B et al (2014) Transient synovitis of the hip: a comprehensive review. J Pediatr Orthop B 23(1):32–36

Oakes J, Thompson D (2014) Paediatric perspectives. In: Flint G, Rusbridge C (Hrsg) Syringomyelia. Springer, Berlin

Obermann M et al (2013a) Vestibuläre migräne. Akt Neurol 40:495–500

Obermann M et al (2013b) What´s new in headache – an update. Akt Neurol 40:393–399

Oestern S, Varoga D, Lippross S, Kaschwich M, Finn J, Buddrus B, Seekamp A (2011) Patellaluxation. Der Unfallchirurg 2011(4):345–359

Ohlendorf D, Jonas A, Kovac A, Stief F, Meurer A, Kopp S (2014a) Einfluss der Okklusion auf die plantare Druckverteilung beim Barfußlaufen. Man Med 52:327–333

Ohlendorf D, Seebach K, Hoerzer S et al (2014b) The effects of a temporarily manipulated dental occlusion on the position of the spine: a comparison during standing and walking. Spine J 1–8

Ohlendorf D, Natrup J, Niklas A, Kopp S (2008) Veränderung der Körperhaltung durch haltungsverbessernde, sensomotorische Einlegesohlen. Ergebnisse einer 3-dimensionalen Rückenvermessung. Man Med

Onodera K, Kawagoe T, Sasaguri K, Protacio-Quismundo C et al (2006) The use of a Bruxchecker in the evaluation of different grinding patterns during sleep Bruxism. Cranio 24(4):292–299

Onslow M, O'Brian S (2013) Management of childhood stuttering. J Paediatr and Child Health 49:E112–E115

Osiro S, Tiwari KJ, Matusz P et al (2012) Grisel's syndrome: a comprehensive review with focus on pathogenesis, natural history, and current treatment options. Childs Nerv Syst 28(6):821–825

Ovsenik M (2009) Incorrect orofacial functions until 5 years of age and their association with posterior crossbite. Am J Orthod Dentofacial Ortop 126:375–381

Paavola M, Kannus P, Järvinen TA et al (2002) Achilles Tendopathy. J Bone Joint Surg 84:2062–2076

Palmu S, Kallio PE, Donell ST (2008) Acute patellar dislocation in children and adolescents: a randomized clinical trial. J Bone Joint Surg Am 90:463–470

Paoletti S (2011) Faszien, Anatomie. Techniken. Spezielle Osteopathie. München, Urban & Fischer

Parikh S, Lykissas M, Gkiatas I (2018) Vorhersage des Risikos einer rezidivierenden Patellaluxation. Aktuelle Beiträge zu muskuloskeletaler Medizin. 11(2):253–260

Park YK (2015) Multiple enchondromatosis (Ollier's Disease). In: Santini-Araujo E, Kalil R, Bertoni F, Park Y. (Hrsg) Tumors and tumor-like lesions of bone. Springer, London

Paulus W, Schöps P (1998) Schmerzsyndrome des Kopf- und Halsbereiches. Wissenschaftliche Verlagsgesellschaft mbH, Stuttgart

Peuker CM (2003) Bildgebende Diagnostik bei zervikogenem Kopfschmerz. In: Schilgen, Evers S (Hrsg) Zervikogener Kopfschmerz. Verlag Bertelsmann Stiftung, Gütersloh

Pfaff G (2014) Konservatives Behandlungskonzept des Pes planovalgus. Man Med 52:23–27

Pigrau C, Almirante B, Flores X et al (2005) Spontaneous pyogenic vertebral osteomyelitis and endocarditis: incidence, risk factors, and outcome. Am J Med 118:1287

Pilge H, Holzapfel BM, Lampe R et al (2013) A novel technique to treat Grisel's syndrome: results of a simplified, therapeutic algorithm. Int Orthop 37(7):1307–1313

Pilge H, Prodinger PM, Bürklein D et al (2011) Nontraumatic subluxation of the Atlanto-Axial joint as rare form of acquired torticollis: diagnosis and clinical features of the Grisel's syndrome. Spine (Phila Pa 1976). 36(11):747–751

Pinter N, McVige J, Mechtler L (2016) Basilar invagination, basilar impression, and Platybasia: clinical and imaging aspects. Curr Pain Headache Rep 20(8):49

Plato G, Kopp S (2008) Der Weg zur Chronifizierung der kraniomandibulären Dysfunktionen (CMD). Manuelle Med 46:384–385

Pliszka SR, Liotti M, Woldorff MG (2000) Inhibitory control in children with attention-deficit/hyperactivity disorder: event-related potentials identify the processing component and timing of an impaired right-frontal response-inhibition Mechanism. Biological psychiatry 48(3):238–246

Pohl D (2017) Reizdarm heute: „Sie haben nicht Nichts". Med Forum 17(5152):1152–1154

Polatajko HJ, Cantin N (2005) Developmental coordination disorder (Dyspraxia): an overview of the state of the art. Semin Pediatr Neurol 12(4):250–258

Pomarino D (2012) Der habituelle Zehenspitzengang. Schattauer, Stuttgart

Pomarino D, Hengfoss C, Pomarino A (2009) Der idiopathische Zehenspitzengang – Häufigkeit und Ursachen. Pädiat Praxis 73:453–460

Ponseti I, Smoley EN (1963) Congenital club foot: the results of treatment. J Bone Joint Surg Am 45:261–344

Ponseti I (1996) Congenital clubfoot. Oxfort, fundaments of treatments, Oxfort Universiíty Press

Ponseti I (1997) Common errors in the treatment of congenital clubfoot. Intern Orthop 21:137–141

Popkin C, Bayomy A, Trupia E, Chan C (2018) Patella-Instabilität im Skelett. Aktuelle Beiträge zu Muskuloskeletaler Medizin 11(2):172–181

Proctor B (1967) Embryology and anatomy of the Eustachian tube. Acta Otolaryngolica 86:51–62

Raczkowski JW, Daniszewska B, Zolynski K (2010) Functional scoliosis caused by leg length discrepancy. Arch Med Sci 6(3):393–398

Radke RM, Baumgartner H (2014) Diagnosis and treatment of Marfan syndrome: an update. Heart 100(17):1382–1391

Radl R, Fuhrmann G, Maafe M, Krifter RM (2012) Rückfußvalgus. Diagnose und Therapie des Knick-Senkfußes. Der Orthopäde 2012(4):313–326

Rajpal S, Tubbs RS, GeorgeT et al (2007) Tethered cord due to spina Bifida occulta presenting in adulthood: a tricenter review of 61 patients. J Neurosurg Spine 6(3):210–215

Rauch F, Glorieux FH (2004) Osteogenesis Imperfecta. Lancet 2004(363):1377–1385

Rauterberg K, Becker W (1976) Grundlagen der Epiphyseolysis capitis femoris. Unfallheilk 126:400–402

Reiss M, Reiss G (1999) Differentialdiagnose des Ohrenschmerzes. Schmerz 6:392–397

Reissmann DR, John MT (2007) Is Temporomandibular Joint (TMJ) clicking a risk factor for pain in the affected TMJ. Schmerz 21(2):131–138

Rennie PR, Avik A (2008) Neurozirkulatorische und biomechanische Übereinstimmung bei Counterstrain-Tenderpunkten an der unteren Extremität. Man Med 5:299–306

Richter P, Hebgen E (2006) Triggerpunkte und Muskelfunktionsketten in der Osteopathie und manuellen Therapie. Hippokrates, Stuttgart

Rietschel C, Latta K (2012) Rheumatische Gelenkerkrankungen im Kindes- und Jugendalter. Zeitschrift für Rheumatologie 5

Rio E et al (2015) Isometric exercise induces analgesia and reduces inhibition in Patellar tendopathy. Br J Sports Med 49:1277–1283

Ritu G, Joshua M (2014) De Quervain's Tenosynovitis: a review of the rehabilitative options. HAND, ReviewPaper

Robinson PN, Arslan-Kirchner M, Gehle P, Schmidtke J, Kodolitsch Y (2011) Das Marfan-Syndrom und verwandte monogene Krankheiten der Aorta. Medizinische Genetik 3:407–420

4

Robinson RL, Nee RJ (2007) Analysis of hip strength in females seeking physical therapy treatment for unilateral patellofemoral pain syndrome. J Orthop Sports Phys Ther 37(5):232–238

Rogala EJ, Drummond DS, Gurr J (1978) Scoliosis, incidence and natural history. J Bone Joint Surg [Am] 60:173

Rohde LA, Biederman J, Busnello EA, Zimmermann H et al (1999) ADHD in a school sample of Brazilian adolescents: a study of prevalence, comorbid conditions and impairments. J Am Acad Child Adoslec Psychiatry 38(6):716–722

Rohenkohl AC, Bullinger M, Quitmann J (2015) Lebensqualität bei Kindern, Jugendlichen und jungen Erwachsenen mit Achondroplasie. Der Orthopäde 44:212–218

Rohrbach M, Giunta C (2012) Recessive osteogenesis Imperfecta: clinical, radiological, and molecular findings. Am J Med Genet C Semin Med Genet 2012(160C):175–189

Romkes J, Hell AK, Brunner R (2006) Changes in muscle activity in children with Hemiplegic cerebral palsy while walking with and without ankle-foot Orthoses. Gait Posture 24:467–474

Rosery K, Tingart M, Lüring C, Schulze A (2018) Perthes – Diagnostik, Klassifikation und Therapie anhand des Aachen-Dortmunder Therapiealgorithmus. Der Orthopäde 47(9):722–728

Roth-Isigkeit A, Raspe H, Stöven H, Thyen U, Schmucker P (2003) Schmerzen bei Kindern und Jugendlichen – Ergebnisse einer explorativen epidemiologischen Studie. Der Schmerz 3

Roth-Isigkeit A, Schwarzenberger, Baumeier JW, Meier T, Lindig M, Schmucker P (2005) Risikofaktoren für Rückenschmerzen bei Kindern und Jugendlichen in Industrienationen. Der Schmerz

Rumberg F, Bakir MS, Taylor WR, Haberl H et al (2016) The effects of selective dorsal rhizotomy on balance and symmetry of gait in children with cerebral palsy. PloS one 11(4):e0152930

Rupprecht M, Kunkel P, Stücker R (2014) Orthopädische Behandlung bei multiplen kartilaginären Exostosen. Monatsschrift Kinderheilkunde 162:989–995

Sacher R (2003) Der Einfluss von frühkindlichen Kopfgelenkfunktionsstörungen auf die sensomotorische Entwicklung – Manualmedizinische Gesichtspunkte. Man Med 2003(2):113–119

Sacher R, Süggeler O (2012) Kreuzbiss im Milchgebiss. Man Med 50:50–54

Sachse J (1983) Constitutional hypermobility as a problem in the rehabilitation of „Vertebragenous" pain syndromes. Psychiatr Neurol Med Psychol 35:629–633

Sachse J (2012) Differentialdiagnostik der reversibel hypomobilen „artikulären Dysfunktion". Man Med 4:317–322

Sachse J, Lewit K, Berger M (2004) Die lokale pathologische Hypermobilität. Eine Übersicht. Man Med 1:17–26

Sala DA, Shulman H, and Kennedy RF et al (1999) Idiopatic toe walking: a review. Dev Med Child Neurol 41:846–848

Salminen JJ, Oksanen A, Maki P et al (1993) Leisure time physical activity in the young. Correlation with low-back pain, spinal mobility and trunk muscle strength in 15-year-old school children. J Sports Med 14:406–410

Salzmann M, Berger N, Rechl H, Döderlein L (2013) Spastische Fußdeformitäten im Kindesalter. Der Orthopäde 42:371–372

Sander K, Rosenbaum D, Böhm H, Layher F, Lindner T, Wegener R, Wolf SI, Seehaus F (2012) Instrumentelle Gang- und Bewegungsanalyse bei muskuloskelettalen Erkrankungen. Der Orthopäde 10

Schildt-Rudloff K (2014) Das „Janda-Konzept". Untersuchung Und Behandlung Der Muskulatur Im Kontext Der Manuellen Medizin. Man Med 4

Scheuer R (2018) Wirbelsäule und Sport. Man Med 1(2018):61–66

Schildt-Rudloff K (1994) Thoraxschmerz. Ullstein Mosby, Berlin

Schildt-Rudloff K, Graf M, Moll H (2011) Man Med an der Hand. Man Med 2011(5):303–313

Schilgen M, Evers S (2003) (Hrsg) Zervikogener Kopfschmerz. Bertelsmann Stiftung, Gütersloh

Schindler HJ et al (2007) Therapy of masticatory muscle pain: recommendations for clinical management. Schmerz 21(2):102–115

Schleip R (2004) Die Bedeutung Der Faszien in Der Manuellen Therapie Dtsch Z Osteopath 10–16

Schlenzka D (1997) Die Spondylolisthesis im Kindes- und Jugendalter. Der Orthopäde

Schlenzka D (2016) Spondylolisthesis. In: Akbarnia B, Yazici M, Thompson G (Hrsg) The growing spine. Springer, Heidelberg

Schmaranzer F, Hanke M, Lerch T, Steppacher S, Siebenrock K, Tannast M (2016) Impingement der Hüfte. Der Radiologe 9

Schmid G (2016) Man Med und funktionelle Zusammenhänge der Becken- und Rumpfstabilisation. Muskuläre Dysbalancen Bei Rückenschmerzen. Man Med 6

Schmidt C, Parsch K (2003) Der kindliche Knick-Senk-Fuß. Der Orthopäde 2003(3):253–263

Schmitt E, Jilke H (1982) The significance of mechanical factors in the development of spondylolysis. Experimental studies. Z Orthop Ihre Grenzgeb 120:354–357

Schneider M , Beyer W, Hollinger B, Reith G, Nietschke R et al (2018) Der Tennisellenbogen. Stellenwert der manuellen und chirurgischen Therapie. Man Med 56(2):133–146

Schokker RP (1992) Kopfschmerzen als Folge craniomandibulärer Störungen. Phillip J 9:7–8

Schönecker G (2001) Die Differentialdiagnose des Schiefhalses. Paediatrie Hautnah 4:123–128

Schönecker G (2004) Physiologische Variationen – Was wächst sich aus? Pädiatrie Hautnah 7

Schönweiler R, M Ptok (2010) Eigenverlag, Phoniatrie und Pädaudiologie

Schubert I, Lehmkuhl G, Spengler A, Döpfner M et al (2001) Methylphenidat bei hyperkinetischen Störungen. Deutsch Ärztebl 98(9):2–5

Schueler M et al (2013) Extracranial projections of meningeal afferents and their impact on meningeal Nociception and headache. Pain 154(9):1622–1631

Schuh A, Handschu R, Eibl T, Janka M, Hönle W (2018) Hoffmann-Tinnel-Zeichen. Beklopfen es Kubitaltunnels führt zu Parästhesie im Ulnarisbereich. Das Cubitaltunnel-Syndrom quält Patienten nachts oft besonders. Orthopädie & Rheuma 1(2018):42–43

Schuh A, Hönle W (2011) Knick-Senk-Fuß beim Kind: Physiologisch oder therapiebedürftig? Orthopädie & Rheuma 2011(5):55–57

Schuh-Hofer S, Arnold G (2007) Therapy of facial pain. Dtsch Med Wochenschr 132(41):2149–2152

Schulze A, Schrading S, Betsch M, Quack V, Tingart M (2015) Skoliose im Wachstumsalter. Von der Deformität zur Therapie. Der Orthopäde 44(11):836–844

Schulze B (2004) Die Muskulatur in Untersuchung und Behandlung aus Sicht der ÄMM. Man Med 3

Schulze B, Beyer L (2016) Akuter Schiefhals oder Grisel-Syndrom. Man Med 54:251–254

Schumann E, Zajonz D, Wojan M, Kübler F, Brandmaier P, Josten C, Heyde E, Bühligen U (2016) Behandlung der chronischen Epiphyseolysis capitis femoris. Der Orthopäde 45(7)

Schupp W (2003) Man Med, Pädiatrie und Kieferorthopädie. Ein Modell für eine integrative Vernetzung. Man Med 2003(4):302–308

Schupp W, Haubrich J, Boisseree W, Lälamp M, Schuppan K (2008) Interdisziplinäre Behandlung von Patienten mit kraniomandibulärer Dysfunktion. Man Med 46:293–400

Segawa H, Omori G, Koga Y (2001) Multiple osteochondroses of bilateral knee joints. J Orthop Sci 2001(6):286–289

Segawa M, Hosaka A, Miyagawa F et al (1976) Hereditary progressive DysTonia with marked diurnal fluctuation. Adv Neurol 14:215–233

Seifert I, Schnellbacher T, Buchmann J (2017) Praxis der Manuellen Medizin bei Säuglingen und Kindern, Technik der manualmedizinisch-osteopathischen Untersuchung und Behandlung. Springer, Berlin

Seil R, Haag Hoffmann A, M, Lorbach O, Pape D (2012) Meniskusläsionen bei Kindern. Spezifische Läsionen und fortgeschrittene Reparationstechniken. Arthroskopie (4):252–259

Senghaas P (2011) Was Kinderrücken schmerzen lässt. Pädiatrie Hautnah 23(4):310–313

Senst S (2010) Neurogene Fußdeformitäten. Der Orthopäde 2010(1):31–37

Shah K, Racine J, Jones L, Aaron R (2015) Pathophysiology and risk factors for Osteonecrosis. Curr rev in musculoskelet med 8:201–209

Shamliyan TA et al (2013) Preventive pharmacologic treatments for episodic migraine in adults. J Gen Intern Med 28(9):1225–1237

Sharareh B, Schwarzkopf R (2015) Dysbaric Osteonecrosis: a literature review of pathophysiology, Clinical presentation, and management. Clin J Sport Med 25(2):153–161

Shibata T, Shimoyama I, Ito T, Abla D et al (1999) Event-related dynamics of the Gamma-band oscillation in the human brain: information processing during a Go/Nogo hand movement task. Neuroscience res 33(3):15–22

Shulman LH, Sala DA, Chu ML, McCaul PR, Sandler BJ (1997) Developmental implicationsof idiopatictoe walking. J Pediatr 130:541–546

Sieg KG, Gaffney GR, Preston DF, Hellings JA (1995) Spect brain imaging abnormalities in attention deficit hyperactivity disorder. Clin Nucl Med 20(1):55–60

Silve C, Orphanet H (2006) 37 Jüppner, 'Ollier Disease'. J Rare Dis 1:37

Simon D, Straumann A, Schoepfer A, Simon H (2017) Aktuelle Konzepte zur eosinophilen Ösophagitis. Allergo J 7

Skaggs GL, Guillaume T, El-Havarie R et al (2015) Spine deformity 2015. 3; 107, ed. by Members of SRS Growing Spine Commitee and Consensus Statement

Slaviceck R (2000) Das Kauorgan: Funktionen und Dysfunktionen. Gamma, Klosterneuburg

Smart G, Taunton J, Clement D (1970) Achilles Tendon disorders in runners – a review. Med Sci Sports Exerc 1970(12):231–243

Smith J, Shaffrey C, Abel M et al (2010) Basilar Invagination. Neurosurgery 66:39–47

Smolenski UC, Bocker R, Best N (2011) Diagnostisches und therapeutisches Konzept bei CMD aus manualmedizinischer Sicht. Phys Med Rehab Kur Med 2011(21):93–98

Spies CK, Löw S, Langer MF, Hohendorff N, Müller LP, Unglaub F (2017) Kubitaltunnelsyndrom, Diagnostik und Therapie. Der Orthopäde 46:717–726

Spiri AS (2017) Möglichkeiten Der Wachstumslenkung. Z Orthopädie und Rheumatologie 5(17):307–314

Spranger J (2015) Skelettdysplasien: Definition, Diagnose, Klassifikation. Orthopädie & Rheuma 2015(1):24–29

Staheli LT, Chew DE, Corbett M (1987) The longitudinal arch. A survey of eight hundred and eighty-two feet in normal children and adults. J Bone Joint Surg Am 69:426–428

Steere JC, Arnsten AF (1995) Corpus Callosum morphology in ADHD. American J Psychiatry 152(7):1105–1106

Sternberg S, Bingel U, May A (2007) Kopfschmerz als Warnsymptom: Red Flags. Akt Neurol 2007(34):107–118

Strobl WM (2013) Das kindliche Hüftgelenk. Entwicklung, Erkrankungen, Behandlungsprinzipien. Pädiatrie Pädologie 213/5

Strohmeier M (2018a) "Es gibt keinen unspezifischen Kreuzschmerz". Orth & Rheuma 21(2):16–18

Strohmeier M (2018b) Zur Leitlinie „Spezifischer Kreuzschmerz", „Es gibt keinen unspezifischen Kreuzschmerz". Orthopädie & Rheuma 2

Strupp M, Brandt T (2013) Schwindelsyndrome – Diagnose und Therapie. MMW – Fortschritte der Medizin 155:326

Strupp, Katsarava Z (2009) Post-lumbar puncture syndrome and spontaneous low CSF pressure syndrome. Nervenarzt 80(12):1509–1519

4

Struyff-Denys G (1979) Les Chaines Musculaires Et Articulaires. ICTGDS, Paris

Stücker R (2016) The growing spine: normal and abnormal Development. Orthopäde 45(6):534–539

Stücker R (2001) Stellungnahme zu Stollhoff: Nicht Jeder Tortikollis ist ein Kiss-Syndrom. Paediatrie Hautnah 4:151

Suda R, Petje G, Radler C (2007) Osteonekrotische Erkrankungen in der Pädiatrie. J Miner Stoffwechs 14(1):24–31

Taimela S, Kujala UM, Salminen J, Viljanen T (1997) The prevalence of low back pain among children and adolescents. A nationwide, Cohort-based questionnaire survey in Finland. Spine (Phila Pa 1976) 28, 22:1132–1136

Tannock R (1998) Attention deficit hyperactivity disorder: advances in cognitive, neurobiological, and genetic research. J Child Psychol Psychiatry 39(1):65–99

Taziki MH, Behnampour N (2012) A study of the etiology of referred Otalgia. Iran J Otorhinolaryngol 24(69):171–176

Teicher MH, Anderson CM, Polcari A, Glod CA et al (2000) Functional deficits in Basal Ganglia of children with attention-deficit/hyperactivity disorder shown with functional magnetic resonance imaging relaxometry. Nat Med 6(4):470–473

Thelen E, Cooke DW (1987) Relationship between newborn stepping and later walking: A new interpretation. Dev Med Child Neurol 29:380–393

Thiele K, Perka C, Greiner S (2013) Epicondylopathia humeri radialis et ulnaris. Gibt es neue Therapieoptionen? Obere Extremität 1:9

Thielemann F, Postler A, Franken L, Hartman A et al (2019) Hüftschmerz im Kindesalter OUP 8:04–12

Thomee R, Augustsson J, Karlsson J (1999) Patellofemoral pain syndrome. A review of current issues. Sports Med 28:245–262

Tiling J (2012) Stottern, Symptome, Ätiologie, Diagnose und Therapie. Psychotherapeut 6

Tilscher H, Schmidt M (2007) Interskapulovertebrale Schmerzen. Manuelle Med 22(45):117–122

Titulaer MJ, McCracken L, Gabilondo I, Armangué T et al (2013) Treatment and prognostic factors for long-term outcome in patients with anti-Nmda receptor Encephalitis: an observational Cohort study. The Lancet Neurology 12(2):157–165

Tiwari V, Gamanagatti S, Mittal R, Nag SH, Khan A (2018) Korrelation zwischen MRT und Hüftarthroskopie bei Kindern mit Legg-Calve-Perthes-Krankheit. Muskuloskelettale Chirurgie 102(2):153–157

Todd P, Jauregui J, Cherian J, Elmallah R et al (2015) Imaging evaluation of patients with Osteonecrosis of the Femoral head. Curr Rev in Musculoskel Med 8:221–227

Torsten L, Schleupen A , Altmeyer P, Zweedlijk R (Hrsg) (2010) Osteopathische Behandlung von Kindern. Hippokrates, Stuttgart

Tracy M, Dormans J, Kusumi K (2004) Klippel-Feil syndrome: clinical features and current understanding of etiology. Clin Orthop Relat Res 424:183–190

Travell JG, Simons DG (1998) Handbuch der Muskel-Triggerpunkte. Obere Extremität, Kopf und Thorax. Fischer, Stuttgart

Troussier B, Davoine P, de Gaudemaris R, Fauconnier J, Phelip X (1994) Back pain in school children. A study among 1178 pupils. Scand J Rehabil Med 26(3):143–146

Tubbs RS, Bui CJ, Loukas M et al (2007) The horizontal sacrum as an indicator of the tethered spinal cord in spina Bifida Aperta and Occulta. Neurosurg Focus 23(2):E11

Utzschneider S (2015) Differenzialdiagnosen des Hüft- und Knieschmerzes im Jugendalter aus kinderorthopädische Sicht. Trauma und Berufskrankheit > Sonderheft 1

van Bosse HJP (2015) Case 83: journey of a child born with severe arthrogryposis and lower limb deformities. In: Rozbruch S, Hamdy R (Hrsg) Limb lengthening and reconstruction surgery case atlas. Springer, Cham, S 596

van Leeuwen TH, Steinhausen HC, Overtoom CC, Pascual-Marqui RD et al (1998) The continuous performance test revisited with neuroelectric mapping: impaired orienting in children with attention deficits. Behav Brain Res 94(1):97–110

Van Riper C, Irvin JV (1984) Artikulationsstörungen. Marhold, Berlin

Vanderwilde R, Staheli LT, Chew DE, Malagon V (1988) Measurements on radiographs of the foot in normal infants and children. J Bone Joint Surg Am 69:407–415

Vermeulen RJ, Becher JG (2015) Long-term outcome in selective dorsal rhizotomy in spastic cerebral palsy: differentiation in mobility levels is needed. Dev Med and Child Neurol 57(5):408–409

Vialle OR, Thévenin-Lemoine C, Mary PS (2013) Neuromuscular scoliosis. Orthop Traumatol-Sur 2013(99):124–139

Viscone A, Brembilla C, Gotti G (2014) The importance and effectiveness of conservative treatment in Grisel's syndrome. J Pediatr Neurosci 9(2):200–201

Vogt B, Horter M, Rödl R (2014) Möglichkeiten und Grenzen der Wachstumslenkung. Der Orthopäde 2014(8):714–724

von Heymann W (2015) Kopfschmerz, Schwindel, Tinnitus und Halswirbelsäule. Man Med 5

von Piekartz H, Hall T (2013) Orofacial manual therapy improves cervical movement impairment associated with headache and features of temporomandibular dysfunction: a randomized controlled trial. Man Ther 18(4):345–350

Von Stillfried E, Weber MA (2014) Aseptische Osteonekrosen bei Kindern und Jugendlichen. Der Orthopäde 43(9):750–757

Wagner F, Hofbauer R, Matussek J (2013) Der kindliche Knick-Senk-Fuß. Normvariante oder therapiebedürftige Deformität? Der Orthopäde 2013(6):455–468

Walch G, Dejour H, Nove-Josserand L, Guier C (1994) Factors of patellar instability: an anatomic radiographic study. Knee Surg Sports, Traumatol Arthrosc 2:19–26

Ward LM, Rauch F, White MP et al (2011) Alendronate for the treatmet of pediatric osteogenesis Imperfecta: a randomized Placebo controlled study. J Clin Endocrinol Metab 1996:355–364

Watson KD (2002) Low back pain in schoolchildren: occurrence and characteristics. Pain 97:87–92

Weber D (1978) Toe walking in children with early childhood autism. Acta paedopsychiatr 43:73–83

Weber MA, Streich N (2018) Kompendium orthopädische Bildgebung. Das Wesentliche aus orthopädischer und radiologischer Sicht. 978-3-662-50525-0. Springer, Berlin

Weiner D (1996) Pathogenesis of slipped apital femoral epiphysis: current concepts. J Pediatr Ortop5 5:67–73

Weinert F (2017) Tenopathie der Patellarsene. Arthritis Rheuma 4(17):262–265

Wender EH (2002) Attention-deficit/hyperactivity disorder: Is it common? Is it overtreated? Arch Pediatr Adolesc Med 156(3):209–210

Westhoff B (2010) Beinachsen von Kindern. Extracta orthopaedica 2010(4):30–38

Westhoff B, Jäger M, Krauspe R (2007) Kindliche Beinachsen. Was ist pathologisch? Der Orthopäde 2002(9):485–500

Westhoff B, Stefanovska K, Krauspe K (2014) Multiple kartilaginäre Exostosenkrankheit. Der Orthopäde 2000(9):725–732

Wetzel FT, La Rocca H (1989) Grisel's syndrome. Clin Orthop Relat Res 240:141–152

Wiest G (2013) Der so genannte zervikogene Schwindel aus neurologischer Sicht. J Neurol Neurochir Psychiatr 14:1–6

Will M, Häußler M, Straßburg HM, Naumann M (2002) Einfache videogestützte Ganganalyse beim spastischen Spitzfuß. Monatsschrift Kinderheilkunde 3:316–323

Willenborg H (2013) Rasche und sichere Abklärung ist wichtig. Differenzialdiagnostik von Hüftschmerzen bei Kindern. Orthopädie & Rheuma 5:47

Willenborg H (2011) Wirbelsäule aus dem Lot. Idiopathische juvenile Skoliose – Update 2011. Pädiatrie: Kinder- und Jugendmedizin hautnah 2:68–69

Wilson MJ, Michele AA, Jacobson EW (1940) Spontaneous dislocation of the atlanto-axial articulation, including a report of a case with quadriplagie. J Bone Joint Surg Am 22:698–707

Wirth C (2001) Praxis Der Orthopädie. Georg Thieme Verlag, Stuttgart

Wirth T, Eberhardt O (2011) Klumpfuß & Co. Fußfehlstellungen bei Kindern richtig behandeln. Monatsschr Kinderheilkd 2011:159(1):44–52

Wissel J, Heinen F, Schenkel A, Doll B et al (1999) Botulinum toxin A in the management of spastic gait disorders in children and young adults with cerebral palsy: a randomized, Double-blind study of "High-Dose" Versus "Low-Dose" treatment. Neuropediatrics 30(3):120–124 Epub 1999/09/10

Wolff HD (1988) Die Sonderstellung des Kopfgelenksbereichs. Springer, Berlin

Wood AJ, Singh-Grewal D, De S, Gunasekera H (2013) Kawasaki disease complicated by subluxation of cervical vertebrae (Grisel Syndrome). Med Jaust 199(7):494–496

Wuttke M (2011) Manualmedizin und Sprache. Man Med 3:150–152

Wuttke M (2017a) Dysgnosie/Dyspraxie und Propriozeption-KiDD in Theorie und Praxis. In 5. Jahreskongress ZiMMT und ÄMM. Berlin

Wuttke M (2017b) Indikationen im Säuglings- und Kleinkindalter: Möglichkeiten der Manualmedizin. Zeitschrift:Pädiatrie 5/2017

Wynne-Davis R (1975) Infantile idiopathic scoliosis. Causative factors particularly in the first six months. J Bone Joint Surg Br 57B:138–141

Yaman O, Dalbayrak S (2014) Idiopathic scoliosis. Turk Neurosurg 24(5):646–657

Yiannakopoulou E (2017) Botulinum toxin and safety issues in cerebral palsy. Developmental medicine and child neurology 59(3):245

Zenk J, Leins P, Bozzato A (2005) Sialorrhoe und Xerostomie. In: Biesinger E, Iro H (Hrsg) HNO Praxis Heute. Springer, Heidelberg

Zichner L, Engelhardt M, Freiwald J (1998) Neuromuskuläre Dysbalancen. Novartis, Nürnberg

Ziegler J, Thielemann F, Günther K (2004) Differenzialdiagnose des "Hüftschnupfens". Kinderärztliche Praxis 2004(8):498–503

Zinn DJ, Chakraborty R, Allen CE (2016) Langerhans cell histiocytosis: emerging insights and clinical implications. Oncology 30(2):122–32

Zywicke HA, Rozzelle C (2011) Sacral dimples. J Pediatr Rev 32:109–114

Weiterführende Literatur

Adams SB, Yao JQ, Schon LC (2011) Particulatedjuvenile articular cartilage allograft for osteochondral lesions of the talustransplantation. TechFoot Anle Surg 10:92–98

Ahlgrimm E (2000) Muskuläre Dysbalancen? Zur Bedeutung von auffälligen Befunden in der allgemeinen klinischen und apparativen Muskelfunktionsdiagnostik. Man Med 38(3):188:191

Ailon T et al (2015) Long-term outcome after selective dorsal rhizotomy in children with spastic cerebral palsy. Childs Nerv Syst 31(3):415–423

Alderi R, Almansour H, Kentar Y, Hemmer S et al (2018) Magnetisch kontrollierte wachsende Stäbe für starre Skoliose. Eine Alternative zur Halo-Schwerkraft-Traktion bei der Vorbereitung auf die endgültige Korrektur?. Der Orthopäde 47(10):867–870

Altschuler SM (1992) Pathophysiology of gastroesophagealreflux. In: Polin R, Fox W (Hrsg) Fetal and neonatal physiology. WB Saunders, Philadelphia

Alvarez N, Talavera F, Schneck MJ (2013) Atlantoaxial instability in down syndrome, Kao A, (Hrsg). ▶ http://emedicine.medscape.com/article/1180354-overview

Ärzte Zeitung (2013), Metaanalyse, Immer mehr Rückenschmerz bei Kindern, (Ärzte Zeitung,)

4

Au-Yong I, Boszczyk B, Mehdian H, Kerslake R (2008) Spontaneous rotatory atlantoaxial dislocation without neurological compromise in a child with down syndrome: a case report. Eur Spine J 17(Suppl 2):308–311

Barral J, Mercier P (2002) Lehrbuch der Viszeralen Osteopathie, Bd 1, 2. Aufl. Urban & Fischer, München

Barral JP, Mercier P (1987) Visceral manipulation. Eastland Press, Seattle

Bernd L (1992) Transient Hip joint inflammation (Coxitis Fugax). Z Orthop Ihre Grenzgebiete 130:529–535

Beyer L, Niemier K (2018) Funktionsstörungen am Bewegungssystem. Funktionelle Reagibilität als Grundlage eines optimalen Bewegungsresultates. Man Med 56:293–299

Beyer L, Sacher R (2017) Hypothese Einer propriozeptiven Dysfunktion. Basis einer Manuellen Medizin im Kindesalter. Man Med 4/2017

Biedermann H (1999b) Manualtherapie bei Kindern. Enke, Stuttgart

Bracher E, Almeida CIR, Almeida RR et al (2000) A combined approach for treatment of cervical vertigo. J Manipulative Physiol Ther 23:96–100

Brandt T, Dieterich M, Strupp M (2013) Vertigo – Leitsymptom Schwindel, 2. Aufl. Springer, Heidelberg

von Brevern M, Lempert T (2004) Benigner paroxysmaler Lagerungsschwindel. Der Nervenarzt 10

Buchmann J et al (2007) Manualmedizinische Differenzialdiagnose der Kopf- und Gesichtsschmerzsyndrome. Phys Rehab Kur Med 2007(17):334–347

Buchmann J, Arens U, Harke G, Smolenski U, Kayser R (2012a) Manualmedizinische Syndrome Bei unteren Rückenschmerzen: Teil I, Differenzialdiagnostik und Therapie unter Einbeziehung osteopathischer Verfahren. Man Med 50:374–86

Buchmann J, Harke G, Kayser R, Smolenski U (2010) Differenzialdiagnostik manualmedizinischer Syndrome der oberen Extremität unter Einbeziehung osteopathischer Verfahren. Man Med 2010(3):179–191

Bull MJ (2011) Committee on genetics. Health supervision for children with down syndrome. Pediatrics 128:393–406

Bundesärztekammer, und Kassenärztliche Bundesvereinigung (2009) Arbeitsgemeinschaft der Wissenschaftlichen Medizinischen Fachgesellschaften, Wissenschaftliche Bewertung osteopathischer Verfahren – Stellungnahme. Dtsch Arztebl 106(46):2325–2334

Burke J, Buchberger DJ, Carey-Loghmani MT et al (1985) A pilot study comparing two manual therapy interventions for carpal tunnel syndrome. J Manipulative Physiol Ther 30(2007):50–61

Burke SW, French HG, Roberts JM et al (1985) Chronic Atlanto-axial instability in down syndrome. J Bone Joint Surg Am 67(9):1356–1360

Castillo Morales R, Crotti E, Avalle C, Limbrock GJ (1982) Orofaziale Regulation beim Down-Syndrom durch Gaumenplatte. Sozialpädiatrie 1(1982):10–17

Concolino D, Pasquzzi A, Capalbo G et al (2006) Early detection of podiatric anomalies in children with down syndrome. Acta Paediatr 95(1):17–20

Coppedè F (2016) Risk factors for down syndrome. Arch Toxicol 90(12):2917–2929

Davidson RG (1988) Atlantoaxial instability in individuals with down syndrome: a fresh look at the evidence. Pediatrics 81(6):857–865

Dornes M 2000 Die emotionale Welt des Kindes, 5. Aufl. Fischer, Frankfurt a. M.

Epstein CJ (2001) Down syndrome (Trisomy 21). In Scriver C, Beaudet A, Sly W and Valle D (Hrsg) The metabolic and molecular bases of inherited diseases. New York

Epstein CJ, Korenberg JR, Anneren G et al (1991) Protocols to establish genotype-phenotype correlations in down syndrome. Am J Hum Genet 49(1):207–235

Ernst M, Zametkin AJ, Matochik J Pascualvaca D et al (1999) High midbrain [18f] DOPA accumulation in children with attention deficit hyperactivity disorder. Am. J. Psychiatry 156(8):1209–1215

Femke MAP, Claessen J, Louwerens J, Doornberg C et al (2015) Panner's disease: literature review and treatment recommendations. J Child Orthop 9:1–8

Fetter M, Rizos T, Strupp M (2016) Schwindel: Neurologie. Springer, Heidelberg

Garten H (2011) Die Neurologie spinaler Manipulationen. Manuelle Med 2011(49):142–149

Garten H (2008) Manuelle Therapie bei zervikaler Dystonie. Man Med H4

Gekeler J (2007) Die Epiphyseolysis capitis femoris juvenilis im Röntgenbild, Diagnostik und Bestimmung der Epiphysenwinkel. Operative Orthopädie und Traumatologie 4(4):329–344

Gobbi A, Francisco RA, Lubowitz JH et al (2006) Osteochondral Lesions of the Talus: randomized controlled trial comparingchondrplasty, microfracture, andosteochondral autograft transplantation. Arthroscopy 22:1085–1092

Gollwitzer H, Opitz G, Gerdesmeyer L, Hauschild M (2014) Peritrochantäre Schmerzsyndrom. Der Orthopäde 43(1):105–116

Graf-Baumann T, Ringelstein EB (2004) Qualitätssicherung, Aufklärung und Dokumentation in der Manuellen Medizin an der Wirbelsäule. Man Med 42:141–170

Graumann-Brunt S (2000) Auswirkungen KiSS auf Sprache, Referat., Salzburg

Gutmann G (1968) Das cervical-diencephal-statische Syndrom des Kleinkindes. Man Med 6:112–119

Gutmann G (1975) Die pathogenetische Aktualitätsdiagnostik. In Lewit K, Gutmann G (Hrsg) Funktionelle Pathologie des Bewegungssystems. Rehabilitacia Obzor Bratislava. 10–11:15–24

Hall MM (2013) The accuracy and efficacy of palpation versus image-guided peripheral injections in sports medicine. Curr Sports Med Rep 12:296–303

Handoll N (1998) The Osteopathic management of children with down's syndrome. Br Osteopath J XXI:11–20

Harke G, Kayser R, Moll H et al (2017) Segmentale Untersuchung – Positionspapier der DGMM Gemeinsames Lehrerseminar der DGMM-SAMM, Fulda

Hefti F (2000) Achsenfehler an den unteren Extremitäten. Orthopäde 29:814–820

Hefti F, Brunner R (2002) Correcting spinal malformitions during the growth period: classic task Og orthopedics. Oerthopäde 31:1

Hernigou P (2016) Stem cell therapy for the treatment of hip Osteonecrosis: a 30-year review of progress. Clin Orthop Surg 2016:1–8

Hohendahl J (1999) Die zentrale Koordinationsstörung im Säuglingsalter. Man Ther 03:123–127

Huppert D (2015) Schnell zur richtigen Diagnose, Neuro-logische Schlüsselsymptome, die Sie kennen sollten. MMW – Fortschritte der Medizin 21–22

Karch D, Groß-Selbeck G, Pietzv, Schlack HG (2005) ▶ https://doi.org/10.1007/s00112-005-1173-7. Oro-faziale Regulationstherapie nach Castillo Morales, Stellungnahme der Gesellschaft für Neuropädiatrie, Kurzfassung – Kommission zu Behandlungsver-fahren bei Entwicklungsstörungen und zerebralen Bewegungsstörungen. Monatsschrift Kinderheil-kunde 8:782–785

Klett R (2014) Konventionelle Röntgendiagnostik in der manuellen Medizin. Man Med 52:51–62

Klett R (2010) Röntgen vor Wirbelsäulenmanipulationen. Überlegungen zu einer Nutzen-Risiko-Analyse. Man Med 48:339–342

Koletzko S, Buderus S (2004) Medikamentöse Therapie der gastroösophagealen Refluxkrankheit. Monatsschr Kinderheilkd 152:963–997

Köneke C (2010) Craniomandibuläre Dysfunktion – Interdisziplinäre Diagnostik und Therapie. Zitiert bei Heymann (Heymann, 2010). Quintessenz, Berlin

Kossoff EH, Mankad DN (2006) Medication-overuse headache in children: is initial preventive therapy necessary? J Child Neurol 21(1):45–48

Krause F (2018) Osteochondrale Läsionen am Talus. Orthopädische Unfallchirurgische Praxis 5:253–259

Kutlu N, Denne C (2018) Schwindel, Übelkeit und Hyper-pigmentierung. Monatsschrift Kinderheilkunde 166:186–190

Lehwald N, Krausch M, Franke C, Assmann B, Adam R, Knoefel WT (2007) Sandifer syndrome – a multidisciplinary diagnostic and therapeutic challenge. Eur J Pediatr Surg Department of General, Visceral and Pediatric Surgery, Heinrich-Heine-Uni-versity Düsseldorf, Düsseldorf 203–206

Lewit K (1998) Articular functional disturbances. Man Med 1998(3):100–105

Lewit K (1976) Kopfgelenksblockierungen und chronische Tonsillitis. Manuelle Med 14:106–109

Lewit K (2012) Man Med bei Funktionsstörungen des Bewegungsapparates, 8. Aufl. Urban & Fischer, München

Li W, Ye Z, Wang W et al (2017) Klinische Wirkung der hyperbaren Sauerstofftherapie (HbO-Therapie) bei der Behandlung der Femurkopfnekrose. Eine systematische Überprüfung und Metaanalyse. Der Orthopäde 46(5):440–446

Lin N, Li Y, Bebawy JF, Dong J, Hua L (2015) Abdominal circumference but not the degree of lumbar flexion affects the accuracy of lumbar interspace identification by Tuffier's line palpation method: an observational study. BMC Anesthesiol 15:9

Maetzler M, Bochdansky T, Cochrane L, Abboud R (2008) Sensory motor training for active completion of osteopathic treatment. Phys Med Rehab Kuror 18:203–206

Massimi L, Novegno F, di Rocco C (2006) Chiari type I malformation in children. In: Pickard JD et al (Hrsg) Advances and technical standards in neurosurgery. Advances and technical standards in neurosurgery. Springer, Vienna

Maytal J et al (1997) Pediatric migraine and the inter-national headache society (Ihs) criteria. Neurology 48(3):602–607

Michaelis R, Barner M, Asenbauer B (1994) Hierarchische oder individuelle Strategien der motorischen Ent-wicklung. In: Todt H, Henicke D (Hrsg) Aktuelle Neuropädiatrie Wehr. Ciba-Geigy

Milla PJ (1996) The ontogeny of intestinal motor activity. In: Walker W, Dury P et al Pediatric gastrointestinal disease. Mosby, St.Louis

Mladenov K, von Deimling U (2018) Neuromuskuläre Skoliose. In: Bächli H (Hrsg) Pädiatrische Neuro-chirurgie Jürg Lütschg and Martina Messing-Jünger. Springer, Berlin, S 225–233

Moreau A, Akoumé Ndong MY, Azeddine B, Franco A, Rompré PH et al (2009) Molekulare und genetische Aspekte der idiopathischen Skoliose. Bluttest bei idiopathischer Skoliose. Der Orthopäde 2:114–21

Muller J, Hipsley CA, Head JJ, Kardjilov N, Hilger A, Wuttke M, Reisz RR (2011) Eocene lizard from Germany reveals Amphisbaenian origins. Nature 473:364–367

Nebel R, Beyer L (2017) Gleichzeitige Dysfunktionen des Gebisses, Kiefergelenks, der Kopf- und Körper-haltung. Man Med 6

Nelitz M, Lippacher S, Krauspe R, Reichel H (2009) Morbus Perthes: Diagnostische und therapeutische Prinzipien. Dtsch Arztebl Int 106:31–32

Neuhuber W (2007) Anatomie und funktionelle Neuro-anatomie der oberen Halswirbelsäule. Man Med 2007(45):227–231

Niemier K, Seidel W, Liefring V, Pscozolla M et al (2018) Von der Funktionsstörung zur Funktionskrank-heit. Manelle Medizin – Was ist der therapeutische Ansatzpunkt?. Man Med 56:253–258

O'Dowd D, Fernandes J (2016) Das hinkende Kind – Was sollte ein Kinderarzt wissen? Indian J Pediatr 83:1259–1265

Ogorek CP (1995) Gastresophageal reflux disease. In: Haubrich W, Schaffner F, Berk J (Hrsg) Bockus gastroenterology. WB Saunders, Philadelphia

Pesendorfer P, Höllwarth ME, Uray E (1993) Langzeit-kontrollen bei Säuglingen mit pathologischem gastroösophagealen Reflux. Klin Pädiatrie 205:363–366

Pratt N, Martin AJ, Kennedy JD et al (2002) Natural history and familial relationships of infant spilling to 9 years of age. Pediatrics 109:1061–1067

Pscozolla M, von Heymann W, Beyer L, Locher H (2013) Stellungnahme: Man Med im Kindesalter – DGMM-Konsens zu Symptomenkomplexen, Diagnostik, Therapie. Man Med 51:414–425

Pueschel SM, Pezzullo JC (1992) A longitudinal study of Atlanto-Dens relationships in asymptomatic

4

individuals with down Syndrome. Pediatrics 89(6 Pt 2):1194–1198

Roper RJ, Reeves RH (2006) Understanding the basis for down syndrome phenotypes. PLoS Genet 2(3):e50

Sachse J, Harke G, Linz W (2012) Extremitätengelenke. Manuelle Untersuchung und Mobilisationsbehandlung für Ärzte und Physiotherapeuten Urban & Fischer

Sakada S (1974) Mechanoreceptors in Fascia, Periosteum and Peridontal ligament. Bull Tokyo Med Dent Univ 21:11–13

Schildt-Rudloff K (2013) Gedanken Zum Leitthema „Stereotype der Muskulatur". Man Med, Ausgabe 4/2013

Schneider K, Horneff G (2014) Pyomyositis versus Coxitis fugax. Arthritis Rheuma 34:48–49

Schorr-Tschudnowski M (2017) Ursache und Folge vertauscht? Man Med 55(1):53–53

Schupf N, Sergievsky GH (2002) Genetic and host factors for Dementia in down's syndrome. The Br J Psychiatry 180:405–410

Schupp W (2005) Kraniomandibuläre Dysfunktionen und deren periphere Folgen. Eine Literaturübersicht. Man Med 2005(1):29–33

Seifert I (2010) Schlüsselregionen beim Säugling. Man Med 48:83–90

Selby-Silverstein L, Hillstrom HJ, Palisano RJ (2001) The effect of foot orthoses on standing foot posture and gait of young children with down syndrome. NeuroRehabilitation 16(3):183–193

Sherman SL, Freeman SB, Allen EG et al (2005) Risk factors for nondisjunction of Trisomy 21. Cytogenet Genome Res 111:273–280

Sommer C, Henrique-Silva C (2008) Trisomy 21 and down syndrome: a short review. Braz J Biol 68(2):447–452

Spittank H, Sacher R, Wuttke M et al (2015) Radiologische Diagnostik gehört unabdingbar zum diagnostischen Repertoire des Manualmediziners. Man Med 53:464–466

Stollhoff K (2001) Nicht jeder Tortikollis ist ein Kiss-Syndrom. Paediatrie Hautnah 4:131–132

Tittel K (2014) Muskuläre und arthromuskuläre Dysbalancen – Pro und Kontra funktionell-anatomische und sportmedizinische Aspekte. Man Med > Ausgabe 2/2014

Vandenplas Y, Hassall E (2002) Mechanisms of gastroesophageal reflux and Gastroesophageal Reflux Disease. J Pediatr Gastroenterol Nutr 35:119–136

Wang L, Zhang L, Tang Y et al (2012) The value of high-frequency and color doppler ultrasonography in diagnosing congenital muscular torticollis. BMC Musculoskelet Disord 13:209

Weingart C, Schneider HJ, Sieber C (2017) Leitsymptome Synkope, Sturz, Schwindel. Der Internist 9

Worley G, Shbarou R, Heffner AN et al (2004) New onset focal weakness in children with down syndrome. Am J Med Genet A 128A(1):15–18

Zhou W, Jiang W, Li X et al (1999) Clinical study on manipulative treatment of derangement of the Atlantoaxial joint. J Trad Chin Med 19:273–278

Serviceteil

Stichwortverzeichnis

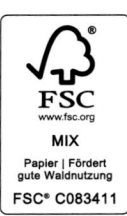

Zeitfracht Medien GmbH
Ferdinand-Jühlke-Straße 7
99095 Erfurt, Deutschland
produktsicherheit@kolibri360.de